外科常见疾病的中西医结合治疗

WAIKE CHANGJIAN JIBING DE ZHONGXIYI JIEHE ZHILIAO

张发展　刘　明　潘志强 ◎ 编著

甘肃科学技术出版社

图书在版编目（ＣＩＰ）数据

外科常见疾病的中西医结合治疗 / 张发展,刘明,
潘志强编著. —— 兰州 : 甘肃科学技术出版社，2021.8
　ISBN 978-7-5424-2858-5

　Ⅰ．①外… Ⅱ．①张… ②刘… ③潘… Ⅲ．①外科－
疾病－中西医结合疗法 Ⅳ．①R6

　中国版本图书馆CIP数据核字(2021)第158579号

外科常见疾病的中西医结合治疗

张发展　刘　明　潘志强　编著

责任编辑　陈学祥
封面设计　麦朵设计

出　版　甘肃科学技术出版社
社　址　兰州市读者大道 568 号　730030
网　址　www.gskejipress.com
电　话　0931-8125103(编辑部)　0931-8773237(发行部)
京东官方旗舰店　https://mall.jd.com/index-655807.html

发　行　甘肃科学技术出版社　　印　刷　甘肃新华印刷厂
开　本　880毫米×1230毫米　1/16　印　张　17.75　插　页　2　字　数　466千
版　次　2021 年 8 月第 1 版
印　次　2021 年 8 月第 1 次印刷
印　数　1~1000
书　号　ISBN 978-7-5424-2858-5　　　定　价　58.00 元

前 言

　　为响应《"健康中国 2030"规划纲要》，深入贯彻习近平总书记关于中西医结合的重要指示，满足新形势下我国人民不断发展的卫生健康需求，推动我国中西医结合卫生事业发展，编者团队坚持以习近平新时代中国特色社会主义思想为指导，全面贯彻党的十九大和十九届二中、三中、四中、五中全会精神，结合自身临床实践经验，总结了胸部外科、腹部外科以及泌尿外科常见疾病的中西医结合治疗技术，编撰成《外科常见疾病的中西医结合治疗》一书。

　　中西医并重，传承创新发展中医药，是党和国家的重大方针政策。中西医结合取长补短，是解决国民健康保障的中国方案。中西医结合有助于开展外科常见疾病的中西医联合攻关，形成独具特色的中西医结合诊疗方案，提高外科常见疾病的临床疗效。从人体整个生命周期的维度来看，中医药防治疾病能将治疗前置，在身体出现功能性问题或者出现不适症状表现时就早期干预，防患于未然，注重未病的防治，亦有助于外科疾病的术后恢复，具有简、便、廉、验、效的技术特点。推动中西医结合治疗的发展，对于当前我国优质医疗资源分布不均、乡村基层医疗卫生服务网底尚较薄弱、中医药优势技术应对常见病尚不广泛深入等问题，具有重要而深远的实际意义。

　　中西医两种医学对生命和疾病的认识和治疗方法各有所长，在解决临床实际问题中，应坚持"宜中则中、宜西则西"，发挥各自的特色和优势。本书从临床实践出发，广泛查阅文献，兼容并包，各取所长，具有以下特点：

　　1. 注重临床实践，提升疾病治疗能力

　　本书针对临床常见的外科疾病，总结了经循证医学检验安全、有效的中西医结合治疗方案，可以在面对相关疾病时直接参考使用，提升了相关疾病的临床治疗能力，有助于满足人民群众的卫生需求。

　　2. 突出全局意识，治疗方案有机结合

　　本书的疾病治疗方案将中西医有机结合，根据不同的疾病对症下药，所选方案在最大限度地提升治疗效果的同时，尽可能地减少人民群众的经济负担，充分发挥了中西医结合治疗的优势，有利于提升医疗卫生服务能力。

　　3. 联合编写团队，汇集一线医生经验

　　本书编者团队由甘肃省中医院与甘肃省肿瘤医院的三位优秀临床医生组成，他们分别是：甘肃省中医院中西医结合外科主治医师刘明、甘肃省中医院泌尿外科主治医师潘志强、甘肃省肿瘤医院腹部三科主治医师张发展。三位医生都有着丰富的临床经验，并且在工作实践中积极探寻外科疾病的中西医结合治疗，在编写过程中将实践与理论相结合，使得本书具有较高的实际意义与临床价值。

为了保证内容的科学性、安全性与有效性，编者团队的每位医生都付出了大量的心血。其中，"胸部外科"部分包括了《胸部创伤》《胸壁胸膜疾病》《肺部疾病》《气管疾病》《食管疾病》《纵隔疾病》及《常见共有并发症》等7个章节，总计14.8万字，由刘明医师编写；"腹部外科"部分包括了《腹外疝》《腹部损伤》《急性化脓性腹膜炎》《胃和十二指肠疾病》《小肠疾病》《阑尾疾病》《结、直肠与肛管疾病》《肝疾病》《门静脉高压症》《胆道疾病》《急腹症》《胰腺疾病》《脾疾病》等13个章节，总计17.1万字，由张发展医师编写；"泌尿部分"包括《泌尿系统损伤》《泌尿、男性生殖系统感染》《泌尿、男性生殖系统结核》《泌尿系统梗阻》《尿石症》《泌尿、男性生殖系统肿瘤》《泌尿、男性生殖系统的其他疾病》《肾上腺疾病的外科治疗》《男性功能障碍与不育》等9个章节，总计14.7万字，由潘志强医师编写。

本书的编写得到了甘肃省中医院与甘肃省肿瘤医院的大力支持，凝聚了编者团队的集体智慧，体现了齐心协力、求真务实的工作作风，谨向有关单位和个人致以衷心的感谢！希望本书的出版，能够对我国中西医结合事业的发展和中西医结合人才的培养产生一定程度的推动作用。

尽管编者团队尽心竭力，精益求精，但由于时间仓促，能力有限，本书仍有许多亟待完善之处，敬请广大读者提出宝贵意见和建议，以便今后的修订和提高。

目 录

第一篇

胸部外科常见疾病中西医结合治疗

第一章　胸部创伤

第一节　概　述

一、相关西医理论

胸部由胸壁、胸膜和胸腔内脏器组成。胸部上口由肋骨上缘和第 1 肋骨组成。下口为横膈所封闭，主动脉、下腔静脉、奇静脉、食管、胸导管和迷走神经分别穿过各自裂孔入胸腔。骨性胸廓支撑并保护胸内脏器，同时参与呼吸功能。骨性胸廓的损伤范围和程度往往与暴力性质、大小和方向有关。在钝性暴力作用下，胸骨骨折或肋骨骨折可破坏骨性胸廓的完整性，并使心、肺与胸壁发生碰撞和挤压，造成心肺组织广泛挫伤，继发于挫伤的组织水肿可能导致器官功能不全或衰竭。正常双侧均衡的胸膜腔负压维持纵隔位置居中，一侧胸腔积气或积液会挤压伤侧肺，严重时导致纵隔移位，并压迫健侧肺，甚至影响腔静脉回流。胸骨上窝气管的位置有助于判断纵隔移位，胸廓内动脉和肋间动脉压力较高，管径较大，损伤后可发生致命性大出血，上腔静脉无静脉瓣，强开的胸膜腔压使上腔静脉压力急剧升高，会发生头颈及上肢的毛细血管扩张和破裂。膈肌分隔两个压力不同的体腔，即胸腔和腹腔，胸腔压力低于腹腔，膈肌破裂时，腹腔内脏器和积液会疝入或流入胸腔。

根据损伤暴力性质不同，胸部损伤分为钝性伤和穿透伤。根据损伤是否造成胸膜腔与外界沟通，可分为开放伤和闭合伤。钝性胸部损伤由减速性、挤压性、撞击性或冲击性暴力所致，损伤机制复杂，多有肋骨骨折或胸骨骨折，常合并其他部位损伤，伤后早期容易误诊或漏诊。器官组织损伤以钝挫伤与挫裂伤为多见，心、肺组织广泛钝挫伤后继发的组织水肿常导致急性呼吸窘迫综合征、心力衰竭和心律失常，钝性伤患者多数不需要开胸手术治疗。穿透性胸部损伤由火器、刀器或锐器致伤，损伤机制较清楚，损伤范围直接与伤道有关，早期诊断较容易；器官组织裂伤所致的进行性出血是导致患者死亡的主要原因，相当一部分穿透性胸部损伤患者需要开胸手术治疗。

及时、正确地认识最直接威胁患者生命的紧急情况与损伤部位至关重要。病史询问的重点为损伤暴力、受伤时间、伤后临床表现和处置情况。体格检查应注意生命体征、呼吸道通畅情况，胸部伤口位置及外出血量，胸廓是否对称、稳定，胸部呼吸音及心音情况，是否存在皮下气肿、颈静脉怒张和气管移位等。结合病史和体格检查，估计损伤部位和伤情进展速度，在能够转运或送到医院的伤员中，应警惕是否存在可迅速致死的气道阻塞、张力性气胸、心脏压塞、开放性气胸、进行性血胸与严重的连枷胸等情况。诊断较困难的致命性胸部损伤为：创伤性主动脉破裂、气管支气管损伤、钝性心脏损伤、心肌损伤、食管损伤和严重肺挫伤。

二、相关中医理论

血胸与气胸多属气血两伤，按其证候有伤气为主与伤血为主之不同。其病机为损伤气血，肺气不利，上逆而致气短；气滞胸胁而见胀痛；瘀血停滞，痹阻脉络，故胸胁刺痛不移；面青息促、唇舌紫暗、脉沉涩乃血瘀气滞之证。重伤气血，气少不足以息，故呼吸表浅；气血不能上荣则面色苍白；气随血脱，难以固外则大汗淋漓，不能温养肢体则四肢厥冷；脉道不充则脉微欲绝。此乃血虚气滞之证。

第二节 肋骨、胸骨骨折

一、肋骨骨折

肋骨骨折在胸部钝性与穿透性创伤中均最为常见，占胸部创伤60%以上。其病因多由直接暴力或间接暴力引起。前者所致的骨折多发生在暴力直接作用的部位，断端可向胸内凹陷而损伤肋间血管、胸膜与肺等，产生血胸、气胸或血气胸；而间接暴力多为胸部前后遭受挤压，常在肋骨中段折断，骨折端向外。枪弹或爆炸伤产生的骨折多为粉碎性，且多伴有胸腔内脏器的损伤。老年人骨质疏松，可因咳嗽、打喷嚏等肌肉强烈收缩而发生肋骨骨折。肋骨骨折最常发生在4~7肋，1~3肋有锁骨及肩胛骨保护而不易折断；8~10肋软骨连接于肋弓，有弹性缓冲，亦不易折断；11肋与12肋为浮肋，活动度大，骨折更为少见，但当暴力强大时，这些肋骨仍可发生骨折。第1或第2肋骨骨折合并锁骨骨折或肩胛骨骨折时，应密切注意有无锁骨下血管、神经及胸内脏器损伤。对下胸部的肋骨骨折，要注意有无膈肌及腹腔脏器损伤，特别是肝、脾及肾脏等实质脏器的损伤。儿童及青年肋骨本身富有弹性，不易发生骨折。因此，儿童及青年胸外伤，有时有内脏损伤而未发生骨折。若发生骨折，说明暴力强烈，更应注意有无胸内脏器损伤。

（一）临床表现及诊断

1. 肋骨骨折断端可刺激肋间神经产生明显胸痛，疼痛可随呼吸、咳嗽加重。胸痛使呼吸变浅、咳嗽无力，呼吸道分泌物增多、潴留，易致肺不张和肺部感染等并发症。

2. 胸壁可有畸形，骨折处压痛明显，有时可触及骨折断端或局部凹陷，或有骨擦音、骨擦感。

3. 胸廓挤压试验：用手前后挤压胸廓，可引起骨折部位剧痛。

4. 骨折断端向内移位可刺破胸膜、肋间血管和肺组织，产生血胸、气胸、皮下气肿或咯血。对下部肋骨骨折应注意腹腔脏器，特别是肝、脾破裂的可能，必要时行腹腔诊断性穿刺。伤后晚期，骨折断端移位可能造成迟发性血胸或血气胸。连枷胸呼吸时两侧胸腔压力不均衡使纵隔左右移动，称为纵隔扑动。连枷胸常伴有广泛肺挫伤，挫伤区域的肺间质或肺泡水肿可导致氧弥散障碍，出现肺换气障碍所致的低氧血症。对严重多发性肋骨骨折应进行连续血气分析，以便明确低氧血症程度。

5. 胸部X线片可显示肋骨骨折断裂线和断端错位，但应注意如骨折无明显移位或骨折在肋骨与肋软骨交界处，可能X线胸片不易显示骨折线，待3~6周后X线复查发现骨痂影，且不能显示前肋软骨骨折。

6. 对疑有肺挫伤患者，CT 及 MRI 可明确肺挫伤的严重程度、范围大小，常可发现肺内血肿与肺撕裂伤。

（二）治疗方案及原则

1. 西医治疗方案

治疗重点：止痛、保持呼吸道通畅、避免气管内分泌物滞留、预防肺部感染、胸部物理治疗和早期活动。

（1）止痛。有效镇痛能增加钝性胸部损伤患者的肺活量、潮气量、功能残气量、肺顺应性和血氧分压，降低气道阻力和连枷段胸壁的反常活动。止痛方法包括药物止痛、肋间神经阻滞、骨折痛点封闭以及骨折固定等。其中以 1% 普鲁卡因或 0.5% 丁哌卡因做骨折部痛点或肋间神经阻滞效果最佳。肋间神经阻滞的范围原则上应包括断端肋上、肋下各一肋间。止痛药物可选用口服吲哚美辛、布洛芬、安定等镇痛、镇静药物，或中药三七片及大活络丹，或伤处贴敷香桂活血膏等。

（2）固定。固定肋骨骨折和控制胸壁反常呼吸运动的各种机械方法，如多带条胸布、弹性胸带、胶布固定法，胸壁外牵引固定术等因效果有限而较少应用。因其他原因需开胸手术时，可用不锈钢丝、克氏针或使用 Judet 固定架等内固定技术固定肋骨断端。连枷胸患者出现明显呼吸困难，呼吸频率 >35 次 /min 或 <8 次 /min，动脉血氧饱和度 <90% 或动脉血氧分压 <60mmHg，动脉二氧化碳分压 >55mmHg，应气管插管机械通气支持呼吸。正压机械通气能纠正低氧血症，还能控制胸壁反常呼吸运动。

（3）开放性肋骨骨折的胸壁伤口需彻底清创，固定肋骨断端。如胸膜已穿破，需放置闭式胸腔引流。手术后应用抗生素预防感染。

（4）鼓励患者深呼吸及咳嗽、排痰，必要时应给予抗感染、祛痰剂或雾化吸入治疗，以减少呼吸系统的并发症。

2. 中医治疗方案

（1）整复手法。

单纯肋骨骨折，因有肋间内、外肌的保护和其余肋骨的支持，所以无明显移位，且稳定，一般无需手法整复。移位明显的骨折尽量争取复位。

①立式整复法。《证治准绳》载："凡胸前跌出骨不得入，令患人靠实处，医人以两脚踏患人两脚，以手从胁下过背外，相叉抱住患人背后，以手下于其肩掬起其胸脯，其骨自入。"此法令患者站立靠墙，医者与患者相对，并用双足踏患者双足，双手通过患者腋下，相叉抱于背后，然后双手扛于肩部，使患者挺胸，骨折断端自然整复。

②坐位整复法：根据上法原理，嘱患者正坐，助手在患者背后，用一膝顶住背部，双手握其肩，缓缓用力向后方拉开，使患者挺胸，医者一手扶健侧，一手按定患侧，用推按手法将高凸部分按平。若后肋骨骨折，助手扶于前胸，令患者挺胸，医者在患者背后，用推按法将断骨矫正。

③卧位整复法：患者仰卧位，一助手双手平按患者上腹部，令患者用力呼吸，至最大限度再用力咳嗽，同时助手再用力按压上腹部，术者拇指下压突起之肋骨骨端，即可复位，若为凹陷骨折，在咳嗽的同时，术者双手对挤患部两侧，使下陷者复起。

整复前，术者与助手均要手摸伤处，阅读正侧位 X 线片，全面了解骨折移位、成角、粉碎骨块的位置、断端嵌插短缩及下尺桡关节有无分离等情况，做到手摸心会，法从手出，制定整复计划，做到手法整复时动作协调一致。

（2）固定方法。

①宽绷带固定法：骨折复位后，可外贴药膏，然后覆以硬纸壳，胶布贴于胸壁，再用宽绷带或多头带包扎。一般固定 3～4 周。

②胶布固定法：适用于第 5～9 肋骨骨折。每条胶布宽约 7cm，比患者胸廓半周长 10cm。患者坐位，两臂外展或上举，在呼气末即胸廓最小时，先在后侧超过中线 5cm，第一条胶布贴在骨折下 2～3 肋，然后以叠瓦状向上增加 4～5 条，以跨越骨折部上、下各两肋骨为宜。（此种方法现多用肋骨固定带代替。）

③肋骨牵引固定法：多根多处骨折，必须迅速固定胸壁，减少反常呼吸引起的生理障碍，此时可行肋骨牵引。其方法是：在浮动胸壁中央，选择 1～2 根下陷严重的肋骨，在局麻下用巾钳夹住下陷的肋骨，通过滑动牵引来消除胸壁浮动。

（3）练功活动。

患者经整复固定后，一般均应下地活动，重伤员需卧床休息者，可抬高床头取半坐卧位，并锻炼腹式呼吸运动。有痰者，护理人员需扶住伤处，鼓励患者咳嗽，待症状减轻后即应下地活动。

（4）药物治疗。

①初期：由于筋骨脉络的损伤、血离经脉瘀积不散，气机凝滞，经络受阻。

治法以活血化瘀、消肿止痛为主。可选用桃红四物汤加减：桃仁 10g、红花 5g、当归 10g、川芎 10g、白芍 10g、车前草 20g、大黄 5g、甘草 5g。桃红消肿合剂加减：当归 10g、川芎 9g、生地 10g、香附 10g、牛膝 10g、甘草 5g、元胡 10g、桃仁 10g、木瓜 10g、枳壳 10g、连翘 10g、金银花 10g、桂枝 5g、乳香 10g、没药 10g、川断 10g、红花 5g。

②中期：此期肿胀消退，疼痛明显减轻，但瘀肿虽消未尽，骨尚未连接。

治法以接骨续筋为主。方药选用新伤续断汤加减：乳香 6g、没药 6g、丹参 12g、自然铜 12g、骨碎补 12g、泽兰 12g、续断 15g、甘草 3g。疼痛加地鳖虫 3g、元胡 6g；肿胀加当归 12g、红花 6g。

③后期：一般已有骨痂生长。

治法以壮筋骨、养气血、补肝肾为主。内服八珍汤加减：党参 10g、白术 10g、茯苓 10g、川芎 6g、当归 10g、熟地 10g、白芍 10g、甘草 3g。疼痛加地鳖虫 3g、元胡 6g。

（5）外治法。

①初期：专科特色中药外敷消肿散。

方药：制乳香 6g、制没药 6g、虎杖 6g、大血藤 6g、天花粉 12g、大黄 12g、苏木 12g。研末，凡士林调敷患处。

②中晚期：专科特色中药外敷接骨散。

方药：制乳香 6g、制没药 6g、自然铜（煅淬）15g、滑石 15g、大黄 9g、赤石脂 9g。醋或黄酒调敷患处。

③后期：中药熏洗化瘀通络洗剂。

方药：骨碎补 12g、桃仁 6g、红花 6g、续断 10g、苏木 10g、桑寄生 10g、伸筋草 12g。水煎熏洗患处。

二、胸骨骨折

导致胸骨骨折的主要原因就是暴力作用于胸骨区或暴力挤压所致。高处坠落或跳马运动员落地时身体过度前屈易导致胸骨骨折,交通事故中驾驶员胸部撞击方向盘更易引起胸骨骨折。大多数胸骨骨折发生在邻近胸骨角的胸骨体部,有时则发生在胸骨柄与胸骨体间的软骨结合部,骨折通常为横行或斜行断裂。若出现骨折移位,多为下折端向前移位,上折端重叠于下折端后方,胸骨后骨膜常常仍保持完整。胸骨骨折可造成严重胸内脏器或其他部位的损伤。常见的合并伤有浮动胸壁、肺挫裂伤、心脏大血管破裂、心肌挫伤、气管及支气管破裂等,在诊断中应引起高度重视与警惕。

(一)临床表现及诊断

1. 胸前区疼痛,咳嗽及深呼吸时加重,伴有呼吸浅快、咳嗽无力和呼吸道分泌物增多等。

2. 骨折部压痛明显,如骨折移位,则可见局部畸形及异常活动,并有骨折端摩擦感。

3. 如合并多根肋骨或肋软骨骨折时,可出现反常呼吸运动及呼吸与循环功能障碍。

4. 常规胸部 X 线检查,可观察有无其他胸内合并伤,侧位或斜位胸片对无移位的胸骨骨折有重要诊断价值。

5. 心肌挫伤的相关辅助检查。

(二)治疗方案及原则

1. 西医治疗方案

(1)单纯胸骨骨折的治疗主要为镇痛、胸部物理治疗和防治并发症。

(2)肋骨骨折需高度警惕与密切观察是否存在隐匿的钝性心肌挫伤。防治可能致死的并发症,如心律失常、心力衰竭。

(3)断端移位的胸骨骨折应在全身情况稳定的基础上,尽早复位,一般可在局部麻醉下采用胸椎过伸、挺胸、双臂上举的体位,借助手法将重要在上方的骨折端向下加压复位。手法复位勿用暴力,以免产生合并伤。骨折断端重叠明显、估计手法复位困难,或存在肋骨浮动的患者,需在全麻下进行手术复位。在骨折断端附近钻孔,用不锈钢丝予以固定。

2. 中医治疗方案

(1)气鼓法整复:患者仰卧,背下垫一个枕头,用气鼓法复位,术者一手按其腹部,令伤者咳嗽,在其咳嗽的同时,下按和上推腹部,另一手下压突出的折端,借气将陷内的折端鼓出整平。此法对胸骨骨折简便易行,行之有效。

(2)下陷和突出的不同类型骨折,在整复时手所压的位置一定不同。

(3)接骨膏外用纱布和胸带固定,仍仰卧休息。

(4)饮食清淡,禁烟禁酒,避免咳嗽导致病情加重。

(5)时刻保持仰卧位,背部适当垫高。

三、浮动胸壁(连枷胸)

浮动胸壁是严重闭合性胸部创伤之一,单纯浮动胸壁的死亡率为16%,若合并肺挫伤其死亡率可高达42%。由于多根多处肋骨骨折,或多根肋骨骨折合并肋骨与肋软骨交界分裂或合并胸骨骨折，受伤部位的胸壁失去肋骨支持而软化，形成浮动胸壁。浮动胸壁多发生在前胸壁。后胸壁因受脊柱与周围肌肉保护而少有发生。当吸气时胸内负压增加，失去支持的浮动胸壁向内凹陷；呼气时胸膜腔内压增大，浮动胸壁向外凸出，形成与正常胸壁方向相反的"反常呼吸运动"。伤后早期反常呼吸运动多不明显，因早期骨折处发生剧烈疼痛使伤处肌肉处于痉挛固定状态，数小时后肌肉因疲劳而松弛，加上呼吸道分泌潴留，导致呼吸肌做功增加及呼吸动度加大，反常呼吸运动才逐渐明显起来。浮动胸壁破坏了胸廓运动的稳定性，使两侧胸膜腔压力失去平衡，纵隔随呼吸来回摆动，致腔静脉不同程度地扭曲而影响血液回流，引起循环功能紊乱，导致加重休克。

(一) 临床表现及诊断

1. 患者受伤情况多较严重，可有呼吸困难、发绀，甚至休克。

2. 除具有单纯性肋骨骨折的临床表现外，骨折部位的胸壁有反常呼吸运动。

3. 较单纯肋骨骨折更应注意有无胸内脏器损伤，尤其是肺损伤。

4. 进行连续血气分析，明确低氧血症程度。

5. X 线胸部照片可明确肋骨骨折的诊断，同时可发现血气胸、肺损伤及纵隔增宽。

6. CT 及 MRI 检查：伤情允许时应行 CT 或 MRI 检查，以判明肺损伤的严重程度及范围，同时可发现肺内血肿及肺撕裂伤。

(二) 治疗方案及原则

1. 西医治疗方案

(1) 保持呼吸道通畅，必要时行气管插管或气管切开。

(2) 采用有效地止痛，除使用止痛剂外，尚可行肋间神经封闭或硬膜外麻醉止痛。

(3) 尽快消除反常呼吸运动。根据反常呼吸运动范围的大小、呼吸困难的严重程度及具体条件，可采用加压包扎、巾钳重力牵引、胸壁外固定架牵引，甚至手术固定。

(4) 有低氧血症者，如 $PaO_2 < 8kPa$（60mmHg），$PaCO_2 > 6.66kPa$（50mmHg），肺内分流 $\geq$ 25%的患者，应行控制性机械通气。

(5) 连枷胸患者常合并肺挫伤，因而在容量复苏时，避免输入过多晶体液，应用抗生素防止感染，酌情应用肾上腺皮质激素。

2. 中医治疗方案

本病应以西医为主，中医为辅，在病情稳定后行中医治疗，治疗方法如下。

(1) 外治：取大黄、黄柏、侧柏叶、泽兰、薄荷，加入蛋清，调制成糊状，涂抹于块状无菌纱布上，制成贴膏，贴敷于患处，在外部覆盖厚棉垫，并采用胸带进行包扎固定，1 剂 /d，尽量避开手术切口。

(2) 内治：根据中医骨伤科分期辨证施治，早期采用攻法，治疗原则以行气止痛、活血化瘀为主，药方为血府逐瘀汤，药材组成为当归、川芎、赤芍、柴胡、枳壳、桔梗、牛膝、红花、桃仁、生地黄、甘草，加水温煎服用，以 300ml 为 1 剂，分早晚 2 次服用，连续治疗 10d 作为 1 个疗程。中期采用和法，治疗原则以接骨续筋为主，取当归、川芎、赤芍、丹参、乳香、没药、黄芪、熟地黄、土鳖虫、何首乌、延胡索、鹿角胶、骨碎补，加水温煎服用。后期采用补法，治疗原则以补血行气、补益肝肾为主，药方为八珍汤，药材组成为当归、川芎、白芍、党参、白术、茯苓、熟地黄、干姜、大枣，加水温煎服用。

总的治疗原则为理气活血、养血固脱，如患者以气滞为主，则加用香附、厚朴，以行气理气；如患者以血瘀为主，则加用莪术、三棱，以化瘀散结；如患者伴有便秘，则加用厚朴、芒硝，以通利肠胃。

第三节　气　胸

一、开放性气胸

胸壁伤口使胸膜腔与外界持续相通，空气随呼吸自由出入胸膜腔，称之为开放性气胸。其病理生理变化有：①胸膜腔负压消失，伤侧肺受压萎陷，不仅如此，由于胸腔内压力不平衡，使纵隔推向健侧，健侧肺也受到一定压缩，故严重影响通气功能。②吸气时健侧胸膜腔负压升高，纵隔移向健侧；呼气时健侧负压降低，同时伤侧胸腔内气体从创口逸出，纵隔随之向伤侧移位。这种纵隔随呼吸来回移动称之为纵隔摆动，可刺激肺门及纵隔神经丛，加重或引起胸膜肺休克。③吸气时患侧气道内含氧低的死腔气吸入健侧肺内，呼气时健侧肺从气道内排出部分残气的同时，也将不少残气送入伤侧肺内，造成残气在两肺间来回流动，严重影响气体交换，加重缺氧。④由于胸膜腔失去正常负压及纵隔摆动引起心脏大血管不时移位，导致静脉回心血量减少，影响循环功能。⑤可能合并的肺挫伤、胸腔内出血，使病情更为严重而复杂。⑥通过胸壁创口，大量热量及体液散失，同时带入大量细菌，加之受伤时可能有异物及弹片遗留，易引起胸膜腔感染，并发脓胸。

（一）临床表现及诊断

1. 显著的呼吸困难、发绀，部分患者血压降低，呈休克状态。

2. 胸壁开放性创口，呼吸时空气经创口进出胸膜腔，发出吸吮样的声音。

3. 如病情稳定，创口经包扎后可行胸部 X 线摄片，以了解有无胸内异物及合并伤。

（二）治疗方案及原则

1. 西医治疗方案

（1）立即封闭创口，使开放性气胸变为闭合性气胸，然后按闭合性气胸处理。闭合创口可用多层大块凡士林油纱布，或其他无菌敷料包扎，保证密封不漏气。

（2）氧气吸入。

（3）立即输液，必要时输血，防止休克。

（4）于气管内插管全身麻醉下行清创术：①如无胸内损伤，无严重创口污染者，清创后予以缝合；伤口严重污染者，仅缝肌层，皮下、皮肤延期缝合。②如胸内损伤需行手术而创口污染不严重，且位置恰当者，可扩大创口行胸内手术，反之则需另做剖胸切口。③如果胸壁缺损过大，可用带蒂肌皮瓣填补法、骨膜片覆盖法，或人工代用品修补法等方法予以修复。④术毕均需放置胸腔闭式引流管。

（5）应用抗生素防止感染。

（6）注射破伤风抗毒素。

2. 中医治疗方案

（1）肺气壅滞证。

证候：呼吸急促，甚则不能平卧，胸部胀闷，面唇青紫，甚则神志恍惚，烦躁不安，表情淡漠；舌质淡红，脉弦。

治法：开胸顺气。

方药：理气止痛汤加减。若瘀血症状明显，见胸胁疼痛、舌紫暗，可加桃仁、红花以活血祛瘀；神志恍惚，烦躁不安，表情淡漠者，可加石菖蒲、郁金、炙远志、龙齿安神定志；若喘促明显者，可加苏子、葶苈子泻肺定喘。

（2）血瘀气滞证。

证候：呼吸气短，胸胁胀痛或刺痛，固定不移，面青；舌紫暗，脉沉涩。

治法：理气活血，逐瘀通络。

方药：复元活血汤加减。气滞为主，可加厚朴、香附等理气之品；血瘀较重者，可加三棱、莪术，以增强破瘀消坚之力；兼见大便秘结者，可加芒硝、厚朴以通利大便。

（3）气脱证。

证候：呼吸困难，呼吸音低微，紫绀，大汗淋漓，四肢厥冷；舌淡苔白，脉微弱。

治法：益气固脱。

方药：参附汤加减。若兼气滞者，加枳壳、制香附以理气；兼瘀血内停，加制乳香、制没药、丹参以活血祛瘀；若汗出不止，可加龙骨、牡蛎以固涩止汗。

（4）血虚气脱证。

证候：呼吸表浅，面色苍白，甚则大汗淋漓，四肢厥冷；脉微欲绝。

治法：益气养血固脱。

方药：当归补血汤合生脉散加减。若喘促转剧，可加苏子、杏仁肃肺平喘；若汗出不止，可加龙骨、牡蛎固涩止汗；若心悸不宁者，可加远志、酸枣仁等以养心安神。

（5）针灸治疗：取定喘穴、肺俞穴、膻中穴，据证之虚实施补泻之法，留针 20～30min。

（6）其他治疗：开胸顺气丸，每次 3g，2～3 次 /d，口服，可理气宽胸，用于气滞胸中引起的胸闷、喘促诸病。

二、张力性气胸

张力性气胸也称高压性气胸或活瓣性气胸。气体多来源于肺裂伤、气管支气管裂伤（断裂）或食管裂伤，裂口与胸膜腔相通，且形成单向活瓣。当吸气时，活瓣开放，空气进入胸膜腔；呼气时活瓣关闭，空气不能排出。胸膜腔内气体不断增加，压力逐渐增高，使伤侧肺严重萎陷，丧失换气功能，并将纵隔推向健侧，使健侧肺亦受压，呼吸通气面积减少，但血流仍灌流不张的肺泡产生分流，引起严重呼吸功能障碍与低氧血症。纵隔移位致胸腔内上下腔静脉扭曲及胸内高压，使回心静脉血流受阻，心排量减少，引起循环衰竭。若不及时救治，可很快导致患者死亡。

（一）临床表现及诊断

1. 极度呼吸困难、发绀。

2. 脉搏细弱、心率增快，可有血压下降。

3. 气管偏向健侧。

4. 伤侧胸部膨胀及活动度减低。

5. 叩诊呈鼓音，听诊呼吸音减弱或消失。

6. 伤侧锁骨中线第 2 肋间行胸腔穿刺可抽出气体，胸膜腔内压显著增高。

7. 疑有张力性气胸患者，应立即用粗针穿刺减压。病情未稳定前，不应做 X 线检查。

（二）治疗方案及原则

1. 紧急情况可先用 18 号粗针头在伤侧第 2 肋间锁骨中线处穿刺排气，针尾连接水封瓶引流或使用活瓣针。活瓣针为穿刺针尾端拴一橡皮手套指套，其顶部剪一小口，使气体能够排出但不能进入胸膜腔，这种方法有利于现场救治与转运。

2. 胸腔闭式引流术。在第 2 肋间锁骨中线处插管，导管接水封瓶，必要时行负压吸引。待肺膨胀，漏气停止 24~48h 后即可拔管。

3. 急诊手术治疗：经胸腔闭式引流排气后，呼吸困难不见改善，仍有大量气体排出，肺未能膨胀者，应考虑有严重肺裂伤或气管支气管破裂，应尽早开胸探查，根据术中所见，进行相应的处理。

4. 无论是否手术，均应密切观察病情变化。吸氧，防止感染，并注意其他部位有无合并伤。

第四节　血　胸

胸膜腔积血称为血胸，来源于：①心脏或大血管损伤出血，量多而猛烈，大多数伤员死于现场，仅少数可以转送救治。②肋间动、静脉或胸廓内动、静脉出血，因其来源于体循环，压力较高，出血不易自然停止，易造成失血性休克与凝固性血胸，往往需开胸手术止血。③肺组织破裂出血，因肺动脉压力低，仅为体循环的 1/5~1/4，加之肺受压萎陷，肺内的循环血量比正常时明显减少，这些都有利于自然止血。但较大的肺内血管出血，仍需手术止血。④气管或食管破裂所致出血，此类损伤造成的血胸如不及时处理，常易造成感染而成为脓胸。

血胸按胸腔内积血的多少以及出血的速度不同而引起不同的病理生理改变与临床表现。急性大量失血可引起血容量迅速减少，心排量降低，产生失血性休克，严重时可导致死亡。大量血液积聚胸腔，可压迫肺脏，产生呼吸循环功能障碍。血液流入胸腔，由于心、肺与膈肌的活动而脱去纤维蛋白，故血液多不凝固。如出血迅速且量较大，去纤维蛋白作用不完全，仍可形成凝固性血胸。凝固性血胸或胸腔内积血如不及时清除，易引起细菌感染，形成脓胸。

创伤性血胸属于中医内伤之"伤血"范畴。因经络为气血之通道，经络内属于脏腑，外络于肢节，五脏之道皆出于经隧；反之，经络损伤亦可内传脏腑，经络运行阻滞必然引起气血、脏腑功能失调。《正体类要·序》说："肢体损于外，则气血伤于内，营卫有所不贯，脏腑由之不和。"《杂病源流犀烛·跌仆闪挫源流》说："故跌仆闪挫，方书谓之伤科，俗谓之内科。其言内而不言外者，明乎伤在外而病必及内。其治之法，亦必于经络脏腑间求之。"创伤性血胸，系损伤后气血运行失调，气机不利，使气的流通发生障碍；局部损伤出血，离经之血停聚于胸膜腔，导致肺宣降功能失司，气血输布失调。《素问·五藏生成论》说："诸气者皆属于肺。"

一、临床表现及诊断

1. 小量血胸指胸腔积血在 500ml 以下，立位 X 线胸片可见肋膈角变钝，液面不超过膈顶。小量血胸在平卧位 X 线检查时难以发现，而 CT 检查可更清楚显示。临床上多无内出血的症状与体征。

2. 中量血胸指胸腔积血在 500 ~ 1500ml，X 线胸片见积液达肩胛角平面。由于失血引起的血容量减少，心排量降低，患者可出现内出血症状，面色苍白，呼吸困难，脉细而弱，血压下降，检查发现伤侧呼吸运动减弱。下胸部叩诊呈浊音，呼吸音明显减弱。

3. 大量血胸指胸腔积血在 1500ml 以上，X 线胸片可见胸腔积液超过肺门平面甚至充满整个胸腔。除因大量失血引起血容量迅速减少，产生失血性休克外，尚因大量积血压迫肺使肺萎陷，而引起呼吸、循环功能障碍，患者有较严重的呼吸与循环功能紊乱的表现，休克症状严重。检查可见伤侧呼吸运动减弱，气管向健侧移位，呼吸音明显减弱或消失。超声波检查可显示胸膜腔积液征象，对积血的多少、穿刺部位的选择均有帮助。

4. 胸腔穿刺抽出积血即可明确诊断，但凝固性血胸时则不易抽出，或抽出量很少。

5. 在诊断中还必须判明胸腔内出血是否停止，有以下情况应考虑有进行性出血：①伤员经抗休克处理不见好转，或暂时好转又很快恶化者；②胸腔穿刺抽出血液很快凝固，提示有活动性出血；③胸腔穿刺抽出积血，很快又见积血增多；④血红蛋白与红细胞进行性下降；⑤放置胸腔闭式引流，引流血量超过 200ml/h，持续 3h 以上；⑥胸腔积血色鲜红，其血红蛋白测定及红细胞计数与血液相近似。

6. 警惕迟发性血胸的发生。患者伤后并无血胸表现，但在数天后证实有血胸，甚至大量血胸存在。原因可能为肋骨骨折断端活动时刺破肋间血管，或已封闭的血管破口处凝血块脱落引起等因素所致。因此，在胸部创伤后 3 周内应复查胸部 X 线检查。

7. 有以下征象表明血胸已发生感染：①体温及白细胞增高，伴有全身中毒症状。②抽出液涂片检查红细胞与白细胞比值，正常为 500∶1，若小于 100∶1，可判定已有感染。③抽出液 1ml，放入试管内，加蒸馏水 4ml，混合放置 3min，如呈混浊或出现絮状物，则表明已有感染。④抽出液涂片及细菌培养，并做抗菌药物敏感测定，可以协助鉴别并对治疗做出指导。

二、治疗方案及原则

1. 西医治疗方案

创伤性血胸的治疗原则是防止休克；对进行性出血施行手术止血；及早清除胸膜腔积血，防止感染；及时处理血胸引起的并发症。

(1)出血已停止的血胸。①小量血胸可观察，后期可用物理疗法促进吸收。②中量血胸可胸腔穿刺或闭式引流，若行胸腔穿刺抽液，穿刺后可在胸腔内注入抗生素防止感染。③大量血胸应及时行胸腔闭式引流，尽快使血及气体排出，促使肺及时复张。

(2)进行性血胸应在积极输血、输液等抗休克处理的同时，立即行剖胸探查手术止血。根据术中所见对肋间血管或胸廓内血管破裂予以缝扎止血；对肺破裂出血做缝合止血，肺组织损伤严重时可行部分切除或肺叶切除术；对破裂的心脏、大血管进行修复。

(3)凝固性血胸可采用链激酶 (streptokinase) 2500IU 或尿激酶 (urokinase) 1000IU 溶于生理盐水 100ml 内，5 ~ 10min 缓慢注入胸内，8 ~ 24h 后将积血抽出。亦可待病情稳定后 2 周左右剖胸手术或在电视胸腔镜下施行手术，清除血凝块及附着在肺表面之纤维蛋白膜或纤维板，术后鼓励患者进行呼吸锻炼，使肺及早膨胀。

(4)感染性血胸应及时放置胸腔闭式引流，排除积脓，并保持引流通畅，必要时可进行双管对引并冲洗引流胸膜腔（后肋膈角处一根，胸前第二肋间一根）。加强全身抗感染治疗，选用大剂量对细菌敏感的抗生素，避免形成慢性脓胸。若为多房性脓胸或保守治疗效果不佳者，应及早行廓清手术。

2. 中医治疗方案

苏子降气汤加减治疗创伤性血胸：以苏子、杏仁为君，苏子降气，归肺、大肠经；杏仁苦泄降气；旋覆花行气，降肺气；川贝性凉而甘，兼润肺之功，归肺、心经；法半夏燥湿、止咳；栀子凉血；丹皮兼具凉血与活血行瘀作用；桃仁、红花活血祛瘀通经；牛膝活血祛瘀，引血下行；木通利水通脉；厚朴燥湿，下肺气而平咳喘。诸药配伍共奏行气活血、宣肺降气、燥湿利水之功，以促进积血吸收，改善呼吸功能。苏子降气汤加减治疗创伤性血胸，经临床应用疗效满意，对于闭式引流不畅，或反复胸腔穿刺抽吸积血者尤为适用，服用方便，避免因置管引流不畅，积血长时间停留体内，易并发感染等不良后果。

第五节 膈肌创伤

根据致伤暴力不同，膈肌损伤(diaphragmatic injury)可分为穿透性膈肌损伤或钝性膈肌损伤。穿透性膈肌损伤多由火器或刃器致伤，伤道的深度和方向直接与受累的胸腹脏器有关，多伴有失血性休克。钝性膈肌损伤的致伤暴力大，损伤机制复杂，常伴有多部位损伤，膈肌损伤往往被其他重要脏器损伤的表现所掩盖而漏诊，甚至数年后发生膈疝才被发现。本病的中医治疗方案在于改善西医治疗后的预后情况，提升患者的生存质量。

一、穿透性膈肌损伤

下胸部或上腹部穿透性损伤都可累及膈肌，造成穿透性膈肌损伤。穿透性暴力同时伤及胸部、腹部内脏和膈肌，致伤物入口位于胸部称为胸腹联合伤，致伤物入口位于腹部称为腹胸联合伤。受损胸部脏器多为肺与心脏，受损腹部脏器右侧多为肝、左侧常为脾，其他依次为胃、结肠、小肠等。火器伤动能大、穿透力强，多造成贯通伤，甚至造成穹隆状膈肌多处损伤，刃器则多导致非贯通伤。穿透性暴力所致单纯膈肌损伤较为少见。胸腹联合伤或腹胸联合伤除了躯体伤口处大量外出血、失血性休克等临床表现外，一般多同时存在血胸、血气胸、心包积血、腹腔积血、积气和空腔脏器穿孔所致的腹膜炎体征。床旁 B 超检查可快速、准确地判断胸腹腔积血情况。胸腔穿刺术和腹腔穿刺术是判断胸腹腔积血简单而有效的措施。胸腹部 X 线检查和 CT 检查虽然有助于明确金属异物存留、血气胸、腹内脏器疝入胸腔、膈下游离气体和腹腔积血，但检查需耗费时间和搬动患者，伤情危重者需慎重选择。

穿透性膈肌损伤应急诊手术治疗：首先处理胸部吸吮伤口和张力性气胸，输血补液纠正休克，并迅速手术。根据伤情与临床表现选择经胸切口或经腹切口，控制胸腹腔内出血，仔细探查胸腹腔器官，并对损伤的器官与膈肌予以修补。下胸与上腹部的穿透性损伤，如子弹或刀刺伤可致膈肌破裂，并可同时损伤膈肌邻近器官。非穿透性的严重胸部钝挫伤，如从高处跌下、交通事故也可导致膈肌破裂，其发生率大约 3%，并多发生在左侧膈肌中心腱部位。此时，胃、横结肠、脾与小肠可疝入胸腔。膈肌破裂有的能在伤后复苏与治疗过程中得到早期诊断，特别是左侧膈肌破裂伴有脾破裂，造成腹腔内出血时。有的则因伴随伤复杂与严重而影响或掩盖膈肌破裂的诊断，或穿透性损伤膈肌破口很小未能早期诊断。右侧膈肌破裂产生的症状不像左侧那么明显，并且容易误诊与漏诊。这就是因为肝脏可以暂时堵住裂口与肝脏疝入胸腔后在 X 线上给人以膈肌升高或右下肺叶挫伤及实变的错误印象。

二、钝性膈肌损伤

多由于膈肌附着的胸廓下部骤然变形和胸腹腔之间抓力梯度骤增引起膈肌破裂。交通事故和高处坠落是导致钝性膈肌损伤最常见的原因，随着汽车速度增加与安全带的使用，钝性膈肌损伤口更多见。约90%的钝性膈肌损伤发生在左侧，可能与位于右上腹的肝减缓暴力作用和坐椅安全带的作用方向有关。钝性损伤所致膈肌裂口较大，有时达 10cm 以上，常位于膈肌中心和膈肌周边附着处。腹内脏器很容易通过膈肌裂口疝入胸腔，常见疝入胸腔的腹内脏器依次为胃、脾、结肠、小肠和肝。严重钝性暴力不但可致膈肌损伤，还常导致胸腹腔内脏器挫裂伤，并常伴有颅脑、脊柱、骨盆和四肢等多部位伤。血气胸和疝入胸腔的腹腔脏器引起肺受压和纵隔移位，导致呼吸困难、伤侧胸部呼吸音降低，叩诊呈浊音或鼓音等。疝入胸腔的腹内脏器发生嵌顿与绞窄，可出现腹痛、呕吐、腹胀和腹膜刺激征等消化道梗阻或腹膜炎表现。值得注意的是，膈肌破裂后初期可能不易诊断，临床体征和胸部 X 线检查结果均缺乏特异性，CT 检查有助于诊断。由于进入肠道的气体和造影剂可将疝入肠襻的部分梗阻转变为完全梗阻，故禁行肠道气钡双重造影检查。膈疝患者应慎做胸腔穿刺或闭式胸腔引流术，因为可能伤及疝入胸腔的腹内脏器。怀疑创伤性膈疝者，禁用充气的军用抗休克裤，以免增加腹内压。

1. 西医治疗方案

一旦高度怀疑或确诊为创伤性膈破裂或膈疝，而其他脏器合并伤已稳定者，应尽早进行膈肌修补术。视具体伤情选择经胸手术径路或经腹手术径路。无论选择何种手术径路，外科医师均应准备两种不同径路的手术野，以备改善术中显露之需。仔细探查胸腹腔内脏器，并予以相应处理。使用不吸收缝线修补膈肌裂口，清除胸腹腔内积液，并置闭式胸腔引流。

2. 中医治疗方案

(1)气滞血瘀，气血不畅。

症状：呃逆频繁，声高不扬，突发休止，心神不定，时有呕吐，咽下困难。常伴有严重的胸闷气短，憋气。胃脘部疼痛拒按。舌质多暗紫有瘀斑，脉沉涩或弦细。

治则：活血散瘀，解痉缓急，平呃降气。

方药：膈下逐瘀汤加减。桃仁 12g、丹皮 10g、元胡 10g、三棱 10g、莪术 10g、枳实 10g、姜黄 10g、生地黄 10g、郁金 10g、沉香 10g、红花 10g、赤芍 10g、半夏 10g、代赭石（先煎）15g、檀香（后下）10g。呕吐有血加三七、藕节、仙鹤草；口干加天花粉、知母、麦冬；便干有热加大黄、芒硝；食不化加麦芽、莱菔子等。

(2)肝气郁结，气机上逆。

症状：呃逆频发无休止，时有走窜不定，屡有太息，逢喜怒其声响亮，心烦不定，食少口干，舌暗苔白或黄，脉沉弦滑。

治则：疏肝降气平呃。

方药：四香柴胡散加味。丁香 10g、降香 10g、香附 10g、木香 7.5g、陈皮 15g、半夏 10g、大黄 10g、柴胡 10g、枳壳 10g、郁金 10g、厚朴 15g、旋覆花（单包）20g、代赭石（先煎）

20g。便干加盐黄柏，呕吐加竹茹、豆蔻；腹痛加元胡、三棱；热象明显加生石膏、栀子、黄连等。

（3）脾胃气虚，清阳不升。

症状：久病气虚，肝气乘脾，胃失和降，其表现为：呃逆声低沉无力，喉中似有异物，神疲肢软，大便不调，舌淡苔白，脉弦细。

治则：调中益气，和胃平呃。

方药：调中益气汤加减。人参10g、白术10g、茯苓10g、陈皮10g、升麻10g、枳壳15g、黄芪15g、木香7.5g、半夏10g、香附10g、沉香10g、鸡内金10g。便稀者加山药、苍术、芡实；不寐者加灵磁石、远志、石菖蒲；阴虚者减黄芪，加沙参、石斛、玉竹等。

第六节　其他胸部创伤

一、气管与支气管损伤

气管及支气管损伤是一种少见但常威胁患者生命损伤，穿透伤或钝性伤均可引起。由于气管及支气管的解剖位置紧邻心脏及大血管等重要脏器，因而遭受穿透性损伤时，常因伴有心脏、大血管损伤而死于现场。除颈段气管穿透性损伤外，胸段气管穿透伤甚为罕见，临床救治成功最多者，仍为钝性伤所致的气管或支气管破裂。钝性气管、支气管损伤的可能机制为：①胸部受压时骤然用力屏气，气管和支气管内压力骤增引发破裂。②胸部前后方向挤压使两肺移向侧方，气管分叉处强力牵拉导致支气管起始部破裂。③减速和旋转产生的剪切力作用于肺门附近主支气管，产生破裂。④头颈部猛力后仰，气管过伸使胸廓入口处气管断裂。穿透性气管、支气管损伤直接与伤道或弹道路径有关，穿透性颈部气管伤常伴有甲状腺、大血管与食管损伤，胸内气管、主支气管损伤常伴有食管和血管损伤。气管插管、气管切开、内镜检查和异物摘取都可能引起气管或支气管损伤。

（一）颈段气管损伤

颈段气管因位置表浅，易受损伤。战时多因枪弹、刃器刺割伤所致；平时多见于刃器伤，部分由于异物、医源性损伤引起。

1. 临床表现及诊断

（1）根据颈、胸部外伤史，典型的临床表现，一般能做出正确诊断，但需确定有无胸部及其他部位的损伤与并发症。

（2）严重的呼吸困难、咯血、发绀、皮下气肿。

（3）随呼吸运动颈部伤口出现气流进出的吸吮声，血液及分泌物在呼吸道内可引起窒息，甚至死亡。

2. 治疗方案及原则

（1）紧急处理。①保持呼吸道通畅，快速清除气管内的异物与血凝块。②作为紧急措施，如颈部气管裂口较大，可经裂口插入气管导管，以保证患者良好的通气。

（2）手术治疗。①全身麻醉下行清创及气管修补。②如从气管裂口处已放置导管者，可经口插入气管导管的同时，拔出裂口处之导管。清创后，间断外翻缝合修补气管。③术后保持呼吸道通畅。④应用抗生素防止感染。⑤肌注破伤风抗毒素。

(二) 胸段气管及支气管损伤

由于枪弹或锐器所致的胸段气管及支气管损伤，大多数合并胸内大血管损伤而死于现场。临床多见由于刀器、枪弹或纤维支气管镜下取异物如别针、铁钉、螺丝钉、鱼刺等引起的胸段气管及支气管损伤。单纯性气管支气管损伤罕见，常伴随其他重要脏器的损伤。

1. 临床表现及诊断

(1)有穿透性胸外伤史，主要表现为呼吸困难、咳嗽，可伴有咯血及明显皮下气肿。

(2)一侧或两侧气胸，气胸可迅速发展成为张力性气胸。

(3)根据损伤血管的情况，出现不同程度的血胸。

(4)胸部 X 线检查可显示一侧或双侧气胸、纵隔气肿、颈深筋膜下聚集空气、伤侧肺萎陷。胸部 CT 检查可判断损伤部位及血气胸的严重程度。

(5)胸腔闭式引流有持续大量漏气；足够的引流及吸引仍不能使肺膨胀时，则大概率为胸段气管或支气管损伤。

(6)必要时可行纤维支气管镜检查，明确损伤部位及大小。

2. 治疗方案及原则

(1)小裂口，特别是医源性者，可自行愈合，治疗措施包括：①胸腔闭式引流；②气管切开；③大剂量抗生素防止感染。

(2)大裂口，应及时进行修补，用可吸收线间断缝合裂口。如伴有严重的肺裂伤修补困难，或有肺血管损伤出血难以控制，可行肺叶或全肺切除。

(3)输血、输液。

(4)鼓励咳嗽排痰，防止肺部并发症。

(5)应用抗生素防止感染。

(6)肌注破伤风抗毒素。

(三) 闭合性气管及支气管破裂

气管、支气管破裂多发生于严重的胸部撞击伤或挤压伤。近年来随着交通事故伤的不断增多，闭合性气管及支气管破裂已不少见，并成为胸部创伤早期死亡的原因之一。其发生机制可能与以下因素有关：①胸部遭受突然的暴力挤压时，其前后径减小，横径增大，两肺向左右分离，当隆突受到的牵扯力超过一定限度时，主支气管即可发生破裂。②胸部受挤压瞬间，声门紧闭，气管被挤压于胸骨与脊柱之间，气管内压力骤然增高，远远超过胸膜腔内压力，气流冲破气管壁而发生破裂。③在解剖上，环状软骨与气管隆突部相对固定，而肺悬垂于两侧。当胸部受伤时，肺被挤向两侧及向后方，对隆突附近的支气管产生剪切力，导致该部破裂。因此，临床上 80%左右的破裂部位是距隆突 2~5cm，裂口常发生在分叉部或气管膜部与软骨结合部。左侧与右侧支气管破裂的发生率无显著差异。部分患者可因气管破裂的裂口被血凝块或软组织阻塞，早期未能明确气管破裂的诊断，度过急性期后，局部形成瘢痕，引起狭窄甚至完全阻塞，造成阻塞远端的肺不张。如阻塞远端发生感染则可产生肺脓肿及支气管扩张等。

1. 临床表现及诊断

(1)早期支气管破裂。

①呼吸困难及发绀。引起呼吸困难的主要原因有：气管破裂引起的单侧或双侧气胸；血液

或分泌物阻塞下呼吸道；并发肺挫伤；受伤气管或支气管黏膜水肿或血肿等。

②伤后早期常有咯血，咯血量多为少量至中量，罕有大量咯血者，有时为泡沫样血痰。

③血胸及气胸临床表现。根据破裂部位气胸可为单侧或双侧，且可迅速发展为张力性气胸。

④若纵隔胸膜完整，气管或支气管破口与胸膜腔不相交通，则气胸表现不明显，突出表现为纵隔气肿。这类无气胸表现的气管或支气管破裂，易被忽视而转为慢性期。

⑤纵隔及皮下气肿亦是气管或支气管破裂的常有症状，常起始于颈前胸骨切迹上方的皮下，并迅速向颈、胸及腹部蔓延，引起广泛而严重的皮下气肿。

⑥X线检查早期可见脊柱前缘积气透光带，积气迅速增加出现严重的纵隔气肿征。纵隔胸膜破裂者出现气胸及液气胸征。一侧主支气管断裂时，立位胸片显示伤侧肺因失去支气管的悬吊作用而坠落至胸腔底部心膈角处，而一般气胸，萎陷的肺被压向纵隔肺门部。这一X线表现称之为"肺坠落征"，具有鉴别诊断的价值。

⑦胸腔闭式引流有大量漏气，经负压吸引呼吸困难未见好转，肺仍未复张。

⑧疑有支气管破裂而病情允许时可行急诊纤维支气管镜检查。

（2）慢性期临床表现。

①可有胸闷、气短、憋气及发绀等。这些呼吸功能低下的表现，除了萎陷的肺叶减少了呼吸面积外，更重要的就是肺内存在右向左的分流，一侧肺萎陷时肺内右向左的分流可达20%～30%。

②如发生继发感染，可出现肺部感染的症状及体征。

③患侧叩诊呈浊音、呼吸音消失。

④气管向患侧移位。

⑤胸部X线摄片可见肺不张的影像。

⑥纤维支气管镜检：发现支气管破裂处及支气管狭窄或堵塞。

⑦CT扫描可清楚显示盲袋状近心端或狭窄支气管。

2.治疗方案及原则

（1）西医治疗方案。

①早期支气管破裂。急诊行支气管吻合，早期手术效果良好，肺功能可完全恢复。支气管撕裂无法修补或吻合，伴有广泛严重肺挫裂伤，可行肺叶或全肺切除。

②慢性期。采取手术切除狭窄重建气道，使肺复张。若手术切除不可能，或萎陷的肺已有严重的器质性改变不能复张，则应将受累肺切除。术后加强呼吸道管理，协助咳嗽、排痰。选用刺激性小的抗生素，加入糜蛋白酶雾化吸入。应用抗生素防止感染。

（2）中医治疗方案。

①胸部气滞：症见胸部窜痛，或波及胁部，深呼吸、咳嗽时疼痛加剧，压痛点不甚明显，脉弦。治宜通宣理气，方用理气汤加减。药用：柴胡6g，郁金10g，桔梗9g，前胡8g，枳壳6g，丝瓜络9g，川贝母8g，瓜蒌皮12g，白芥子9g，甘草3g。1剂/d，水煎服。

②心肺瘀阻：症见胸痛，痛可及背，并可兼见心悸、咳嗽，新伤可见胸部瘀紫肿胀，陈旧性损伤可见，舌边瘀斑，脉弱涩。治宜活血定痛，方用田七琥珀汤。药用：田七6g，琥珀（研冲）3g，当归9g，红花5g，赤芍10g，红丹参15g，制乳香、没药、桂枝各6g，川贝9g，白芥子10g，甘草3g。1剂/d，水煎服。

③气滞血瘀：症见胸胁胀闷疼痛，伤处微红肿，压痛明显。气急，欲咳不能，或以手护胸作咳，脉弦紧。治宜行气化瘀，方用顺气祛瘀汤加减。药用：郁金 10g，枳壳 7g，田七、红花各 5g，桔梗 9g，瓜蒌皮 12g，浙贝 8g，桃仁 9g，甘草 3g。1 剂 /d，水煎服。

④瘀热壅肺：症见胸痛，发热，口渴，咳嗽，痰黄，呼吸声粗，溲赤便结，舌红、苔黄厚，脉弦数。治宜泄热化瘀，方用苇茎汤合复元活血汤加减。药用：苇茎 24g，冬瓜仁 15g，桃仁 6g，生地 12g，番红花 1g，红丹参 15g，天花粉 10g，大黄 9g，浙贝 8g，瓜蒌仁、黄芩各 10g，桔梗 9g，甘草 3g。1 剂 /d，水煎服。

⑤痰瘀阻肺：症见胸部隐隐作痛，每遇阴雨寒冷天气，疼痛尤为明显，咳声阵作，痰较多，纳少，眼白下缘可见报伤征，舌边瘀斑，舌苔白厚，脉滑细（本证多见于宿伤者）。治宜消痰化瘀，方用消痰化瘀汤。药用：杏仁 10g，苏梗 8g，法半夏 8g，白芥子 10g，前胡、桔梗、郁金各 9g，红丹参 15g，三棱 7g，番红花 1.5g，田三七 5g，桃仁 10g，甘草 3g。1 剂 /d，水煎服。

⑥气血不足：症见胸痛绵绵，劳累后痛增，少气，倦怠，乏力，或心悸、失眠，面色少华，舌淡，脉细涩（本证多见于损伤后期）。治宜补益气血、通利血脉，方用益气营养汤加减。药用：人参 6g，黄芪 18g，当归 9g，熟地 12g，白术 10g，白芍 9g，酸枣仁 10g，川贝母 8g，炙甘草 5g，田七 3g，红丹参 10g。1 剂 /d，水煎服。治疗上一般以 5d 为 1 疗程。

二、食管创伤

常见的食管创伤有食管黏膜伤及食管穿孔。其中以食管穿孔最为严重、复杂，治疗亦甚困难。食管穿孔常因合并伤或疏忽而延误诊断及治疗，死亡率甚高。因此，早期诊断、早期治疗是降低死亡率的关键。

（一）食管黏膜损伤

在食管损伤中，食管黏膜损伤较为多见。引起食管黏膜损伤的主要原因有：①进食粗糙干硬食物或误吞尖锐异物等擦伤食管黏膜；②食管疾病各种诊疗措施，如食管镜或胃镜检查、食管扩张、放置胃管、食管拉网细胞学检查等；③大量饮酒致剧烈呕吐，使胃内容物进入痉挛的食管，同时膈肌收缩，使末端食管内压力急剧增高而引起胃食管连接部的黏膜撕裂，称为 Mallory Weiss 综合征。有作者应用尸体研究发现，当胃内压持续 150mmHg，同时阻塞食管时，可以引起食管胃连接部黏膜的撕裂。

食管胃连接部撕裂大多在末端食管或跨越食管胃连接部，为线形单纯撕裂，亦有两处甚至多处撕裂者，撕裂多见于黏膜皱襞间沟内。食管黏膜撕裂伤可分为四期。①出血期：伤后 24h 内撕裂伤口出血；②开放期：48h 至 7d，创口裂开，边缘隆起；③线状期：在 1~2 周，裂口呈线状、接近闭合，上有白苔附着；④瘢痕期：为伤后 2~3 周，白苔消失，瘢痕形成。

1.临床表现及诊断

（1）吞咽食物时胸骨后疼痛、烧灼感，进食刺激性食物、热食及干硬的食物更为敏感。疼痛可向背部、左肩部放射；如无严重感染上述症状多在 3~5d 后消失。

（2）若并发黏膜下脓肿，可有高热、胸骨后剧痛，甚至不能进食，需待脓肿破裂后症状才逐渐减轻或消失。

（3）黏膜损伤可引起黏膜下血肿、积血，使食管黏膜的表层与固有层整个剥离，呈管筒状，自口腔吐出形似一带状物垂吊于口角，并与咽部相连，称为"食管黏膜管型剥脱症"。

(4)食管 X 线检查除可排除异物外，对黏膜损伤本身诊断帮助不大。

(5)纤维内镜检查可发现出血点，阳性率可达 85%～100%。

(6)出血量多，不允许行内镜检查者，可行选择性腹腔动脉及肠系膜动脉造影，只要出血量达到 0.5ml/min，渗出的造影剂就可显影，从而明确出血部位及诊断。

2. 治疗方案及原则

(1)症状明显但能进食者可进流质或软食。

(2)口服消炎、止痛、抗酸或收敛药物。

(3)发热、白细胞计数增高者，可适当应用抗生素。

(4)食管黏膜管状剥脱者，可在口腔外剪去吐出之管状黏膜，剩下部分让患者吞入，以保护食管创面，切忌用力牵拉，以免剥脱面扩大。无感染者，食管黏膜表层可很快新生。

(5)食管黏膜破裂出血，可给予止血剂，或电凝、微波、激光等止血治疗，不宜采用双囊三腔管压迫止血，因气囊有可能加重纵行黏膜裂伤引起大出血。

(6)出血量较大，经内科治疗无效者，应手术行黏膜缝合。

(二) 食管穿孔

食管穿孔特别是胸内食管穿孔，死亡率可高达 25%～50%。食管穿孔后引起的病理生理变化甚为严重，如未及时救治，可迅速导致患者死亡。因而，早期诊断与及时正确处理就是提高治愈率与降低死亡率的关键。

1. 分类

食管穿孔根据引起的原因可分为外伤性食管穿孔、冲击波引起的食管破裂、医源性食管穿孔及食管异物所致穿孔。

(1)外伤性食管穿孔。由枪弹、弹片及刃器所致穿透性食管穿孔，特别是胸段食管损伤常合并心脏、大血管与气管损伤，患者常死于现场。在穿透性食管损伤以颈部食管穿孔多见。钝性食管破裂可由于胸骨与脊椎间突然遭受挤压而引起。

(2)冲击波引起的食管破裂。高压冲击波经口腔传入食管，使食管腔内压力急剧增高而导致食管破裂。

(3)医源性食管穿孔。医源性食管穿孔主要是内镜检查、食管扩张、食管镜下行组织活检及食管旁手术等引起。气管插管、插入胃管、三腔管气囊破裂，甚至食管动力学检查均有引起食管穿孔的报道。医源性损伤是各种原因引起食管穿孔的首位。由食管内镜检查引起的穿孔，大多数发生在食管入口环咽肌以下部位。食管下段及贲门附近穿孔，多数是在食管原有疾病基础上发生。医源性穿孔的预后较其他原因所引起的穿孔为佳。其原因可能是：①穿孔约 40% 见于颈段食管，而颈段的穿孔较之胸内穿孔预后要好；②这类穿孔多能够早期发现，及时治疗；③检查前经过禁食等准备，污染较轻；④检查造成食管穿孔破口大多较小，引起纵隔及胸腔感染也较轻。

(4)异物性食管穿孔。异物引起的食管穿孔，亦为食管穿孔常见的原因，仅次于器械引起的穿孔而居第三位。引起食管穿孔多为锐利不规则或体积较大的异物，如骨块、义齿等。异物刺破或压迫食管壁引起坏死，或强行吞咽饭团或大块食物试图将异物推下而致食管穿孔，亦可因通过内镜取出不规整的异物而造成食管穿孔。因而，若通过内镜取出异物困难时，应急诊开胸，在尚未发生感染前切开食管取出异物就是比较简单而安全的。食管穿孔后，有强烈刺激作用的胃内容物及带有各种口腔内细菌的唾液与食物等，迅速经破口进入纵隔，引起严重的纵隔感染。由于纵隔内为疏松结缔组织，使炎症在纵隔内迅速扩散，并可侵蚀穿破胸膜进入胸腔，形成一侧或双侧液气胸。因进入的细菌含有厌氧菌，常引起腐败性脓胸。纵隔与胸腔的广泛感染，大量液体的丧失，毒素吸收，患者可很快发生感染性休克。吞咽的空气经由较大的食管破裂口不断进入胸腔，可以产生张力性气胸，更加重呼吸与循环功能紊乱，如不及时救治，患者可迅速死亡。

2. 临床表现及诊断

(1)颈部食管穿孔。①有引起食管穿孔的病因。颈部疼痛及胀感，吞咽或颈部活动时加剧。②可有吞咽困难及呼吸困难。③检查时胸锁乳突肌前缘有压痛，局部可有肿胀及皮下气肿。④体温及白细胞计数逐渐增高。⑤X线摄片发现颈筋膜层有游离气体。倘若能排除气管损伤，食管穿孔的诊断基本可以确立。⑥若已形成脓肿，X线可出现致密阴影，其中可有气液面，食管造影可见造影剂漏出食管外即可明确诊断。⑦若为穿透伤，有唾液自创口流出，即可诊断。

(2)胸段食管穿孔。①胸骨后或上腹部剧烈疼痛。如已破入胸腔刺激胸膜可出现患侧胸痛。②食管下段穿孔常出现上腹部肌紧张，易误诊为胃及十二指肠穿孔。③感染波及下肺韧带及膈上胸膜，可引起肩部疼痛。④呼吸困难及发绀。⑤脉搏快，体温增高，严重时出现休克。⑥X线检查可见纵隔积气或纵隔影增宽，一侧或两侧液气胸，对食管破裂的诊断很有帮助。食管造影不仅可以明确诊断，而且还能确定破裂的部位。⑦胸腔穿刺正常人胸腔液的 pH 为 7.4，如果抽出的胸腔液体呈酸性（pH<6），则应考虑下端食管破裂。⑧口服美蓝溶液，若胸腔抽出液呈蓝色，为食管穿孔。

3. 治疗方案及原则

(1)西医治疗方案。食管穿孔治疗能否成功往往取决于穿孔的部位、破口的大小、入院的迟早与治疗措施是否正确。对患者入院较晚，穿孔已局限，穿孔甚小与漏出的体征极少及某些不需要引流也可解决的颈部穿孔患者，可行保守治疗，主要治疗措施就是禁食，以免食物由破口流入纵隔或胸腔内，加剧感染扩散，并嘱患者尽量将唾液吐出或于破裂口上方放置胃管吸引。除纠正脱水及电解质紊乱外，应加强营养支持，输入全血或血浆，通过鼻饲、胃或空肠造口术饲食。使用大剂量广谱抗生素，对取到的分泌物或穿刺液进行细菌培养及药物敏感试验，根据结果选用合适的抗生素。

①颈部食管穿孔的处理。颈部食管穿孔较小，发现较早者，经非手术治疗约 80% 病例可获治愈。裂口较大与穿透伤引起的穿孔，伤后 24h 内可将食管裂口一期缝合。超过 24h 以后，污染严重者，可放置引流，留待后期处理。如穿孔已形成脓肿，行切开引流。通过鼻胃管饲食。

②胸段食管穿孔。胸部食管穿孔原则上争取早期手术处理。如食管穿孔较小，又为器械检查所致，纵隔炎尚不明显，食管造影仅见纵隔积气而未见造影剂漏出或漏出较少者，允许在保守治疗下严密观察。对穿孔发现较晚，但症状不严重，全身情况较好，穿孔有转向自然愈合趋势，也可考虑保守治疗。开胸手术的目的在于充分引流胸腔，修补裂口，防止纵隔及胸膜腔进一步污染。经胸途径根据穿孔的部位来确定，下端食管穿孔，多破入左侧胸腔，应行左侧开胸；中段以上，多行右侧开胸。进胸后充分暴露纵隔，将坏死及炎性组织清除。手术方法有以下几种可根据具体情况选用。

初期缝合修补：主要适用于穿孔后 24h 以内者，但亦有不少超过 24h 行修补获得成功者，因而穿孔后的时间并不是确定是否手术修补的唯一标准，而感染与食管壁炎性水肿的严重程度则是重要的决定因素。间断缝合修补后，根据穿孔部位可用胸膜片、带蒂肋间肌瓣、心包瓣、带蒂膈肌瓣及胃底覆盖加强。

　　闭合缺损：食管穿孔时间较久，食管壁炎症、水肿明显，破口已不能直接缝合。如穿孔在下胸段或腹段，可用膈肌瓣，胃底或空肠移植片修补，无需将穿孔边缘对拢缝合，而将补片或移植片覆盖在穿孔周围，并缝合在食管健康肌层上。

　　食管置管术：晚期食管穿孔，不能采用缝合修补或补片闭合缺损者，可在开胸清除所有污染及坏死组织后，通过食管穿孔在食管腔内放置 T 形管，并由胸壁引出，使食管内容物通过 T 形管引流至体外，在穿孔附近及胸腔内各放置闭式引流。T 形管放置 3~4 周形成瘘管后拔出，改为开放引流。食管置管后可行胃造口减压引流，空肠造口饲食。

　　颈部食管外置（或造口）术：食管穿孔晚期胸腔感染严重或患者情况差不能耐受开胸手术者，可将颈段食管外置（或造口），胸腔闭式引流。在腹部做小切口，将贲门结扎关闭，同时行胃或空肠造口饲食。

　　全胸段食管切除术：经胸腔引流及应用抗生素等治疗仍不能控制的严重纵隔感染与食管广泛损伤的病例，可行全胸段食管切除。颈部食管外置，贲门予以缝合关闭，做胃或空肠造口饲食，经 2~3 个月，患者全身情况好转后再行食管重建，全胸段食管切除可剖胸或采用食管内翻拔脱。

　　原有食管疾病并发穿孔的处理：当食管穿孔远端有狭窄、贲门痉挛及裂孔疝等基础疾病，早期若患着情况允许，在穿孔缝合修补后，可针对基础疾病进行相应手术治疗。

　　（2）中医治疗方案。①血府逐瘀汤：柴胡、红花、川芎、甘草各 6g，枳壳、赤芍、生地黄各 12g，桃仁、桔梗、牛膝各 10g，当归 9g。随证加减。②加味竹叶石膏汤煎剂：竹叶 10g，生石膏 30g，人参 6g，麦冬 30g，清半夏 15g，山豆根、紫草、白及各 10g，藤梨根 15g，制甘草 6g，珍珠粉 3g。冲服。

第二章　胸壁胸膜疾病

第一节　先天性胸壁畸形

一、概述

先天性胸壁畸形是一泛称，是指胸壁先天性发育异常导致外形及解剖结构发生的改变，形成各种胸壁畸形。常见的胸壁畸形有：凹陷畸形（漏斗胸）、凸出畸形（鸡胸）、波兰综合征、胸骨裂或缺如等。先天性胸壁畸形可合并先天性心脏病，约占15%。中度以上胸壁畸形患者，除影响心肺功能外，可导致心理负担与性格改变，对这些畸形应手术治疗。最常见的是漏斗胸与鸡胸胸壁畸形。先天性胸壁畸形的中医治疗效果一般，可酌情使用补血益气、调理筋骨的药物辅助西医治疗。

1. 漏斗胸

漏斗胸是胸骨、肋软骨及部分肋骨向内凹陷畸形，又称胸骨凹陷。病因尚不清楚，但与家族遗传有关。据统计有家族史者占20%～37%。漏斗胸大多发生在出生时或1岁以内的婴幼儿。发病率男多于女，为4∶1；约1/4的患者伴有脊柱侧凸畸形。漏斗胸对肺功能有一定影响，患者对运动的耐受力降低。漏斗胸可影响心脏、血管功能。因胸骨向后移位，推压心脏向左移，右心室受压，右室压增高，心搏出量降低，仰卧位时受影响更重。漏斗胸伴脊柱侧弯畸形者，心动超声检查可发现二尖瓣脱垂，发生率占18%～65%，这与胸骨压迫有关。手术矫正后能明显改善心肺功能。

2. 鸡胸

鸡胸是胸骨向前方凸起的一种畸形，较漏斗胸更为少见，占所有胸壁畸形的16.7%。病因不十分清楚，认为与遗传有关，因为家族中有胸壁畸形患者，鸡胸的发生率明显增加。鸡胸根据肋软骨、胸骨向前凸出畸形的形状分为三种：Ⅰ型是对称型畸形，为最常见类型，占90%。胸骨体与下部肋软骨对称性向前突出，肋软骨的外侧部分与肋骨向内凹陷。Ⅱ型是非对称性畸形，较少见，占9%。表现为一侧肋软骨向前突，对侧肋软骨正常或接近正常。Ⅲ型是软骨胸骨柄畸形，更少见，占1%。表现为胸骨柄的突出与胸骨体的下陷。鸡胸伴有脊柱侧凸畸形者12%有家族史。有一半患者11岁以后才发现有畸形；另一部分患者出生时畸形轻，幼儿期有进展，特别在青春期生长发育的时期更明显。患者很少有心肺受压的症状，部分患者可有支气管喘息症。大部分患者因胸壁畸形，精神上负担重。

二、临床表现及诊断

1. 漏斗胸

较轻的漏斗胸无明显症状。畸形严重者，由于凹陷部压迫心、肺，影响心肺功能，致使活动能力受限，并易发生上呼吸道感染及肺部感染，以左下肺叶及右肺中叶多见，可因反复感染而引起支气管扩张。体格检查发现前胸壁胸骨向内凹陷、凸腹及轻度驼背即可诊断。同时还应判明严重程度及有无手术适应证，常采用以下 3 种方法。

（1）漏斗胸指数（FI）。

FI> 0.30 为重度凹陷，0.21～0.30 为中度凹陷，<0.2 为轻度凹陷。FI>0.21 具有手术指征，其计算公式如下：

$$FI = (a \times b \times c) / (A \times B \times C)$$

注：a. 漏斗胸凹陷部的纵径；b. 漏斗胸凹陷部的横径；c. 漏斗胸凹陷部的深度。A. 胸骨长度；B. 胸廓的横径；C. 胸骨角至椎体的最短距离。

（2）胸脊间距。

根据侧位 X 线胸片测量胸骨凹陷后缘最深处至脊柱前缘间距，>7cm 为轻度凹陷，5～7cm 为中度凹陷，<5cm 为重度凹陷。

（3）Haller 指数（c/a）。

测量 CT 胸骨凹陷最深部横断面胸部最大内横径（c）与同层胸骨后至胸椎前间距（a）的比值，> 2.5 为漏斗胸，>3.2 为手术指征。

2. 鸡胸

症状与漏斗胸基本相同。体征主要是胸廓前后径增大，胸骨体向前突出畸形，肋软骨向前突出或凹陷。胸部正、侧位 X 线片胸中下部向前隆起，无心肺压迫。

三、治疗方案及原则

1. 漏斗胸的手术矫正应根据其严重程度，对心肺功能影响及畸形的发展趋势而定。有人认为 2 岁前有假性漏斗胸，部分患者可自行消失，故暂不宜手术。一般在 3～5 岁后才考虑手术治疗，亦有人认为早期手术因畸形对心肺功能影响小，恢复快。手术方法的选择应根据具体情况而定，年龄较小（15 岁以下）、畸形范围小、凹陷浅者，多选择胸骨抬举术；年龄较大、畸形严重者，以选择胸骨翻转术为宜。胸骨抬举术采用胸骨正中切口，充分显露凹陷胸骨及肋软骨，剥离第 3～6 肋软骨膜并自骨膜下切除过长的肋软骨。用粗丝线或涤纶线缝合相应的肋软骨断端，使胸廓前后径增大接近正常形态，借助两侧肋软骨向上牵拉的合力将凹陷的胸骨向上抬举，还可于胸骨后用克氏针支撑。胸骨翻转术采用胸骨正中切口，剥离第 3～7 肋软骨骨膜，切断胸骨与肋软骨连接处，自剑突下紧靠胸骨分离纵隔至胸骨角上方，自下而上沿胸骨边缘切断肋软骨与肋间肌至第 2 肋间水平横断胸骨，两侧胸廓内动静脉结扎切断，并切断腹直肌附着点，形成游离而无骨膜的胸骨肋软骨骨瓣，做 180° 翻转后放回原处缝合固定，这一方法称为无蒂法胸骨翻转术。将胸骨带着左、右胸廓内动静脉和腹直肌翻转 180°，使之形成十字交叉后再固定称为带蒂法胸骨翻转术。1998 年 Nuss 医生开创的无须切除肋软骨和胸骨治疗漏斗胸的微创技术，称为 Nuss 手术。其方法为在电视胸腔镜下将术前塑形后的 Nuss 胸骨支撑架于胸骨后，使胸骨与前胸壁突起至期望的形状，并固定于两侧胸壁，2 年后取出支撑架。这种方法简单，创伤小，效果肯定、显著，现临床应用较广泛，但术中应谨慎操作，避免损伤心脏大血管。

2. 鸡胸畸形重者，经术前准备后，择期施行鸡胸畸形矫正术。手术方法多为胸骨翻转或胸骨沉降法。

第二节 非特异性肋软骨炎

非特异性肋软骨炎是肋软骨非化脓性炎症，临床较为常见。1921 年 Tietze 首先报道此病，故又称 Tietze 病。好发于青壮年，女性略多于男性。多发于一侧的 2~4 肋软骨，亦可为双侧，偶可发生于肋弓。病因目前尚不明确，可能与病毒感染、胸肋关节韧带损伤及内分泌异常有关。病理切片肋软骨组织结构大多正常，只是发育较粗大。本病属中医"胸痹"范畴，是由于内伤、外感等原因，导致气滞血瘀，瘀血阻于经脉，不通则痛。

一、临床表现及诊断

1. 局部肋软骨轻度肿大、凸起，有疼痛及压痛，咳嗽、上肢活动及转身时疼痛加重。

2. 病程长短不一，多数患者症状可在 2~3 个月内逐渐缓解或消失，亦可时轻时重，反复发作，迁延数月或数年之久。

3. 诊断主要根据临床表现和体征，X 线检查及实验室检查多无异常发现。但可排除胸内病变、肋管结核及肋骨骨髓炎等。

二、治疗方案及原则

1. 西医治疗方案

本病用抗生素及各种理疗效果均不明显，一般采用对症治疗。

(1)疼痛较重者可用止痛剂、1%~2%的普鲁卡因或加泼尼松龙做局部痛点封闭等，有一定效果。

(2)因本病多呈良性经过，多数患者可以自行缓解，只有局部凸起明显，疼痛较重而长期不缓解，且患者心理负担较重，或不能排除恶性肿瘤时，才考虑手术治疗。

(3)广泛的肋软骨炎不宜采用手术治疗。

2. 中医治疗方案

(1)短刺法：针刺有显著的行气活血作用，可改善炎症局部的血液循环，促进炎症吸收，从而达到治疗目的。

取阿是穴，局部消毒后，用 1 寸毫针对准痛点垂直刺入，深刺至骨后，缓慢提插捻转，在骨膜上反复摩擦，针下有穿透肿胀筋膜到达肋骨的感觉时退针，左右改变方向，缓慢提插捻转 5~6 次后退针，再在别的腧穴针刺，每次 4~6 穴，1 次/d，7d 为 1 疗程。针刺时，左手拇指按压肋骨痛点进针，针尖直达肋软骨面，上下提插，以摩擦刺激骨面，针尖移动幅度要小，防止进入肋骨间隙，伤及胸膜及心、肺。

(2)方药治疗：血府逐瘀汤。出自清代王清任所著《医林改错》，由当归、桃仁、红花、甘草等 10 多味中药组成，具有活血祛瘀、行气止痛之功，主治胸中血瘀、血行不畅兼气滞证。在此活血祛瘀组方的基础上，配合以化痰理气的药物，强化治疗效果。

第三节　胸壁结核

胸壁结核是指胸壁软组织、肋骨或胸骨的结核病变。多发生于 20 ~ 40 岁的青年及中年人，主要继发于肺或胸膜结核。原发于肺、胸膜的结核灶可直接扩散至胸壁或通过胸膜粘连部的淋巴管，累及胸骨旁、胸椎旁与肋间淋巴结，使之发生结核性干酪样病变，穿过肋间组织，在胸壁软组织中形成结核性脓肿。结核菌也可经血液循环进入肋骨或胸骨骨髓腔，引起结核性骨髓炎，然后穿破骨皮质而形成胸壁结核，但这种情况比较少见。

胸壁结核与原发结核病灶可同时存在。原发病灶可能已是陈旧性病灶改变，特别是继发于结核性胸膜炎者，胸膜炎可能已愈合或遗有胸膜增厚的改变。

胸壁结核的脓肿来自胸壁的深处，穿透肋间肌到达胸壁浅层，往往在肋间肌的内外形成一个哑铃形的脓腔。有的脓腔可经数条窦道通向各方，有的窦道细小弯曲，在其远端又进入一个脓腔，有的窦道可在数条肋骨之下潜行很远。结核脓肿如继发化脓性感染，则可自行破溃，也可因穿刺或切开引流形成经久不愈的窦道。

一、临床表现及诊断

1.症状：多无明显的全身症状，若原发结核病变处于活动期，患者可有结核感染反应，如低热、盗汗、乏力及消瘦等。胸壁局部有缓慢增大的肿块，多无红肿。如继发混合感染，局部皮肤变薄伴红肿，可有不同程度的疼痛，当自行破溃可形成经久不愈的慢性窦道。

2.体征：病灶处呈半球形隆起，基底固定，肿块多有波动。有混合感染者触痛明显，如出现窦道，皮肤边缘多呈悬空现象。

3.脓肿试验：穿刺可抽出无臭稀薄黄白色脓汁或干酪样物。

4.胸部 X 线片：可显示出脓肿的阴影，但一般瞧不到肋骨的破坏征象，病灶处肋骨的切线位片有时可发现骨皮质破坏改变。亦可见胸膜钙化、肋膈角变钝或肺内陈旧结核灶。

二、治疗方案及原则

1.西医治疗方案

胸壁结核为全身结核的一部分，故应重视全身性治疗，加强营养、休息及全身抗结核治疗。

（1）有结核活动者，应待病情稳定后再行胸壁结核病灶清除术。对未合并细菌感染的胸壁结核，禁忌行脓肿切开引流。只有伴混合感染时，才可行脓肿切开引流。

（2）脓肿较小或年老体弱的患者，可试行穿刺排脓后注入链霉素 0.5g，并加压包扎，每 2 ~ 3d 重复 1 次，部分患者可获得治愈。

（3）胸壁结核病灶范围大，药物治疗效果不佳，或已形成窦道而反复继发感染，应在原发病灶稳定的情况下施行胸壁结核病灶清除术。手术要点：①切除病变的皮肤及窦道口；②彻底清除脓肿、肉芽组织及窦道，若窦道行至肋骨后方时，应切除该段肋骨将其清除；若病灶通向胸膜腔或肺，应开胸处理；③胸壁创面切取周围肌瓣填塞以消灭残腔；④放置引流条，并加压包扎伤口，术后应继续抗结核治疗半年至 1 年以防复发。

2. 中医治疗方案

（1）气阴两虚，阴毒未尽。治以益气养阴，托毒生肌。方用四君子汤合四妙勇安汤加减：生黄芪 30g、全当归 10g、党参 20g、金银花 10g、玄参 10g、北沙参 10g、太子参 20g、麦冬 10g、茯苓 10g、炙甘草 6g、猫爪草 30g、野葡萄根 30g。

（2）痰湿化热，正气不足。治以托里透脓，扶正解毒。方用透脓散加味：生黄芪 30g、当归 10g、川芎 6g、白芷 6g、皂角刺 6g、金银花 20g、猫爪草 30g、茯苓 10g、生甘草 6g、野菊花根 30g。

第四节　脓　胸

脓胸是指胸膜腔内的化脓性感染。根据致病菌不同分为化脓性脓胸、结核性脓胸及特异病原性脓胸；根据病变范围分为全脓胸和局限性脓胸，后者亦称包裹性脓胸；根据病理发展过程分为急性脓胸和慢性脓胸。脓胸可发生于任何年龄，但以幼儿及年老体弱者多见。脓胸属中医肺痈之成痈期及溃脓期，治疗上重在清热散结、排脓解毒。

常见的致病菌为肺炎双球菌、链球菌、葡萄球菌等，随着抗生素的广泛应用，金黄色葡萄球菌和革兰阴性杆菌明显增多；结核杆菌和真菌仍较少见。多数脓胸为数种细菌混合感染，伴有厌氧菌感染者称为腐败性脓胸。致病菌可通过以下途径进入胸膜腔：①肺部化脓感染，特别是靠近胸膜的病变，直接扩散到胸膜腔。因支气管肺炎常为双肺分布，故可发生双侧脓胸。②胸部开放伤、肺损伤、气管及食管伤。③邻近感染灶扩散，如纵隔感染、膈下脓肿、化脓性心包炎等。④败血症或脓毒血症患者，细菌经血液循环到达胸膜腔。⑤胸腔手术污染，术后发生血胸感染、支气管胸膜瘘、食管吻合口瘘等。⑥其他，如自发性气胸闭式引流或反复穿刺，纵隔畸胎瘤继发感染、破裂等。

脓胸的病理过程可分为三个时期。

渗出期（Ⅰ期）：胸膜明显肿胀，有大量渗出，脓液稀薄，胸膜表面有较薄的纤维蛋白沉积，早期血管母细胞和成纤维细胞开始增生，并从胸膜向外扩展。此期若排尽脓液，肺可完全膨胀。

纤维化脓期（Ⅱ期）：随着病程发展，脓细胞及纤维蛋白增多，积液由浆液性转为脓性，且易分隔形成多个脓腔，成为多房性脓胸。此期虽有大量纤维蛋白沉积于脏层胸膜、壁层胸膜表面，以壁层胸膜明显；脏层胸膜纤维蛋白沉积使肺活动度受限，若及时清除脓液及纤维蛋白后，肺仍可再膨胀。以上两期病理变化基本属于临床的急性期。

机化期（Ⅲ期）：在壁层胸膜及脏层胸膜表面，大量成纤维细胞生长及胶原纤维形成，随之毛细血管长入纤维板中，增厚的纤维板束缚肺的活动，如不进行纤维板剥脱术，肺就无法膨胀。此时临床上已进入慢性脓胸期。

脓胸的病理变化虽有不同时期之分，但并无明确的时间界限，临床表现也不尽一致。因此，综合判断脓胸的不同时期有利于治疗方案的确定。

一、急性脓胸

（一）临床表现及诊断

1. 患者常有高热、脉速、食欲减退等，胸痛、咳嗽、咳痰及全身不适，胸腔积脓较多时，患者感胸闷、呼吸急促等，严重者可伴有发绀和休克。

2. 患侧呼吸运动减弱，肋间隙饱满，叩诊呈浊音，纵隔向健侧移位，呼吸音减弱或消失。

3. 局限性脓胸，在病变部位可出现相应体征，但位于肺裂间隙及纵隔部的局限性脓胸，多无阳性体征发现。

4. X线检查可见患侧胸腔呈均匀一致的密度增高影，站立位时，少量积液显示肋膈角变钝；中等量以上积液则显示内低外高的弧形致密影，呈典型的S形；大量积液患侧呈大片致密阴影；如伴有支气管瘘、食管瘘，可出现气液平面，局限性脓胸于相应部位呈包裹阴影。

5. CT检查有助于判断脓腔大小、部位及对少量脓胸的显示。

6. 超声波检查可帮助确定胸腔积液部位及范围，有助于脓胸穿刺定位。

7. 胸腔穿刺抽出脓液可确立诊断，将脓液送镜检，进行细菌培养和药物敏感试验，不仅可明确诊断，亦可为细菌定性和选用有效抗生素提供依据。

（二）治疗方案及原则

急性脓胸的治疗原则是控制感染：积极排尽胸膜腔积脓，尽快促使肺膨胀及支持治疗。

1. 支持治疗。给予高维生素、高蛋白饮食，对于体质衰竭及贫血患者，可少量多次输新鲜血，这不仅可矫正贫血，亦可增加机体抵抗力。

2. 控制感染。选用有效、足量的抗生素控制感染，并根据细菌培养及药物敏感试验，及时调整抗生素。

3. 排出胸腔积脓促使肺复张。及时排出胸腔积脓促使肺复张是急性脓胸治疗的关键，不仅可以减轻感染中毒症状，而且可促使肺膨胀，对恢复肺功能具有积极作用。

常用方法有：①胸腔穿刺：适用于脓胸渗出期，其脓汁稀薄，易于抽出。抽脓后可注入一定量抗生素液。如为腐败性脓胸，为避免脓液经穿刺创道进入胸壁软组织，引起广泛蜂窝织炎，穿刺后应立即行胸腔闭式引流。②胸腔闭式引流：经多次胸腔穿刺抽脓无明显好转、积脓有增加或脓液黏稠不易抽出者，腐败性脓胸或脓气胸，穿刺抽脓有困难的包裹性脓胸，宜行胸腔闭式引流。于脓腔最低部位，经肋间置入闭式引流管，并保持引流通畅。③早期脓胸廓清术：经胸腔闭式引流不见好转或脓腔分隔形成多房性脓胸，可行早期脓胸廓清术。除常规剖胸手术外，目前多采用电子胸腔镜手术，完全清除胸腔内积脓和脓块，打开脓腔分隔及剥脱肺表面的纤维素膜，彻底冲洗胸腔，在脓腔最低处放置胸腔闭式引流。

二、慢性脓胸

急性脓胸和慢性脓胸没有截然的分界线，一般急性脓胸的病程不超过3个月，否则即进入慢性脓胸期。形成慢性脓胸的主要原因有：①急性脓胸引流不及时，引流部位不当，引流管过细，插入深度不恰当，或过早拔出引流管，使脓液未能排尽。②异物存留于胸膜腔内，如弹片、布屑及死骨碎片等，多见于枪伤及爆炸伤，尤其是非贯通伤。③伴有支气管胸膜瘘或食管瘘。④特发性感染，如结核、真菌及寄生虫等。⑤邻近组织有慢性感染，如肋骨骨髓炎、膈下脓肿、肝脓肿等。

（一）临床表现及诊断

1. 患者因长期慢性感染及消耗，多有全身中毒症状及营养不良，如低热、乏力、消瘦、贫血及低蛋白血症，可有气促、咳嗽、咳脓痰等症状。

2. 体检可见患侧胸廓塌陷，肋间隙变窄，呼吸运动减弱，叩诊浊音，呼吸音明显减弱或消失、气管及纵隔偏向患侧，部分患者有杵状指（趾）。

3. X 线胸片可见胸膜增厚，肋间隙变窄及大片密度增强模糊阴影，膈肌升高，纵隔移向患侧。必要时应做 CT 扫描和 MRI 检查，以进一步明确脓腔大小、部位及肺内有无病变。

4. 未做胸腔引流的脓胸，应行脓腔穿刺，抽出脓液进行实验室检查，并做细菌培养及药敏试验。

5. 脓胸穿破形成瘘者，应了解瘘管与脓腔的关系，必要时可行瘘管及脓腔造影，为进一步治疗提供依据。

（二）治疗方案及原则

1. 西医治疗方案

(1) 加强营养支持治疗。可进高蛋白、高维生素饮食，对有贫血和低蛋白血症者，可少量多次输入新鲜血或血浆。

(2) 脓腔引流。已行胸腔闭式引流者，若脓腔大、脓液黏稠、胸腔闭式引流通畅性差、胸腔粘连、纵隔固定，方可改为胸腔插管开放引流。待脓腔容积测定少于 10ml 时，可拔出引流管，瘘管自然愈合。原有脓腔引流不畅或引流部位不当的患者，应重新调整引流，以排出胸腔积脓，为以后手术创造条件，少数患者还可因引流改善后而使脓腔闭合。

(3) 手术治疗。常用的手术方法有：①胸膜纤维板剥离术：剥离壁层及脏层增厚的纤维板，消除脓腔，恢复胸壁呼吸运动，并使肺重新膨胀。这是慢性脓胸较理想的治疗方法，仅适用于肺内无病变，剥离后肺能够膨胀的病例。②胸廓成形术：手术切除与脓腔相应的肋骨，切除壁层纤维板进入脓腔，清除脏层胸膜上的肉芽组织和脓苔。如有支气管胸膜瘘，游离瘘口，切除不健康的残端，用细丝线缝闭；切除相应的肋骨使胸壁塌陷；若脓腔较大，应游离胸壁带蒂肌瓣或（和）带蒂大网膜填塞，消灭脓腔。这一手术适用于病程长，肺组织有纤维化，肺内有活动性结核病灶或存在支气管胸膜瘘者。③胸膜肺切除术：慢性脓胸伴有肺内广泛病变，如肺脓肿、支气管扩张或支气管胸膜瘘，应根据病变范围，将脓胸纤维板与病肺一并切除。此手术较复杂、出血多、手术风险性较大，应严格掌握适应证并做好充分的准备。

2. 中医治疗方案

方药治疗：千金苇茎汤加味是治疗脓胸的有效验方，方用苇茎清泄肺热为主，以冬瓜仁、薏苡仁清化痰热、利湿排脓为辅；桃仁活血祛瘀以消热结。共具清化、祛瘀、排脓之功，可使痰、瘀两化，脓排热清，痛可渐消。慢性脓胸多伴有发热，加用金银花、连翘，外能散热退热，内可清热解毒。

现代药理研究表明，金银花、连翘对呼吸道的合胞病毒、腺病毒等多种病毒有抑制作用，对葡萄球菌、链球菌等呼吸道常见菌有杀灭作用，同时对口腔常见致病菌包括厌氧菌都有不同程度的灭活作用。反复低热者加用牡丹皮、地骨皮、鳖甲，可起到凉血滋阴、软坚散结的作用。临床观察发现，合理使用中药治疗，能加快残留脓液的吸收、加快退热、增进食欲，使住院时间缩短，有效率明显提高。

第三章　肺部疾病

自 1913 年 Meltzer 和 Auer 建立气管内麻醉，1931 年 Nisson、1932 年 Shenstone 和 1933 年 Graham 等开始进行肺切除手术以来，肺外科经历了近百年的发展，已经比较成熟。

目前，肺外科的手术方法包括：肺修补术、肺活检术、各式肺切除术、肺移植术以及电子胸腔镜辅助下各种微创肺手术。肺切除术是肺外科最基本的术式，包括全肺切除术、肺叶切除术、肺段切除术、肺楔形切除术和非典型的局限性肺切除术；根据病情的需要还可以进行更为复杂的支气管成形肺叶切除术、支气管和血管成形肺切除术、扩大的全肺切除术（同时切除胸壁、胸膜、部分左心房、大血管等）、纵隔淋巴结清扫术、肺减容术或体外循环下肺切除术等。肺部手术对人体的损伤较大，可以造成呼吸循环紊乱，危及患者的生命安全。

因此，肺外科医师必须做到：①全面分析病史、体检、实验室检查、影像学检查等各种辅助检查资料，对所患的肺疾病进行准确的诊断和鉴别诊断，对患者的心肺功能、全身状况和对肺手术的耐受性进行准确的评估，确定患者是否需要和适合进行肺手术。②进行充分的术前准备，尤其是呼吸循环功能方面和控制感染等准备。③取得麻醉医师的密切配合，实施高质量的气管内麻醉处理。④对肺、支气管、肺血管、胸膜腔、纵隔、心脏大血管的解剖生理、病理知识具有十分深入的理解，熟练掌握精细而准确的肺外科手术技巧，全面贯彻微创外科理念。⑤术后严密监测呼吸循环功能，胸腔引流，注重围术期肺保护，防止肺不张、肺感染、心肺功能不全，以及其他手术并发症。这样才能使患者安全度过围术期，达到治疗和快速康复的目的。

适合手术治疗的常见肺部疾病有：①先天性肺疾病。②感染性肺疾病：肺脓肿、支气管扩张、肺结核、肺真菌病、肺棘球蚴病等。③肺肿瘤：肺癌、肺肉瘤、癌肉瘤、肺转移瘤和支气管腺瘤、类癌、腺样囊性癌等恶性肿瘤；肺错构瘤、硬化性血管瘤、纤维瘤、脂肪瘤等良性肿瘤。④肺血管病如慢性肺栓塞、肺动静脉瘘等。⑤肺大疱、肺气肿以及肺间质病。

中医认为：肺位于胸腔，左右各一，覆盖于五脏六腑之上，其位最高，故有"华盖"之称。肺的主要生理功能是主气司呼吸，主行水，朝百脉，主治节。肺气以宣发肃降为基本运行形式，肺气宣发，浊气得以呼出；肺气肃降，清气得以吸入。肺开窍于鼻，外合皮毛，且其位最高，风、寒、湿、燥、热等外感六淫之邪易从口鼻或皮毛而入，首先犯肺。肺为清虚之脏，清轻肃静，不耐邪气之侵。故无论外感、内伤或其他脏腑病变，皆可病及于肺，主要病理变化为肺气宣降失常。如六淫侵袭，肺卫受邪则为感冒；内外之邪干肺，肺气上逆、宣降失常则病为咳嗽或喘证；伏痰遇感引触，痰壅气道，肺气宣降失常则为哮；邪热郁肺，肺叶生疮则成肺痈；正气虚弱，感染痨虫则成肺痨；肺虚久病，肺气胀满，不能敛降则为肺胀；肺叶痿弱不用则成肺痿。

肺主一身之气，宗气是由肺吸入的自然界清气，与脾胃运化的水谷之精所化生的谷气相结合而生成，能贯注心脉以助心推动血液运行，还可沿三焦下行脐下丹田以资先天元气。肺为水之上源，具有通调水道的功能，与大肠相表里，肺失宣发肃降，可致水液不能下输其他脏腑，浊液不能下行至肾或膀胱；肺气行水功能失常，可引起脾气转输到肺的水液不能正常布散，聚而为痰饮水湿；肝肺气机升降相因；肺肾金水相生。因此，肺系病证可涉及心、脾、肝、肾、膀胱、大肠等多个脏腑，临证时需谨慎辨证。

第一节　肺大泡与肺气肿

一、肺大泡

　　肺大泡的发生率仅次于肺气肿并与肺气肿相关，病理上肺大泡为直径超过1cm的含气空腔，壁由脏层胸膜、结缔组织构成并被血管分开。肺大泡性肺疾病的传统观点认为肺大泡与邻近气道之间存在一个交通活瓣机制，随着肺大泡内压力增高，肺大泡越来越大，导致邻近肺组织受压塌陷。20世纪90年代有人通过动态CT、肺大泡内气体压力检测及生理学测试，证明肺大泡周围的肺组织比肺大泡本身顺应性更差，以致组织内压力超过肺大泡内的压力。在同样胸内负压下肺大泡总是比周围的肺组织先膨胀。从而导致了大泡周围肺组织的不断损坏与肺大泡进一步扩大。20世纪60年代有人曾将肺大泡分为三种类型：Ⅰ型为少量肺组织膨胀并有一狭颈，界限清楚；Ⅱ型为浅表且基底较宽，腔内常见组织间隔并靠近基底部；Ⅲ型为轻度膨胀但肺容积较大。此后，许多作者根据肺实质内有无阻塞性病变又提出了更具实用性的分类：Ⅰ型，肺大泡常位于肺尖，界限清楚，其下肺实质大部分正常，巨大的肺大泡可占据一侧胸腔的一半，但患者可无症状且肺功能可接近正常，属间隔旁型肺气肿的一种。Ⅱ型，肺大泡常为双侧、弥漫或多发性，界限不滴楚，其大小程度变化很大，临床症状取决于肺大泡的大小与肺气肿的严重程度，属于全小叶型肺气肿的局部早期病变。部分含液平的肺大泡常伴随大泡及其周围组织的感染。

　　（一）临床表现及诊断

　　1. 肺大泡患者大多无症状，多在胸部X线检查时发现。

　　2. 肺大泡逐渐增大可出现气短。

　　3. 若肺大泡突然增大或出现气胸则会引起呼吸困难，如果继发感染则有咳嗽、咳痰等症状。

　　4. 与肺大泡相关的其他并发症还有：胸顶肺大泡一颈部疝，肺大泡壁血管受侵蚀破裂而造成咯血，但均不常见。

　　5. 肺功能检查对于患者整体呼吸功能的评价以及外科治疗的指征均有指导意义。

　　（二）治疗方案及原则

　　1. 无症状的肺大泡无需特殊治疗。

　　2. 巨大型肺大泡（容积占据胸腔容积 1/3～1/2）、大泡压迫较多的功能性肺组织或无功能性肺组织范围呈进行性扩大，或合并反复气胸、感染、咯血，甚至伴有细支气管胸膜瘘者则需手术治疗。

二、弥漫性肺气肿

　　肺气肿的病理包括：小气道阻塞性改变及肺泡管、肺泡壁的破坏，并逐渐造成通气功能永久性损害。由于肺内气体过多，肺泡毛细血管面积、微循环容量减少，亦造成交换功能下降。

　　肺气肿的解剖学分类：①小叶中央型肺气肿：发生于接近肺泡的呼吸性细支气管部位，常由吸烟引起，最常发生于上肺。②全小叶型肺气肿：肺泡呈均匀性破坏，CT与肺血管造影显示肺边缘血管减少，弥散功能低下，活动时动脉氧饱和度降低，一般发生于全肺，与糜蛋白酶缺乏有关。③间隔旁型肺气肿：发生于胸膜下肺泡，微小的破坏逐渐融合成大的空腔并有可能形成胸膜下巨大的大泡，常常引起自发性气胸，但界限清楚且手术效果好。④不规则型肺气肿：空腔扩大常同时伴有纤维化，临床症状少，常见于纤维空洞型肺结核或慢性弥漫性炎症病变，如肺肉瘤病、肉芽肿性尘肺、蜂巢肺等。

正常情况下，肺膨胀弹力传递到柔软的细支气管，放射状牵引力使之持续开放。肺气肿患者的肺失去了这种弹性力，使支气管开放的力量也受到损失，因而产生了小气道的阻塞。通过肺减容术，可以部分恢复作用于支气管的牵引力，从而减轻气道阻塞，减轻呼吸困难。此外，通过肺减容术，减少胸廓内容积，而使膈肌处于较高的位置，亦使呼吸肌的功能得以改善。Cooper（1995）通过胸骨正中切口对 20 名患者进行双侧肺减容手术，几乎所有患者均可改善呼吸功能，提高生活质量。

（一）临床表现及诊断

1. 弥漫性肺气肿患者临床症状发展十分缓慢，而小气道病理性改变及损害达到一定程度时，患者则出现咳嗽、咳痰、气喘。

2. 胸部呈桶状样改变，肋间隙增宽，呼吸运动减弱，呼气音明显延长。

3. 往往反复合并感染。

4. 胸部 X 线及 CT 摄片检查是确诊弥漫性肺气肿最常用、有效的方法。

5. 肺功能检查、血气分析、放射性核素灌注肺显像检查对于患者整体呼吸功能的评价以及外科治疗的指征均有指导意义。

（二）治疗方案及原则

1. 西医治疗方案

大多数弥漫性肺气肿患者的治疗仍以内科治疗为主，只有 5%～10% 的患者经过仔细、周密的检查及充分的术前准备，最后可以接受肺减容手术。

2. 中医治疗方案

方药治疗：厚朴麻黄汤加减内服。厚朴 10g，麻黄 12g，石膏 10g，杏仁 10g，半夏 10g，甘草 6g，细辛 6g，五味子 10g，小麦 15g。寒痰较重者去石膏，加干姜 10g；外寒内热，口渴心烦者加桑白皮 10g，黄芩 10g；咳甚加金银花 10g、浙贝母 10g、枇杷叶 10g；痰多汗出，苔黄腻，脉濡数者加砂仁 10g、佩兰 10g；胸满气急加苏子 10g、莱菔子 10g、白芥子 10g；夹瘀者加地龙 10g、川芎 10g；若久病脾虚加党参、白术各 10g，炙甘草 15g 益气健脾。水煎服，每日 1 剂，分 2 次服，10d 为 1 疗程。3 个疗程后评价患者的疗效。也可根据患者具体情况和征候，采用小青龙汤、清金化痰汤、沙参麦冬汤等方剂进行加减。服药期间饮食宜清淡，忌食甘肥辛辣及过咸的食物，戒烟酒，勤锻炼。

方中厚朴、麻黄、杏仁燥湿消痰，宣肺利气降逆。半夏、甘草补脾益气，清热解毒，祛痰止咳，缓急止痛，调和诸药。细辛祛风散寒，通窍止痛，温肺化饮。五味子味酸收敛，甘温而润，能上敛肺气，下滋肾阴，为治疗久咳虚喘之要药。

第二节 肺部感染性疾病

一、支气管扩张

支气管扩张是亚段支气管异常永久性的扩张，其病因可分为先天性与后天性两种。先天性支气管扩张最常见于囊性纤维化、低丙种球蛋白血症、Kartagener 综合征（一种常染色体隐性遗传病，有右位心、支气管扩张及鼻窦炎）、选择性免疫球蛋白 A 缺乏、α 糜胰蛋白酶缺乏、先天性支气管软骨缺如与肺隔离症。后天性支气管扩张是细菌反复感染、支气管内肿瘤、异物的阻塞、支气管外肿大淋巴结压迫（如中叶综合征）、结核瘢痕的牵引，以及后天的低丙种球蛋白血症所引起。其中，细菌反复感染是主要的病因。所以，婴幼儿在流行性感冒、麻疹、百日咳等之后并发肺炎，若久治不愈，可造成支气管扩张。本病属于中医的"咳嗽""咯血"等范畴。

对婴幼儿的呼吸道感染与肺炎，应及时诊断与治疗以预防支气管扩张的发生。感染引起支气管黏膜充血水肿、分泌物增加，造成部分阻塞。支气管周围的淋巴结增大隆起压迫支气管，也是引起阻塞的一个因素。阻塞使分泌物排出受阻，又加重感染。反复感染导致支气管上皮脱落与增生。有的柱状上皮化生为鳞状上皮，支气管内膜失去纤毛上皮的清除功能，进而管壁的弹力纤维与平滑肌受损破坏，支气管软骨亦破坏而纤维化，支气管成为无弹性而扩大的纤维管腔。管壁有新生血管形成，破裂后发生咯血甚至大咯血。再者，支气管扩张常因分泌物排出受阻引起肺不张，从而影响通气与换气功能、动脉血气，甚至心肺功能的改变。

依病理形态而言，支气管扩张可分为柱状、囊状与混合型三种。囊状支气管扩张主要是感染、异物阻塞或支气管狭窄造成，是外科治疗的主要对象。支气管扩张的部位：左侧多于右侧，下叶多于上叶，最常见的是左下叶合并上叶舌段与右下叶合并中叶，右中叶单发亦不少见。分布的范围常与病因学相关，例如：Kartagener 综合征、低球蛋白血症与囊性纤维化者，所累及的区域一般是弥散的与双侧的。结核性支气管扩张一般分布在上叶或者是下叶的背段。

（一）临床表现及诊断

1.症状与体征：咳嗽、咯黏液脓性痰，常持续数月或数年，有的甚至伴有咯血、呼吸困难、喘鸣与胸膜炎。

2.因反复发作慢性感染中毒，患者出现消瘦与营养不良。

3.咯血量与支气管扩张的范围与严重程度常不一致，有大咯血者以前临床上可无明显症状。

4.体征与支气管扩张的部位、范围、轻重密切相关：病变轻而局限者可无体征；感染较重者，可听到肺部有哮鸣音，管状呼吸音或啰音；长期患病者，可有杵状指（趾）。

5.X 线胸片可见病变侧肺纹理增多、粗乱，有的可见囊状或柱状阴影或不完全的肺不张，肺容积明显缩小。

6.支气管造影是支气管扩张定位与了解病变程度的有效方法，良好的支气管造影可显示有病变的支气管为囊状扩张或柱状扩张或混合性扩张。其注意之点是，咯血与脓痰较多时，应予治疗，待病情好转，即咯血停止及痰量减少后，再行检查，如此造影效果更好些。婴幼儿检查时，一般需要全身麻醉，但有发生窒息等的危险性，必要时应先行支气管镜吸痰。近年来，高分辨率 CT 检查已基本取代支气管造影。

7.CT检查：高分辨率的CT扫描图像能够显示支气管扩张，扩张支气管周围的炎症。有病变的支气管向周围延伸而不逐渐变细，支气管腔扩大，管壁增厚，肺周边仍可看到支气管。

8.纤维支气管镜检查对于咯血者更为重要。在咯血未完全停止时，有助于定位出血部位。除此之外，还可发现支气管内异物、肿瘤与其他。

9.食管钡剂造影或食管镜检查以除外右下肺支气管扩张合并食管支气管瘘的存在。

（二）治疗方案及原则

1.西医治疗方案

手术是治疗支气管扩张的主要手段。

（1）手术适应证。一般情况较好，心、肝、肾等重要器官功能均无异常者，可按下列情况选择不同手术方式：①病变局限于一段、一叶或多段者，可做肺段或肺叶切除术。②病变若侵犯一侧多叶甚至全肺，而对侧肺的功能良好，可做多叶甚至一侧全肺切除术。③双肺病变，若一侧肺的肺段或肺叶病变显著，而另一侧病变轻微，估计咳痰或咯血主要来自重的一侧，可做单侧肺段或肺叶切除术。④双侧病变，若病变范围占总肺容量不超过50%，切除后不致严重影响呼吸功能者，可根据情况对双侧病变行一期或分期手术。一般先切除病重的一侧，分期间隔时间至少半年。⑤双侧病变范围广泛，一般不宜进行手术治疗。但若反复咯血不止，积极内科治疗无效，能明确出血部位，可进行支气管动脉栓塞等介入治疗，或切除出血的病肺以抢救生命。

（2）手术禁忌证。①一般情况差，心、肺、肝、肾功能不全，不能耐受手术者。②病变范围广泛，切除病肺后可能严重影响呼吸功能者。③合并肺气肿、哮喘或肺源性心脏病者。

（3）术前准备。①术前检查：除按大手术常规检查外，需做痰培养和药物敏感试验，以指导临床用药。术前应根据支气管造影或CT检查决定手术范围和一期或分期手术。但应待造影剂基本排净后才能进行手术。为了观察咯血来源，或明确有无肿瘤、异物等，必要时可考虑做纤维支气管镜检查。心肺功能检查属于重要检查项目。临床上一般可按活动能力、登楼高度及运动使心跳加速后的恢复时间等粗略估计心功能，再结合心电图、超声心动图等进行综合分析。做肺通气功能，如肺活量、最大通气量、时间肺活量和血气分析等检查，了解肺功能和组织供氧情况。②控制感染和减少痰量。为了防止术中、术后并发窒息或吸入性肺炎，应在术前应用有效抗生素。尽可能将痰液控制在50ml/d以下。指导患者行体位引流及抗生素超声雾化吸入，有利于排痰。咯血患者不宜做体位引流术。③支持疗法。由于患者慢性消耗，常有营养不良，故宜给予高蛋白、高维生素饮食、纠正贫血、清除其他慢性感染灶，以防诱发呼吸道感染。

（4）手术方法。手术在全麻气管插管下进行，为防止术中患侧支气管扩张囊腔中的痰液溢入健侧，造成窒息或健侧肺不张和感染等，必须采用双腔支气管插管，术中加强监护，经常吸痰。支气管扩张肺切除的方法与一般肺切除术相同。但由于支气管周围炎症及肺感染造成明显的粘连，有时分离肺血管和支气管有一定困难，渗血较多。术中应仔细分离，避免损伤肺叶血管造成大出血；还应注意防止肺实质中支气管扩张囊腔破裂造成术野感染。近年来，对于病变局限、感染较轻的患者，有人主张行病变肺段的支气管剔除术，此法技术要求高，但可较多地保留患者的肺组织。

（5）术后处理。在完全苏醒前和苏醒后6～12h应有专人护理。24～48h内应细致观察血压、脉搏、呼吸变化。详细记录胸液引流量、尿量和体温。特别注意胸膜腔引流管通畅情况、肺复张后的呼吸音和是否有缺氧现象。常规给予吸氧。术后 24 h 内，胸膜腔引流液量一般为 500ml 左右。如有大量血性液体流出，或超过 100ml/h，应考虑胸腔内有活动性出血，应给予紧急处理，包括再次开胸止血等措施。

帮助改变体位和咳嗽排痰。早期雾化吸入抗生素和溶解、稀释痰液的药物，有助于痰的液化咳出。呼吸道内有分泌物不能排出时，可插鼻导管吸痰，防止肺不张。若采用上述排痰方法无效，必要时可用纤维支气管镜吸痰，甚至做气管切开。有严重呼吸功能不全时，可用呼吸机施行人工辅助呼吸。

支气管扩张手术切除后，疗效多较满意。症状消失或明显改善者约占 90%。术后有残余症状者多为残留病变，或因术后残腔处理不当，残留的肺叶或肺段支气管发生扭曲，致支气管扩张复发。

2. 中医治疗方案

(1)痰热壅肺型。临床症状：有热腥味或吐血痰，咳嗽痰多黄而黏稠，发热口干，胸胁胀闷，舌红苔黄厚腻，脉滑数。治宜清热化痰。方用千金苇茎汤合小陷胸汤加减：薏苡仁 30g、鱼腥草 30g、芦根 30g、冬瓜仁 30g、陈皮 10g、瓜蒌仁 10g、法半夏 10g、黄芩 10g、浙贝母 10g、桃仁 10g、竹茹 10g、茯苓 15g。1 剂/d，水煎服，每次 100~150ml，3 次/d。

(2)阴虚肺热型。临床症状：咳嗽痰少而黄稠，午后潮热颧红，痰中带血，五心烦热，盗汗，舌红少苔，脉细数。治宜滋阴清热，凉血止血。方用百合固金汤加减：仙鹤草 15g、白茅根 15g、百合 15g、生地 15g、丹参 15g、芦根 15g、沙参 10g、川贝母 10g、黄芩 10g、麦冬 10g、桔梗 10g、陈皮 10g。1 剂/d，水煎服，每次 100~150ml，3 次/d。

(3)风热犯肺型。临床症状：咳声重浊，咳嗽剧增，咯吐白稠或黄稠痰，舌红苔黄，发热口渴，脉浮数。治宜疏风清热，化痰止咳。方用桑菊饮加减：杏仁 15g、黄芩 10g、芦根 15g、桑叶 10g、菊花 10g、川贝母 10g、桔梗 10g、连翘 15g、甘草 6g。1 剂/d，水煎服，每次 100~150ml，3 次/d。

(4)肝火犯肺型。临床症状：胸胁胀闷或疼痛，咳嗽痰中带血，或咯血鲜红，口苦咽干，烦躁易怒，舌红苔黄少津，脉弦数。治宜清肝泻肺，凉血止血。方用泻白散合黛蛤散加减：旱莲草 15g、仙鹤草 15g、青黛 15g、桑白皮 15g、白及 15g、海蛤粉 30g、白茅根 30g、郁金 10g、银花 30g、黄芩 10g、陈皮 10g。1 剂/d，水煎服，每次 100~150ml，3 次/d。

二、肺脓肿

肺脓肿是由各种原因引起的肺组织化脓性病变，早期为化脓性肺炎，继之坏死、液化，形成脓肿。肺脓肿相当于中医"肺痈"，"肺痈"首载于《金匮要略》，中医对于肺脓肿的辨证论治经验丰富，而近代中医学家对于其辨治更是在传承经典的基础上，不断更新和发展。

病因与病理：肺脓肿的发生发展，首先要有病原菌的感染。在牙周病、深睡、昏迷、癫痫发作、麻醉、过量饮酒的状态下，来自呼吸道与消化道的细菌感染分泌物或呕吐物，被误吸到支气管与肺内，造成小支气管阻塞，在人体抵抗力低下时，发展成肺脓肿。也有因肺梗死、肺创伤、坏死性肺炎、胸腔纵隔感染扩散引起的肺脓肿。常见的病原菌就是厌氧菌，如类杆菌、梭形杆菌、葡萄球菌，其次为有氧菌，如假单胞菌、金黄色葡萄球菌、链球菌、流感嗜血杆菌等。带有病原菌的吸入物在阻塞支气管远端后病原菌迅速繁殖，发生炎性病变或肺不张，继而引起小血管栓塞与肺组织坏死及液化，形成肺脓肿。如抗感染不彻底，或支气管引流不畅，经过急性期（一般为 6 周）与亚急性阶段（一般为 3 个月），逐渐转变为慢性肺脓肿。在急、慢性炎症反复发作的过程中，受累的肺、支气管组织破坏与修复交错进行，使病情加重。

肺脓肿多为单发，周围有肺组织炎变及不同程度的纤维化。脓肿多在肺的边缘部，常与一个或几个小支气管相通。引流通畅者，可有坏死恶臭的脓痰排出，并形成空洞。在脓肿的晚期，可跨肺段或肺叶，形成多房的破坏性病灶。发展快速者，可穿破脏层胸膜而产生张力性脓气胸或伴右支气管胸膜瘘。肺脓肿的好发部位是上肺后段与下肺的背段，右侧较左侧多，最常见于右下肺。

（一）临床表现及诊断

1. 典型的肺脓肿有肺炎病史，患者有间断发热、体重下降、夜间出汗、咳嗽。随后咳出脓痰，有时呼吸有恶臭味。其脓痰静置后可分为 3 层：上层为唾液，中层为黏稠脓痰，下层为坏死组织沉渣。

2. 慢性肺脓肿患者可出现缺氧与贫血，有的发生杵状指（趾）。

3. 病程长者，患侧常有胸膜粘连，其中间有许多扩张的体循环血管，这些血管在胸壁与肺之间形成交通的侧支循环，其特点就是血流自压力高的胸壁血管流向肺循环血管，分流量大时，在病变处胸壁可听到连续的或收缩期血管杂音，称之为"胸膜粘连杂音"，但需要与肺动静脉瘘相鉴别。

4. 胸部影像学检查：肺脓肿的 X 线表现可因病期的不同阶段而异。早期化脓性炎症阶段为大片浓密模糊阴影，边缘不清。进一步发展出现圆形或不规则透亮区及液平面。这时一部分肺脓肿可因炎症吸收好转而消散，最后残留少许条索阴影而治愈。一部分发展为慢性肺脓肿，脓腔壁增厚，内壁不规则，断层 X 线表现为有透亮区。CT 与 MRI 检查可提供更清晰的图像。

5. 纤维支气管镜检查：有助于发现病因，吸出痰液查致病菌，排除支气管内肿瘤。

（二）治疗方案及原则

1. 西医治疗方案

(1)内科治疗。选择敏感药物抗炎与采取适当方法进行脓肿引流。早期积极给予有效抗生素，使体温在 3～10d 下降至正常。抗生素总疗程 6～8 周，直至临床症状完全消失。痰液较多者行体位排痰引流并使用化痰药物，雾化吸入。治疗有效者，X 线显示脓腔及炎性病变完全消散，仅残留条索影。

(2)外科治疗。包括脓肿引流术与肺切除术。

(3)手术适应证。①慢性肺脓肿经内科积极治疗，症状或肺部影像学检查未见改善。②病程超过 3 个月，仍有残留症状及肺部影像学检查为肺部厚壁空洞或浸润性阴影。③反复大咯血病史。④不能排除癌肿引起者。

(4)手术禁忌证。①心肺功能不全。②长期病变引起全身衰竭。③感染不能控制。

(5)术前准备。①控制感染：术前 1～4 周内积极控制感染，包括雾化吸入、敏感抗生素应用、体位引流，要求术前痰量在 30ml/d 以下。②加强支持：术前纠正贫血、低蛋白血症，可适量应用凝血药物。③详细检查其他重要脏器。④对胸膜粘连严重者，术前应充分备血。

(6)手术方法及注意点。①麻醉：以气管内双腔插管与静脉复合麻醉为宜，术中及时吸引。

②切口选择：一般采用侧卧位后外侧切口，术野暴露较好。③根据病情行肺叶切除或全肺切除。粘连紧密处可行胸膜外剥离避免病灶破损。在反复感染粘连严重、肺裂解剖不清时，为防止游离肺动脉时血管撕裂大出血，可先游离近端肺动脉以策安全。术中发现病变范围超过术前肺部影像学检查所示范围，切除范围适当放宽，避免通过炎症组织进行肺切除，以免术后残留症状与引起支气管胸膜瘘、脓胸等并发症。避免对有严重炎症反应的支气管残端进行缝合，支气管残端要短，血运良好，缝合严密，可用胸膜或其他组织包埋。术毕彻底冲洗胸腔，肺叶切除者充分游离余肺。术后根据术前痰细菌检查或药敏应用抗生素。

（7）并发症。术后主要并发症有支气管胸膜瘘、脓胸、余肺感染播散、食道瘘、胸内大量渗血等。

2. 中医治疗方案

（1）病因病机：肺脓肿，中医谓之"肺痈"，首见于《金匮要略·肺痿肺痈咳嗽上气病脉证治》，该篇有"咳而胸满，振寒，脉数，咽干不渴，时出浊唾腥臭，久久吐脓如米粥者，为肺痈"的记载，并提出"始萌可救，脓成则死"的预后判断，强调早期诊断、早期治疗的重要性。中医言肺痈因风热邪毒蕴滞于肺，热壅血瘀，血腐化脓而成。《金匮要略》论及肺痈外因于风、痰、饮三邪致病，内源于正气本虚、痰热素盛，病位在肺，热壅血滞成瘀，痰热与瘀血互结，蕴酿成痈，血败肉腐化脓，肺损络伤，脓疡溃破外泄而吐腥臭浊痰。《柳选四家医案·环溪草堂医案》有言："肺痈之病，皆因邪瘀阻于肺络，久蕴生热，蒸化成脓。"可见成痈化脓的病理基础在于血瘀。

肺痈临床分期有四，初期即为表证期，风寒或风热之邪袭表，内郁于肺，或内外合邪，肺卫同病，肺失清肃，法当疏风清肺、化痰止咳；成痈期邪毒蕴肺，热壅血瘀，蕴酿成痈，治以清肺解毒、排脓消痈；溃脓期血败肉腐，脓液内溃外泄，理应清热排脓解毒；恢复期邪毒渐去，正气渐虚，阴伤气耗，肺脏损伤，更重益气养阴、清养补肺。

（2）辨证治疗：肺痈初起，祛邪当先，扶正宜慎，适当配伍益气扶正之品，可扶助正气祛邪外出，勿贸然过用扶正，以防留寇；痈脓已成或脓成已溃，祛邪为主，有脓必排，宜大剂清热解毒、消痈排脓之品，佐以扶正，可重用黄芪之类益气托毒排脓；恢复期邪去正虚或正虚邪恋，热退身凉，脓痰转清，反遗体倦乏力、自汗、盗汗、口干引饮等气阴两虚之候，宜重扶正，佐以祛邪，重用益气养阴之品，共复已衰之正气、已亏之阴津、已损之肺体。

与此同时，针对血瘀，应注重活血祛瘀通络，根据患者脉证，辨别血瘀轻重，血瘀轻证药用川芎、郁金、丹参、桃仁、红花等行气活血祛瘀之品，血瘀重证则予三棱、莪术、穿山甲等破血消症之药，对于肺痈之气血凝滞、肺络瘀阻，尤善用地龙、全蝎、蜈蚣等虫类药物通肺络、散邪毒、化痰瘀。

三、肺结核

肺结核是由结核杆菌引起的慢性、传染性疾病。它初次感染是经过淋巴管道系统，也可以发生血性播散。再度感染主要是支气管播散。随着浸润性病灶的发展，局部可以转归成三种类型的病灶：第一类病灶为干酪性坏死，空洞形成；第二类病灶为支气管结核形成，造成张力空洞、支气管狭窄、肺不张、结核性支气管扩张、支气管肉芽肿与肺大泡等后果；第三类病灶为肺毁损，部分患者可造成肺纤维化、胸膜炎、结核性脓胸、肺泡破裂、自发性气胸、结核性支气管胸膜瘘等后果。其病理生理改变可以造成限制性通气功能障碍（如胸膜增厚）、阻塞性通气功能障碍（如气管狭窄）、弥散功能障碍（如有肺泡毛细血管破坏时）、动静脉分流及引起肺源性心脏病。本病在中医中为"肺痨"，治疗需以西医为主，中医为辅。

临床上肺结核主要分为以下六种类型：原发性肺结核、血行播散型肺结核、浸润型肺结核、慢性纤维空洞型肺结核、结核性胸膜炎及肺结核球。

（一）临床表现及诊断

1.初次感染肺结核多见于儿童及青少年，农村多于城市。

2.大多数原发感染者无任何症状，有时可有短暂的低烧，往往被误认为上呼吸道感染。

3.急性感染中毒期间可出现寒战、高热及呼吸困难，少部分患者还可出现疱疹性角膜结膜炎、Pancet 性关节炎与结节性红斑等变态反应性并发症。

4.慢性结核中毒性患者可出现午后低热、盗汗、刺激性咳嗽、咯脓血痰、食欲缺乏、发育不良、消瘦及晚期恶病质表现。

5.结核性肿大淋巴结可压迫气管、食管、大血管、喉返神经而出现相关部位的压迫症状。

6.血沉增高。部分患者有贫血、白细胞增高。

7.痰液中可找到抗酸杆菌。

8.抗结核抗体及结核菌素试验多呈阳性。

9.X 线胸片病灶多位于右上肺尖后段及下肺的背段，可为局限性病变，也可为弥漫性病灶。部分患者有胸水出现。

10.胸部 CT 病灶为中等密度，有空洞或钙化形成。结核球者可有卫星灶形成，局部肺组织还可以形成纤维化。

11.支气管镜穿刺活检、浅表淋巴结穿刺活检、经皮胸膜或肺组织穿刺活检、CT 引导下穿刺活检及胸腔镜下活检术均有利于明确诊断。

（二）治疗方案及原则

1.内科治疗

近年来，由于科学技术的发展，出现了一些新的抗结核药物，加上各种药物的合理应用，可使绝大多数结核病患者的病情得到有效地控制，若经过科学、系统的药物综合治疗。大多数患者还可以痊愈。所选择的药物方案由结核类型与疾病分期所决定。

2.外科治疗

在接受系统抗结核治疗的患者中，还存在部分患者对抗结核药物的耐药或身体无法承受系统抗结核化疗以及多种原因造成病灶的不可逆情况，他们还需要接受外科手术治疗。手术类型因病情而定，包括结核病灶切除术，胸膜局部剥脱术，肺楔形切除术，肺段、肺叶或全肺切除术以及胸廓成形术等。

（1）肺切除术。

①适应证。

肺结核空洞：a.厚壁空洞，内层有较厚的结核肉芽组织，外层有坚韧的纤维组织，不易闭合。b.张力空洞，支气管内有肉芽组织阻塞，引流不畅。c.巨大空洞，病变广泛，肺组织破坏较多，空洞周围纤维化并与胸膜粘连固定，不易闭合。d.下叶空洞，萎陷疗法不能使其闭合。

结核性球形病灶（结核球）：直径大于 2cm 的干酪样病灶不易愈合，有时溶解、液化成为空洞，故应切除。有时结核球难以与肺癌鉴别，或并发肺泡癌或瘢痕癌，故应及早做手术切除。

毁损肺：肺叶或一侧全肺毁损，有广泛的干酪样病变、空洞、纤维化和支气管狭窄或扩张。肺功能已基本丧失，药物治疗难以奏效；或已成为感染源，反复发生化脓菌或真菌感染。

结核性支气管狭窄或支气管扩张：瘢痕狭窄可造成肺段或肺叶不张。结核病灶及肺组织纤维化又可造成支气管扩张，继发感染，引起反复咳痰、咯血。

反复或持续咯血：经药物治疗无效，病情危急，经纤维支气管镜检查确定出血部位，可将出血病肺切除以挽救生命。

其他：如胸廓成形术后仍有排菌，有条件者可考虑切除治疗；诊断不确定的肺部块状阴影或原因不明的肺不张。

②禁忌证。肺结核正在扩展或处于活动期，全身症状重，血沉等基本指标不正常。一般情况和心肺代偿能力差。合并肺外其他脏器结核病，经过系统的抗结核治疗，病情仍在进展或恶化者。

③术前准备与术后处理。由于多数患者已长期应用多种、大量抗结核药物，因而需要详细询问、统计、分析病情后再定出初步手术时机和方案。有耐药性的患者，应采用新的抗结核药物做术前准备，必要时静脉滴注。

痰菌阳性者应做支气管镜检查，观察有无支气管内膜结核。有内膜结核者应继续抗结核治疗，直到病情稳定。

术后继续抗结核治疗至少6～12个月。若肺切除后有胸内残腔，而余肺内尚有残留病灶，宜考虑同期或分期加做胸廓成形术。

④术后并发症。肺结核手术治疗可能发生一些并发症，尤其在抗结核药物治疗不充分或术前准备不当时更易发生。

支气管胸膜瘘：结核病患者的发生率显然比非结核病者为高，原因有：a.支气管残端有内膜结核，导致愈合不良。b.残端有感染或胸膜腔感染侵蚀支气管残端，引起炎性水肿或缝线脱落致残端裂开。c.支气管残端处理不当，如残端周围组织剥离过多致供血受损，或残端缝合后未妥善覆盖有活力的带蒂软组织促进闭合，或残端过长，导致分泌物潴留感染，或术后残腔未妥善处理，或支气管残端闭合不良，导致发生残端瘘。

若胸膜腔内有空气液平，经排液10～14d后仍持续存在，加上患者有发热、刺激性咳嗽，术侧在上卧位时加剧，咳出血性痰液，应疑为并发支气管胸膜瘘。向胸膜腔内注入亚甲蓝液1～2ml后，如患者咳出蓝色痰液即可确诊。

瘘的处理取决于术后发生瘘的时间。早期可重新手术修补瘘口，先将残端解剖游离，将支气管瘘口的上皮去除干净，缝合新鲜的残端，再妥善包埋在附近的组织下。较晚者宜安置闭式引流，排空感染的胸膜腔内液体。若引流4～6周瘘门仍不闭合，需按慢性脓胸处理。

顽固性含气残腔：大多不产生症状。空腔可保持无菌，可严密观察和采用药物治疗，数月后逐渐消失。少数有呼吸困难、发热、咯血或持续肺泡漏气等征象，可按支气管瘘处理。

脓胸：结核病的肺切除后遗留的残腔易并发感染引起脓胸，其发病率远较非结核病者为高。诊治原则同一般脓胸。

结核播散：若在术前能采用有效的抗结核药物做术前准备，严格掌握手术适应证和手术时机，特别是痰菌阴性者，本并发症并不多见。相反，痰菌阳性，痰量多，活动性结核未能有效控制，加上麻醉技术、术后排痰技术不当以及并发支气管瘘等因素，均可导致结核播散。

上述各并发症常互相影响，较少单独发生。故应注意结核病治疗的整体性，方能获得较好的疗效。

（2）胸廓成形术。

①适应证。上叶空洞，患者一般情况差，不能耐受肺叶切除术者。巨叶空洞，但下叶亦有结核病灶，若做全肺切除，则损伤太大，肺功能丧失过多。若仅做上叶切除，术后中下肺叶可能代偿性膨胀，致残留病灶恶化；可同期或分期加做胸廓成形术。一侧广泛肺结核灶，痰菌阳性，药物治疗无效，一般情况差不能耐受全肺切除术，但支气管变化不严重者。

②禁忌证。张力空洞、厚壁空洞以及位于中下叶或靠近纵隔的空洞。结核球性病灶或结核性支气管扩张。青少年患者，因本手术后可引起胸廓或脊柱明显畸形，应尽量避免施行。

③方法。胸廓成形术应自上而下分期切除肋骨，每次切除肋骨不超过 3～4 根，以减少反常呼吸运动。每期间隔 3 周左右。每根肋骨切除的范围，后端包括胸椎横突，前端在第 1～3 肋应包括肋软骨，以下逐渐依次缩短，保留靠前面部分的肋骨。切除肋骨的总数应超过空洞以下 2 肋。每次手术后应加压包扎胸部，避免胸廓出现反常呼吸运动。

3. 中医治疗方案

（1）方药治疗：抗痨补肺丸。黄芪 30g，猫爪草 20g，夏枯草 20g，黄连 15g，蛤蚧 20g，白及 30g，百部 20g，全蝎 10g，甲珠 10g，牡蛎 10g，芍药 15g，紫河车 15g，薏苡仁 15g，川贝母 20g，山药 20g，黄精 15g，甘草 10g，生地黄 20g，沙参 20g。烘干，研细末，炼蜜为丸，15g/丸，3 次 /d，饭前服用，2 个月为 1 个疗程，初治患者连服 3 个疗程，复治患者连服 4 个疗程。

久病阴虚火旺者加知母以增滋阴降火之效；气阴耗损咳嗽无力加党参、白术以补益肺脾之气；阴阳两虚症见喘息少气、面浮肢肿、骨瘦如柴者加人参、虫草以助阳气滋肾阴。

（2）根据肺痨的病因病机临床治疗必须坚持两大原则：①补虚培元：肺痨病灶在肺，应以补肺气、益肺阴为主，久病累及脾、肾两脏，适宜培真元；②抗痨杀虫：痨虫为病因的根本，治病先治本，故需抗杀痨虫。选用中药抗痨补肺丸为基础方，根据患者的病情轻重、缓急和具体症状进行药物的加减变通。方中猫爪草、夏枯草、黄连、百部、白及杀虫抑菌；全蝎、甲珠、牡蛎活血通络，软坚消结；生地黄、沙参、芍药、川贝养阴润肺；黄芪、蛤蚧、薏苡仁、甘草、山药、黄精、紫河车调理脾胃，益肾养精。

四、肺真菌病

真菌种类很多，广泛存在于自然界中，有 50 余种可以对人体致病，其中 20 余种可以引起全身感染。深部真菌感染以吸入为主要途径，肺部为最容易发病的脏器。该菌为肺部感染的主要病原菌之一。近年来，由于广谱抗生素、激素、细胞毒性药物与免疫抑制药的广泛应用，使机体免疫功能受抑制，真菌繁殖的机会增多，从而导致肺真菌病的发生。据 Hart 统计，1964～1967 年间肺部真菌感染发病率比 1960～1963 年间增加了 4 倍。我国有作者统计 20 余年尸检资料，肺部真菌病的发病率增长了 35.7 倍，75% 以上的真菌感染患者是继发于严重疾病的末期，如白血病、恶性肿瘤、艾滋病、严重感染及器官移植后。常见的肺真菌病有：肺组织胞质菌病、肺球孢子菌病、肺隐球菌病、肺曲霉菌病、肺念珠菌病、肺毛霉菌病等。肺真菌的感染途径有：①原发性感染。包括内源性感染，即在正常人口腔与上呼吸道寄生的真菌，如放射线菌念珠菌，由于机体免疫功能低下而侵入肺部引起感染；外源性感染，即吸入带有真菌孢子的粉尘而致病，如隐球菌、曲霉菌与白霉菌感染等。②继发性感染。由体内其他部位的真菌感染经血液或淋巴系统播散至肺，或邻近脏器的真菌感染直接蔓延到肺部。肺真菌侵入肺后产生炎症改变，基本病理变化是凝固性坏死，细胞浸润与化脓，慢性感染可有肺纤维化或肉芽肿形成。肺部真菌可经血液或淋巴途径播散至全身各处，引起相应部位的真菌病。

（一）临床表现及诊断

1.肺真菌病常缺少特征性表现，可为过敏反应、急性炎症、化脓性病变或慢性肉芽肿的表现。发病后大部分患者无症状或仅有轻微的不适，急性感染期重症患者可有发热、胸痛、咳嗽、咯血等症状，严重者可出现高热、消瘦、恶病质。

2.肺组织胞质菌病的纵隔肉芽肿型，能引起纵隔淋巴结强烈的肉芽肿性纤维反应，造成上腔静脉压迫、支气管狭窄、中叶综合征等症状。

3.肺球孢子菌病可伴发肺外表现，早期有10%的患者有皮肤损伤（红斑、疹块）与轻微的关节炎表现，称为沙漠风湿病。

4.肺毛霉菌病临床极为少见，其病理改变以出血、组织坏死为主。常导致致死性大咯血。

5.胸部X线片早期表现为肺内斑点状、结节状、云絮状阴影；晚期表现为肺内孤立或多发性纤维结节性病灶、肺空洞，有的可合并气胸与脓胸。

6.深部痰液真菌培养阳性或肺组织穿刺活检找到病原菌即可诊断。

（二）治疗方案及原则

1.西医治疗方案

大多数早期肺真菌病患者经过正规的抗真菌药物治疗即可治愈。对于已形成肺脓肿、空洞、球形病灶、肉芽肿、支气管结石等慢性期患者或大咯血，药物治疗无效者，在抗真菌药物治疗的同时应施行手术治疗，手术后继续抗真菌治疗2周。

2.中医治疗方案

（1）辨证分型。

①痰热郁肺型咳嗽：气息粗促或喉中有痰声，痰多，质黏厚或稠黄，咯痰不爽，或有热腥味；胸胁胀满，咳时引痛，面赤或有身热，口干欲饮水；舌红、苔黄腻，脉滑数。

②痰湿蕴肺型咳嗽：痰多，因痰而咳，痰出咳平，痰黏腻或稠厚或成块，色白或带灰色，胸膈痞满，肢体困重，口淡发黏，恶心呕吐；舌苔白腻，脉濡滑。

③肺阴亏虚型干咳：咳声短促，或声音逐渐嘶哑，口干咽燥，午后潮热，手足心热，夜寐盗汗，日渐消瘦，神疲；舌红、少苔，脉细数。

（2）治则：清热解毒，化湿祛痰，肃肺止咳。

基本方：清化肃肺汤。药物组成：鱼腥草、土茯苓各15g，川贝母、桔梗、瓜蒌皮、苦杏仁、法半夏、地龙各10g，甘草6g。

加减：痰热郁肺型加桑白皮、苇茎、天竺黄、黄芩；痰湿蕴肺型加党参、白术、陈皮；肺阴亏虚型加沙参、麦冬、地骨皮。

第三节　肺肿瘤

一、非小细胞肺癌

原发性支气管肺癌（简称肺癌）是起源于支气管上皮的肺部最常见的恶性肿瘤。肺癌的发病率与死亡率是恶性肿瘤中连续 60 年来唯一逐年明显上升的肿瘤，约占我国全年恶性肿瘤死亡人数的 1/4。从 20 世纪 70 年代到 90 年代这 20 年中，肺癌死亡率上升了 147.4%，成为我国城市人口中四大恶性肿瘤死亡原因之首。过去，肺癌发病率上升主要见于男性，但现在女性患者急剧增加，男女之比由 8：1 降到 2：1。能获得手术治疗机会的肺癌，仅占就诊肺癌患者总数的 15%~20%。这些都说明肺癌威胁人类健康的严重性。

烟草与大气污染是引起肺癌的重要因素。另外，职业关系、饮食与遗传等也是引起肺癌的因素。

以肺癌发生的解剖部位分为中心型肺癌与周围型肺癌。组织类型分为小细胞肺癌与非小细胞肺癌两大类，其中非小细胞肺癌包括鳞癌、腺癌与大细胞癌等。肺癌的播散方式有：直接浸润、淋巴转移与血行转移。远处器官转移以肝脏、肾上腺、脑、骨骼与肾脏较多见。

肺癌的病名应属于中医"肺积""咳血""胸痛"等范畴，其病因病机在中医典籍中早有阐述，《难经》有云"肺之积名曰息贲"，《素问·咳论》记载"肺咳之状，咳而喘，息有音，甚则唾血"，《内经》曰"若劳伤肺气，腠理不密，外邪所搏而壅肿者，名曰气瘤，夫瘤者，留也，随气凝滞，皆因脏腑受伤，气血乖违"。现代医家在古代医家的理论基础上，加以不断发展和补充，对肺癌病因病机有着各自独到的见解。

（一）临床表现

1. 支气管肺部表现

(1)咳嗽：约有 70% 的肺癌患者主诉为咳嗽，刺激性咳嗽就是肺癌最常见的症状。

(2)咯血：约有 50% 的肺癌患者痰中带血丝或小血块，大口咯鲜血者少见。

(3)胸痛：肿瘤累及壁层胸膜而引起胸痛，当肺尖 Pancoast 瘤压迫臂丛神经并累及颈交感神经时，不但发生上肢的剧烈疼痛，而且可出现 Horner 综合征。

(4)发热：多因肿瘤阻塞支气管，发生阻塞性肺部炎症与肺不张所致。周围孤立性肺癌，有时也有高热，这可能为瘤体本身所引起，即所谓"癌性热"。

2. 胸内表现

如大量胸水可造成气短；声音嘶哑说明喉返神经受累引起了声带麻痹；患侧膈肌明显升高，呼吸时有反常运动，则为肿瘤侵犯膈神经所致；上腔静脉受压造成上腔静脉综合征。

3. 胸外表现

肺癌最多见的胸外表现是杵状指（趾）与增生性骨关节病，常累及手指、腕、膝及踝关节，可出现关节肿痛及僵硬。小细胞癌可有内分泌异常表现，如库欣综合征、抗利尿激素分泌异常、高钙血症、促性腺激素分泌过多及神经肌病等。血液系统可有贫血、再生障碍性贫血、血小板减少性紫癜与弥散性血管内凝血。上述症状与体征的原因虽未完全明了，但这些症状与体征可出现在肺癌被发现之前，这在诊断上有较重要的意义。

4. 胸外转移表现

肺癌可向淋巴结、肝、肾上腺、肾、骨与脑转移。有的患者转移可能为最早的表现。

(二) 诊断要点

1. 影像学诊断

(1)X 线检查：传统的 X 线检查（正侧位胸片）仍旧是肺癌影像诊断的首选。5%～15%的肺癌患者单凭 X 线检查就可发现肺部的病灶。电镜透视可动态观察肺部病变及膈肌运动情况，对确定肿瘤是否侵犯膈神经有帮助。

(2)CT 检查：疑诊肺癌的患者应常规行胸部 CT 检查。CT 扫描可发现或证实肺门周围肿块，还可显示周围型肺癌结节及可以发现常规 X 线胸片不能显示的胸腔积液，评价纵隔淋巴结是否肿大。CT 判断肺癌侵犯胸壁的敏感性为 64%，特异性 74%，假阳性率 44%，假阴性率 9%；判断侵犯纵隔的敏感性为 76%，特异性 80%，假阳性率 33%，假阴性率 14%。

对 N 分期，肺门淋巴结的诊断，CT 的敏感性为 57%，特异性 85%，假阳性率 38%，假阴性率 16%。对 N_2、N_3 纵隔淋巴结的诊断，CT 的敏感性为 69%，特异性 75%，假阳性率 45%，假阴性率 13%。

肺癌容易转移到肝、脑、骨骼、肾上腺与肾脏等部位。因此，只要临床诊断肺癌就应常规做颅脑磁共振显像（MRI）检查、全身骨扫描（ECT）与上腹部超声或 CT 扫描（包括肝、双侧肾上腺与双侧肾脏）。

(3)MRI 检查：胸部 MRI 扫描不但能从横断位、冠状位与矢状位等多个位置进行观察，而且可以用不同参数（T_1、T_2 及质子密度）增加对疾病的检出率与鉴别能力。MRI 还可利用血液的流空效应，区别肺门区肿瘤及血管尤其有助于诊断肺癌是否侵犯心脏大血管与侵犯范围。此外，头部 MRI 还有助于发现常规 CT 扫描不能发现的小转移病灶。临床确诊小细胞肺癌的患者应该常规行颅脑 MRI 检查，除 I 期非小细胞肺癌，都应该在治疗前行颅脑 MRI 检查。

2. 其他诊断方法

(1)痰脱落细胞学检查：肺癌痰细胞学检查的阳性率随检查技术水平、肿瘤部位、病理类型、痰液采集与选材的不同而不同，阳性率在 40%～80%之间。中央型肺癌、有血痰者检出率较高。鳞癌、小细胞肺癌也有较高的阳性率。痰液的采集以晨起从肺深处咯出的血痰为好，涂片时间以 15min 内为宜。连续 3～5d 的痰细胞学检查可提高检出率。

(2)纤维支气管镜检查：能直视病变并取活检达到病理组织学诊断的目的。对周围型肺癌，可利用支气管冲洗液进行细胞学检查。经纤维支气管镜还可行纵隔淋巴结或肺穿刺活检。纤维支气管镜诊断中央型肺癌的敏感性为 83%，周围型则降为 66%。纤维支气管镜检查肺癌的假阳性率为 1%。纤维支气管镜检查除有定性诊断价值外，还能帮助定位，确定支气管壁受侵的范围，对手术方案的设计有指导作用。

(3)经皮肺穿刺活检：多在电镜透视下、CT 指引或超声指引下进行，是一种创伤性检查，有引起气胸、出血与针道种植转移的可能。不主张常规应用，对不愿意接受手术或手术禁忌者可以应用。其诊断的敏感性为 88%，特异性 97%，假阳性 11%，假阴性率 21%。气胸发生率 30%，但仅 10%的患者需要胸管闭式引流。

(4)电子胸腔镜：能对胸膜腔进行全面的观察并进行胸膜活检；对肺周围型的小结节可行楔形切除做病理检查。需要指出的是，电子胸腔镜检查属于创伤性检查。只有非创伤检查完成之后仍然未能确诊的病例才考虑使用。

（5）纵隔镜：经颈部纵隔镜检查判断气管前间隙淋巴结与偏前方的隆突下淋巴结的性质。经胸骨旁纵隔镜检查可判断主动脉弓下与弓旁淋巴结的性质。纵隔镜评价纵隔淋巴结转移的敏感性为 84%，特异性 100%，假阴性率 9%，假阳性率 5%。

（6）剖胸探查：少数患者临床与影像学检查怀疑肺癌，但缺乏病理学诊断根据，可剖胸探查，以便确诊与治疗。

依据以上诊断方法，在治疗前对肺癌做出分期（临床分期），以便确定治疗方案。

（三）治疗方案及原则

1.西医治疗方案

大多数肺癌患者在发现时，已有远处转移，此时已不能把肺切除术作为主要的或唯一的治疗方法。对其余较局限的非小细胞肺癌患者，手术切除是最为有效的治疗方法。

（1）手术适应证。①Ⅰ、Ⅱ期的非小细胞肺癌。②部分经过选择的Ⅲ期非小细胞肺癌如 T_3NIM_0 肺癌。③个别Ⅳ期非小细胞肺癌，如单发的脑转移或肾上腺转移。④高度怀疑或不能排除肺癌，但又无法得到病理证实，不宜长期观察，且病变能完整切除者。⑤症状严重的中晚期患者，如严重出血、感染，非手术方法难以控制，从减轻症状的目的出发，可行姑息性切除。⑥部分无胸腔积液的 T_4 肺癌，经系统分期评估无远处转移且肿瘤能达到完全性切除者，可对部分患者进行有选择的外科手术。

（2）手术禁忌证。①已有多发远处转移，如肝、肾、骨骼等。②有明显的、广泛的纵隔淋巴结转移，尤其是对侧纵隔淋巴结 N_3 转移。③有明显的上腔静脉压迫综合征以及气管隆突增宽、固定。④已有神经受侵者，如喉返神经、膈神经麻痹。⑤心肺功能极差或有其他重要器官及系统的严重疾病，不能耐受手术者。

（3）选择肺癌的治疗模式应根据患者的全身情况及 TNM 分期选择。

①Ⅰ期肺癌，Ⅰa 期肺癌首选治疗为肺叶切除加肺门、纵隔淋巴结系统清扫，术后无需辅助化疗或放疗。Ⅰb 期肺癌，肿瘤大于 4cm 者，术后辅助化疗可以延长患者的 5 年生存率。

②Ⅱ期肺癌的治疗模式：N_1Ⅱ期肺癌的首选治疗为肺叶切除加肺门、纵隔淋巴结清扫。术后需行二药含铂方案的辅助化疗。T_3Ⅱ期肺癌可分为 4 种类型：侵犯胸壁、侵犯纵隔、侵犯距隆突 2cm 以内的主支气管与 Pancoast 瘤。这类肺癌以手术切除为主要手段。术后要进行辅助放、化疗。

③Ⅲ期肺癌的治疗模式：从肿瘤治疗学的观点，Ⅲ期肺癌可分为可切除与不可切除两大类。可切除肺癌包括一部分临床分期为Ⅰ、Ⅱ期但术中才发现有纵隔淋巴结 N_2 转移者，也包括影像学上为单站或多站纵隔淋巴结转移，但估计能完全切除者。不可切除Ⅲ期肺癌指的是影像学上纵隔有团块状阴影，纵隔镜检查阳性者以及大部分 T_4、全部 N_3 肺癌。可切除的 N_2Ⅲ期非小细胞肺癌目前的治疗模式为二药含铂方案的短程术前新辅助化疗 + 手术切除。标准术式为肺叶切除加系统性纵隔淋巴结清扫。术后辅助化疗有提高远期生存的好处。也可行术后放、化疗。不可切除的Ⅲ期非小细胞肺癌，应进行同步化、放疗。

④Ⅳ期肺癌的治疗模式：Ⅳ期肺癌以化疗为主要手段，治疗目的为延长寿命，提高生活质量。单一转移灶（脑或肾上腺）而肺部病变为可切除的非小细胞肺癌患者，脑或肾上腺病变可手术切除，肺部原发病变按分期治疗原则进行。

2. 中医治疗方案

(1)病因病机：从发病过程中虚、痰、毒、热、瘀的特点，将肺癌分为气滞血瘀型、阴虚毒热型、气阴两虚型、气虚痰湿型、热毒炽盛型和阳虚水泛型，在临床中辨证与辨病相结合，以提高临床疗效，根据患者体质以确定扶正、攻邪的强度，将扶正攻邪思想贯穿于整个治疗过程。

(2)方药治疗。

①扶正消积方：黄芪、白花蛇舌草、百合、夏枯草、薏苡仁、生晒参、青皮、北沙参、白术、昆布、制半夏、天冬、麦冬、制南星、酥鳖甲、甘草。经临床观察发现，此方在改善患者的体力、减轻患者的不适和在延长生存期方面有一定优势。

②加味清金化痰汤：治疗痰热壅肺型肺癌，在临床取得了较好的效果，加味清金化痰汤是在原方的基础上加连翘、款冬花、炒麦芽、夏枯草、冬瓜仁，原方主要起清肺、化痰、止咳之效，加上这 5 味药物，增强了原方清肺热、散结之力，且有助于健脾开胃，消除胀满。

③肺金生方：泽漆、石见穿、制胆南星、白前、红豆杉、露蜂房等治疗肺癌。疾病在正气虚弱的基础上，湿、痰、瘀、毒积聚于肺部而成肿块，治疗当以益气扶正、化痰散结、破瘀解毒。

本节其他疾病的中医治疗方案可参考于此。

二、小细胞肺癌

小细胞肺癌是原发性支气管肺癌中恶性程度最高的一种，发生率占肺癌总数的 15%～20%。起源于支气管黏膜上皮与黏膜腺内的嗜银细胞，能分泌异位激素或肽类物质。好发于肺门附近的主支气管，多属中心型。临床特点是生长迅速，淋巴与血行转移早，属全身性疾病，治疗效果与预后较差。文献报道近年小细胞肺癌发病率有增加趋势，尤其是青壮年吸烟者，应引起临床医师的重视。早期诊断、早期治疗是小细胞肺癌获得较好疗效的关键。

(一) 临床表现及诊断

小细胞肺癌临床表现的特殊性在于它的高度恶性，往往在肺内原发灶很小时，即有淋巴结转移或远处转移，甚至有的患者以转移灶症状为首发表现。肝脏是小细胞肺癌最易转移的部位，占 15%～30%，其他常转移的部位依次是脑、胸膜、骨骼等。

鉴于小细胞肺癌肿瘤学行为的特殊性，临床上特别强调治疗前明确病理学诊断，然后再设计综合性治疗方案，这对提高小细胞肺癌的治疗效果与改善预后至关重要。术后病理学检查才明确为小细胞肺癌者，往往失去了术前新辅助化疗的机会。临床病理学诊断常可采用痰脱落细胞学检查、纤维支气管镜检查、灌洗液细胞病理学检查而确立；对仍不能病理确诊者，可行经皮穿刺肺活检或电子纵隔镜纵隔淋巴结活检获得诊断。此外，肿瘤标记物 NSE 等检查可作参考。

小细胞肺癌的临床分期对治疗方法的选择及预后有重要意义。放疗、化疗的患者多采用 Zelen 介绍的美国退伍军人管理局两期分法，即局限期与广泛期：所有病灶可包括在 1 个放疗野内者属局限期，病灶已超越 1 个放疗野者属广泛期。这一分期法简单实用，但由于没有对局限期病变再进一步加以区分，不利于手术的选择。手术治疗的小细胞肺癌患者，同样根据 1997 年国际抗癌联盟（UICC）修订的国际 TNM 标准分期。

只有在准确分期基础上制定的合理治疗方案才能改善小细胞肺癌的预后。临床分期前应进行必要的检查，了解胸内外病变的程度与范围。应确定合理的检查步骤与检查项目，避免重复检查增加患者的痛苦与不必要的经济负担。

（二）治疗方案及原则

外科手术在小细胞肺癌治疗中的地位几经变迁。20世纪70年代以前以手术治疗为主。70年代后，随着放、化疗在肿瘤治疗中的广泛开展，世界范围内的多个医疗中心将手术治疗与放、化疗进行了随机性的对比研究，发现小细胞肺癌单纯手术治疗的效果较差，其中 Fox 与 Scadding 发表的英国医学研究会小细胞肺癌手术与放疗对比研究结果中，手术组71例无1例长期生存，放疗组73例有4例存活5年以上。但随后的研究表明，放、化疗效果也远不如人们预期的理想，非手术治疗者多数在2年内死于局部复发与远处转移，即使局限期的小细胞肺癌2年生存率一般也低于20%，少有生存5年以上者。1982年，Shields 报道美国退伍军人管理局手术治疗小细胞肺癌148例的经验，5年生存率达23%，确认小细胞肺癌手术治疗的地位。1985年加拿大多伦多第四届国际肺癌会议重新确定了小细胞肺癌手术治疗的适应证，即Ⅰ、Ⅱ期应手术治疗，Ⅲa 期应尽力争取手术治疗。

近10余年的研究表明：小细胞肺癌患者接受手术治疗者明显增加。考虑到小细胞肺癌为全身性疾病的临床病理学特征，对术前病理明确诊断为小细胞肺癌的Ⅰ、Ⅱ期乃至部分Ⅲa 期患者，应先进行正规新辅助化疗，2个疗程后再行手术，临床观察发现能明显提高术后生存率。术后继续辅以规范的辅助化疗与酌情预防性全脑照射等，更能明显提高术后3年、5年生存率。国内外文献报道小细胞肺癌经综合治疗后生存时间已与同期的肺鳞癌、腺癌相近。

小细胞肺癌综合治疗原则：①小细胞肺癌在确定综合治疗方案前，应力争明确病理学诊断（痰液、纤维支气管镜或经皮穿刺肺活检）。②Ⅰ期、Ⅱ期小细胞肺癌应手术治疗，Ⅲa 期患者尽力争取手术。③术前应行1~2个疗程新辅助化疗。化疗后2~3周进行手术。④手术应切除原发肿瘤所在的肺叶或全肺，同时进行肺门、支气管旁及纵隔淋巴结清扫。⑤有肺门及纵隔淋巴结转移者术后应加放射治疗。⑥术后继续辅助化疗3~6个疗程。⑦预防性全脑照射酌情实施。⑧复合性小细胞肺癌的治疗方案应同小细胞肺癌。

第四章　气管肿瘤

原发性气管癌发病率较低，以成人多见，仅占呼吸系统恶性肿瘤0.2%以下。在所有恶性肿瘤的死亡病例中，气管癌不足0.1%，多为鳞状上皮细胞癌、囊腺癌、类癌、腺癌及小细胞癌。其他较为少见的气管恶性肿瘤还有恶性纤维瘤、黏膜表皮癌、软骨肉瘤、平滑肌肉瘤与浆细胞瘤等。继发性气管癌多由甲状腺癌、喉癌、食管癌、肺癌、纵隔恶性肿瘤等直接侵犯所致，乳腺癌、黑色素瘤、鼻咽癌等亦可转移到气管。

一、原发性气管癌

（一）分型

1. 气管鳞癌。多发生于气管下1/3段的后壁，容易引起局部淋巴结肿大与累及邻近食管及其他器官。男性发病率是女性的4倍，占整个原发性气管恶性肿瘤的50%。约33%的患者出现颈淋巴结肿大与纵隔受累，2/3的患者可手术切除，1/3的患者因肿瘤过大、切除后气管长度不够重建或侵犯纵隔器官而不能手术。手术治疗的预后与手术时机、有无淋巴结转移、切缘有无癌组织残留等因素有关。由于气管属半软骨、半纤维膜结构，无伸缩性与代用品，其切除长度往往受限。因此，既要做到安全重建，又要切除彻底比较困难。Grillo与Regnard报道切缘阳性率分别达23%与26%，术后辅加放疗，较单纯手术可提高生存时间3倍，平均存活34个月，3年存活率达27%，5~10年存活率可达13%。

2. 气管囊腺癌。与气管鳞癌相比，气管囊腺癌好发于气管上1/3段。生长缓慢、病程较长、肿瘤沿黏膜下潜行浸润，这一病理特点往往造成切缘阳性，术后复发。但是，由于其生长缓慢，即使复发，仍能存活较长的时间。另一个特点是虽很少引起淋巴结肿大，但易转移到肺与其他脏器，而且预后并不取决于切缘是否阳性。因此，术中肉眼切除干净，而病理报告仍为阳性却又不允许做更多切除时，切不可一味追求切缘阴性，切除过多会造成气管缺损、吻合口张力过大，影响愈合。如能够做到安全吻合、切缘干净，则会取得更为满意的效果。气管囊腺癌的远期疗效明显优于鳞癌，平均存活时间为118个月，3年存活率达71%，5~10年存活率可达51%~73%。

3. 气管类癌。类癌是气管常见的恶性肿瘤之一，可分为典型与非典型两种。前者类似良性肿瘤，外侵轻微；后者潜在恶性，常外侵穿透气管壁，并有淋巴结转移。因此，应当积极手术，并尽可能切除彻底，术后可不需其他辅助治疗。

4. 气管腺癌。不包括来自肺、支气管的腺癌向上蔓延累及气管者，气管腺癌约占原发性气管癌的10%。由于腺癌容易直接侵入纵隔、扩散至区域淋巴结，并血行转移至远处，预后相对较差。故应在条件许可的情况下，尽可能做根治性切除术。

5. 气管小细胞癌。发生于气管的小细胞癌较发生于肺者少见，其病程短、症状突出、预后差。如果病变局限于气管的一段，并且无全身远处转移，采用足够范围的切除，缓解气道梗阻后，辅以全身化疗及局部放疗，亦可取得较为满意的效果。

（二）临床表现及诊断

1. 当癌肿生长占据不到气管腔的 1/3 时，就会出现刺激性咳嗽、活动后气短、呼吸困难。由于气道狭窄，常有哮喘样发作。因此，容易误诊为支气管哮喘而延误治疗。约 20% 的气管鳞癌患者有咯血，上段气管癌可侵犯、压迫喉返神经出现声音嘶哑，下段气管癌累及主支气管时，常有反复发作的单侧或双侧阻塞性肺炎。肿瘤较大压迫或侵及食管时可有吞咽困难。一般气管鳞癌从出现症状到确诊约 4 个月，囊腺癌约为 12 个月，腺癌与小细胞癌介于前两者之间，类癌则需时间较长，近 29% 的患者到发生急性呼吸道梗阻时才就诊。由于肿瘤阻塞管腔，约 23% 的患者有潜在窒息的危险而威胁生命。

2. 胸部听诊深吸气时可闻及哮鸣音，而支气管哮喘恰恰是在呼气期，此为两者鉴别的要点之一。当气管阻塞严重时，呈端坐呼吸，靠近患者不用听诊器就可听到喘鸣。注意仔细检查颈部及锁骨上窝有无肿大的淋巴结。

3. 胸部、颈部 X 线平片及气管分层摄像虽然只能显示气管腔内肿瘤的轮廓，但能分辨肿瘤与气管壁及纵隔淋巴结的关系。薄层 CT 扫描不仅可清楚显示气管内肿瘤的大小，而且可以清楚显示食管、上腔静脉是否受侵，另外还可以利用重建技术测量肿瘤的直径以及受侵气管的长度，根据其轮廓、大小、光滑度判断出病变的性质。圆而光滑、小于 2cm、有钙化者多为良性。反之肿瘤较大而不规则、外侵明显、与相邻器官界限不清者多为恶性。磁共振显像（MRI）可从三维空间较为精确地显示肿瘤与所在气管的长度、管腔的大小、与管壁外相邻血管、组织结构的关系。若考虑到食管受侵时，应行食管造影或食管镜检查。

4. 纤维支气管镜检查。纤维支气管镜检查在气管肿瘤的诊断与治疗中具有十分重要的作用。由于镜身纤细与柔软的活动度，在直视下可观察到肿瘤的位置、大小、范围以及肿瘤基底部的宽窄。电子纤维气管镜光源清晰、图像清楚，除了操作者从镜孔观察外，还可通过监视器荧光屏使更多的人瞧到镜下改变，并可同时录像、打印出病变的彩色图像。更为重要的是可同时获取组织学诊断。值的强调的是术者最好亲自参加，准确观测双侧声带活动度，记录肿瘤上下缘距声门、隆嵴以及基底部的长度，以便制定出精确的麻醉、手术方案。

（三）治疗方案及原则

原发性气管癌一经诊断，只要估计肿瘤能够切除，均应手术。化疗对气管癌几乎无效，放疗虽对部分患者可暂时缓解呼吸困难，但容易复发，且有促进转移之虑。所以只适宜于那些已经不能切除，以及重建术后残端阳性的患者。对于病变范围较大、呼吸道梗阻严重不能切除的患者，则应设法缓解气道梗阻，包括先行气管切开、腔内置入 T 形管或金属支架，再酌情行放疗或化疗。

二、继发性气管癌

（一）分型

1. 喉癌侵犯气管。喉癌向下延伸可直接侵犯气管上段。因此，临床有时很难将两者严格区分开来。其多为鳞癌，突入管腔，引起呼吸困难。部分患者发生于喉癌术后，因此需行全身检查了解其他部位有无转移后，制定治疗方案。

2. 甲状腺癌侵犯气管。临床约 21% 的原发性甲状腺癌可直接侵犯气管，还有部分是由于甲状腺癌术后复发使气管受累。多侵犯气管前壁，尚未突入管腔者，患者仅有轻度压迫及咽喉部不适感。肿瘤一旦突入管腔，即出现刺激性咳嗽、气短、喘鸣、呼吸困难等症状。复发性甲状腺癌累及气管后，容易引起气管内出血发生窒息。

3.食管癌侵及气管。颈段及胸上段食管癌常可直接或由于肿大淋巴结侵蚀气管、支气管膜部，不仅可引起咳嗽、呼吸困难，而且可造成食管气管瘘。临床由食管癌直接穿入气管者较少，而因放疗引起食管气管瘘者比较常见。一旦发生，食物、唾液以及胃内反流物会经瘘口大量进入气管与肺内，引起严重而难以控制的肺内感染或窒息。因此，对于胸中、上段及颈段中晚期食管癌，应行气管镜检查，了解气管是否受累。镜下可见：①黏膜完整，肿瘤外压。②肿瘤侵入管腔少许，黏膜破坏，表面糜烂，刺激性咳嗽，有血痰。③肿瘤占据不到管腔 1/3，呈菜花状。④肿瘤凸入超过管腔 1/3，分泌物淤积。⑤形成食管气管瘘者，可见两管腔相通的瘘口，并有口腔、胃内容物进入。

4.支气管肺癌累及气管支气管。肺癌可沿支气管向上蔓延累及隆突及气管下段，或由于纵隔、隆突下肿大淋巴结直接侵蚀，使原发病变为晚期。因为需要切除的范围较大，重建困难，致使许多患者失去手术机会。但近年由于麻醉与手术技巧的提高，对于尚未发生远处转移的病例，仍可选择性行肺、气管、隆突切除成形或重建术，术后辅以放、化疗，亦可取得较为满意的疗效。

（二）临床表现及诊断

1.继发性气管癌都有刺激性咳嗽、气短、呼吸困难。若喉返神经受累时往往有声嘶、饮水呛咳。气管内肿瘤表面有糜烂时有咯血。肿瘤凸入管腔较多时会发生气道梗阻，出现肺部感染，出现脓痰、发热等。影响到食管时，会有下咽困难。

2.喉癌、甲状腺癌者颈部可能触及包块与肿大淋巴结。气道梗阻严重者大多不能平卧、端坐呼吸、发绀，可闻及哮鸣音，肺不张时患侧呼吸音消失。食管癌侵及气管者，多数营养较差、消瘦，合并食管气管瘘时，饮水呛咳、黄痰混有食物残渣。

3.对于疑有气管食管瘘的患者，口服美蓝液，可见痰中有蓝染。

（三）治疗方案及原则

1.西医治疗方案

与原发性气管癌治疗原则不同的是：继发性气管癌必须根据气管外原发肿瘤控制的状况、有无其他部位转移以及气道梗阻的程度来制定治疗方案。治疗原则主要是在缓解呼吸困难的基础上，控制原发与继发病变。因此，选择姑息性治疗的机会远远大于原发性气管肿瘤。

对于喉癌侵犯气管者，应根据喉癌病变以及是否保留说话功能，确定手术切除范围。一般在喉切除的同时，选择气管节段切除，术后给予适当放、化疗，效果良好。切除范围较大时，需行永久性气管造口术。如局部有复发，必要时可再次手术切除。

甲状腺癌侵犯气管常引起高位气道梗阻，可先行低位气管切开，缓解症状、赢得时间，然后酌情行甲状腺癌根治、气管切除，术后进行放疗。部分患者可取得长期生存的效果。

食管癌侵及气管者，若病变均较局限、年纪较轻、全身情况可以耐受者，可同期将食管气管病变一并切除，分别进行气管与消化道重建。如果已经形成食管气管瘘者，必须隔离消化道与呼吸道。常用措施包括：停止经口进食及下咽唾液、抗感染，同时行胃造瘘或鼻饲支持营养，亦可试用食管或气管内置入带膜支架，再酌情放疗或化疗。

支气管肺癌累及气管者，应根据病变范围、组织学类型以及远处有无转移来确定。若能切除并重建者，可行肺、气管、隆突切除成形或重建术，术后辅以放、化疗。估计切除有困难者，术前可适当先行放疗或化疗，使病变范围缩小后再行手术。

2. 中医治疗方案

本病的中医研究较少，可辨证选用益气养阴、健脾益肺、补肾强肺的药物。

(1)益气养阴：百合固金汤以及清燥救肺汤等加减。常用的药物有：百合、党参、沙参、天冬、玄参、白芍、生地、贝母、杏仁、桔梗、桑叶、紫菀、枇杷叶、鱼腥草、半枝莲等。

(2)健脾益肺：以党参、白术、黄芪、茯苓、薏苡仁、砂仁、法半夏、陈皮、甘草等健脾化痰药物为主所组成的方剂对肺癌化疗患者的疗效和生存质量有较好的提高，并且能够减轻化疗药物所引起不良反应的发生。

(3)补肾强肺：山药、山萸肉、太子参、五味子、黄芪、西洋参、麦冬、沙参、百合、白花蛇舌草、半枝莲、山慈菇、龙藤等组成的扶正固本汤。

第五章 食管疾病

第一节 概 论

食管是一个长管状的肌性器官，是消化道最狭窄的部位。上起于咽食管括约肌，下止于胃食管连接部，成人长 25～30cm，门齿距食管入口约 15cm。食管有 3 个生理狭窄，即咽部、食管与左主支气管交叉处及膈肌食管裂孔处。这 3 个狭窄是食管异物容易停留的部位，也是食管发生腐蚀伤最严重的部位。为便于食管病变的定位及手术切口和方式的选择，根据美国癌症联合会（AJCC）2009 年 11 月出版的食管分段方法，将食管全长分为四段：从食管入口至胸骨切迹为颈段，胸骨切迹至奇静脉弓下缘水平为上胸段，奇静脉弓下缘至下肺静脉水平为中胸段，下肺静脉至贲门入口为下胸段。病变部位由其上缘确定。

食管壁全层厚约 4mm，自管腔向外为黏膜、黏膜下、肌层和外膜。食管肌层由横纹肌和平滑肌构成，食管上端 5% 全部为横纹肌，远端 54%～62% 为平滑肌，中间部分则由横纹肌和平滑肌混合构成，因而食管平滑肌瘤多见于下段。食管外膜仅为疏松结缔组织，这给食管吻合手术带来了一定的困难。食管血供呈节段性，颈段食管主要由甲状腺下动脉分支供血，胸上段食管来自主动脉弓发出的支气管动脉的食管分支，胸中、下段食管接受胸主动脉起始部食管动脉及肋间动脉分支，胃食管连接部由胃后动脉及膈动脉分支供给。食管有丰富的黏膜及黏膜下淋巴网，淋巴经垂直方向通过肌层引流至淋巴结，颈及上胸段食管引流至颈淋巴结，部分注入锁骨上淋巴结；胸段食管注入气管旁淋巴结、纵隔淋巴结；下段食管注入腹腔淋巴结。食管的主要功能是将食物迅速输送入胃内。食管存在两个括约肌，即食管上括约肌和食管末端括约肌，食管上括约肌亦称咽括约肌，主要由环咽肌组成，长约 4cm，相当于第 5～6 颈椎之间，距门齿约 15cm，静息压力为 35mmHg；食管末端括约肌为一功能性括约肌，并无解剖括约肌存在，但在食管胃连接部有一个高压区，静息压力为 13～30mmHg，明显高于食管腔内压和胃内压。静息状态下，括约肌一般处于关闭状态，避免胃内容物反流。

食管无论是器质性或功能性疾病，吞咽困难是最突出的症状，其他症状为胸骨后灼烧感、疼痛、呕吐及呕血等，而体格检查多无阳性发现。只要仔细询问病史，80% 的食管疾病可以根据病史做出初步诊断。

与食管疾病症状相似的中医病名有"噎""噎食""噎塞""膈""膈塞""膈气""噎膈"等，其中"噎膈"一名，最早见于《济生方》。《内经》以后，许多医家曾对"膈"和"噎"进行了区分和比较，如《诸病源候论》有"气噎、忧噎、食噎、劳噎、思噎"五噎和"忧膈、恚膈、气膈、寒膈、热膈"五膈记载，唐代《备急千金方》、宋代《鸡峰普济方》和元明一些医家也多遵循。对于噎和膈的区别，明代王肯堂《医学津梁·卷二·噎膈》指出："噎者，咽喉噎塞不通，饮易入，食难入也；膈者，胃口隔截而不受，饮食暂下，少顷复吐也。"可见噎病位于食管的上段，症状为饮食难入；膈病位于食管的下段或者位于贲门，症状为食虽可入，难尽入胃，少顷复吐。

但两者都属于从咽到贲门具有隔阻症状的病变，因此后世医家将其合称为噎膈，并多在一起论述，如张介宾说："噎膈者，膈塞不通，食不得下"等。

历代对噎膈表现有进一步的描述，如《济生方》"其为病也，令人胸膈痞闷，呕逆噎塞，妨碍饮食，胸痛彻背，或肋下支满……"；《症因脉治·噎膈论》"内伤噎膈之证，饮食之间渐觉难下，或下咽稍急，即噎胸前，如此旬月，日甚一日，渐至每食必噎，只食稀粥、不食干粮"；《类证治裁》"临食辍著，噎阻沫升"；等等。

第二节　贲门失弛缓症

贲门失弛缓症是最常见的食管功能性疾病。过去称为贲门痉挛，但经食管动力学研究，发现食管末端括约肌张力并未增高，而是在吞咽时不松弛，食管体部缺乏蠕动，造成吞咽困难。因而，国外多用食管失弛缓症命名，我国在全国第一次食管良性疾病学术会上决定用贲门失弛缓症这一名称。本病多见于 20～50 岁的青中年人。

本症的病因尚未明确，基本缺陷就是神经肌肉异常。一般认为该病食管肌层内神经节变性、减少或消失，副交感神经（迷走神经）分布有缺陷。肉眼可见食管远端有 1.5～5cm 长的狭窄，其近端食管体部有不同程度的扩张、延长及弯曲。因为食管环形肌的肥厚，远端食管壁可增厚，但偶尔可见有萎缩者。患者食管失去正常的推动力，食管下端括约肌不能如期舒张，吞咽时食管平滑肌松弛，蠕动弱，而食管下括约肌张力大，不能松弛，使食物滞留于食管内不能下行。久之食管扩张、伸长、屈曲成角、失去肌肉张力，蠕动呈阵挛性而无推动力。由于食物滞留刺激食管黏膜，继而发生炎症与多发性溃疡。在滞留性食管炎的基础上可以发生癌变，其发病率可高达 2%～7%，多位于食管中段与中下段交界处。因食管扩张，癌变后梗阻症状出现较晚，发现时大都已难于切除。能切除者，预后亦不良，多数因转移而死亡。

中医将贲门失弛缓症归属于"呕吐""吐酸""反胃""噎膈"等病范畴，中西医病名对照将其命名为"食管痹"，指以间歇性进食梗塞、呕吐、吐出乃止为主要表现的内脏痹病类疾病，又名"食痹"。多因饮食不慎，情志失调，或因食管受损后形成瘢痕等，导致气机阻滞，胃气上逆。

一、临床表现及诊断

1. 失弛缓症最常见的症状是无论吞食固体或液体食物时均有吞咽困难。困难的程度可以逐日不同，尤其发病初期，情绪紧张或冷、热饮均可使症状加重。患者常有胸骨下部食物粘住感，亦可在咽喉至上腹任何部位有此感觉。吞咽困难有时可很突然，顿时无法下咽，一时不能缓解。偶有进流质吞咽困难明显。

2. 其后发生的症状是反流，常在进餐中、餐后及卧位时发生。发病早期在进餐中或每次餐后反出少量食物，可解除患者食管阻塞感。随着疾病的进展，食管容积增加，反胃次数可减少，但每次反流出的就是未经消化及几天前有臭味的食物。当食管明显扩张时可容纳大量液体及食物，患者仰卧时即有反食。夜间发生反流可造成阵发性咳嗽及气管误吸，引起呼吸道并发症如肺炎、肺脓肿及支气管扩张等。

3. 病情加重后可出现体重下降及贫血，此与吞咽困难影响进食有关，但很少因饥饿而发生死亡。

4. 食管钡餐造影检查：吞咽时食管体部蠕动消失，远端括约肌无松弛反应，典型表现为钡剂在食管胃接合部停留，该部管壁光滑，管腔对称性狭窄呈鸟嘴样改变。食管体部直径可以正常或明显扩张。Henderson 等将失弛缓症食管扩张的严重程度分为 3 级：I 级（轻度），食管直径小于 4cm；Ⅱ级（中度），食管直径 4～6cm；Ⅲ级（重度），食管直径大于 6cm，食管可屈曲呈 S 形，食管内充满钡剂，靠重力作用使下端括约肌开放，小量流入胃内，吸入亚硝酸戊脂可能使食管远端开放。

5. 食管镜检查：食管镜检见食管扩张，贲门部闭合，但食管镜通过无阻力。有时可见阻塞性食管炎的表现，如黏膜充血及增厚，黏膜溃疡及血斑，结节增生性斑块或息肉样改变（有明显扩张的食管及食物潴留者检查前要清洗食管，否则食物残渣将遮掩视野。若有癌性改变亦容易被忽略。可能时内镜通过食管远端括约肌检查胃部，以除外胃癌所致的假性失弛缓症）。

二、治疗方案及原则

1. 西医治疗方案

（1）轻度的病例可先试行药物治疗，如钙拮抗剂硝苯地平等，部分患者症状可缓解。

（2）长期有慢性炎症及纤维组织增生者，药物作用难有效果，食管扩张，缓解期短，须反复进行。扩张的方法有机械、水囊、气囊、钡囊扩张。强力扩张的并发症包括食管穿孔、出血及食管反流，后期可发生食管炎。

（3）肉毒杆菌素注射治疗。对年龄较大或不愿意接受手术治疗的患者可采用食管括约肌肉毒杆菌素注射治疗，其有效率为 75%～90%，但疗效一般维持 1.5 年左右。

（4）手术治疗。对中、重度及食管扩张治疗效果不佳的患者应行手术治疗。贲门肌层切开术（Heller 手术）仍是目前最常用的术式，方法简便、疗效确实、安全。可经胸或经腹手术，手术要点是：①纵行切开食管下端及贲门前壁肌层，长度一般在 6～7cm；头端应超过狭窄区，胃端不超过 1cm，若胃壁切开过长，易发生胃食管反流。②肌层切开应完全，使黏膜膨出超过食管周径的 1/2。③避免切破黏膜，如遇小的食管黏膜切破，可用无损伤细针修补。Heller 手术远期并发症是反流性食管炎，因而多主张附加抗反流手术，常用的有胃底包绕食管末端 360° 折叠（Nissen 手术）、270° 折叠（Belsey 手术）等。

2. 中医治疗方案

（1）病因病机。本病病位在胃和食管，与肝脾关系密切。其发病机理为饮食不节，情志不调，忧思易怒，肝郁气结，痰气交阻所致；或因其他因素导致食管损伤等。患者或因饮食不节，食积内停而生痰生湿，饮食伤脾胃，脾胃运化失常，痰湿壅盛，阻滞气机，则气郁痰阻；或情志不畅，肝气郁结，横逆犯胃，则肝胃不和；或因食管损伤，瘢痕形成，瘀血阻滞，气机不畅，可见气滞血瘀或痰瘀互阻；或久病致瘀，胃络瘀阻，又因饮食或情志诱发，形成气滞血瘀、痰瘀互结之证；或久病体虚，或饮食伤胃，或肝郁犯脾，则致脾胃虚弱证。

（2）辨证治疗。

①肝胃不和证。主症：吞咽困难或呕吐间歇发作，胸骨后有梗塞疼痛感，每因情绪活动而诱发或加重；次症：胸骨后灼痛，胃脘灼痛，脘腹胀满，嗳气或反食，易怒，口干苦；舌红苔薄黄，脉弦。治宜疏肝和胃，方用四逆散合半夏厚朴汤加减。心烦易怒、舌红苔黄腻者，加龙胆草、黄芩、栀子；反酸烧心者，加吴茱萸、黄连；呕吐频作者，可加苏叶、黄连、生姜。

②痰气阻膈证。主症：进食迟缓，甚则餐后呕吐，胸膈闷痛；次症：嗳气，呕吐痰涎黏液，反流，吞咽困难，声音嘶哑，半夜呛咳。舌苔白腻，脉弦滑。治宜祛痰理气宽膈，方用四七汤加减。呃逆频作者，加旋覆花、代赭石；失眠多梦者，加竹茹、茯苓；便秘者，加槟榔、莱菔子；舌红苔黄腻者，加小陷胸汤。

③痰瘀阻膈证。主症：吞咽梗阻，胸膈刺痛，呕吐痰涎；次症：后背痛，胃脘刺痛，烧心，反酸，嗳气或反食，面色黧黑；舌质暗红或带青紫，苔薄白腻，脉细涩。治宜祛痰化瘀宽膈，方用丹参饮合贝母瓜蒌散加减。胸闷刺痛者，加三七、元胡。

④脾胃气虚证。主症：吞咽困难，胸膈痞满，呕吐食物或痰涎；次症：胃脘隐痛，胃痞胀满，纳少便溏，神疲乏力，少气懒言，形体消瘦，大便溏薄；舌淡苔薄白，脉细弱或沉缓。方用茯苓半夏汤加减。胃脘隐痛、遇寒加重者，可选用黄芪建中汤；中气不足、内脏下垂、身体消瘦者，可予补中益气汤加减；形体消瘦、纳食不消、怠惰嗜卧、肢节痛，可予升阳益胃汤加减。

本病多与情志有关，治疗当注重疏肝行气，可选用佛手、香橼行气导滞；又病位偏上，可选用清宣之品，如牛蒡子、薄荷、射干、山豆根等；化痰宜选用半夏、化橘红等性味偏辛窜之品；消瘀当选用行气活血又兼有降逆之品，如降香、檀香、香附、川芎等；又本病表现为食管括约肌的痉挛，故可用芍药甘草汤柔痉；本病以胃气上逆为表现，故可选用辛开苦降法，可选用苏连饮、半夏泻心汤等。

第三节 食管憩室

食管壁的一层或全层向外突出，内壁覆盖有完整上皮的盲袋为食管憩室。按发病机制食管憩室可分为内压性憩室和牵引性憩室两类。按部位分为咽食管憩室、食管中段憩室和膈上憩室。咽食管憩室和膈上憩室为内压性憩室，与食管功能紊乱有关，食管中段憩室多为牵引性憩室，常为炎症后瘢痕牵拉食管而形成。本病中医属"噎膈""痞满"范畴，主要病机为痰瘀阻络、气机不畅，发为本病。

一、咽食管憩室

咽食管憩室是较常见的食管憩室，位于环咽肌后方的近侧，或好发于环咽肌上方的咽食管结合部的后壁。咽食管憩室以 50～80 岁的患者为多见，30 岁以下者罕见。常规上消化道钡餐造影时咽食管憩室的发生率为 0.1%。咽上括约肌提前收缩，表明环咽肌的运动功能失调，是本病的潜在发病原因之一。

一般认为环咽肌在咽食管憩室的发病过程中起重要作用，其自主神经支配为迷走神经，分布于环状软骨的后壁。环咽肌在正常情况下呈收缩状态，而在吞咽、呕吐与嗳气时松弛。当食物进入咽部时，咽下缩肌收缩，环咽肌松弛，使食物下行至食管而无阻碍。食物通过后，环咽肌又恢复到收缩状态。咽部肌肉的这种协调动作可保证吞入的食物顺利通过食管进入胃内，并可防止进食过程中发生误吸。故环咽肌的生理功能犹如食管上端括约肌。当某种原因引起这两种肌肉的功能失调，即吞咽时咽下缩肌收缩而环咽肌不能松弛，则环咽肌以上的咽腔内的压力增加，使较薄弱的 Killian 三角区的组织结构向外膨出，此即咽食管憩室形成初期的病理生理改变。以后 Killian 三角区组织结构向外逐渐膨出增大，便形成典型的咽食管憩室。造成咽部协调功能障碍的原因很多。例如随着患者年龄的增长，环咽肌与椎前筋膜的固定松弛，导致该肌功能障碍或失调；食管胃反流有可能造成咽部压力增加等。多数作者认为咽下缩肌的收缩与环咽肌的松弛失调、失弛缓或其他运动障碍，再加上 Killian 三角区的解剖学特点，是咽食管憩室的主要发病原因。

（一）临床表现及诊断

1. 部分咽食管憩室患者可以无任何临床症状。

2. 咽食管憩室患者典型的临床症状包括高位颈段食管咽下困难，呼吸有腐败恶臭气味，吞咽食物或饮水时咽部"喀喀"作响，不论咳嗽或不咳嗽，患者常有自发性食管内容物反流现象。典型的反流物为新鲜的、未经消化的食物，无苦味或酸味，或不含有胃十二指肠分泌物。个别患者进食后立即出现食管反流，这种现象与憩室内容物被误吸到气道内而引起的剧烈咳嗽与憋气有关。由于食管反流与咳嗽，患者进食过程缓慢而费力。

3. 随着咽食管憩室体积不断增大，患者咽部常有发胀的感觉，用手压迫患侧颈部，这种感觉便可缓解或减轻。偶有患者因憩室内容物分解腐败所产生的臭味而来就诊。极少数的患者主诉其颈部有一软性包块。

4. 查体：嘱患者饮水，吞咽时在颈部憩室部位听诊，可闻及气过水声或"喀喀"声。简单的临床试验用以确定咽食管憩室在颈部的确切位置（左、右侧），具体方法为：①患者取坐位，面对检查者。②嘱患者做几次吞咽空气的动作后，检查者将自己的左手拇指放在患者右颈部胸锁乳突肌环状软骨前方水平用拇指向后轻轻挤压。③检查者再用自己右手拇指反复挤压患者右颈部的相应部位。④当检查者的拇指挤压在咽食管憩室所在一侧的颈部时，由于拇指的挤压作用，憩室内的气管通过液体而排出，因而检查者可听到患者患侧颈部有气过水声。

5. 咽食管憩室的临床诊断依靠食管 X 线钡餐造影检查。患者在吞钡后通过透视与 X 线片（需拍摄食管正、侧位片），可以明确憩室的位置、大小、憩室颈的粗细与排空情况，以及憩室与食管轴的相互关系。

（二）治疗方案及原则

对咽食管憩室患者而言，内科保守治疗无效，外科手术是最有效的治疗手段。无论憩室的大小，所有咽食管憩室病例都应视为手术治疗的适应证，营养不良或者慢性呼吸道并发症并非外科手术治疗的禁忌。咽食管憩室并发憩室穿孔的病例，一经确诊，需要急诊手术治疗。

二、食管中段憩室

食管中段憩室有以下 3 种。①先天性憩室：发生于食管中段（或下段）。②膨出型憩室：食管某处先有狭窄，进餐时食物不易通过该狭窄部位，致使狭窄部位以上的食管腔内压力增高，逐渐形成憩室。③牵引型憩室：多因纵隔淋巴结炎，特别是结核性淋巴结炎引起，通常比较小，内径一般不超过 2cm。多发生于气管分叉后方的食管侧壁；约 2/3 病例的憩室向食管左侧与前侧发展，向后方发展者极少，属于真性憩室。

（一）临床表现及诊断

1. 食管中段牵引型憩室可发生出血、瘘以及食管梗阻等并发症，多在做 X 线钡餐检查时偶然发现。

2. 如合并憩室炎，患者可感到吞咽疼痛与阻挡感，胸背部与胸骨后疼痛，胸内饱满感或少量呕吐等临床症状。

3. 若患者平卧，有时食物可从憩室内反流到口腔。这些症状还可能与食管受压或狭窄有关。

4. 有的患者可并发局限性食管炎，可能是由于憩室中排出的干酪样物质刺激食管黏膜所致。

5. 依靠食管钡餐造影检查与内镜检查。如怀疑有憩室 – 支气管瘘，需做支气管碘油造影或气管镜检查；内镜检查有助于发现瘘口。嘱患者口服亚甲蓝或其他染料，若在痰中发现蓝色，即可以确诊。

6. 胸部 CT 检查与食管功能测定，以除外其他较严重的疾病。

（二）治疗方案及原则

食管中段牵引型憩室的手术治疗方法有：憩室切除术、憩室翻入埋缝术、食管支气管瘘缝扎修补术以及食管部分切除食管胃吻合术等。憩室并发癌变或不能逆转的瘢痕狭窄，应行食管部分切除食管胃吻合术。

三、膈上食管憩室

膈上食管憩室绝大多数为膨出型憩室，系食管黏膜从食管平滑肌层的某一薄弱处或缺损区突出或疝出而形成。其发病原因迄今仍不清楚，但患者食管腔内的压力多不正常，而且往往合并有食管的梗阻性疾病。绝大多数患者为中年人或老年人，男性患者略多于女性。

一般认为，膈上食管憩室的起因与食管运动功能失调有关，而且患者几乎都合并有食管裂孔疝与食管反流，因此许多作者认为膈上食管憩室是一种后天性疾病。一些临床研究发现胃食管反流可导致食管肌肉痉挛与食管腔内压力升高，这有可能使食管发生膨出性憩室。但食管腔内压力正常的患者同样可患食管憩室。

（一）临床表现及诊断

1. 很多膈上食管憩室患者无症状。

2. 一些患者只有轻度的吞咽困难，患者往往自行采用仔细咀嚼或进食合适的流质食物使吞咽困难症状得以缓解。而且这种方法简单有效。

3. 有的作者认为膈上食管憩室所引起的临床症状可分为两类：①由潜在的食管疾病（如食管痉挛、贲门失弛缓症、食管运动功能失调等）引起的临床症状，比如吞咽困难或进食不畅、食管胃反流、呕吐及误吸等；②由憩室内食物潴留并腐败引起的临床症状，如患者有口臭、味觉差、食管胃反流、反食等，有些患者有局部胸痛。

4. 膈上食管憩室的诊断主要依靠 X 线钡餐造影检查。所有在临床上怀疑患有膈上食管憩室的患者，都应做上消化道钡餐造影检查。钡餐造影可以显示膈上食管憩室的具体部位、大小、憩室囊、憩室颈部及其方向、憩室的外形、食管腔的最大扩张度以及局部食管壁缺损的长度等。此外，通过上消化道钡餐造影，还可以明确有无与膈上食管憩室有关的其他疾病，如食管神经肌肉功能紊乱、食管裂孔疝、贲门失弛缓症、食管狭窄或憩室癌，其中膈上食管憩室合并食管裂孔疝的病例最为常见。通常充钡的憩室囊突向右侧胸腔，几乎均在膈上，发生于膈下腹段食管的膨出型食管憩室极为罕见。

5. 内镜检查可以发现膈上食管憩室有无炎症、溃疡形成、憩室癌与食管梗阻得程度。如果患者有上消化道出血，内镜检查可以明确出血的来源。巨大膈上食管憩室可使食管发生移位，因此内镜检查有发生穿孔的可能，检查中须特别小心。

6. 憩室冲洗液做细胞学检查，可能有助于排除恶性疾病。

7. 食管测压有可能明确膈上食管憩室合并的食管运动功能障碍性疾病，食管测压结果也有助于确定食管肌层切开的长度，以便解除食管功能性梗阻。但是食管测压尚无法确定食管运动功能异常的范围。

（二）治疗方案及原则

1. 西医治疗方案

外科手术是治疗膈上食管憩室最有效的手段，内科保守治疗无效。强调治疗膈上食管憩室的同时应处理合并存在的食管运动功能疾病。

2. 中医治疗方案

本病多为痰气交阻证，治宜疏肝理气、开郁化痰、降逆止呕。方用启膈散合柴胡疏肝散加减。药用：柴胡 15g，陈皮 10g，川芎 15g，枳壳 10g，白芍 10g，香附 20g，郁金 12g，佛手 10g，砂仁 10g，丹参 30g，茯苓 15g，浙贝 10g，荷叶蒂 20g，清半夏 10g，厚朴 10g，海螵蛸 12g，煅瓦楞（先煎）30g，炒麦芽 30g，炙甘草 10g。

第四节　反流性食管炎

反流性食管炎是指胃及十二指肠内容物逆流到食管引起的食管黏膜损伤，以及继而出现的一系列临床症状与消化性炎症表现。反流性食管炎是西方国家一种常见病与多发病，其发病率约为 8%。反流性食管炎的常见原因包括食管裂孔疝、原发性食管下括约肌关闭不全、妊娠、胃食管手术后、先天性畸形以及其他原因。研究证实，胃食管反流是多种因素造成的上消化道动力障碍性疾病。但诸多发病因素中，往往不是某一种因素单独致病，而是多种因素并存，相互协同或连锁反应，甚至形成恶性循环，加重了对食管的损害。反流性食管炎的损伤程度与范围取决于食管黏膜与胃酸接触时间的长短、胃酸的性质与食管上皮细胞对反流内容物的易感性。其病变程度与相应的病理形态学特征各不相同。通常可将其分为早期（病变轻微期）、中期（炎症进展及糜烂期）与晚期（慢性溃疡形成及炎症增生期）。反流性食管炎的主要并发症包括食管狭窄、食管溃疡、Barrett 食管及恶性变。本病属于中医学的"吐酸""吞酸""呕吐""噎膈"范畴。

一、临床表现及诊断

1. 反流性食管炎最常见的症状是烧心、胸痛、吞咽困难，此外还可引起如发音困难、咳嗽、癔球感、喉炎、声音嘶哑、呛咳、窒息、支气管炎、哮喘样发作、吸入性肺炎、肺不张、肺脓肿及肺间质纤维化等食管外症状。

2. 反流性食管炎的临床表现轻重不一，轻者症状不明显，常被忽视；重者则表现为心绞痛样胸痛与并发症的表现，如出血、狭窄等，使诊断较困难。因此，对有以下临床表现的患者应予以高度怀疑反流性食管炎：①严重烧心症状；②临床表现不典型心绞痛样症状；③反复发作的哮喘或肺部感染。

3. 食管钡餐造影、内镜显示食管炎症与反流。

4. 食管功能检查显示食管下括约肌静息压下降与食管酸性反流。

二、治疗方案及原则

1. 西医治疗方案

(1)内科治疗包括非药物治疗（体位、饮食结构及生活方式的调整）与药物治疗（黏膜保护剂、抗酸剂、抑酸剂与胃肠动力药）。对于无并发症的患者，严格的内科治疗常可治愈。

(2)对内科治疗无效或出现并发症的患者应行外科抗反流手术。

(3)食管已经发生不可逆病变应手术切除病变食管。

2. 中医治疗方案

(1)病因病机：病因上本病与饮食失调、劳累过度有关，如情志不畅，肝失疏泄，气机升降失常；饮食不节，烟酒过度，损伤脾胃，以致湿热壅结于中；久病劳倦，伤及脾气，脾气虚弱，木不疏土，而致肝胃不和。诸因素均可导致痰、气、瘀互结于食道，胃失通降，胃气上逆，甚则食入反出。

本病的病机，则从脾胃升降失常与肝胃失和立论，将病机归为肝胃不和，病理性质多偏于标实，治疗常以疏肝理气、和胃降逆为主，近期疗效尚可，但极易复发。我们认为究其原因，在于辨证及治疗过程中，重其标，轻其本，一味辛开苦降，疏肝和胃，忽视了脾胃不健、土虚木贼的病理环节。肝气犯胃、肝胃不和只是发病中的一种标实之表象，其本质还在于脾运无力，升降失常，脾之清气不升，胃之浊气则不能下降，脾虚以致肝气相对过旺，疏泄失常，横逆犯胃，胃气上逆。因此，在反流性食管炎的发病中，脾虚失运是本，肝胃气逆是标，脾虚肝郁、胃失和降、气逆于上是病机的关键。另外既是致病因素又是病理产物的瘀血在本病中的地位日益受到重视。从起病来说，瘀血阻滞，脉络失和，气机紊乱而致本病；在病程中，由于瘀血的存在，气血失调而不利于食道黏膜的修复，从而延长病程或加重病情。

本病的发生除与五脏中的肝脏密切相关外，还与肺脏密切相关。肺、肝与脾胃之间是金木土的乘克关系，如《素问玄机原病式》所述："火盛制金不能平木，则肝木自甚而酸。"此外，肺主气，宜肃降，若肺失肃降，肺气上逆则可影响中焦气机，胃气上逆，酸水泛溢而发为本病。

因此，本病的病机关键是脾虚肝郁，胃失和降，气逆于上，以致酸水上泛而发病，其病位主要在脾胃。

(2)治疗理论：对于吐酸一病，历代医家辨证治疗本病的经验丰富。但从热邪致病立论者较多。如《素问·至真要大论》："诸呕吐酸，暴注下泊，皆属于热"，"少阳之胜，热客于胃，……呕酸善饥"。亦有从寒、从虚论者，如《诸病源候论》："噫醋者，由上焦停饮，脾胃有宿冷"；张景岳《杂证谟》："吐酸、吞酸等证，总由停积不化而然。而停积不化，又总由脾胃不健而然"。故早期辨证以寒、热、虚、实为主，突出气滞、郁热、脾虚在发病中的作用，治疗上着重于疏肝降逆，清热和中，健脾补虚。在此基础上，强调痰浊瘀血的致病作用者颇多。陈得海用复方丹参饮治疗本病。周玉来则强调本病宜行痰气，清瘀热，开瘀结，用药重用瓜蒌皮、大黄。吴志光也擅用丹参、瓜蒌、三七、半夏活血化瘀治疗本病。

(3)辨证治疗：应根据患者的体质禀赋、饮食偏嗜、病程长短等因素的差异及临床症状的不同，将本病分为寒邪客胃、肝胃不和、脾胃虚弱、肝胃郁热、湿热中阻、气虚血瘀等型，分别采取理气散寒、疏肝和胃、健脾补虚、清热和中、清化逐热、益气活血等治法。同时各法中均以运脾疏肝、降逆和胃贯穿始终。在以半夏、厚朴、紫苏梗、柴胡、白术、威灵仙、黄芩为主的基础上根据治法选择药物。祛寒降逆可加用丁香、胡椒、生姜等，疏肝降逆可加用香附、枳实、沉香等，清热可用竹茹、黄连、芦根、枇杷叶等，同时可适当加用治酸药如海螺蛸、煅牡蛎、煅龙骨、瓦楞子、白螺丝壳等。在选用药物时要注意用药性平和之品，如用清热药时，勿过用苦寒以免耗伤阳气以败胃，要时刻注意顾护胃气；使用理气药时切忌香燥太过而耗伤阴津，损伤脾胃；补脾温中切忌温热太过，以免耗损胃阴，化火生燥；养阴时忌滋腻，以免助湿碍胃，影响脾运，宜用甘凉柔润之品，这些在治疗用药过程中均需时刻加以注意。

第五节　食管肿瘤

一、食管癌

（一）流行病学

食管癌是人类常见的恶性肿瘤。全世界每年有 20 余万人死于食管癌，我国每年死亡达 15 万余人，占据世界食管癌死亡人数的大部分。食管癌的发病率有明显的地域差异，高发地区食管癌的发病率可高达 150/10 万以上，低发地区则只在 3/10 万左右。国外以中亚、非洲、法国北部和中南美洲为高发区。我国以太行山地区、秦岭东部地区、大别山区、四川北部地区、闽南和广东潮汕地区、苏北地区为高发区。其中河南省林县，食管癌死亡率男性为 161.33/10 万、女性为 102.88/10 万，其死亡率居各种恶性肿瘤首位。近年来采取一些预防措施，高发区食管癌的发病率有所下降。

（二）病因

下列因素与食管癌的发病有关：

1. 亚硝胺及真菌。亚硝胺类化合物具有高度致癌性，可使食管上皮发生增生性改变，并逐渐加重，最后发展成为癌。一些真菌能将硝酸盐还原为亚硝酸盐，促进二级胺的形成，使二级胺比发霉前增高 50～100 倍。少数真菌还能合成亚硝胺。

2. 遗传因素和基因。人群的易感性与遗传和环境条件有关。食管癌具有较显著的家族聚集现象，河南林县食管癌有阳性家族史者占 60%，在食管癌高发家族中，染色体数目及结构异常者显著增多。食管癌的发生可能涉及多个癌基因（如 C-myc、EGFR、Int-2 等）的激活和抑癌基因（如 p53）的失活。

3. 营养不良及微量元素缺乏。在亚洲和非洲食管癌高发区调查发现，大多数居民所进食物缺乏动物蛋白质及维生素 B_1、B_2、A 和 C。维生素 A 及 B_2 缺乏与上皮增生有关，维生素 C 可阻断亚硝胺的作用。食物中微量元素如铜、锰、铁、锌含量较低，亦与食管癌的发生有关。

4. 饮食习惯。食管癌患者与进食粗糙食物，进食过热、过快有关，因这些因素致食管上皮损伤，增加了对致癌物的易感性。长期饮酒及吸烟者食管癌的发生率明显升高。

5. 其他。食管慢性炎症、黏膜损伤及慢性刺激亦与食管癌发病有关，如食管腐蚀伤、食管慢性炎症、贲门失弛缓症及胃食管长期反流引起的 Barrett 食管（末端食管黏膜上皮柱状细胞化）等均有癌变的危险。

（三）病理

绝大多数为鳞状上皮癌，占 95% 以上。腺癌甚为少见，偶可见未分化小细胞癌。食管癌以中胸段最多，其次为下胸段及上胸段。食管癌在发展过程中，其早期及中晚期有不同的大体病理形态。早期可分为隐伏型、糜烂型、斑块型、乳头型或隆起型，这些类型的病变均局限于黏膜表面或黏膜下层。隐伏型为原位癌，侵及上皮全层。糜烂型大多限于黏膜固有层。斑块型则半数以上侵及黏膜肌层及黏膜下层。中晚期食管癌可分为 5 种类型：①髓质型最常见，约占临床病例的 60%，肿瘤侵及食管全层，向食管腔内外生长。呈中重度梗阻，食管造影可见充盈缺损及狭窄，可伴有肿瘤的软组织阴影。②覃伞型占 15% 左右，肿瘤向管腔内突出，如蘑菇状，梗阻症状多较轻，食管造影见食管肿块上下缘形成圆形隆起的充盈缺损。③溃疡型占 10% 左右，肿瘤形成凹陷的溃疡，侵及部分食管壁并向管壁外层生长，梗阻症状轻，X 线造影可见溃疡龛影。④缩窄型约占 10%，癌肿呈环形或短管形狭窄，狭窄上方食管明显扩张。⑤腔内型较少见，占 2%～5%，癌肿呈息肉样向食管腔内突出。

食管癌的扩散及转移：①食管壁内扩散。食管黏膜及黏膜下层有丰富的淋巴管相互交通，癌细胞可沿淋巴管向上下扩散。肿瘤的显微扩散范围大于肉眼所见，因此手术应切除足够长度，以免残留癌组织。②直接扩散。肿瘤直接向四周扩散，穿透肌层及外膜，侵及邻近组织和器官。③淋巴转移。是食管癌最主要的转移途径，上段食管癌常转移至锁骨上淋巴结及颈淋巴结，中下段则多转移至气管旁淋巴结、贲门淋巴结及胃左动脉旁淋巴结。但各段均向上端或下端转移。④血行转移。较少见，主要向肝、肺、肾、肋骨、脊柱等转移。

（四）临床表现及诊断

1. 早期症状。多不明显，偶有吞咽食物哽噎、停滞或异物感，胸骨后闷胀或疼痛。可能是局部病灶刺激食管蠕动异常或痉挛，或局部炎症、糜烂、表浅溃疡等所致。这些症状可反复出现，间歇期可无症状。

2. 中晚期症状。主要是进行性吞咽困难，先是进干食困难，继之半流质，最后流质及唾液亦不能咽下，严重时可有食物反吐。随着肿瘤发展与肿瘤外侵而出现相应的晚期症状。若出现持续而严重的胸背疼痛为肿瘤外侵的表现。肿瘤累及气管、支气管可出现刺激性咳嗽，形成食管气管瘘，或高度梗阻致食物反流入呼吸道，可引起进食呛咳及肺部感染。侵及喉返神经出现声音嘶哑。穿透大血管可出现致死性大呕血。

3. 食管吞钡造影。早期食管癌的 X 线表现为局限性食管黏膜皱襞增粗、中断，小的充盈缺损及浅在龛影。中晚期则为不规则的充盈缺损或龛影，病变段食管僵硬、成角及食管轴移位。肿瘤巨大时，可出现软组织块影。严重狭窄病例，近端食管扩张。

4. 内镜及超声内镜检查。食管纤维内镜检查可直接观察病变形态和病变部位，采取组织行病理检查。早期病变在内镜下肉眼难以区别时，可采用 1%～2% 甲苯胺蓝或 3%～5% Lugol 碘液行食管黏膜染色。甲苯胺蓝正常组织不染色，瘤组织着蓝色；而 Lugol 碘液肿瘤组织不被碘染色而鲜亮，正常食管黏膜则染成黑色或棕绿色，这是上皮细胞糖原与碘的反应，肿瘤细胞内糖原被耗尽之故。超声内镜检查尚可判断肿瘤侵犯深度、食管周围组织及结构有无受累，以及局部淋巴结转移情况。

5. 利用某些亲肿瘤的核素，如 ^{32}磷、^{13}碘、^{67}镓、^{99m}锝等检查，对早期食管癌病变的发现有帮助。

6. 气管镜检查。肿瘤在隆嵴以上应行气管镜检查，同时应注意腹腔脏器及淋巴结有无肿瘤转移。

7. 胸、腹 CT 检查。能显示食管癌向管腔外扩展的范围及淋巴结转移情况，对判断能否手术切除提供帮助。除明确食管癌的诊断外，尚应进行临床分期，以便了解病情，设计治疗方案及比较治疗效果。

8. 应与下列疾病鉴别：①反流性食管炎。有类似早期食管癌的症状，如刺痛及灼痛。X 线检查食管黏膜纹正常，必要时应行细胞学检查及内镜检查。②贲门失弛缓症。多见于年轻人，病程较长，症状时轻时重，X 线吞钡见食管末端狭窄呈鸟嘴状，黏膜光滑。食管动力学测定有助于诊断。③食管静脉曲张。有肝硬化、门脉高压的其他体征，X 线吞钡见食管黏膜呈串珠样改变。④食管瘢痕狭窄。有吞服腐蚀剂的病史，X 线吞钡为不规则的线状狭窄。⑤食管良性肿瘤。常见的有食管平滑肌瘤，病史一般较长，X 线检查见食管腔外压迫，黏膜光滑完整。⑥食管憩室。较大的憩室可有不同程度的吞咽困难及胸痛，X 线检查可明确诊断。

（五）治疗方案及原则

1. 西医治疗方案

应强调早期发现、早期诊断及早期治疗，其治疗原则是以手术为主的综合性治疗。主要治疗方法有内镜治疗、手术、放疗、化疗、免疫治疗及中医中药治疗。

（1）食管原位癌的内镜治疗。随着内镜设备的发展和碘染色广泛应用于上消化道内镜检查，发现了一些不同阶段的早期食管癌。对食管原位癌，可在内镜下行黏膜切除，术后 5 年生存率可达 86% ~ 100%。

（2）手术治疗。

手术适应证：全身情况良好，各主要脏器功能能耐受手术；无远处转移；局部病变估计有可能切除；无顽固胸背疼痛；无声嘶及刺激性咳嗽。

手术禁忌证：①肿瘤明显外侵，有侵入邻近脏器征象和远处转移。②有严重心肺功能不全，不能承受手术者。③恶病质。

食管癌切除。常用的手术方式有非开胸及开胸食管癌切除术两大类。非开胸食管癌切除术包括：①食管内翻剥脱术，主要适用于下咽及颈段食管癌。②经裂孔食管癌切除术，可用于胸内各段食管癌，肿瘤无明显外侵的病例。③颈胸骨部分劈开切口，用于主动脉弓下缘以上的上胸段食管癌。这几种术式在切除肿瘤及食管后，采用胃或结肠经食管床上提至颈部与食管或咽部吻合。这类手术具有创伤小、对心肺功能影响小等优点，但不能行纵隔淋巴结清扫。开胸手术主要有：左胸后外侧切口，适用于中、下段食管癌；右胸前外侧切口，适用于中、上段食管癌，肿瘤切除后，经腹将胃经食管裂孔提至右胸与食管吻合，食管切除长度至少应距肿瘤边缘 5 ~ 7cm，若病变部位偏高，为保证食管足够的切除长度，可行颈部切口、胃送至颈部与食管吻合，即右胸、上腹及颈三切口，目前对中段以上的食管癌多主张采用三切口方法，并同时行淋巴结清扫。除上述手术方式外，近年来电子胸腔镜下或纵隔镜辅助下食管癌切除已用于临床，两者均为非开胸手术，已初步显示其优点，但需更多的病例和验证。

食管癌切除后常用胃、结肠重建食管，以胃最为常用，因其血供丰富、愈合力强、手术操作简单，只有个吻合口，可用器械或手工吻合。因胃可上提至颈部，可用于各段食管癌切除重建。结肠能够切取足够长度与咽或颈部食管吻合，可用于肿瘤不能切除患者的旁路手术或已行胃大部切除食管癌的重建。下咽及颈段食管切除后，食管缺损除用胃、结肠重建外，尚可用游离空肠移植或肌皮瓣重建。

姑息性手术。对有严重吞咽困难而肿瘤又不能切除的病例，根据患者情况选择以下姑息性手术，以解决患者进食梗阻。常用的方法有：①胃或空肠造口术。②食管腔内置管术，目前多采用带膜记忆合金支架，其置管方法简便，可解除患者进食梗阻。③食管分流术，术中探查肿瘤不能切除。患者梗阻症状严重，可在胸内用胃与肿瘤上方食管行侧侧吻合分流。若术前估计肿瘤切除困难，可采用非开胸胸骨后结肠旁路手术，这一方法已很少应用。

术后常见并发症及处理：①吻合口瘘。颈部吻合口瘘对患者不造成威胁，经引流多能愈合；胸内吻合口瘘对患者造成极大威胁，死亡率甚高，胸内吻合口瘘多发生在术后 5～10d，患者呼吸困难及胸痛，X 线检查有液气胸征。胸腔引流液或穿刺抽出液混浊，口服碘水食管造影可见造影剂外溢或口服亚甲蓝胸腔引流液或穿刺抽出液呈蓝色，即可确诊，应立即放置胸腔闭式引流、禁食，使用有效抗生素及营养支持治疗。早期瘘的患者，可试行手术修补，并用大网膜或肋间肌瓣覆盖加强。②肺部并发症。包括肺炎、肺不张、肺水肿和急性呼吸窘迫综合征等，以肺部感染较为多见，应引起高度重视。术后鼓励患者咳嗽、咳痰，加强呼吸道管理可减少术后肺部并发症的发生。③乳糜胸。为术中胸导管损伤所致，多发生于术后 2～10d，患者觉胸闷、气急、心慌。胸水乳糜试验阳性。一旦确诊，应放置胸腔闭式引流，密切观察引流量，流量较少者，可给予低脂肪饮食。维持水、电解质平衡及补充营养，部分患者可愈合。对乳糜引流量大的患者，应及时剖胸结扎乳糜管。④其他并发症有血胸、气胸及胸腔感染，根据病情进行相应的处理。

手术效果：我国食管癌的手术治疗效果较好，手术切除率为 56.3%～80%，5 年生存率为 30% 左右；早期食管癌切除率为 100%，5 年生存率为 90%。

(3)放射治疗。颈段及上胸段食管癌和不宜手术的中晚期食管癌可行放射治疗。采用体外放射治疗，放射量一般为每 6～7 周 60～70Gy（6000～7000rad），目前认为，放射剂量达 40Gy 时，行 X 线食管造影或 CT 检查，如病灶基本消失，继续放射至根治剂量（60～70Gy），如病灶残存，可配合伽马刀治疗。

(4)光动力治疗。人体输入光敏剂如血卟啉衍生物（HpD）后，其在恶性肿瘤细胞中高度积聚，经过一段时间后再用特定波长光照使肿瘤细胞内浓聚的光敏剂激发，产生光化反应杀伤肿瘤细胞。此时正常组织中吸收的光敏剂已排出，对光照无光化反应。采用这一技术对食管癌的治疗有一定疗效。但临床应用时间较短，尚有待于进一步观察。

(5)药物治疗。食管癌对化疗药物敏感性差，可与其他方法联合应用，对提高疗效有一定作用。食管癌常用的化疗药物有顺铂（DDP）、博来霉素、紫杉醇等，化疗期间应定期检查血象，注意药物副作用。免疫治疗及中药治疗等亦有一定作用。

2. 中医治疗方案

(1)病因病机。噎膈的发生与忧思暴怒、酒色过度、瘀血、顽痰、逆气、阴血枯涸等有关。笔者认为噎膈的发生是本虚标实，本虚是指阴血亏虚，特别是肾水的枯涸；标实是指瘀血、痰阻、逆气。本虚是疾病的本质，贯穿疾病的始终；标实是在疾病的不同阶段派生的不同表现，是指阴血亏虚、肾水枯涸作为发病的基础，加上忧思暴怒、酒色过度、食味过厚等因素终至发病，发病后可见瘀血、顽痰、逆气表现。少壮之人少病，多见于高年衰老之人，老人天真已绝，只有孤阳，只以养阴为主。

(2)治疗原则。在噎膈（食管癌）发病的整个过程中，尽管"阴血亏虚，肾水枯涸"本虚贯穿疾病过程的始终，但不同的发病阶段又表现出各自的特点，多为瘀血、顽痰、逆气等标实的表现。

（3）辨证治疗。

①早期：病在气分，气逆不降，津液不布，聚而成痰，痰气交阻咽喉胸膈之间。此期的症状多表现为吞咽不顺，胸膈满闷，嗳气不舒，呕吐痰涎，情绪舒畅时诸症稍有减轻，反之加重，舌质干红、苔薄白。治以降气化痰，开郁润燥。方以启膈散为主，此方甘凉滋润，行气解郁化痰而不伤阴。若痰涎壅盛，大便秘结者，可加用昆布丸化痰散结。用药切忌大量应用辛香燥热之品破气散结，逞一时之快，劫伤阴血，其后必加重病情。

②中期：病在血分，气结日久，血瘀不行，结而日久，阴血耗衰，胃脘干槁。此期多表现为食不得下，或食后即吐出，口燥咽干，胸部疼痛，大便坚如羊屎，面色晦暗，肌肤甲错，舌质暗干燥，脉细涩。治以养血润燥，化瘀散结。方以桃红四物汤为基础加用散结止痛之药治疗，如木鳖子、急性子、肿节风、徐长卿等。桃红四物汤中四物汤养血活血润燥，加桃仁、红花增强活血化瘀之效。此期患者梗塞症状较重，可用通道散（硼砂、硇砂、冰片、牛黄、玉枢丹）缓解梗塞症状，此期患者体质衰弱，不可过用破瘀攻伐之类，耗伤气阴。

③晚期：由单纯的阴血亏虚，发展为气虚阳微，阴阳两虚。顽疾迁延日久，最终阴损及阳。此期多表现为饮食不下，面色苍白或萎黄，肌肤不荣，大肉已削，形寒肢冷，少气懒言，面足浮肿，口干唇燥，便干量少，舌质淡，脉虚细无力。此期应益气养血，温阳滋阴。方可选用十全大补汤或右归丸合左归丸（原方水煎服），可加半夏、陈皮、荷叶等和胃降逆，醒脾开胃之品。此期患者衰弱已极，切忌攻伐。至此期正衰已极邪气亢盛，难收良效。

（4）除以上分期外，临床上还多见一种情况——食管癌术后，此时病灶已祛除，一部分患者无明显症状，另一部分患者表现为厌食、胀满、烧心等术后消化功能紊乱。对于前者，要针对本虚——阴血亏虚治疗，方用左归丸、四物汤、六味地黄丸等；对于后者，先健脾和胃，可用四君子汤、小建中汤等调整消化功能，然后转入对本虚的治疗。"急则治其标，缓则治其本"，术后阶段的中医治疗很重要，针对本虚治疗是预防复发转移的关键，此时标急已除，针对其本治疗，以断病源，可起到预防复发转移的作用，以提高生存期。

二、食管良性肿瘤

食管良性肿瘤较少见，按肿瘤形态学可分为腔内型、黏膜下型及壁间型。

息肉及乳头状瘤为腔内型。乳头状瘤以食管下段为多见，表面被鳞状上皮覆盖，可有糜烂和出血，因其有恶变倾向，应手术治疗。息肉大多有蒂，小的息肉可以通过内镜切除，较大者需经胸切除。血管瘤及颗粒细胞瘤属于黏膜下型。食管血管瘤较少见，常位于黏膜下，呈深紫红色团，偶呈息肉样瘤；显微镜下可见毛细血管瘤、海绵状血管瘤或混合型血管瘤；病变小可行局部切除，较大的血管瘤需剖胸手术。颗粒细胞瘤位于黏膜下呈结节状，与肌肉不能分开，食管镜检查见正常黏膜下呈质硬的白色区域，需手术切除。食管平滑肌瘤为壁间型，临床最为常见，约占食管良性肿瘤的70%。年龄多在20~50岁，90%位于食管中下段。肿瘤多为单发，多发仅2%~3%。肿瘤呈圆形、椭圆形或马蹄形，多有完整包膜，质坚硬，呈灰白色。由于食管平滑肌瘤生长慢，主要向管腔外生长，临床症状不明显，多因其他疾病钡餐检查时发现。肿瘤增大到一定程度，才出现吞咽困难，多为轻度吞咽困难。本病的诊断主要靠X线食管吞钡和纤维食管镜检查。食管吞钡可见平滑的半球形或新月形充盈缺损，管壁柔软，肿瘤处黏膜皱襞可以增宽或消失，但无中断。纤维食管镜检查可见黏膜外肿瘤突向食管腔内，黏膜正常，内镜顶端轻触肿瘤部，黏膜外有肿物感。因系黏膜外肿瘤，禁行活检，以免因黏膜损伤给手术摘除肿瘤带来困难。食管平滑肌瘤除肿瘤甚小或年老体弱可定期随访外，一般均应手术，多数病例可行黏膜外肿瘤摘除，术中注意勿损伤黏膜。对巨大平滑肌瘤或合并溃疡时，可行平滑肌瘤及食管切除，用胃重建食管。胸腔镜手术近年有了很大突破，食管良性肿瘤可在腔镜下切除。

本病的中医治疗方案可参考本节食管癌部分。

三、食管平滑肌瘤

食管平滑肌瘤是最常见的食管良性肿瘤，为第一位食管良性肿瘤，占全部食管良性肿瘤的50%～80%，在全部消化道平滑肌瘤中，5%～10%为食管平滑肌瘤。

食管平滑肌瘤的体积一般都比较小，常无临床症状。食管平滑肌瘤在食管各段发生率差异较大，80%的食管平滑肌瘤发生于主动脉弓水平以下的中段食管与下段食管，颈段食管平滑肌瘤病例罕见。食管平滑肌瘤可见于任何年龄患者，以20～60岁患者多见，男性多于女性。99%的食管平滑肌瘤位于食管壁内，个别病例的肿瘤附着在食管壁外而由结缔组织与食管壁连接。

一般食管平滑肌瘤大体形态为圆形或椭圆形（卵圆形），也可呈螺旋形、哑铃形、姜块形等。肿瘤质地较硬、表面光滑，与周围组织分界清楚。一般认为食管平滑肌瘤可能起源于食管的黏膜肌层、固有肌层或血管的肌肉系统以及胚胎肌肉组织的变异结节。

（一）临床表现及诊断

1. 食管平滑肌瘤生长缓慢，半数以上的患者无任何临床症状，多因其他原因做胸部X线检查或上消化道钡餐造影检查时发现食管平滑肌瘤。如果患者有症状，其持续时间都比较长。

2. 较大的食管平滑肌瘤患者主要有吞咽不畅、疼痛或不适以及其他消化道症状。

（1）吞咽困难：是最常见的临床症状，其发展缓慢，呈间歇性，多不严重。

（2）疼痛或不适：表现为各种各样的胸骨后、剑突下或上腹部疼痛或不适，包括上腹部隐痛与饱胀感，疼痛可向后背部或肩部放散，与饮食无关。

（3）其他消化道症状：包括食欲缺乏、反胃、嗳气、恶心及呕吐等。

（4）呼吸道症状：食管平滑肌瘤患者偶有咳嗽、呼吸困难或哮喘等呼吸道症状，可能因误吸、肿瘤压迫气管或支气管，或巨大平滑肌瘤压迫肺组织所致。

3. 食管钡餐造影检查。

（1）钡剂在食管腔内沿肿瘤两侧向下流动并呈环形阴影，此即所谓"环形征"，具有诊断意义。

（2）食管钡餐造影侧位片上，肿瘤基底部与正常食管壁的上、下两端交界处呈锐角，并可见肿瘤阴影一半在食管腔内，另一半在食管腔外。这两种征象就是食管平滑肌瘤的典型X线征象。

（3）肿瘤表面的正常黏膜皱襞变平或消失。

4. 内镜检查。

（1）肿瘤表面的食管黏膜光滑完整，色泽与形态如常。

（2）肿瘤程度不等地突入食管腔。

（3）若肿瘤所在部位的食管腔有狭窄，但内镜通过无阻力或困难，肿瘤在黏膜下可以活动或者推动。

(4)其他检查：食管超声内镜检查对食管平滑肌瘤有诊断意义。

（二）治疗方案及原则

食管平滑肌瘤较小且无临床症状，可随诊观察。食管平滑肌瘤较大，症状明显，无手术禁忌，应手术摘除肿瘤。

本病的中医治疗方案可参考本节食管癌部分。

第六节　其他食管疾病

一、先天性食管闭锁及食管气管瘘

食管与气管从胚胎早期原肠发育而来，自胚胎第 3 周开始，前呼吸管或气管从后消化器官或食管分化。在胚胎第 4～5 周，原肠两侧出现侧方生长的嵴，从隆突水平向头侧生长形成气管，逐渐向内折，在中线相遇并使气管与食管分开。内折不完全或不联合就造成两管交通或先天性食管气管瘘。瘘管常见的部位是在隆突水平之上，即在内折开始水平。食管气管瘘产生的原因不很清楚，有人认为于食管分化阶段，若孕妇患某种疾病或胚胎受到某些有害因素的影响，可引起这种畸形的产生。患有食管气管瘘的病儿，约50%的病例合并有其他先天性畸形，包括脊柱、肛门、心脏、肾脏及肢体畸形，其原因尚不能确切解释。先天性食管闭锁及食管气管瘘的发生率在 1：4000～1：2000。

食管闭锁的病理解剖分类方法甚多，公认的分类法如下：Ⅰ型，单纯食管闭锁，而无食管气管瘘存在，上、下两盲端之间得距离一般较远，发生率占4%～8%，多见于男婴。Ⅱ型，食管闭锁的上段与气管后壁的中部下方交通形成瘘管，下端食管则成为盲端，发生率为0.5%～1%。Ⅲ型，食管闭锁的上段终止成盲端，下段食管于气管分叉或在其上方 0.5～1cm 处，经气管后壁通入气管。上段食管盲端扩大，管壁肥厚具有丰富的血液供应，而下段食管往往发育不全，管壁极薄，口径较细，血供亦差，尤以接近气管处更为明显。瘘一般见于气管分叉处。这类畸形最多见，占85%～90%。Ⅳ型，食管闭锁，食管近、远端分别与气管相通，发生率约为1%。Ⅴ型，单纯食管气管瘘，不合并食管闭锁，发生率为2%～5%。

（一）临床表现及诊断

1. 食管闭锁的临床表现是唾液过多，喂食后可立即发生呕吐、呛咳并有发绀。

2. 有远端瘘管的婴儿，气体可经瘘管进入胃及消化道，使腹部膨胀增大。

3. 因唾液流入呼吸道及胃液反流经瘘管进入呼吸道，加之膈上升压迫肺脏，出现明显呼吸困难。

4. 症状与体征：若能在婴儿出生后喂食前即确诊，可避免新生儿肺炎发生。羊水过多的母亲尤其是早产儿，要考虑食管闭锁的可能性。

5. 可经鼻腔或口腔插入 F8～10 号不透 X 线的导管，以判断导管能否进入胃内。若食管闭锁，在插入 8～12cm 时即可感到阻力，继续下插可使导管在盲端打折，固定后投照 X 线片可以证实。

（二）治疗方案及原则

诊断确定后应手术治疗，目地是防止乳汁与唾液进入呼吸道。近年来的趋势，不论哪种类型的病因，在尽量做好术前准备的前提下，争取做一期吻合术。

二、食管穿孔及破裂

食管穿孔或破裂较少见，常因不能早期诊断或误诊导致处理不及时而危及生命，故死亡率较高。颈段食管穿孔较胸段食管破入纵隔造成的威胁为小，后者由于唾液与消化液外溢至食管周围纵隔间隙或胸膜腔内，可造成严重的纵隔炎或穿破胸膜腔引起广泛严重的化脓性感染，若处理不及时，短期内可造成死亡。

食管穿孔的原因有：

1. 自发性食管破裂，是临床上最常见的食管穿孔原因，发病前多有饮酒后呕吐史。

2. 医源性食管穿孔，任何由于医务人员的检查或治疗导致的食管穿孔均为医源性食管穿孔。主要发生于内镜检查、食管扩张术或食管置管术中。邻近食管的手术误伤亦可发生，如颈段食管穿孔偶可在喉切除或甲状腺切除时发生；全肺切除术中可损伤胸段食管，尤其就是肺化脓性病例。

3. 外伤性食管穿孔，偶见于刀伤或枪弹伤直接造成食管穿孔。

4. 异物性食管穿孔，常见的是吞入鱼骨或鸡骨，吞入异物后食管穿孔可立刻发生或延迟发生。

5. 腐蚀性食管穿孔，由于吞服液体腐蚀所致，酸性腐蚀剂有硫酸、盐酸等，碱性腐蚀剂以氢氧化钠为主。

6. 食管疾病引起的食管穿孔，如癌肿、放疗后溃疡等。

（一）临床表现及诊断

1. 颈段食管穿孔临床上表现为颈部疼痛及压痛，有皮下气肿，并气促、呼吸困难、声嘶，口腔或鼻胃管中有血，可有咳嗽及喘鸣。下胸段或腹段食管穿孔时表现为腹部压痛或板状腹。

2. 食管穿孔后，可表现吞咽疼痛，进食困难。有食管周围炎或发生纵隔炎者可出现发热、白细胞增高。

3. 若为腐蚀性或异物导致的食管穿孔，可引起邻近大血管的损伤及发生大出血，如不及时救治，患者可迅速死亡。

4. 病史：有饮酒或暴食后呕吐史，曾行内镜检查、食管扩张术或食管置管术史，邻近食管的手术史或外伤史，以及腐蚀剂误服史等。

5. 症状及体征：依穿孔部位可出现相应的症状与体征。

6. X线检查：多在食管破裂数小时后拍胸片才能显示异常。颈部食管穿孔可发现颈部筋膜层有游离气体。胸部食管穿孔，如食管破裂局限于纵隔内，胸部平片显示纵隔气肿及增宽。如溃破至胸腔，即显示液气胸。

7. 食管造影检查：首选水溶性对比剂泛影葡胺，准确率达95%。造影对证实诊断、观察食管破裂部位与确定哪一侧胸腔受累均有帮助。碘化油有一定黏稠度，对显示很小的破裂口效果较差，但也常应用。由于钡剂对纵隔与胸膜刺激性较大，且不易清除，因此临床多不用钡剂造影来显示食管穿孔。

8.胸腔穿刺：口服亚甲蓝稀释液后穿刺，抽出蓝染污秽胸液是诊断本病最准确的方法。

（二）治疗方案及原则

1.手术治疗。对发病不到24h的患者应争取手术治疗。术前准备包括禁食水、补液、止痛、纠正电解质紊乱、应用大剂量广谱抗生素、下胃肠减压管等。术前胸腔引流可以缓解胸液与积气对心肺的压迫，减少麻醉中的危险。经受累一侧胸腔进胸口手术以食管修补术为主要术式。

2.保守治疗。对发病超过24h的患者一般不宜手术治疗，因此时胸内感染较重，手术修补失败的可能性很大，手术死亡率可高达60%，仅能采取保守治疗，包括禁食水、胃管减压、胸腔闭式引流、空肠造瘘等措施，后期再酌情是否手术处理。

本病的中医治疗方案可参考第一章第六节食管创伤部分。

三、损伤性食管狭窄

损伤性食管狭窄（traumatic esophageal stricture）可由食管外伤、医源性损伤以及放射线治疗引起，但最常见的原因为吞服强酸、强碱等引起的食管化学性腐蚀伤。儿童吞服碱性纽扣电池也可引起。碱性腐蚀剂使蛋白溶解、脂肪皂化，水分吸收而使组织脱水，在溶解同时产生大量热量加重组织损害，食管腔为弱碱性环境，因此损伤严重。酸性腐蚀剂则使蛋白发生凝固性坏死，损伤一般较表浅，因胃内为酸性环境，故对胃损伤严重。若腐蚀剂浓度低而吞服量少时，仅引起食管黏膜表浅损伤，愈合后则不形成瘢痕狭窄。若腐蚀剂浓度高且吞服量多时，损伤深达肌层，则愈合后必然引起瘢痕狭窄。本病属中医学"疮疡"范畴。

（一）临床表现及诊断

1.食管狭窄的主要症状为吞咽困难。若为腐蚀伤所致的吞咽困难，在伤后10d左右随着炎症、水肿好转而症状减轻，可恢复经口进食。

2.若灼伤严重，随着瘢痕增生及收缩，形成瘢痕狭窄，患者再度出现逐渐加重的吞咽困难，严重者流质饮食及唾液均不能下咽，营养状况逐步恶化，脱水、贫血及消瘦。儿童将影响生长发育。

3.根据食管镜检查可将食管腐蚀伤分为三度。I度，伤及黏膜或黏膜下层，有黏膜充血、水肿及轻度上皮脱落，预后好，无后遗症。Ⅱ度，损伤超过黏膜下层并侵及肌层，除充血、水肿、表面坏死、溃疡及纤维蛋白渗出外，食管蠕动差，大多形成瘢痕狭窄。Ⅲ度，累及食管全层及周围组织，除上述改变外，尚有深度溃疡、焦痂，甚至可引起食管穿孔，形成纵隔炎，可因出血、败血症、休克而死亡，幸存者可产生严重瘢痕狭窄。瘢痕形成多在伤后3周左右开始，逐渐加重，6个月大多瘢痕稳定，狭窄不再加重。食管异物或医源性损伤所致食管瘢痕狭窄多较局限。

4.X线食管吞钡检查可显示食管狭窄部位、程度和长度。腐蚀伤所引起的食管狭窄一般边缘不规则、范围广泛及管腔粗细不均。其他原因引起的狭窄多较局限，呈环状或节段性狭窄。严重狭窄病例，由于钡剂不易通过而难以了解食管全程改变及远端狭窄情况，可吞服碘造影剂检查，除食管完全闭锁者外，对显示严重食管狭窄有一定帮助。

5.为了进一步了解食管狭窄上方的情况和排除恶性变，可行食管镜检查。

（二）治疗方案及原则

1.西医治疗方案

(1)急诊处理。对吞服腐蚀剂后立即就诊的患者，可根据吞服腐蚀剂类型、浓度及剂量，初步判断损伤严重程度，严重者给予静脉输液、镇静、止痛，如有喉头水肿应行气管切开。可给患者饮用少量温开水或牛奶稀释，量不宜过多，否则可诱发呕吐，加重损伤。现不主张用相应的弱酸液或弱碱液中和，因中和产生气体及热量加重损伤。对较重的患者应置鼻胃管，除用作饲食和给药通道外，尚可起支撑作用，防止食管闭锁。对食管坏死或穿孔病例，应急诊行食管切除、颈部食管外置、胃造口饲食，二期行食管重建。

（2）瘢痕狭窄的预防。食管腐蚀伤后早期可采用药物、食管扩张及食管腔内置管支撑等方法治疗。常用药物为糖皮质激素，但单用可加重感染，应同时使用广谱抗生素。食管扩张可在伤后 10d 左右开始，每周 1 次；逐渐延长至每月 1 次，扩张至食管直径 1.5cm 而不再缩小才算成功，一般扩张需半年至 1 年。扩张时应操作准确、轻柔，探条逐渐加大，以免引起食管穿孔。

（3）瘢痕狭窄的手术治疗。严重食管瘢痕狭窄需行手术治疗。如为食管腐蚀伤，则应在伤后 6 个月病变稳定后手术。局限性瘢痕狭窄可做成形手术，广泛性食管狭窄病例则需行食管重建，常用的手术方法有：①结肠代食管术，对广泛食管狭窄病例，经腹切取带血管蒂的结肠通过胸骨后隧道（狭窄胸段食管旷置）或经原食管床（切除狭窄段食管）送至颈部与颈部食管或下咽吻合，下端与胃吻合。②食管胃吻合术，广泛食管狭窄，而胃无明显损伤者可经左胸切除食管，于颈部行食管胃吻合。如瘢痕狭窄局限于下段食管，切除瘢痕狭窄段食管，在胸内行食管胃吻合。

2. 中医治疗方案

（1）理论基础：《类证治裁》言疮疡"总因气血凝结，经络阻滞而成"。本病与疮疡类似，与气滞、血瘀密切相关，与肝、脾两脏关系密切。食管自咽系胃，《难经集注》称之为"胃之系"，为胃气所主。故本病病位主要在胃，与肝、脾关系密切。健胃消噎饮由江苏省名老中医拟方，方以柴芍六君子汤加味当归、丹参。柴芍六君子汤出自《医宗金鉴》，然深究其方，实乃四逆散和六君子汤合方所用。四逆散是《伤寒论》所载之方，主治少阴病，而后世多用此方为治肝脾不调所致诸证的基本方。《医学正传》中首次提及六君子汤，从其名字便可以发现，其是在四君子汤的基础上，辅以陈皮、半夏两种药材构成，原文只将其概括为"痰夹气虚发呃"，并且没有进行详尽的论述；明代学者薛己对该概念加以补充，补充内容为"一切脾胃不健，或胸膈不利，饮食少思，或作呕，或食不化，或膨胀，大便不实，面色萎黄，四肢倦怠"，明确表明该药方是对"脾胃不健"而制定。

（2）方药治疗：健胃消噎饮。方中以柴胡、党参为君药。柴胡味苦辛，性微寒，归肝、胆经，性味升散，可升发肝阳、提升肝气，功擅疏通走窜，为疏肝解郁之佳品，亦治肠胃，《神农本草经百种录》中记载："柴胡肠胃之药也。观经中所言治效，皆主肠胃，以其气味轻清，能于顽土中疏理滞气，故其功如此。"党参味甘，性平，归脾、肺经，《本草正义》提到："补脾养胃，润肺生津，健运中气。"使脾胃健旺、增进运化力，资生气血。

第六章 纵隔疾病

　　纵隔是位于两侧胸膜腔之间的组织结构与器官的总称。纵隔前界为胸骨和肋软骨的一部分、后界为胸椎、两侧界为胸膜、上界为胸廓上口、下界为膈肌。纵隔内有心脏、大血管、气管、食管、神经、胸腺、胸导管、淋巴组织和结缔脂肪组织。为便于描述纵隔结构，明确纵隔病变部位及诊断，可将纵隔划分为若干分区，目前临床常用的有四区分法和三区分法两种。四区分法是沿胸骨角至第4胸椎下缘画一条横线，其上为上纵隔，其下为下纵隔。下纵隔以心包为界，前方为前纵隔，心包区为中纵隔，后为后纵隔，三区分法则是去掉四区分法胸骨角至第4胸椎横线，即气管、心包前方至胸骨的间隙为前纵隔，气管、心包后方的部分为后纵隔，前、后纵隔之间含有多种重要器官的间隙为中纵隔，又称内脏器官纵隔。由于纵隔组织和器官较多，胎生结构来源复杂，所以纵隔内发生的肿瘤种类繁多，既有原发性肿瘤，也有转移性肿瘤。原发性肿瘤多为良性，但也有相当一部分为恶性。纵隔内不同的分区其组织结构各异，因此，发生的病种也不相同。畸胎瘤和囊肿、胸腺瘤、胸内甲状腺瘤等多位于前纵隔；气管囊肿、心包囊肿、食管囊肿、囊状淋巴瘤等可位于中纵隔及后纵隔；淋巴瘤以及其他部位肿瘤的转移淋巴结多在中纵隔；神经源性肿瘤多位于后纵隔。

第一节 原发性纵隔肿瘤

一、畸胎类肿瘤

　　畸胎瘤和畸胎皮样囊肿统称为畸胎类肿瘤，为遗留于纵隔内的残存胚芽和迷走的多种组织所发生的肿瘤，在纵隔肿瘤中最为常见。畸胎瘤为来自两个胚层组织的实体瘤，肿瘤内可有皮肤、毛发、肌肉、骨和软骨、牙齿、各种腺体组织，有的甚至含有发育不完整的部分器官。畸胎皮样囊肿为囊性肿瘤，常以外胚层组织为主，亦可见中胚层、内胚层组织。畸胎瘤和畸胎皮样囊肿大多为良性，恶性只占10%左右。

（一）临床表现及诊断

　　1.畸胎瘤多位于前纵隔，仅少数位于后纵隔。肿瘤较小时多无明显症状。肿瘤增大时，则产生压迫及侵犯邻近组织的症状。常见有胸闷、胸痛、咳嗽、气促及发热等。

　　2.若肿瘤穿入支气管或肺，可咳出皮脂样物和毛发；穿破胸膜腔，则造成胸腔积液和胸腔感染；穿破心包则导致心包积液等。

　　3.X线主要表现为前纵隔内圆形或椭圆形块影，多向一侧突出，肿瘤较大或巨大者，可占据中纵隔及后纵隔，甚至突向胸腔。肿瘤的长轴多与身体的长轴平行，阴影密度多不均匀，有的呈分叶状或结节状。可有钙化影，但通常对诊断帮助不大，因钙化也可发生于其他类型的前纵隔肿瘤，如胸腺瘤、胸内甲状腺肿等。若肿瘤内发现牙齿或（和）成熟的骨组织影，即可确诊。

4.CT 检查可判断肿瘤是实质性或囊性，尚可发现肿瘤有无外侵及淋巴结肿大，有助于进一步诊断。

（二）治疗方案及原则

1.西医治疗方案

早期手术易于切除。若肿瘤继发感染或恶变，手术难度明显增大，甚至难以切除。对肿瘤穿破肺和支气管者，应同时做病肺切除或支气管修复；若为畸胎皮样囊肿，对粘连致密的囊壁，不必强求切除，以免损伤重要结构，可用苯酚（石炭酸）等破坏黏膜。肿瘤侵犯大血管，可行姑息性切除。若系恶性畸胎瘤，术后应行放射治疗、化疗等综合治疗。

2.中医治疗方案

（1）病因病机。主要与邪毒留滞、饮食内伤、情志劳倦及体质因素四方面有关。身体受邪毒所侵，或因情志内伤，气郁滞而化生痰，加之饮食不节，过食生冷辛辣，脾胃运化功能失常，终致痰浊瘀血内生，形成积块。在发病机制中，痰浊和瘀血能相互影响，交互为患，痰瘀既是脏腑功能失调、邪毒犯肺的病理产物，又是致使正气内虚、邪毒与之胶结成块的致病因素。

（2）辨证治疗。

①祛瘀养肺汤。基本方：黄芪 30g，党参 30g，炒白术 30g，女贞子 12g，石斛 15g，薏苡仁 30g，补骨脂 15g，枸杞 12g，山萸肉 12g，莪术 15g，全瓜蒌 12g，百部 12g，桔梗 10g，甘草 5g，桑皮 10g。本方以黄芪为君，以益气固表，党参、炒白术、枸杞、山萸肉为臣，以补气强精、健脾益肾；辅以女贞子补益肝肾、清虚热；石斛益胃生津，滋阴清热；薏苡仁健脾祛湿；补骨脂补肾助阳、纳气平喘；莪术破瘀、行气、消积和止痛；全瓜蒌宽胸散结，润肺祛瘀；百部润肺下气止咳；桔梗宣肺、化痰、排脓；桑白皮止咳平喘；甘草则止咳并调和诸药。上药合用，共奏益气健脾、滋阴补肾、化痰祛瘀、散结解毒之效。

②祛邪除积汤。基本方：白花蛇舌草、白茅根、鱼腥草、蛇莓草、薏苡仁、藤梨根、天葵子、半夏、海藻、牡蛎各 15g，干蛤蟆、急性子、陈皮、竹茹、党参各 20g，黄芪、代赭石各 30g，百部 20~30g，生姜 5 片，大枣 5 枚。全方具有祛邪除积、标本兼顾之功效。

③补气化瘀方。用药：西洋参 15g，麦冬 15g，黄芪 30g，半夏 15g，陈皮 15g，茯苓 20g，山慈菇 15g，天花粉 15g，白术 15g，黄柏 10g，苦参 10g，甘草 5g。黄芪可以改善人体免疫功能，能提高吞噬细胞的活性，茯苓能增强机体免疫功能，茯苓多糖有明显的抗肿瘤及保护肝脏作用。本节其他疾病的中医治疗方案可参考于此。

二、神经源性肿瘤

神经源性肿瘤（neurogenic tumors）占纵隔肿瘤的 15%~30%。大部分为良性，主要为神经鞘细胞瘤、神经纤维瘤及神经节细胞瘤。恶性较少见，主要为神经纤维肉瘤和神经母细胞瘤。儿童恶性神经源性肿瘤高达 50%，而成年人则在 10% 以下。

（一）临床表现及诊断

1.大多无症状，常在胸透或 X 线胸片检查时发现。部分患者有咳嗽，胸、背疼痛，四肢麻木等症状，持续而剧烈的疼痛多为恶性表现。

2.良性哑铃状神经源性肿瘤，其一部分位于椎管内，可压迫脊髓引起瘫痪。少数患者有特殊的临床表现，如神经纤维瘤可伴发全身多发性纤维瘤；副神经节瘤和神经母细胞瘤产生的儿茶酚胺可致严重发作性高血压，患者表现为头痛、出汗、心悸等；神经节细胞瘤和神经母细胞瘤产生的血管活性多肽造成腹胀和严重水样泻等。颈交感神经节受累，可出现 Horner 综合征。

3. X 线检查可发现后纵隔有密度均匀、边缘光滑的圆形或椭圆形肿块影。肿瘤可使邻近肋骨受压变薄，出现肋骨压迹，肋骨头被推向上移位或肋脊柱关节脱位，肿瘤可使椎间孔变大。无论有无脊髓压迫症状均需行 CT 扫描或 MRI 检查，对确定肿瘤是否侵入椎管内有重要帮助。

（二）治疗方案及原则

1. 手术治疗。体积较小的良性神经源性肿瘤可在电子胸腔镜下切除；对包膜不完整者，切除范围应扩大。瘤体巨大时可穿刺抽出其中液化的物质或分块切除。对于突向椎管内的哑铃状肿瘤应与神经外科医生合作一次完成手术，先切除椎管内部分，再切除胸内部分。术中彻底止血，避免发生椎管内血肿。

2. 恶性神经源性肿瘤术后可行放射治疗。

三、胸腺瘤

胸腺瘤（thymoma）是常见的纵隔肿瘤，大多位于前上纵隔，胚胎期膈肌下降时将部分胸腺组织带至下纵隔，因而部分肿瘤可位于前下纵隔，位于后纵隔者甚为少见。多发于 20 ～ 50 岁，20 岁以前少见。

（一）病理

起源于胸腺上皮细胞，胸腺瘤由胸腺上皮细胞和淋巴细胞组成。按细胞种类，可分为四种类型：①上皮细胞型，以形成哈氏（Hassal）小体的网状上皮细胞为主。②淋巴细胞型，以淋巴细胞即胸腺细胞为主。③混合型，兼有上述两种细胞。④梭形细胞型，为上皮细胞型的一个亚型。胸腺瘤的良恶性诊断，单靠组织学检查尚难以判定。应结合手术中所见，肿瘤包膜完整者为良性，亦称为非侵袭性胸腺瘤；包膜受侵，侵及邻近脏器或有转移，则为恶性即侵袭性胸腺瘤；若组织学发现细胞有异质性改变则为胸腺癌。无外侵或包膜完整的胸腺瘤术后仍有复发的可能，应予以重视。因传统的组织学分型不能确定肿瘤的良恶性，更不能判断预后，对临床的指导意义不大。目前临床大多采用 Muller-Hermelink 分类法，并根据上皮细胞形态及淋巴细胞与上皮细胞的比例进行分类，将胸腺瘤分为 A、B、AB 三型。A 型肿瘤由梭形上皮细胞构成，不含非典型肿瘤细胞或肿瘤淋巴细胞；B 型肿瘤由圆形上皮样细胞组成；AB 型为两者的混合表现，与 A 型相似，但含肿瘤淋巴细胞。根据上皮细胞成比例地增加和非典型肿瘤细胞的出现，又将 B 型肿瘤分成三种亚型：B_1 型、B_2 型、B_3 型。所有的胸腺癌为 C 型。在分期方面，Massaoka 将胸腺瘤病理分为四期：Ⅰ期，有完整包膜，镜下包膜无肿瘤细胞浸润；Ⅱ期，肿瘤浸润包膜、纵隔脂肪或纵隔胸膜；Ⅲ期，侵及心包、大血管或肺；Ⅳa 期，胸膜和心包转移；Ⅳb 期，远处转移。Ⅰ期为良性胸腺瘤，Ⅱ期以上为恶性。

（二）临床表现及诊断

1. 胸腺瘤患者可无症状，多在 X 线检查时发现。胸部钝痛、气短及咳嗽是最常见的症状。若出现剧烈疼痛、上腔静脉阻塞综合征、膈肌麻痹、声音嘶哑，提示肿瘤已有广泛外侵。

2. 约 1/3 的患者有 2 种或 2 种以上的伴随疾病。这些伴随疾病，绝大多数与自身免疫有关。常见的伴随疾病有重症肌无力、单纯红细胞再生障碍性贫血、免疫球蛋白缺乏、系统性红斑狼疮等。X 线片显示前上纵隔边缘清晰锐利或呈分叶状的圆形或椭圆形块影，侧位片上密度较淡，轮廓不十分清楚，即应考虑此病。

　　3. CT 或 MRI 检查有助于了解肿瘤的大小及外侵程度。

（三）治疗方案及原则

　　1. 胸腺瘤一经发现，应及早手术，并彻底切除肿瘤及胸腺组织，包括纵隔内脂肪组织。

　　2. 不能手术切除、切除不彻底或术后复发的病例，可行放射治疗、化疗及免疫治疗等综合治疗。

　　3. 合并重症肌无力者应按重症肌无力治疗。

第二节　重症肌无力

　　重症肌无力（myasthcnia gravis，MG）是累及神经肌肉接头处突触后膜乙酰胆碱受体，主要由乙酰胆碱受体抗体介导、细胞免疫依赖、补体参与的自身免疫性疾病，其发生率为（0.5～5）/10 万，男女比为 2∶3。各年龄均可发病。本病属于中医"痿症""罢极""弛缓"等范畴。

一、病因及发病机制

　　病因目前尚不完全清楚，认为胸腺在 MG 发病中起着重要作用。其主要依据有：①观察发现 80% 以上的 MG 患者伴有胸腺增生或胸腺瘤。②在 MG 患者的胸腺中发现有乙酰胆碱受体的所有组成成分和其他横纹肌抗原成分，这些自身抗原存在于胸腺中的肌样细胞内。③胸腺切除有肯定的疗效。临床研究发现 80%～90% 的 MG 患者血清中可测出 IgG 类乙酰胆碱受体抗体（AchR-Ab），且突触后膜有 IgG 和补体成分沉积。MG 患者有功能的乙酰胆碱受体减少，其原因可能是抗乙酰胆碱受体抗体与神经肌肉接头处的 AchR 结合，阻止乙酰胆碱与其受体的结合，导致重症肌无力。

二、临床表现及诊断

　　1. 骨骼肌易疲劳或无力，随着病程发展受损肌肉可产生永久性无力。

　　2. 变化不定的肌肉无力，一般晨起轻，活动后加重，可选择性地累及眼外肌及全身的骨骼肌。眼外肌受累表现为复视及眼睑下垂，可为单侧或双侧，甚至相交替出现。咬肌受累可出现咀嚼无力、吞咽困难、食物从鼻腔反流，部分患者可有语言含糊及鼻音重等。呼吸肌受累，可引起呼吸困难。Osserman 根据临床表现分为以下四型：Ⅰ型，即单纯眼肌型，症状局限于眼部；Ⅱa 型，轻度全身型，有全身症状但呼吸肌未受累；Ⅱb 型，中度全身型，除全身症状更为明显外，呼吸肌有轻度受累；Ⅲ型，急性暴发型，患者迅速出现全身肌无力，并有明显的呼吸系统症状；Ⅳ型，晚期严重型，患者从单纯眼肌型或轻度全身型发展至严重型。

　　3. 其常伴有胸腺瘤，对药物治疗反应差，预后差。

三、治疗方案及原则

　　1. 西医治疗方案

　　（1）药物治疗。常用的药物有抗胆碱酯酶药、激素、免疫抑制剂及中药等。抗胆碱酯酶药尽管对原发病没有多大效果，但能改善重症肌无力症状。其主要是通过减少运动终板乙酰胆碱水解而起作用。溴吡斯的明、新斯的明均为临床常用，溴吡斯的明作用时间较长，多用于临床治疗；新斯的明起效快，作用时间短，多用于围术期治疗。这些药物有效剂量变化大、因人而异，且有效剂量与中毒剂量范围较窄，需仔细观察才能获得疗效佳、副作用小的药物用量。若用药量不足可能发生"肌无力危象"，用药剂量偏多又可发生"胆碱能危象"，这两种危象难以区别时，可在呼吸机支持下，停用抗胆碱酯酶药物，直至患者体内药物排尽后再重新调整药量。对于抗胆碱酯酶药无效或不能耐受者可用激素或免疫抑制剂硫唑嘌呤治疗。中药治疗亦有一定效果。

（2）血浆置换治疗。MG 患者血清抗乙酰胆碱受体抗体（AchR-Ab）含量增高，且随病情变化而波动。病情加重时抗体滴度可上升，病情缓解则可能下降。对 MG 患者采用血浆置换治疗，可迅速降低血中的 AchR-Ab 含量，减轻抗体对突触后膜的封闭，改善临床症状，使常规药物治疗无效的重症患者得到缓解。血浆置换常用于帮助患者脱离呼吸机或作为严重患者胸腺切除的术前准备。因这一方法费用较贵，并发症多，不能作为常规治疗。

（3）外科治疗。胸腺切除是公认治疗重症肌无力的有效手段。术后症状完全缓解和部分缓解者可高达 80%～90%。有下列情况可行胸腺切除：①采用抗胆碱酯酶药物治疗效果不佳或剂量不断增加；②反复发生肺部感染导致 1 次以上肌无力危象或胆碱能危象；③育龄期妇女要求妊娠；④伴有胸腺瘤者。手术患者应做好围术期处理，掌握用药规律，严重者可先行血浆置换，病情稳定后即手术。单纯 MG 胸腺或胸腺瘤 >3cm 者，可行电子胸腔镜手术。术后应积极防止感染、防止胆碱能危象和肌无力危象。

2. 中医治疗方案

（1）病因病机。诸筋罢极弛缓应责之于肝。凡情志所伤、饮食失宜、劳倦过度皆可致肝血亏虚，血不养筋则宗筋弛纵不能耐劳；肝血不足则肾精亏损，肝肾阴虚，水不涵木，肝风内动风阳灼津为痰，肝风挟痰阻滞经络，气血痹阻，筋脉肌肉失养而弛缓痿废；正气不足风邪侵淫筋脉，"伤于风者上先受之"，风邪客于脸肤，使眼睑缓纵而下垂。责之病本在肝、在风，筋脉失养，风痰阻络。

（2）方药治疗。

①复肌宁粉（片）：天麻 60g，全蝎 60g，蜈蚣（去头足）30 条，地龙 30g，牛膝 20g，杜仲 30g，黄芪 30g。共为极细粉末，早晚各服 2.5g。片剂 0.5g，每次 5 片，3 次/d。儿童药量减半。

②复肌宁 1 号方：胆星 10g，菖蒲 10g，麦冬 15g，伸筋草 15g，牡蛎（先下）20g，珍珠母（先下）20g，僵蚕 10g，牛膝 10g，佛手 10g，黄芪 15g，党参 15g，桃仁 6g，钩藤 15g，姜半夏 10g，陈皮 10g，杜仲炭 15g，焦三仙各 10g，焦白术 15g。水煎服，1 剂/d，儿童药量酌减。

③气血两虚者合八珍汤。肝血亏虚者加当归、熟地、阿胶、首乌、枸杞子、女贞子等；肝肾阴虚者加重牛膝、牡蛎、珍珠母的用量，并酌加枸杞子、女贞子、鳖甲、龟板等；兼有脾肾阳虚者加巴戟天、肉苁蓉、骨碎补、菟丝子等。

第七章　常见共有并发症

第一节　肺部感染

肺部感染是心胸外科术后最常见的并发症，尤其是普通胸外科手术患者（多为肿瘤患者且年龄偏大者）术后较常见，若不能及时处理，可导致肺部炎症、肺脓肿，甚至引起呼吸衰竭，危及患者生命。

一、病因病理

1.患者术前存在慢性感染病灶，如龋齿、呼吸道感染和慢性鼻旁窦炎等。

2.患者肺癌合并阻塞性肺炎或肺不张，或者需手术的疾病即为感染性疾病，如支气管扩张、肺脓肿、肺结核等。

3.全身麻醉（简称全麻）气管插管时有可能将患者口腔中的细菌带入下呼吸道，术中和拔管时气管内分泌物未能及时排出，均可导致术后肺部感染。

4.术中过度牵拉及钳夹导致肺组织挫伤、血肿等，均可使术后肺部感染机会增加。

5.若为支气管扩张和肺脓肿等感染性疾病手术，术中患侧的感染性分泌物流入肺部。

6.术后因伤口疼痛以致不能有效咳嗽或咳痰无力，导致肺部分泌物不能及时排出甚至肺不张。

7.术后呕吐或胃内容物反流以及进食时呛咳等，均可导致吸入性肺炎。

二、临床表现及诊断

1.发热、咳嗽、黄痰、呼吸困难等，严重者可致呼吸衰竭。

2.体格检查时可在肺的局部或双肺闻及湿啰音，呼吸急促。

3.血常规检查提示白细胞及中性粒细胞比例升高。

4.X线胸片或胸部CT检查提示肺部片状阴影、肺纹理增粗。

5.痰涂片或培养检查可提示相应的病原菌。

三、治疗方案及原则

1.西医治疗方案

(1)合理、有效地应用抗生素。尽量根据痰培养及药敏试验结果选用敏感的抗生素，在无药敏试验结果前可根据经验选用。一般胸腔手术后肺部感染常见的致病菌多为革兰染色阴性杆菌，如肺炎克雷白杆菌、铜绿假单胞菌、大肠杆菌和不动杆菌等，多应选用头孢菌素三代、喹诺酮类和 β – 内酰胺类等。长期应用抗生素后也可发生耐甲氧西林的金黄色葡萄球菌和表皮葡萄球菌感染，首选应用万古霉素。对于严重感染或单一抗生素无法控制的感染，可以选择联合用药。对于重症感染不能控制者，可予以静脉注射人免疫球蛋白。

（2）加强支持治疗。肺部感染后发热可使患者处于高分解代谢状态，能量消耗多，同时术后食欲差或不能进食，故应加强支持治疗，予以部分或全量肠内或肠外营养支持，对于低蛋白血症者应予以补充白蛋白。

（3）促进痰液排出。加强有效咳嗽，应用抗生素、祛痰剂及支气管扩张剂等做雾化吸入，必要时可予以气管镜吸痰或环甲膜穿刺吸痰。

（4）对于肺部感染引起呼吸衰竭者，可予以经鼻气管插管或气管切开，呼吸机辅助呼吸，同时加强吸痰，注意无菌操作。

（5）对于术后呕吐所致的吸入性肺炎患者，除抽吸清除支气管分泌物和应用抗生素外，还可应用肾上腺皮质激素以减轻炎症反应，拮抗胃酸反流。

2.中医治疗方案

（1）痰热清注射液。该药物是有独家知识产权的国家中药二类新药，由黄芩、熊胆粉、山羊角、金银花、连翘等科学组方，严格按照中药指纹图谱生产而成。具有抗病毒、抑菌、抗炎、解热、化痰、镇咳等作用，广泛应用于呼吸、消化、血液等系统疾病。其中，熊胆能够镇咳祛痰、解毒平喘、杀菌消炎；黄芩具有泻火解毒、清热燥湿的功效；山羊角可以镇静、解毒、提升免疫力；连翘具有清热宣透的功效。此外，药方中辅之以柴胡、生地黄、当归、黄芪、大青叶等基本中药，使清热化痰效果更加显著。所以，采用中药汤剂加减治疗肺病合并肺部感染可以达到标本兼治的目的。

（2）瘀清金汤。方药组成：黄芪 30g，瓜蒌仁 12g，山药 12g，太子参 20g，茯苓 12g，陈皮 9g，地龙 6g，炒白术 12g，半夏 9g，鱼腥草 30g，甘草 6g，桔梗 12g，前胡 10g，当归 10g，赤芍 8g，桑白皮 15g，苇茎 10g。加 300ml 水浸泡 30min，煎至约 200ml，早晚分 2 次温水服用，1剂/d。

（3）六君子汤合当归补血汤加减。其中六君子汤组方：党参 30g，茯苓、白术、炙甘草各 20g，陈皮 15g，半夏 12g、木香 10g、砂仁 6g；当归补血汤：黄芪 30g，当归 6g。随症加减：阴虚加女贞子、旱莲草各 20g；阳虚加附子 6g、干姜 8g；食欲不佳加焦山楂 15g、炒麦芽 10g、神曲 15g；夜寐不安加合欢皮 10g、夜交藤 15g；出血加仙鹤草 30g。1 剂/d。

第二节　肺不张

肺不张是胸腔手术后常见的并发症之一，在婴幼儿尤其多见。胸腔手术后的肺不张多为痰液或血液阻塞引起的阻塞性肺不张。

一、病因病理

1.支气管内分泌物堵塞。术后由于伤口疼痛或体质虚弱导致咳嗽无力，致使气道内分泌物或血液不能及时排出，堵塞支气管导致肺不张。

2.支气管成角或扭曲。隆突成形术后、支气管袖状切除或成形术后，发生支气管成角或扭曲，导致通气不畅，气道内分泌物不易排出从而引起肺不张。气管、支气管手术后局部狭窄或肉芽增生也可导致肺不张。

3.压缩性肺不张。术后出现胸腔胃扩张、大量胸腔积液、动脉血气胸、乳糜胸等，均可压迫肺组织导致肺不张。

4.胃内容物误吸。术中在麻醉状况下或术后患者未清醒时发生呕吐，可使胃内容物吸入气管内堵塞支气管而形成肺不张。

5.肺表面活性物质异常所造成的肺不张。肺内重症感染、急性肺水肿和成人呼吸窘迫综合征等，造成的肺泡表面活性物质失活和肺泡毛细血管通透性增加均可导致肺不张。

6.吸入高浓度氧，也能造成肺不张。因为在通气较差的部位，氧气很快被吸收，结果出现因氧气被完全吸收而产生肺不张。

二、临床表现及诊断

1.肺功能较好的患者在术后出现较小范围的肺不张可以没有明显的临床症状。

2.肺功能差的患者或肺不张范围较大的患者可发生缺氧和二氧化碳蓄积，表现为发热、呼吸急促、心动过速、血压升高等。

3.体格检查时可有气管向患侧移位、患侧胸廓塌陷等症状；叩诊时呈浊音；患侧呼吸音减弱或消失，有时可听到管状呼吸音。由于患侧大量积液、积血等引起的压迫性肺不张则可致患侧胸廓饱满、气管向健侧移位。胸腔引流的引流管水柱可达 20cmH_2O 以上。

4.X 线胸片检查提示：肺体积缩小和密度增高；上叶肺不张可呈现倒"S"征；肺门受牵拉而向上或向下移位。胸部 CT 检查时对于较小的肺不张分辨率更高，甚至可能发现支气管的阻塞或变形，还可清楚地显示胸腔的积液和积气等。

5.气管镜检查可进一步明确肺不张的原因，了解支气管阻塞和损伤的部位和程度；检查的同时还可以清除支气管的阻塞物。

三、治疗方案及原则

1.西医治疗方案

(1)解除呼吸道梗阻。超声雾化吸入和应用祛痰药如盐酸氨溴索、糜蛋白酶等，使痰液稀释易于咳出。协助咳嗽排痰或环甲膜穿刺套管留置及气管镜吸痰，清理呼吸道分泌物。情况严重者可予以气管插管或气管切开，以清除呼吸道分泌物。

(2)解除肺的压迫。及时引流胸腔内的积液、积血和积脓等。食管、贲门手术后应做胃肠减压以防止胸腔胃扩张。

(3)术后应用镇痛泵或止痛剂以减轻伤口疼痛，胸部予以胸带适当固定。

(4)积极使用抗生素，以防肺部继发感染。

(5)肺功能代偿良好者可练习吹瓶或吹气球，有助于肺复张。

(6)对于缺氧的患者予以吸氧，保证血氧浓度。吸氧不能改善者予以机械通气辅助呼吸。

2.中医治疗方案

(1)清金化痰汤。组方：黄芩、山栀子各 12g，知母、瓜蒌仁、桑白皮各 15g，茯苓、贝母、桔梗、陈皮、麦冬各 9g，甘草 3g。加水煎煮取 200ml 药液，1 剂 /d。

(2)濛石滚痰丸。组方：金礞石 15g，生大黄 15g，黄芩 15g，沉香 15g，黄连 9g，竹茹 15g，陈皮 15g，法半夏 15g，茯苓 15g，大枣 15g，生甘草 10g。3 剂，1 剂 /d，3 次 /d，每次 100ml。

第三节　肺栓塞

肺栓塞（PE）为空气、血栓或脂肪等物质经由静脉途径至右心，进入肺动脉使其部分或完全堵塞，从而引起呼吸和循环障碍的一种病理生理综合征。心胸外科手术后肺栓塞相当常见，且容易被漏诊、误诊，病死率高，尤其是临床上确诊困难，国外经尸检发现临床漏诊率达67%。

一、病因病理

1. 患者术后长期卧床，可产生下肢或盆腔静脉血栓，或本已存在的下肢静脉血栓脱落而发生肺栓塞。尸检证明下肢静脉血栓占90%，盆腔静脉血栓占5%。

2. 心内手术操作时排气不彻底，可产生气栓，造成肺栓塞。

3. 劈胸骨或切除肋骨时可产生脂肪栓子，引起肺栓塞。

4. 体外循环对血细胞的损伤，可产生大量微栓，堵塞肺毛细血管，造成肺栓塞。

5. 肿瘤患者的手术过程中有时可导致肿瘤栓子脱落而引起肺栓塞。

二、临床表现及诊断

肺栓塞的表现是非特异性的，取决于栓子的大小、多少，栓塞的部位以及发病的缓急和栓塞前的心肺情况等。表现为胸痛、呼吸困难、咯血、咳嗽、惊恐等，伴发热、呼吸急促、心率增加、发绀等，气管可向患侧移位，肺部闻及哮鸣音、湿啰音、胸膜摩擦音，以及奔马率和肺动脉区第二心音亢进等。

1. 实验室检查。血浆D-二聚体升高，对肺栓塞诊断的敏感性达92%～100%，但特异性较低，对于急性肺栓塞有较大的排除诊断价值，当D-二聚体<500μg/L时，可基本排除急性肺栓塞。动脉血气分析是常用的筛选方法，肺血管床堵塞15%～20%时可出现低氧血症，动脉氧分压(PaO_2)>12kPa(90mmHg) 时可排除大面积栓塞；另外，多有低碳酸血症和P(A-a)O_2增大，这两者正常是诊断肺栓塞的反指征。

2. 心电图改变。多为一过性，动态观察有助于肺栓塞的诊断。常见QRS电轴右偏，肺型P波，右前胸导联及Ⅱ、aVF导联的T波倒置或低平，以及S-T段下移，完全性或不完全性右束支传导阻滞。

3. X线检查。多有异常表现，但缺乏特异性。24h内可无异常；24h以上可表现为浸润型楔形阴影，并有肺门增大、膈肌升高、胸腔积液、肺不张等。

4. 同位素肺通气/灌注扫描。对诊断肺栓塞敏感性高，若没有血流缺损，可否定本病；但特异性低，一些肺实质病变均可导致肺血流缺损。

5. 肺血管造影。为最可靠的诊断方法。其主要的直接征象有肺动脉及其分支充盈缺损及伴或不伴轨道征的肺动脉截断现象。直接征象阳性可确诊PE。然而肺动脉造影术费用昂贵，为有创性检查，发生致命性或严重并发症的可能性为0.1%～1.5%，从而限制了其广泛应用。

6. 超声心动图检查。经胸与经食管二维超声心动图能间接或直接提示PE征象，是目前临床常用的有价值的无创检查方法。直接征象有右心血栓、活动蛇样运动的组织和不活动无蒂极致密的组织，若此时患者的临床表现符合PE，则可以做出诊断；发现肺动脉近端的血栓也可确定诊断。

7. CT 检查。螺旋 CT 肺动脉造影（CTPA）的直接征象为增强肺动脉中充盈缺损、管腔狭窄及梗阻，可以表现为中心型、偏心型、附壁型或漂浮型充盈缺损，造成管腔不同程度的狭窄或完全性梗阻。直接征象阳性可确诊 PE。

三、治疗方案及原则

1. 西医治疗方案

(1) 一般治疗。包括绝对卧床休息；保持大便通畅；吸氧；肌内注射罂粟碱，扩张血管，改善呼吸；胸痛剧烈者可应用哌替啶（度冷丁）、吗啡止痛；抗休克和治疗心力衰竭（简称心衰）时可用多巴胺、多巴酚丁胺、毛花苷丙（西地兰）等治疗。

(2) 抗凝疗法。是治疗肺栓塞的基础疗法，也是小面积肺栓塞的首选疗法，在大面积肺栓塞时可与溶栓药合用。抗凝虽不能直接促进血栓溶解，但可阻止血栓的进一步发生与发展。一般先应用肝素 1 周，而后改用华法林。低分子量肝素首先用 5000～10 000U 冲击量，以后改为 1000 U/h 持续静脉滴注。检测凝血酶原时间延长 1.5～2.0 倍，用量一般不超过 25 000U/d，如发生出血，应暂停 30min 后将滴速减慢，或用鱼精蛋白中和。

(3) 溶栓疗法。用于大面积栓塞伴心力衰竭和呼吸衰竭的治疗，主要用于发病 14d 以内的肺血栓栓塞。其禁忌证包括活动性出血性疾病、颅内新生物、2 个月内曾有急性脑血管病或颅内手术史。溶栓药物有：链激酶 250 000 IU，30min 内滴完，继以 100 000IU/h 静滴 12～72h。尿激酶 4000 IU/kg，10min 内滴完，继以 4400 IU/(kg·h)，共 12～24h。人纤溶酶原激活剂（tPA）100 mg 持续静滴 2h，同时加用肝素，必要时可重复使用。

(4) 介入和手术疗法。

①下腔静脉滤网：经周围静脉在下腔静脉放置伞形滤器或 Greenfield 静脉滤器等，适用于危重患者。

②肺血栓取栓术：主要用于伴有休克的大块肺动脉血栓以及收缩压 <13.3kPa(100mmHg)、中心静脉压增高、肾衰竭、内科治疗失败或有溶栓禁忌不宜内科治疗者。体外循环下切开肺动脉取栓，但死亡率较高。

③导管取栓：用导管经股静脉进入肺动脉，吸除血栓。适用于 2～3 周内大块肺栓塞及肺动脉平均压 <6.7kPa(50mmHg) 者。

④球囊或导管碎栓术：通过导管或球囊扩张挤压血栓使血栓碎裂成细小血栓，利于吸栓或溶栓。

2. 中医治疗方案

(1) 辨证分型。

①阳气暴脱兼血瘀型，证见：大汗淋漓，胸痛剧烈，胸闷气短、甚者晕厥，口唇面色青紫，咳吐血痰甚至咳血，舌质淡暗或瘀紫，脉微细涩。

②血瘀胸腑型，证见：胸痛为主，兼有心悸胸闷，或有发热，咳嗽咳痰，痰中带血丝，唇紫目黑，舌质暗红、瘀点，脉弦涩或紧。

③痰瘀互结型，证见：咳嗽、黄痰量多，发热，或有胸痛、痰中带血，舌质暗红，舌苔黄厚腻，脉滑数。

（2）辨证治疗。

①阳气暴脱兼血瘀型给予参附汤（以参附注射液代）；血瘀胸腑型给予血府逐瘀汤加减（红花、桃仁、当归、川芎、生地黄、赤芍、牛膝、桔梗、柴胡、枳壳、甘草）。

②痰瘀互结型给予千金苇茎汤合桃红四物汤加减（苇茎、桃仁、生薏仁、冬瓜仁、海蛤壳、红花、川芎、白芍、当归、熟地黄）。

第四节　出　血

心胸外科手术后出血是较常见的并发症，尤其是需进行体外循环的心脏和大血管手术，术后出血发生的概率和危险更大。术后放置心包、纵隔或胸腔闭式引流管，可以减轻积血引起的对心、肺功能的影响，还可以观察胸腔出血情况，为治疗提供参考。

一、病因病理

按病因分类可分为外科性出血、凝血机制紊乱性出血和混合性出血。

1. 外科性出血。常见有肋间动脉出血、支气管动脉出血、食管切除术后的食管床小动脉和胃大网膜血管出血；胸壁粘连带内血管结扎脱落或电灼痂脱落；引流管放置处出血；心脏、大血管的切开缝合欠佳；胸骨断面或肋骨断端出血；广泛胸膜粘连后的剥离面渗血。

2. 凝血机制紊乱性出血。患者术前即有凝血功能障碍，或体外循环术后由于鱼精蛋白中和肝素不足、肝素反跳、大量输血等导致凝血功能障碍，出现术野渗血不止。

3. 混合性出血。即同时有外科性出血和凝血机制紊乱性出血的因素存在。

二、临床表现及诊断

1. 心胸外科术后，胸腔、纵隔或心包引流管引流出血性液体超过 150～200ml/h，连续观察 4～5h 未见好转者，应考虑到胸内出血。临床上表现为心率加快、血压下降、面色苍白、四肢湿冷、尿量减少等，患者也可有口渴、心慌、嗜睡等表现。

2. 引流不畅时多有患侧呼吸音减低、叩诊浊音等症状。当有心包压塞时可有 Beck 三联征表现。

3. 临床症状轻重与出血量大小、速度、有无张力以及胸腔内积血量、有无血凝块等有关。一般右侧血胸的症状重于左侧。

4. X 线胸片可见胸腔内积液或心影增宽、纵隔向对侧移位。当出现以上情况时，即可诊断为术后胸内出血。

5. 胸腔引流液的测定对判断胸液性质有帮助，若引流液的血红蛋白含量 >50g/L，常提示活动性出血。

三、治疗方案及原则

1. 西医治疗方案

（1）严密监测生命体征、尿量、皮色、中心静脉压等，反复进行血红蛋白、血细胞压积、血小板计数、ACT、凝血酶原时间（PT）的测定。

（2）经常挤压胸腔引流管，保持引流管通畅。注意单位时间内引流量及引流液的血红蛋白定量，注意胸内有无血液积聚以及是否出现张力情况。

（3）根据血压、心率、尿量和血常规测定的结果给予输血、补液，维持生命体征的稳定。

（4）应用止血药。常规药物包括维生素 K、氨基己酸、巴曲酶（立止血）、M 因子复合物等。创面广泛渗血者应用纤维蛋白原效果较好。大量输血还应给予钙剂。

（5）开胸探查止血。经积极保守治疗无效者应进行开胸止血。从原切口进入胸腔，根据血块的位置，判断出血的来源，快速清除血块，冲洗胸腔，控制出血点。如无活动出血点，而为渗血区，尽可能电灼后缝扎，或用明胶海绵、止血纱布压迫止血。

2. 中医治疗方案

本病应立刻进行止血治疗，在出血得到控制后可使用以下中药进行辅助治疗。

（1）三七 10g，白及 10g，血余炭 10g 为基础方。胃热重者加生大黄 10g、黄连 10g；肝火犯胃者加大黄 10g、山栀 10g、茵陈 10g、龙胆草 10g；脾胃虚寒者加党参 10g、附片 10g、炮姜 10g；脾不统血者加人参 20g、黄芪 30g、炒白术 10g、炮姜 15g；胃阴虚者加生地黄 20g、麦冬 15g、石斛 15g、旱莲草 30g；瘀血阻络者加丹参 20g、蒲黄 15g。

（2）党参 30g，炒白术 15g，茯苓 12g，大黄炭 8g，白及 10g，三七粉 10g，甘草 6g。若表现为脾胃虚寒，则加干姜、灶心土、熟附子、山药等；若表现为胃阴不足，加玄参、黄精等；若表现为瘀血阻滞，加川楝子、蒲黄炭、桃仁、赤芍、元胡等；若表现为肝气犯胃，则加柴胡、香附、郁金等；若表现为肝胃郁热，则加黄连、黄芩、丹皮等。

第五节 心律失常

心胸外科手术后发生心律失常并不少见，有时会危及患者生命。胸部手术中，心脏、肺切除手术后出现心律失常的概率高于其他手术。本病属于中医"心悸""怔忡""脉结代""厥证"等范畴。

一、病因病理

1. 低氧血症。胸外科患者术中使用双腔插管，术中单肺通气持续时间较长，造成机体缺氧，CO_2 蓄积。食管、贲门癌术后胃代替食管，胸胃挤压心脏，限制肺复张，减少肺有效通气量。唐景华等报道开胸术后氧分压（PO_2）显著降低，以术后 1～2d 最低，第 3d 回升，第 7d 恢复到术前水平。心肺功能不全的患者，对低氧血症耐受力差，术后由于气胸、胸腔积液、疼痛而无力咳嗽，和深呼吸、肺部感染和肺不张等原因所造成气体交换严重受损，继而发生心律失常。

2. 手术刺激。开胸手术直接刺激及牵拉迷走神经过重、过久，以及术中切断迷走神经后引起交感神经兴奋是诱发快速型心律失常的原因。

3. 手术创伤和术后疼痛可引起应激反应，血中儿茶酚胺物质增加，心脏兴奋性增强，也可诱发快速型心律失常。

4. 术后进食减少。食管癌患者术后长期静脉营养，易出现电解质失衡，造成低钾、低镁血症均可引起心律失常。

5. 高龄患者的心肺储备能力差，术后因肺叶切除造成肺循环压力升高或因禁食需大量补液，当补液速度过快或量过多时，易造成急性左心衰竭。

二、临床表现及诊断

1. 期前收缩

（1）期前收缩可无症状，有些患者有心悸或心跳暂停感。频发期前收缩可导致乏力、头晕等症状。听诊可发现有心律不规则，有较长的代偿间歇。第一心音增强，第二心音减弱或消失。期前收缩呈二联律或三联律时，脉搏触诊可发现间歇性缺脉。

（2）房性期前收缩。①提早出现 P 波，形态与窦性 P 波略有不同。②P-R 间期 >0.12s，若 P 波后不继以 QRS 波群即为房性期前收缩未下传。③期前收缩后的 QRS 波与正常窦性相同，或因伴差异传导而变形，需与室性期前收缩鉴别。④房性期前收缩常使窦房结提前除极，形成不完全性代偿间歇。

（3）房室交界性期前收缩。①提早出现的 QRS 波群，形态与窦性 QRS 波群相同，也可因伴差异性传导而发生畸形。②逆行 P 波可出现于 QRS 波之前、之中或之后，其 P-R 间期 <0.12s 或 >0.20s。③交界性期前收缩逆向和前向同时出现完全性传导阻滞时，心电图上无 P-QRS-T 波群而表现为一长间歇，称传导阻滞型交界性期前收缩；代偿间歇可为完全性和不完全性。

（4）室性期前收缩。①提前出现的畸形 QRS 波群，其时限大多 >0.12s，其前后无相关的 P 波，T 波与 QRS 波主波方向相同，S-T 段随 T 波方向而移位。②室性期前收缩后大多有完全性代偿间歇。③室性期前收缩与基本心律的关系可呈配对型、平行收缩型和间位型。

2. 阵发性室上性心动过速

阵发性室上性心动过速常因情绪激动、体位改变、用力过猛或饱餐等发作。发作突然，可能持续数秒、数小时或数日，终止也常突然。发作时症状与血流动力学障碍程度相关，大多数有突然心悸，伴有恐惧、不安和多尿，心率超过 200 次 /min，持续时间较长者可引起心、脑等器官供血不足，导致血压下降、头晕、黑矇，甚至猝死。阵发性室上性心动过速分为：房室结折返性心动过速、房室旁路折返性心动速、自律性房性心动过速。

3. 心房扑动和心房颤动

心房扑动（简称房扑）和心房颤动（简称房颤）的症状可有心悸、胸闷和惊慌。心室率快而心功能较差时，可导致急性心衰、休克和昏厥。心电图上表现为 P 波消失，代之以连续、规则的 F 波或连续、不规则的 f 波。

4. 室性心动过速

室性心动过速（简称室速）的起始和终止常较突然。发作时症状与血流动力学障碍程度相关，轻者有突然心悸，伴有恐惧、不安和多尿，重者可发生昏厥抽搐等。室性心动过速主要特征为心率快而不规则，心率 150～200 次 /min，心尖区第一心音强度轻重不等，颈静脉搏动与心搏可不一致，偶可见"大炮波"。连续 3 次或 3 次以上室性期前收缩，QRS 波群增宽（>0.12s），心室率在 150～200 次 /min 之间，节律可略不齐，偶有 R-R 间距相差达 0.33s。窦性心律可继续存在，形成房室分离；P 波偶有下传，形成一次提早出现的 QRS 波群，产生心室夺获，其形态与窦性心律时相同或略有差别。有时窦性 P 波部分夺获心室，与室性异位搏动共同形成心室融合波，其形态介于窦性心律与室性心动过速的 QRS 波群之间。心动过速持续 30s 或以上的称为持续性室速，不足 30s 而自动终止的称非持续性室速。

5. 尖端扭转型室速

尖端扭转型室速是在 Q-T 间期延长的基础上发生的介于室上性心动过速和室性纤颤间的一种特殊类型的恶性心律失常。极为短暂的扭转型室速一般不引起症状或仅有心悸，但大多数发作时有不同程度的昏厥，持续时间长者可发生抽搐，心音消失，血压测不出。Q-T 间期延长，T/U 波增宽，QRS 波群极性及震幅呈时相性变化，室性期前收缩间距长，呈室性期前收缩二联律。

6. 心室扑动和心室颤动

心室扑动（简称室扑）和心室颤动（简称室颤）分别为心室肌快而弱的收缩或不协调的快速乱颤，其结果是引起血流动力学障碍，心脏无排血，心音和脉搏消失，心、脑等器官和周围组织血液灌注停止，阿斯综合征发作和猝死。室颤是导致心源性猝死的严重心律失常，也是临终前循环衰竭的心律改变；室扑绝大部分是室颤的前奏。

（1）心室扑动。①扑动呈正弦波，形状相同，波幅较大。②频率为 150～250 次 /min。③QRS 波群与 T 波不能分开，P 波消失，无基线。

（2）心室颤动 。QRS 波群与 T 波完全消失，代之以快速、不规则、高低不平的颤动波；频率为 250～500 次 /min；P 波消失，无基线。

7. 房室传导阻滞

Ⅰ度房室传导阻滞很少有症状，听诊时第一心音可略减弱。Ⅱ度房室传导阻滞有心跳停顿或心悸，听诊有心音脱漏，有脉搏脱漏。心室率缓慢时可有头晕、乏力、易疲劳、活动后气促，甚至短暂昏厥。Ⅲ度房室传导阻滞时，除上述症状外，还可出现心、脑血管供血不足。听诊时心室率慢而规则，第一心音强弱不一，强者可有"大炮音"，偶尔可听见心房音。收缩压升高、脉压增宽、颈静脉搏动与心音不一致、心脏增大。心率过慢，心室起搏点不稳定或心室停顿，可有短暂意识丧失。心室停顿超过 15s 可出现昏厥、抽搐和青紫及阿斯综合征发作。迅速恢复室性自主心律的，发作立即停止，神志可立即恢复，否则可死亡。房室束分支以上阻滞，大多表现为Ⅰ度或Ⅰ度Ⅰ型房室传导阻滞，病情短暂。阻滞的发展与恢复有逐渐演变过程，突然转变少见。进展成Ⅱ度时，心室起搏点多在房室束分支以上，症状轻，发生阿斯综合征少见，死亡率低，预后好。房室束分支以下阻滞，大多表现为单束支或双束支传导阻滞，而房室传导正常。发展为不完全性三束支阻滞时，少数人仅有交替出现的左或右束支传导阻滞而仍保持正常房室传导，多数则有Ⅰ度、Ⅱ度Ⅱ型或Ⅲ度房室传导阻滞，下传的心搏仍保持束支传导阻滞的特征。早期可间断发生，但阻滞程度改变大多突然，转为Ⅲ度阻滞时，心室起搏点在阻滞部位以下QRS 畸变，频率慢而不稳定，易致心室停搏，患者症状重，阿斯综合征发作常见，死亡率高，预后差。

Ⅰ度房室传导阻滞 P-R 间期延长（大于 20s）。Ⅰ度Ⅰ型房室传导阻滞 P-R 间期逐渐延长，直到 P 波不下传而脱漏 1 次 QRS 波，周而复始；P-R 间期逐渐延长的递增逐次减少；P-R 间期逐渐缩短；最长的 P-R 间期小于最短的 P-R 间期 2 倍。

Ⅱ度Ⅱ型房室传导阻滞 P-R 间期正常或轻度延长，但恒定不变，P 波突然不能下传而 QRS 波脱漏。下传的 QRS 波正常或宽大畸形。Ⅲ度房室传导阻滞心房激动完全不能下传至心室，P 波与 QRS 波无固定关系，P 波频率较 QRS 波快。心室激动可由房室交界区、希氏束或束支 - 浦系统控制。

8. 窦性停搏

轻者窦性停搏偶然出现，临床无症状；严重者窦性停搏可长时间出现，引起头晕、短暂昏厥和阿斯综合征。心电图特点是一个或多个显著延长的P-P间距，而长P-P间距与基本的窦性P-P间距之间无整倍数关系。长P-P间距中可出现一个或多个房室交界性或室性逸搏，形成短阵房室交界处心律或心室自主心律，偶见长达数秒的心房与心室活动暂停。

三、治疗方案及原则

1. 西医治疗方案

(1)要保持呼吸道通畅，持续吸氧，并予以心电监护；充分止痛、镇静，保持血流动力学稳定，及时纠正水、电解质失衡。

(2)开胸术后并非每个患者均需抗心律失常药物治疗，对于血流动力学稳定者可加强监测，查其诱因，并尽快去除病因，给予充分吸氧、镇痛、纠正电解质紊乱等。只有当心室率 >150 次 /min 时，才应使用毛花苷丙控制心率。

(3)快速型房颤患者可应用洋地黄，一般能控制并顺利恢复窦性心律，严重者可使用胺碘酮(可达龙) 等药物复律治疗。

(4)出现左心衰竭者应尽快利尿排水，恢复血流动力学的稳定。处理及时、恰当，一般均能得到控制。

(5)对于偶发室性期前收缩，可不予处理。频发室性期前收缩、多源性室性期前收缩或出现室性期前收缩二联律、三联律，应静脉注射利多卡因 50 ~ 100mg，若无效可在 5 ~ 10min 后重复使用，或 1 ~ 4mg/min 静脉滴注维持。

(6)心律失常可影响心排出量，使重要器官灌注不足，严重心律失常可在心房内形成血栓，早期活动时应特别注意。

(7)明显的窦性心动过缓，甚至长时间的窦性停搏，心室率 <40 次 /min，已有明显低血压，甚至出现阿斯综合征，应选用异丙肾上腺素或肾上腺素以增加心率和血压。药物治疗无效时，安放临时人工心脏起搏器；三度房室传导阻滞者，心室率经常发生变化，血流动力学不稳定，应首选安放临时人工心脏起搏器。

(8)尖端扭转型室性心动过速易转为室颤，应选用异丙肾上腺素，同时补钾和镁剂，也可试用电击复律或临时起搏。

2. 中医治疗方案

(1)中药治疗：人参（另煎）10g，麦冬 15g，五味子 3g，桂枝 6g，赤白芍各 10g，丹参 30g，甘草 6g，珍珠母 30g，生龙牡（先煎）各 20g，琥珀（研冲）6g。

(2)加减：阳气偏虚者桂枝加量至 12 ~ 15g；阳虚明显者再加附子 9 ~ 12g、远志 10g；血虚不寐者酌加炒枣仁 15g、柏子仁 10g、夜交藤 20 ~ 30g；阴虚明显者去桂枝，加生地 20g、阿胶 10g、百合 20g、龟板 15g；心火上炎者去桂枝，加生地 15 ~ 30g、川连 3 ~ 6g；便秘者加大黄 10g、黄芩 10g；肥人夹痰而晕者去白芍、五味子，加半夏 10g、白术 12 ~ 15g、天麻 10g；血脂高者加山楂 15g、生首乌 15g；瘀象明显者加桃红 10g。1 剂 /d，水煎服，早晚各 1 次。

第二篇 腹部外科常见疾病中西医结合治疗

第一章　腹外疝

第一节　概　论

体内脏器或组织离开其正常解剖部位，通过先天或后天形成的薄弱点、缺损或孔隙进入另一部位，称为疝（hernia）。疝多发生于腹部，以腹外疝为多见。腹外疝是由腹腔内的脏器或组织连同腹膜壁层，经腹壁薄弱点或孔隙，向体表突出而致。腹内疝是由脏器或组织进入腹腔内的间隙囊内而形成，如网膜孔疝。

一、病因病理

腹壁强度降低和腹内压力增高是腹外疝发生的两个主要原因。

1. 腹壁强度降低。引起腹壁强度降低的潜在因素很多，最常见的因素有：①某些组织穿过腹壁的部位，如精索或子宫圆韧带穿过腹股沟管、股动静脉穿过股管、脐血管穿过脐环等处；②腹白线因发育不全也可成为腹壁的薄弱点；③手术切口愈合不良、腹壁外伤及感染，腹壁神经损伤、老年、久病、肥胖所致肌萎缩等也常是腹壁强度降低的原因。

2. 腹内压力增高。慢性咳嗽、慢性便秘、排尿困难（如包茎、良性前列腺增生、膀胱结石）、搬运重物、举重、腹水、妊娠、婴儿经常啼哭等是引起腹内压力增高的常见原因。正常人虽时有腹内压增高情况，但如腹壁强度正常，则不致发生疝。

二、临床表现及诊断

1. 典型的腹外疝由疝囊、疝内容物和疝外被盖等组成。疝囊是壁腹膜的憩室样突出部，由疝囊颈和疝囊体组成。疝囊颈是疝囊比较狭窄的部分，是疝环所在的部位，也是疝突向体表的门户，又称疝门，亦即腹壁薄弱区或缺损所在。

2. 各种疝通常以疝门部位作为命名依据，例如腹股沟疝、股疝、脐疝、切口疝等。疝内容物是进入疝囊的腹内脏器或组织，以小肠为最多见，大网膜次之。此外如盲肠、阑尾、乙状结肠、横结肠、膀胱等均可作为疝内容物进入疝囊，但较少见。疝外被盖是指疝囊以外的各层组织。腹外疝有易复性、难复性、嵌顿性、绞窄性等类型。

（1）易复性疝（reducible hernia）：疝内容物很容易回纳入腹腔的疝，称易复性疝。

（2）难复性疝（irreducible hernia）：疝内容物不能回纳或不能完全回纳入腹腔内，但并不引起严重症状者，称难复性疝。与易复性疝一样，难复性疝的内容物并无血运障碍，也无严重的临床症状。

（3）嵌顿性疝（incarcerated hernia）：疝囊颈较小而腹内压突然增高时，疝内容物可强行扩张囊颈而进入疝囊，随后因囊颈的弹性收缩，又将内容物卡住，使其不能回纳，这种情况称为嵌顿性疝。肠管嵌顿时肠系膜内动脉的搏动可扪及，嵌顿如能及时解除，病变肠管可恢复正常。

(4)绞窄性疝（strangulated hernia）：肠管嵌顿如不及时解除，肠壁及其系膜受压情况不断加重可使动脉血流减少，最后导致完全阻断，即为绞窄性疝。此时肠系膜动脉搏动消失，肠壁逐渐失去其光泽、弹性和蠕动能力，最终变黑坏死。疝囊内渗液变为淡红色或暗红色。如继发感染，疝囊内的渗液则为脓性。感染严重时，可引起疝外被盖组织的蜂窝织炎。积脓的疝囊可自行穿破或误被切开引流而发生粪瘘（肠瘘）。

嵌顿性疝和绞窄性疝实际上是一个病理过程的两个阶段，临床上很难截然区分。肠管嵌顿或绞窄时，可导致急性机械性肠梗阻。因为逆行性嵌顿一旦发生绞窄，不仅疝囊内的肠管可坏死，腹腔内的中间肠袢也可坏死；甚至有时疝囊内的肠管尚存活，而腹腔内的肠袢已坏死。所以，在手术处理嵌顿或绞窄性疝时，应特别警惕有无逆行性嵌顿，必须把腹腔内有关肠袢牵出检查，仔细判断肠管活力，以防隐匿于腹腔内的中间坏死肠袢被遗漏。

三、治疗方案及原则

1. 中医治疗方案

肝经绕阴器上入少腹，中医有"诸疝皆属足厥阴肝经之疾"之说。治疝多从经络辨证，多选肝经之药，消疝汤中乌药、小茴香、橘核、川楝子、毛柴胡疏肝行气、散寒止痛，正为此用。《景岳全书》指出"治疝必先治气……气虚者，必须补气"。生黄芪、生白术益气升阳举陷，合上药行气补气，紧扣疝气病机。朱丹溪云疝气"不可只作寒论"，可因湿热郁内、寒气束外而致回；《金匮翼》指出"疝病不离寒湿热三者之邪"；方中有川草薢、泽泻、石莲子利湿分清降浊（生白术亦有燥湿利水之用）、宣通气机。五味子"酸咸入肝而补肾"，生山楂味酸入肝、消食行气散瘀，皆具收敛固涩作用，配合黄芪补气，共奏益气固脱之效。

2. 药物治疗方法

（1）肝郁气滞：疝囊偏坠胀痛，连及少腹痛处不定，每因恼怒过度而加剧，胸闷、食少，苔白脉弦。治当疏肝行气，消肿止痛。方用柴胡疏肝散加味：柴胡、芍药、枳壳、川芎、元胡、荔枝核、川楝子、炙甘草。

（2）寒滞经脉：疝囊肿痛、昼出夜缩，或时大时小，遇寒加剧，畏寒喜暖，四肢不温，舌淡苔白，脉弦紧。治当温经散寒，消肿止痛。方用暖肝煎加味：肉桂、小茴香、乌药、吴茱萸、云苓、当归、枸杞子、黄芪、党参、荔枝核、橘核、生姜。

（3）中气下陷：疝囊偏坠肿胀疼痛，时上时下，立时出腹入囊，卧时入腹，劳累加重，伴头昏乏力，食少倦怠，苔白，脉虚无力。治当益气举陷，理气止痛。方用补中益气汤加味：党参、黄芪、升麻、柴胡、白术、当归、川楝子、元胡、陈皮、甘草。

3. 外治法

可针刺头顶发旋中矢，1~3分，针尖向前；可用小茴香＋食盐＋葱段炒热装入布袋，内敷肚脐；可应用疝气治疗带，将疝内容物纳回，以起到外固定的作用。

本章其他部分的中医治疗方案可参考于此。

第二节 腹股沟疝

腹股沟区是前外下腹壁一个三角形区域，其下界为腹股沟韧带，内界为腹直肌外侧缘，上界为髂前上棘至腹直肌外侧缘的一条水平线。腹股沟疝是指发生在这个区域的腹外疝。

腹股沟疝分为斜疝和直疝两种。疝囊经过腹壁下动脉外侧的腹股沟管深环（内环）突出，向内、向下、向前斜行经过腹股沟管，再穿出腹股沟管浅环（皮下环），并可进入阴囊，称为腹股沟斜疝（indirect inguinal hernia）。疝囊经腹壁下动脉内侧的直疝三角区直接由后向前突出，不经过内环，也不进入阴囊，称为腹股沟直疝（direct inguinal hernia）。二者区别见表1。

表1 斜疝和直疝的鉴别

鉴别要点	斜疝	直疝
发病年龄	多见于儿童及青壮年	多见于老年
突出途径	经腹股沟管突出，可进阴囊	由直疝三角突出，很少进入阴囊
疝块外形	椭圆或梨形，上部呈蒂柄状	半球形，基底较宽
回纳疝块后压住深环	疝块不再突出	疝块仍可突出
精索与疝囊的关系	精索在疝囊后方	精索在疝囊前外方
疝囊颈与腹壁下动脉的关系	疝囊颈在腹壁下动脉外侧	疝囊颈在腹壁下动脉内侧
嵌顿机会	较多	极少

一、病因病理

腹股沟斜疝有先天性和后天性之分。

1. 先天性解剖异常。胚胎早期，睾丸位于腹膜后第 2~3 腰椎旁，以后逐渐下降，同时在未来的腹股沟管深环处带动腹膜、腹横筋膜以及各肌经腹股沟管逐渐下移，并推动皮肤而形成阴囊。随之下移的腹膜形成一鞘突，睾丸则紧贴在其后壁。鞘突下段在婴儿出生后不久成为睾丸固有鞘膜，其余部分即自行萎缩闭锁而遗留一纤维索带。如鞘突不闭锁或闭锁不完全，就成为先天性斜疝的疝囊。右侧睾丸下降比左侧略晚，鞘突闭锁也较迟，故右侧腹股沟疝较多。

2. 后天性腹壁薄弱或缺损。任何腹外疝，都存在腹横筋膜不同程度的薄弱或缺损。此外，腹横肌和腹内斜肌发育不全对发病也起着重要作用。腹横筋膜和腹横肌的收缩可把凹间韧带牵向上外方，而在腹内斜肌深面关闭了腹股沟深环。如腹横筋膜或腹横肌发育不全，这一保护作用就不能发挥而容易发生疝。已知腹肌松弛时弓状下缘与腹股沟韧带是分离的。但在腹内斜肌收缩时，弓状下缘即被拉直而向腹股沟韧带靠拢，有利于覆盖精索并加强腹股沟管前壁。因此，腹内斜肌弓状下缘发育不全或位置偏高者，易发生腹股沟疝（特别是直疝）。

二、临床表现及诊断

1. 腹股沟斜疝的基本临床表现是腹股沟区有一突出的肿块。易复性斜疝除腹股沟区有肿块和偶有胀痛外，并无其他症状。肿块常在站立、行走、咳嗽或劳动时出现，多呈带蒂柄的梨形，并可降至阴囊或大阴唇。

2. 用手按肿块并嘱患者咳嗽，可有膨胀性冲击感。如患者平卧休息或用手将肿块向腹腔推送，肿块可向腹腔回纳而消失。

3. 疝内容物如为肠袢，则肿块柔软、光滑，叩之呈鼓音。回纳时常先有阻力；一旦回纳，肿块即较快消失，并常在肠袢进入腹腔时发出咕噜声。若疝内容物为大网膜，则肿块坚韧叩呈浊音，回纳缓慢。

4. 难复性斜疝在临床表现方面除胀痛稍重外，其主要特点是疝块不能完全回纳。滑动性斜疝疝块除了不能完全回纳外，尚有消化不良和便秘等症状。

5. 嵌顿性疝通常发生在斜疝，强力劳动或排便等腹内压骤增是其主要原因。临床上表现为疝块突然增大，并伴有明显疼痛。平卧或用手推送不能使疝块回纳。肿块紧张发硬，且有明显触痛。疝一旦嵌顿，自行回纳的机会较少；多数患者的症状逐步加重。如不及时处理，将会发展成为绞窄性疝。

6. 绞窄性疝的临床症状多较严重。但在肠袢坏死穿孔时，疼痛可因疝块压力骤降而暂时有所缓解。因此，疼痛减轻而肿块仍存在者，不可认为是病情好转。绞窄时间较长者，由于疝内容物发生感染，侵及周围组织，引起疝外被盖组织的急性炎症。严重者可发生脓毒症。

7. 腹股沟直疝常见于年老体弱者，其主要临床表现是当患者直立时，在腹股沟内侧端、耻骨结节上外方出现一半球形肿块，并不伴有疼痛或其他症状。膀胱有时可进入疝囊，成为滑动性直疝，此时膀胱即成为疝囊的一部分，手术时应予以注意。

三、治疗方案及原则

腹股沟疝如不及时处理，疝块可逐渐增大，终将加重腹壁的损坏而影响劳动力；斜疝又常可发生嵌顿或绞窄而威胁患者的生命。因此，除少数特殊情况外，腹股沟疝一般均应尽早施行手术治疗。

1. 非手术治疗。一岁以下婴幼儿可暂不手术。因为婴幼儿腹肌可随躯体生长逐渐强壮，疝有自行消失的可能。可采用棉线束带或绷带压住腹股沟管深环，防止疝块突出并给发育中的腹肌以加强腹壁的机会。

年老体弱或伴有其他严重疾病而禁忌手术者，白天可在回纳疝内容物后，将医用疝带一端的软压垫对着疝环顶住，阻止疝块突出。长期使用疝带可使疝囊颈经常受到摩擦变得肥厚坚韧而增加疝嵌顿的发病率，并有促使疝囊与疝内容物发生粘连的可能。

2. 手术治疗。腹股沟疝最有效的治疗方法是手术修补。如有慢性咳嗽、排尿困难、严重便秘、腹水等腹内压力增高情况，或合并糖尿病，手术前应先予处理，以避免和减少术后复发。手术方法可归纳为下述三种：①传统的疝修补术。手术的基本原则是疝囊高位结扎、加强或修补腹股沟管管壁。②无张力疝修补术（tension-free hernioplasty）。传统的疝修补术存在缝合张力大、术后手术部位有牵扯感、疼痛等缺点。无张力疝修补术是在无张力情况下，利用人工高分子材料网片进行修补，具有术后疼痛轻、恢复快、复发率低等优点。③经腹腔镜疝修补术（laparoscopic inguinal herniorrhaphy，LIHR）。经腹腔镜疝修补术创伤小、术后疼痛轻、恢复快、复发率低、无局部牵扯感，但因需全身麻醉、手术费用高等原因，目前临床应用较少。然而，对于双侧腹股沟疝的修补，尤其是多次复发或隐匿性疝，经腹腔镜疝修补更具优势。

3. 嵌顿性和绞窄性疝的处理原则。嵌顿性疝具备下列情况者可先试行手法复位：①嵌顿时间在 3～4h 以内，局部压痛不明显，也无腹部压痛或腹肌紧张等腹膜刺激征者；②年老体弱或伴有其他较严重疾病而估计肠袢尚未绞窄坏死者。复位方法是让患者取头低足高卧位，注射吗啡或哌替啶，以止痛和镇静，并松弛腹肌。然后托起阴囊，持续缓慢地将疝块推向腹腔，同时用左手轻轻按摩浅环和深环以协助疝内容物回纳。此法虽有可能使早期嵌顿性斜疝复位，暂时避免了手术，但有挤破肠管、把已坏死的肠管送回腹腔或疝块虽消失而实际仍有一部分肠管未回纳等可能。因此，手法必须轻柔，切忌粗暴；复位后还需严密观察腹部情况，注意有无腹膜炎或肠梗阻的表现，如有这些表现，应尽早手术探查。由于嵌顿性疝复位后，疝并未得到根治，大部分患者迟早仍需手术修补，而手法复位本身又带有一定危险性，所以要严格掌握手法复位的指征。

除上述情况外，嵌顿性疝原则上需要紧急手术治疗，以防止疝内容物坏死并解除伴发的肠梗阻。绞窄性疝的内容物已坏死，更需手术。术前应做好必要的准备，如有脱水和电解质紊乱，应迅速补液加以纠正。手术的关键在于正确判断疝内容物的活力，然后根据病情确定处理方法。

第三节　股　疝

疝囊通过股环、经股管向卵圆窝突出的疝，称为股疝（femoral hernia）。股疝的发病率占腹外疝的 3%～5%，多见于 40 岁以上妇女。女性骨盆较宽大、联合肌腱和腔隙韧带较薄弱，以致股管上口宽大松弛而易发病。妊娠是腹内压增高的主要原因。股管是一个狭长的漏斗形间隙，长 1～1.5cm，内含脂肪、疏松结缔组织和淋巴结。股管有上下两口。上口称股环，直径约 1.5cm，有股环隔膜覆盖；其前缘为腹股沟韧带，后缘为耻骨梳韧带，内缘为腔隙韧带，外缘为股静脉。股管下口为卵圆窝。卵圆窝是股部深筋膜（阔筋膜）上的一个薄弱部分，覆有一层薄膜，称筛状板。它位于腹股沟韧带内侧端的下方，下肢大隐静脉在此处穿过筛状板进入股静脉。

一、病因病理

在腹内压增高的情况下，对着股管上口的腹膜，被下坠的腹内脏器推向下方，经股环向股管突出而形成股疝。疝块进一步发展，即由股管下口顶出筛状板而至皮下层。疝内容物常为大网膜或小肠。由于股管几乎是垂直的，疝块在卵圆窝处向前转折时形成一锐角，且股环本身较小，周围又多坚韧的韧带，因此股疝容易嵌顿。在腹外疝中，股疝嵌顿者最多，高达 60%。股疝一旦嵌顿，可迅速发展为绞窄性疝，应特别注意。

二、临床表现及诊断

1. 疝块往往不大，常在腹股沟韧带下方卵圆窝处表现为一半球形的突起。平卧回纳内容物后，疝块有时不能完全消失，这是因为疝囊外有很多脂肪堆积的缘故。由于疝囊颈较小，咳嗽冲击感也不明显。易复性股疝的症状较轻，常不为患者所注意，尤其在肥胖者更易疏忽。一部分患者可在久站或咳嗽时感到患处胀痛，并有可复性肿块。

2. 股疝如发生嵌顿，除引起局部明显疼痛外，也常伴有较明显的急性机械性肠梗阻，严重者甚至可以掩盖股疝的局部症状。

3. 鉴别诊断。

（1）腹股沟斜疝：腹股沟斜疝位于腹股沟韧带上内方，股疝则位于腹股沟韧带下外方，一般不难鉴别诊断。应注意的是，较大的股疝除疝块的一部分位于腹股沟韧带下方以外，一部分有可能在皮下伸展至腹股沟韧带上方。用手指探查腹股沟管外环（浅环）是否扩大，有助于两者的鉴别。

（2）脂肪瘤：股疝疝囊外常有一增厚的脂肪组织层，在疝内容物回纳后，局部肿块不一定完全消失。这种脂肪组织有被误诊为脂肪瘤的可能。两者的不同在于脂肪瘤基底不固定而活动度较大，股疝基底固定而不能被推动。

（3）肿大的淋巴结：嵌顿性股疝常误诊为腹股沟区淋巴结炎。

（4）大隐静脉曲张：卵圆窝处结节样膨大的大隐静脉在站立或咳嗽时增大，平卧时消失，可能被误诊为易复性股疝。压迫股静脉近心端可使结节样膨大增大；此外，下肢其他部分同时有静脉曲张对鉴别诊断有重要意义。

三、治疗方案及原则

1. 股疝容易嵌顿，一旦嵌顿又可迅速发展为绞窄性疝。因此，股疝诊断确定后，应及时手术治疗。对于嵌顿性或绞窄性股疝，更应紧急手术。

2. 最常用的手术是 McVay 修补法。此法不仅能加强腹股沟管后壁而用于修补腹股沟疝，同时还能堵住股环而用于修补股疝。另一方法是在处理疝囊后，在腹股沟韧带下方把腹股沟韧带、腔隙韧带和耻骨肌筋膜缝合在一起，借以关闭股环。也可采用无张力疝修补法或经腹腔镜疝修补术。

3. 嵌顿性或绞窄性股疝手术时，因疝环狭小，回纳疝内容物常有一定困难。遇此情况时，可切断腹股沟韧带以扩大股环，但在疝内容物回纳后，应仔细修复被切断的韧带。

第四节　其他腹外疝

一、切口疝

切口疝（incisional hernia）是发生于腹壁手术切口处的疝。临床上比较常见，占腹外疝的第三位。腹部手术后切口获得一期愈合者，切口疝的发病率通常在 1% 以下；如切口发生感染，则发病率可达 10%；切口多开者甚至可高达 30%。

（一）病因病理

在各种常用的腹部切口中，最常发生切口疝的是经腹直肌切口；下腹部因腹直肌后鞘不完整，切口疝更多见，其次为正中切口和旁正中切口。

腹部切口疝多见于腹部纵行切口，原因是：除腹直肌外，腹壁各肌层及筋膜、鞘膜等组织的纤维大体上都是横行的，纵行切口势必切断这些纤维；在缝合这些组织时，缝线容易在纤维间滑脱；已缝合的组织又经常受到肌的横向牵引力而容易发生切口撕裂。此外，纵行切口虽不至于切断强有力的腹直肌，但因肋间神经可被切断，其强度可能因此而降低。除上述解剖因素外，手术操作不当是导致切口疝的重要原因。其中最主要的是切口感染所致腹壁组织破坏，由此引起的腹部切口疝占 50% 左右。此外，创口愈合不良也是一个重要因素。发生切口愈合不良的原因很多，如切口内血肿形成、肥胖、老龄、糖尿病、营养不良或某些药物（如皮质激素）。

（二）临床表现及诊断

腹部切口疝的主要症状是腹壁切口处逐渐膨隆，有肿块出现。肿块通常在站立或用力时更为明显，平卧休息则缩小或消失。较大的切口疝有腹部牵拉感，伴食欲减退、恶心、便秘、腹部隐痛等表现。多数切口疝无完整疝囊，疝内容物常可与腹膜外腹壁组织粘连而成为难复性疝，有时还伴有不完全性肠梗阻。

检查时可见切口瘢痕处肿块，小者直径数厘米，大者可达 10～20cm，甚至更大。有时疝内容物可达皮下。此时常可见到肠型和肠蠕动波，扪之则可闻及肠管的咕噜声。肿块复位后，多数能扪到腹肌裂开所形成的疝环边缘。腹壁肋间神经损伤后腹肌薄弱所致切口疝，虽有局部膨隆，但无边缘清楚的肿块，也无明确疝环可扪及。切口疝的疝环一般比较宽大，很少发生嵌顿。

（三）治疗原则及方案

治疗原则是手术修补。手术步骤：①切除疝表面原手术切口瘢痕；②显露疝环，沿其边缘清楚地解剖出腹壁各层组织；③回纳疝内容物后，在无张力的条件下拉拢疝环边缘，逐层细致地缝合健康的腹壁组织，必要时可用重叠缝合法加强之。以上要求对于较小的切口疝是容易做到的，对于较大的切口疝，因腹壁组织萎缩的范围过大，要求在无张力前提下拉拢健康组织有一定困难。对这种病例，可用人工高分子修补材料或自体筋膜组织进行修补。如在张力较大的情况下强行拉拢，即使勉强完成了缝合修补，术后难免不再复发。

二、脐疝

疝囊通过脐环突出的疝称脐疝（umbilical hernia）。脐疝有小儿脐疝和成人脐疝之分，两者病因病理及处理原则不尽相同。

（一）病因病理

小儿脐疝的病因病理是脐环闭锁不全或脐部瘢痕组织不够坚强，在腹内压增加的情况下发生。小儿腹内压增高的主要原因有经常啼哭和便秘。

（二）临床表现及诊断

小儿脐疝多属易复性，临床上表现为啼哭时脐疝脱出、安静时肿块消失。疝囊颈一般不大，但极少发生嵌顿和绞窄。有时，小儿脐疝覆盖组织可以穿破，尤其是在受到外伤后。

（三）治疗方案及原则

临床发现未闭锁的脐环迟至 2 岁时多能自行闭锁。因此，除了嵌顿或穿破等紧急情况外，在小儿 2 岁之前可采取非手术疗法，满 2 岁后，如脐环直径还大于 1.5cm，则可手术治疗。原则上 5 岁以上儿童的脐疝均应采取手术治疗。

非手术疗法的原则是在回纳疝块后，用一大于脐环的、外包纱布的硬币或小木片抵住脐环，然后用胶布或绷带加以固定勿使移动。6 个月以内的婴儿采用此法治疗，疗效较好。

成人脐疝为后天性疝，较为少见，多数是中年经产妇女。由于疝环狭小，成人脐疝发生嵌顿或绞窄者较多，故应采取手术疗法。孕妇或肝硬化腹水者，如伴发脐疝，有时会发生自发性或外伤性穿破。

脐疝手术修补的原则是切除疝囊，缝合疝环；必要时可重叠缝合疝环两旁的组织，手术时应注意保留脐眼，以免对患者（特别是小儿）产生心理上的影响。

第二章　腹部损伤

第一节　概　论

腹部损伤（abdominal injury）在平时和战时都较多见，其发病率在平时占各种损伤的 0.4% ~ 1.8%。腹部损伤按是否穿透腹壁、腹腔是否与外界相通可分为开放性和闭合性两大类：开放性损伤有腹膜破损者为穿透伤（多伴内脏损伤），无腹膜破损者为非穿透伤（偶伴内脏损伤）；其中投射物有入口、出口者为贯通伤，有入口无出口者为盲管伤。闭合性损伤可能仅局限于腹壁，也可同时兼有内脏损伤。此外，穿刺、内镜、灌肠、刮宫、腹部手术等各种诊疗措施导致的腹部损伤称医源性损伤。开放性损伤即使涉及内脏，其诊断常较明确；但闭合性损伤体表无伤口，要确定有无内脏损伤有时很困难，故其临床意义更为重要。

一、病因

开放性损伤常由刀刃、枪弹、弹片等利器所引起，闭合性损伤常系坠落、碰撞、冲击、挤压、拳打脚踢、棍棒等钝性暴力所致。无论开放或闭合，都可导致腹部内脏损伤。常见受损内脏在开放性损伤中依次是肝、小肠、胃、结肠、大血管等；在闭合性损伤中依次是脾、肾、小肠、肝、肠系膜等。胰、十二指肠、膈、直肠等由于解剖位置较深，损伤发生率较低。

腹部损伤的严重程度、是否涉及内脏、涉及什么内脏等情况在很大程度上取决于暴力的强度、速度、着力部位和作用方向等因素，还受解剖特点、内脏原有病理情况和功能状态等内在因素的影响，例如：肝、脾组织结构脆弱、血供丰富、位置比较固定，受到暴力打击容易导致破裂，尤其是原来已有病理情况者；上腹受挤压时，胃窦、十二指肠第三部或胰腺可被压在脊柱上而断裂；肠道的固定部分（上段空肠、末段回肠、粘连的肠管等）比活动部分更易受损；充盈的空腔脏器（饱餐后的胃、未排空的膀胱等）比排空者更易破裂。

二、临床表现

由于致伤原因及伤情的不同，腹部损伤后的临床表现可差异极大，从无明显症状体征到出现重度休克甚至濒死状态。一般单纯腹壁损伤的症状和体征较轻，可表现为受伤部位疼痛，局限性腹壁肿胀、压痛，或有时可见皮下瘀斑。如为内脏挫伤，可有腹痛或无明显症状。严重者主要的病理变化是腹腔内出血和腹膜炎。

实质性脏器如肝、脾、胰、肾等或大血管损伤主要临床表现为腹腔内（或腹膜后）出血，包括面色苍白、脉率加快，严重时脉搏微弱，血压不稳，甚至休克。腹痛呈持续性，一般并不很剧烈，腹膜刺激征也并不严重；但肝破裂伴有较大肝内胆管断裂时，因有胆汁沾染腹膜；胰腺损伤若伴有胰管断裂，胰液溢入腹腔，可出现明显的腹痛和腹膜刺激征。体征最明显处一般即是损伤所在。肩部放射痛提示肝或脾的损伤。肝、脾包膜下破裂或肠系膜、网膜内出血可表现为腹部肿块。移动性浊音虽然是内出血的有力证据，但已是晚期体征，对早期诊断帮助不大。肾脏损伤时可出现血尿。

空腔脏器如胃肠道、胆道、膀胱等破裂的主要临床表现是弥漫性腹膜炎。除胃肠道症状（恶心、呕吐、便血、呕血等）及稍后出现的全身性感染的表现外，最为突出的是腹部腹膜刺激征，其程度因空腔器官内容物不同而异。通常是胃液、胆汁、胰液刺激最强，肠液次之，血液最轻。伤者有时可有气腹征，而后可因肠麻痹而出现腹胀，严重时可发生感染性休克。腹膜后十二指肠破裂的患者有时可出现睾丸疼痛、阴囊血肿和阴茎异常勃起等症状和体征。空腔脏器破裂处也可有某种程度的出血，但出血量一般不大，除非有合并邻近大血管损伤。如果两类脏器同时破裂，则出血和腹膜炎表现可以同时存在。

三、诊断

1.详细询问外伤史和仔细体格检查是诊断腹部损伤的主要依据，但有时因伤情紧急，了解病史和体检常需和一些必要的急救措施（如止血、输液、抗休克、维护呼吸道通畅等）同时进行。

2.腹部损伤不论是开放伤或闭合伤，应在已经排除身体其他部位的合并伤（如颅脑损伤、胸部损伤、肋骨骨折、脊柱骨折、四肢骨折等）后，首先确定有无内脏损伤，再分析脏器损伤的性质、部位和严重程度，最根本的是要明确有无剖腹探查指征。

3.诊断未能明确时，可采取以下措施：①诊断性腹腔穿刺术和腹腔灌洗术。阳性率可达90%以上，对于判断腹腔内脏有无损伤和哪类脏器损伤有很大帮助。②X线检查。凡腹内脏器损伤诊断已确定，尤其是伴有休克者，应抓紧时间处理，不必再行X线检查以免加重病情，延误治疗。但如伤情允许，有选择的X线检查还是有帮助的。③超声检查。有安全、简便、无创、可重复等优点。主要用于诊断肝、脾、胰、肾等实质脏器的损伤，能根据脏器的形状和大小提示损伤的有无、部位和程度，以及周围积血、积液情况。④CT检查。需搬动患者，因此仅适用于病情稳定而又需明确诊断者。对实质脏器损伤及其范围程度有重要的诊断价值。⑤诊断性腹腔镜检查。可应用于一般状况良好而不能明确有无或何种腹内脏器伤的患者。可直接窥视而确诊腹腔脏器损伤且可明确受伤部位和程度，特别是可以确认损伤的器官有无活动性出血，使部分出血已停止者避免不必要的剖腹术。

四、治疗方案及原则

1.西医治疗方案

(1)腹壁闭合性损伤和盲管伤的处理原则与其他软组织的相应损伤一致。

(2)穿透性开放损伤和闭合性腹内损伤多需手术。穿透性损伤如伴腹内脏器或组织自腹壁伤口突出，可用消毒碗覆盖保护，勿予强力回纳，以免加重腹腔污染。回纳应在手术室经麻醉后进行。

(3)对于已确诊或高度怀疑腹内脏器损伤者的处理原则是做好紧急术前准备，力争早期手术。如腹部以外另有伴发损伤，应全面权衡轻重缓急，首先处理对生命威胁最大的损伤，对最危急的病例，心肺复苏是压倒一切的任务，其中解除气道梗阻是首要一环。其次要迅速控制明显的外出血、开放性气胸或张力性气胸。同时尽快恢复循环血容量、控制休克和进展迅速的颅脑外伤。

(4)如无上述情况，腹部创伤的救治就应当放在优先的地位。对于腹内脏器损伤本身，实质性脏器损伤常可发生威胁生命的大出血，故比空腔脏器损伤更为紧急，而腹膜炎尚不致在短时间内发生生命危险。

(5)内脏损伤的伤者很容易发生休克，故防治休克是治疗中的重要环节。诊断已明确者，可给予镇静剂或止痛药。已发生休克的内出血伤者要积极抢救，力争在收缩压回升至 90mmHg 以上后进行手术。但若在积极的抗休克治疗下，仍未能纠正，提示腹内有进行性大出血，则应当机立断，在抗休克的同时，迅速剖腹止血。

(6)空腔脏器穿破者，休克发生较晚，多数属失液引起的低血容量性休克，一般应在纠正休克的前提下进行手术。少数因同时伴有感染性休克因素而不易纠正者，也可在抗休克的同时进行手术治疗。同时对于空腔脏器破裂者应当使用足量抗生素。

(7)麻醉选择以气管内插管麻醉比较理想。既能保证麻醉和肌松效果，又能根据需要供氧，并防止手术中发生误吸。胸部有穿透伤者，无论是否有血胸或气胸，麻醉前都应先做患侧胸腔闭式引流，以免在正压呼吸时发生危险的张力性气胸。

(8)切口选择常用正中切口，进腹迅速，创伤和出血较少，能满足彻底探查腹腔内所有部位的需要，还可根据需要向上下延长或向侧方添加切口甚至联合开胸。腹部有开放伤时，不可通过扩大伤口去探查腹腔，以免伤口感染和愈合不良。

(9)有腹腔内出血时，开腹后应立即吸出积血，清除凝血块，迅速查明来源，进行处理。肝、脾、肠系膜和腹膜后的胰、肾是常见的出血来源。决定探查顺序时可以参考两点：①根据术前的诊断或判断，首先探查受伤的脏器；②凝血块集中处一般即是出血部位。若出血猛烈，危及生命，又一时无法判明其来源时，可用手指压迫主动脉穿过膈肌处，暂时控制出血，争得时间补充血容量，查明原因再做处理。

(10)如果没有腹腔内大出血，则应对腹腔脏器进行系统、有序地探查。做到既不遗漏伤情，也不做不必要的重复探查。探查次序原则上应先探查肝、脾等实质性器官，同时探查膈肌、胆囊等有无损伤。接着从胃开始，逐段探查十二指肠第一段、空肠、回肠、大肠以及其系膜。然后探查盆腔脏器，再后则切开胃结肠韧带显露网膜囊，检查胃后壁和胰腺。如有必要，最后还应切开后腹膜探查十二指肠二、三、四段。待探查结束，对探查所得伤情做一全面估计，然后按轻重缓急逐一予以处理。原则上是先处理出血性损伤，后处理穿破性损伤；对于穿破性损伤，应先处理污染重的损伤，后处理污染轻的损伤。

(11)关腹前应彻底清除腹内残留的液体和异物，恢复腹内脏器的正常解剖关系。用生理盐水冲洗腹腔，污染严重的部位应反复冲洗。根据需要选用放置烟卷引流、乳胶管引流，或双套管进行负压吸引。腹壁切口污染不重者，可以分层缝合，污染较重者，皮下可放置乳胶片引流，或暂不缝合皮肤和皮下组织，留作延期处理。

2. 中医治疗方案

(1)病因病机。腹部遭受外力作用（冲击、挤压、坠跌、碰撞、踢踏等）或利器（刀刃、火器伤）刺入，致腹部气血、经络、脏腑受伤。轻则气血阻滞，络脉破损，营血溢于肌肤之间；重者内动脏腑，甚至内脏破裂，腑伤肠漏，气血暴脱，阴阳离绝而危及生命，出现血脱、厥脱之证。

(2)治疗原则。对于已明确为腹部空腔脏器损伤者，术前禁用内服药物；对于疑诊为腹部空腔脏器损伤者，不宜中药内服治疗；对非手术治疗的轻症患者，在病情稳定后可予中药内服。

（3）分型。

①气脱血枯：多为肝、脾、肠系膜血管破裂，表现为腹痛拒按，面色苍白，四肢厥逆，冷汗淋漓，恶心呕吐，烦躁不安，血压下降；脉微欲绝。治宜回阳救逆，活血化瘀。选静脉滴注参附注射液、生脉注射液。同时立即输血、吸氧，抗休克，随时准备手术。

②气滞血瘀：腹腔有出血渗液，但量不多，无休克现象，但病情不稳定，随时有恶化可能。腹痛拒按，恶心欲吐，少腹胀满，神疲乏力，或有低热；苔白或黄，脉细缓。治宜活血化瘀。选静滴丹参注射液或血塞通注射液。同时配合吸氧，必要时输血及手术治疗。

③包块型：腹腔肿块，深压触痛，坠胀不适，时有腹胀，便秘或便频；舌绛有紫斑，脉细涩。治宜活血化瘀，消症散结。方选膈下逐瘀汤加减。

第二节　脾脏损伤

脾是腹腔脏器最容易受损的器官之一，脾脏损伤（splenic injury）的发生率在腹部创伤中可高达 40%～50%，在腹部闭合性损伤中，脾脏破裂（splenic rupture）占 20%～40%，在腹部开放性损伤中，脾破裂约占 10%。有慢性病理改变（如血吸虫病、疟疾、淋巴瘤等）的脾更易破裂。按病理解剖脾破裂可分为中央型破裂（破裂在脾实质深部）、被膜下破裂（破裂在脾实质周边部分）和真性破裂（破损累及被膜）三种。前两种因被膜完整，出血量受到限制，故临床上并无明显内出血征象而不易被发现，可形成血肿而最终被吸收。但血肿（特别是被膜下血肿）在某些微弱外力的影响下，可以突然转为真性破裂，导致诊治中措手不及的局面。

一、临床表现

临床所见脾破裂，约 85% 是真性破裂。破裂部位较多见于脾上极及膈面，有时在裂口对应部位有下位肋骨骨折存在。破裂如发生在脏面，尤其是邻近脾门者，有撕裂脾蒂的可能。若出现此种情况，出血量往往很大，患者可迅速发生休克，甚至未及抢救已致死亡。

随着对脾功能认识的深化，以及现代脾脏外科观念的建立和选择性非手术治疗的出现，在坚持"抢救生命第一，保留脾脏第二"的原则下，在条件允许的情况下尽量保留脾脏或脾组织的基本原则已被多数外科医生接受。同时需注意到脾切除术后的患者，主要是婴幼儿，对感染的抵抗力减弱，甚至可发生以肺炎球菌为主要病原菌的脾切除后凶险性感染（overwhelming post splenectomy infection，OPSI）而致死。

二、治疗方案及原则

1. 西医治疗方案

（1）无休克或容易纠正的一过性休克，影像学检查（超声、CT）证实脾裂伤比较局限、表浅，无其他腹腔脏器合并伤者，可在严密观察血压、脉搏、腹部体征、血细胞比容及影像学变化的条件下行非手术治疗。若病例选择得当，小儿的成功率高于成人。主要措施为绝对卧床休息至少 1 周，禁食、水，胃肠减压、输血补液，用止血药和抗生素等。

（2）观察中如发现继续出血或发现有其他脏器损伤，应立即中转手术。不符合非手术治疗条件的伤员，应尽快剖腹探查，以防延误。

（3）彻底查明伤情后明确可能保留脾者（主要是Ⅰ、Ⅱ级损伤），可根据伤情，采用生物胶黏合止血、物理凝固止血、单纯缝合修补、脾破裂捆扎、脾动脉结扎及部分脾切除等。

（4）脾中心部碎裂，脾门撕裂或有大量失活组织，缝合修补不能有效止血，高龄及多发伤情况严重者需迅速施行全脾切除术。可将1/3脾组织切成薄片或小块埋入大网膜囊内进行自体移植，亦可防止日后发生OPSI。

（5）在野战条件下或原先已呈病理性肿大的脾发生破裂，应行脾切除术。

（6）脾被膜下破裂形成的血肿和少数脾真性破裂后被网膜等周围组织包裹形成的局限性血肿，可因轻微外力影响或胀破被膜或凝血块而发展为延迟性脾破裂。一般发生在伤后2周，也有迟至数月以后的，此种情况下应切除脾脏。

2. 中医治疗方案

（1）病因分析：脾有统血之职能，当暴力致使脾脏受到直接或间接损伤，其脉络、筋膜、气血运行随之受伤，致统血失司，血溢脉外，甚则大脉络爆裂，出血汹涌，致血脱而亡。

（2）中医治疗：如为不甚严重的脾包膜下破裂和中央型破裂，其循环状况稳定，腹部症状无继续加重，亦无其他腹内脏器合并伤时，可在严密监护下行中西医结合保守治疗。中医治疗可参考本章第三节肝脏损伤部分。

第三节　肝脏损伤

肝脏损伤（liver injury）在腹部损伤中占20%～30%，右肝破裂较左肝为多。肝外伤的致伤因素、病理类型和临床表现与脾外伤相似，主要危险是失血性休克、胆汁性腹膜炎和继发感染。因肝外伤后可能有胆汁溢出，故腹痛和腹膜刺激征常较脾破裂伤者更为明显。肝破裂后，血液有时可通过胆管进入十二指肠而出现黑便或呕血，诊断中应予注意。肝被膜下破裂也有转为真性破裂的可能，而中央型肝破裂则更易发展为继发性肝脓肿。

1. 西医治疗方案

肝外伤手术治疗的基本要求是确切止血、彻底清创、消除胆汁溢漏、处理其他脏器损伤和建立通畅的引流。肝火器伤和累及空腔脏器的非火器伤都应手术治疗，其他的刺伤和钝性伤则主要根据伤员全身情况决定治疗方案。轻度肝实质裂伤，或血流动力学指标稳定或经补充血容量后保持稳定的伤员，可在严密观察下进行非手术治疗。生命体征经补充血容量后仍不稳定或需大量输血才能维持血压者，说明仍有活动性出血，应尽早剖腹手术。

（1）暂时控制出血：尽快查明伤情。开腹后发现肝破裂并有凶猛出血时，可用纱布压迫创面暂时止血，同时用手指或橡皮管阻断肝十二指肠韧带控制出血，以利探查和处理。常温下每次阻断的时间不宜超过20min，有肝硬化等病理情况时，每次不宜超过15min。若需控制更长时间，应分次进行。在迅速吸除腹腔积血后，剪开肝圆韧带和镰状韧带，直视下探查左右半肝的膈面和脏面，但应避免过分牵拉肝，避免加深、撕裂肝的伤口。如阻断入肝血流后，肝裂口仍有大量出血，说明肝静脉和腔静脉损伤，即应用纱布填塞止血，并迅速剪开伤侧肝的三角韧带和冠状韧带，以判明伤情，决定选择式式。

（2）清创缝合术：探明肝破裂伤情后，应对损伤的肝进行清创，具体方法是清除裂口内的血块、异物以及离断、粉碎或失去活力的肝组织。清创后应对出血点和断裂的胆管逐一结扎。对于裂口不深、出血不多、创缘比较整齐的病例，在清创后可将裂口直接予以缝合。缝合时应注意避免裂口内留有无效腔，否则有发展为脓肿或有继发出血的可能。有时将大网膜、吸收性明胶海绵等填塞后缝合裂口，以消除无效腔，可提高止血效果、减少继发脓肿并加强缝合线的稳固性。肝损伤如属被膜下破裂，小的血肿可不予处理，张力高的大血肿应切开被膜，进行清创，彻底止血和结扎断裂的胆管。

（3）肝动脉结扎术：如果裂口内有不易控制的动脉性出血，可考虑行肝动脉结扎。最好是解剖出肝固有动脉及左、右肝动脉，根据外伤来自哪个肝叶而进行左或右肝动脉结扎，尽量不结扎肝固有动脉和肝总动脉。

（4）肝切除术：对于有大块肝组织破损，特别是粉碎性肝破裂，或肝组织挫伤严重的患者应施行肝切除术。但不宜采用创伤大的规则性肝切除术，而是在充分考虑肝解剖特点的基础上做清创式肝切除术即将损伤和失活的肝组织整块切除，并应尽量多保留健康肝组织，切面的血管和胆管均应结扎。

（5）纱布填塞法：对于裂口较深或肝组织已有大块缺损而止血不满意、又无条件进行较大手术的患者，仍有一定应用价值，有时可在用大网膜、吸收性明胶海绵、止血粉等填入裂口之后，用长而宽的纱条按顺序填入裂口以达到压迫止血的目的，以挽救患者生命。纱条尾端自腹壁切口或另做腹壁戳孔引出作为引流。手术后第 3～5d 起，每天抽出纱条一段，7～10d 取完。此法有并发感染或在抽出纱条的最后部分时引起再次出血的可能，故非不得已，应避免采用。

（6）肝损伤累及主肝静脉或下腔静脉的处理：出血多较汹涌，且有并发空气栓塞的可能，死亡率高达 80%，处理十分困难。通常需扩大或者胸腹联合切口以改善显露，采用带蒂大网膜填塞后，用粗针线将肝破裂伤缝合、靠拢。如此法无效，则需实行全肝血流阻断（包括腹主动脉、肝门和肝上下端的下腔静脉）后，缝补静脉破裂口。同时，一些 Ⅲ 级以下肝外伤亦有成功应用腹腔镜治疗的报道。不论采用何种手术方式，肝外伤手术后，在创面或肝周应留置多孔硅胶双套管行负压吸引以引流出渗出的血液和胆汁。

2. 中医治疗方案

（1）病因分析。肝脏受到直接暴力或间接暴力损伤后，内部气血、经络及肝、胆随之受伤。轻者气机阻滞，络脉破损，血溢脉外，滞留脏腑与筋膜之间；重者内动脏腑，甚至肝脏破裂，藏血失司，血涌于外，胆汁外溢，危及生命。

（2）中医辨证施治时应注意，在致伤早期未明确诊断之前，不宜内服中药治疗。

①气滞血瘀证。证候：跌打损伤较轻，未伤及内脏者，血积胁下，右胁肋部肿痛剧烈，部位固定，压痛明显；脉弦或紧。治法：疏肝理气，活血逐瘀。方药：复元活血汤加减。若气滞肿甚者，加青皮、木香、香附以助行气消肿止痛；瘀痛重者，可配以三七粉、云南白药、七厘散内服外用以化瘀止痛。

②气血两虚证。证候：损伤后期，面色淡白或萎黄，头晕目眩，视物不清，心悸失眠，神疲无力，纳少；舌淡，脉细弱。治法：益气养血。方药：八珍汤加减。心悸失眠者，加酸枣仁、龙眼肉、炙远志以养心安神；神疲纳少者，加黄芪、谷芽、麦芽健脾益气。

③气随血脱证。证候：伤后出血过多，突然出现面色爪甲苍白，大汗淋漓，四肢厥冷，口渴，气急烦躁，或倦卧气微，二便失禁；舌淡，唇干或青紫，脉芤或细数。治法：益气生血，回

阳固脱。方药：当归补血汤合参附汤。同时配合静滴参附注射液或生脉注射液以回阳益气生脉。

④肝郁气滞证。证候：损伤后期，胁肋隐痛不适，咳吐、大便等屏气时疼痛加剧；胸闷，喜太息，情志抑郁易怒，纳少；舌苔薄白，脉弦。治法：疏肝解郁，理气止痛。方药：柴胡疏肝散加减。疼痛甚者，加延胡索、川楝子行气止痛；肝郁火化者，加牡丹皮、栀子清肝泻火。

(3)中医外治。轻型肝损伤可用消瘀止痛膏、七厘散、金黄膏等外敷、外搽。

第四节　胰腺损伤

胰腺损伤 (pancreatic injury) 占腹部损伤的 1%～2%，胰腺损伤常系上腹部强力挤压暴力直接作用于脊柱所致，损伤常在胰的颈、体部，常属于严重多发伤的一部分。由于胰腺位置深而隐蔽，早期不易发现，甚至在手术探查时也有漏诊可能。胰腺损伤后常并发胰液漏或胰瘘。因胰液腐蚀性强，又影响消化功能，故胰腺损伤总死亡率高达 20%左右。胰腺破损或断裂后，胰液可积聚于网膜囊内而表现为上腹明显压痛和肌紧张，还可因膈肌受刺激而出现肩部疼痛。外渗的胰液经网膜孔或破裂的小网膜进入腹腔后，可很快出现弥漫性腹膜炎伴剧烈腹痛，结合受伤机制，容易考虑胰腺损伤的可能。但单纯胰腺钝性伤临床表现不明显，往往容易延误诊断。

部分病例渗液局限于网膜囊内，直至形成胰腺假性囊肿才被发现。胰腺损伤所引起的内出血量一般不多，所致腹膜炎在体征方面也无特异性，血淀粉酶和腹腔穿刺液的淀粉酶升高，有一定诊断参考价值。但血淀粉酶和腹腔液淀粉酶升高并非胰腺创伤所特有，上消化道穿孔时也可有类似表现，且胰腺损伤也可无淀粉酶升高。重要的是凡上腹部创伤，都应考虑到胰腺损伤的可能。超声可发现胰腺回声不均和周围积血、积液，诊断不明而病情稳定者可做 CT 检查，能显示胰腺轮廓是否整齐及周围有无积血、积液。

1. 西医治疗方案

(1)高度怀疑或诊断为胰腺损伤，凡有明显腹膜刺激征者，应立即手术治疗。

(2)因腹部损伤行剖腹手术，怀疑有胰腺损伤可能者，应探查胰腺。胰腺严重挫裂伤或断裂者，手术时较易确诊；但损伤范围不大者可能漏诊。

(3)凡在手术探查时发现胰腺附近后腹膜有血肿、积气、积液、胆汁者，应将此处切开，包括切断胃结肠韧带或按 Kocher 方法掀起十二指肠等探查胰的腹侧和背侧，以查清胰腺损伤。

(4)手术的目的是止血、合理切除胰腺、控制胰腺外分泌、处理合并伤及充分引流。被膜完整的胰腺挫伤，仅做局部引流便可。胰体部分破裂而主胰管未断者，可用丝线做褥式缝合修补。胰颈、体、尾部的严重挫裂伤或横断伤，宜做胰腺近端缝合、远端切除术。胰腺有足够的功能储备，不会发生内、外分泌功能不足。

(5)胰腺头部严重挫裂或断裂，为了保全胰腺功能，可结扎头端主胰管、缝闭头端腺体断端处，并行远端与空肠 Roux-en-Y 吻合术。胰头损伤合并十二指肠破裂者，必要时可将十二指肠旷置，只有在胰头严重毁损确实无法修复时才施行胰头十二指肠切除。

(6)各类胰腺手术之后，充分而有效的腹腔及胰周引流是保证手术效果和预防术后并发症(腹腔积液、继发出血、感染和胰瘘) 的重要措施。术后务必保持引流管通畅，亦不能过早取出。可同时使用烟卷引流和双套管负压吸引，烟卷引流可在数日后拔除，胶管引流则应维持 10d 以上，因为有些胰瘘在 1 周后才逐渐出现。

（7）如发现胰瘘，应保证引流通畅，一般多可在 4 ~ 6 周内自愈，有时可能需维持数月之久，但较少需再次手术。生长抑素八肽及生长抑素十四肽可用于防治外伤性胰瘘。另外，宜禁食并给予全胃肠外营养治疗。

2. 中医治疗方案

（1）病因分析。外在暴力性挤压伤及胰腺，引起胰腺周围组织、气血、筋膜及本身脏器轻重不同地损伤，气机阻滞，络脉破损，血溢脉外，滞留脏腑与筋膜之间；或内动脏腑，血涌于外，胰液外溢而危及生命。

（2）辨证治疗。

①气郁血瘀证。证候：上腹部疼痛，向腰背部放射，腹胀，恶心呕吐，上腹部压痛较剧；舌质红，苔黄，脉弦紧。治法：行气止痛，活血祛瘀。方药：越鞠丸合复元活血汤加减。恶心呕吐明显者，加姜竹茹、苏梗和胃止呕；痛甚者，加延胡索、赤芍活血止痛。

②热毒内蕴证。证候：持续性腹部剧痛，腹胀拒按，局部或全腹压痛、反跳痛，腹肌紧张，肠鸣音减弱或消失；伴发热，恶心呕吐，大便秘结，小便短赤；舌质红，苔黄腻或黄燥，脉洪数。治法：清热解毒，顺气通腑。方药：黄连解毒汤合大承气汤加减。腹痛明显者，加延胡索、赤芍行气止痛；便秘、尿赤者，加玄参、生地黄、麦冬清热通便。

③气血瘀结证。证候：伤后数周或数年上腹部出现包块，隐痛不适，或出现肩背部放射痛，俯仰转侧则疼痛加重；纳呆便秘，低热；舌偏红，苔黄干，脉细数或弦涩。治法：行气活血，化瘀散结。方药：膈下逐瘀汤加味。包块较硬者，加三棱、莪术破血行气、消症散结；疼痛明显者，加乳香、没药活血止痛。

④热厥证。证候：腹部膨胀，全腹压痛、反跳痛，腹肌紧张明显；精神萎靡或烦躁不安，神昏谵语，口干唇燥，手足不温，甚则四肢厥冷，呼吸浅促，或斑疹衄血，呕血便血，少尿或无尿；舌质红绛，苔黄干而厚，脉沉细而数或微细欲绝。治法：清营泄热，解毒养阴。方药：清营汤加减。神昏者，配合安宫牛黄丸口服开窍醒神；便血者，加槐花、地榆凉血止血；血尿者，加藕节炭、蒲黄利尿止血。

（3）中医外治。轻型胰腺损伤可用消瘀止痛膏、七厘散、金黄膏等外敷、外搽。

第五节　胃和十二指肠损伤

腹部闭合性损伤时胃很少受累，约占腹部创伤的 3.16%，只在饱腹时偶可发生。上腹或下胸部的穿透伤则常导致胃损伤（gastric injury），且多伴有肝、脾、横膈及胰腺等损伤。胃镜检查及吞入锐利异物也可引起穿孔，但很少见。若损伤未波及胃壁全层（如浆膜或浆肌层裂伤、黏膜裂伤），可无明显症状。若全层破裂，立即出现剧烈腹痛及腹膜刺激征。肝浊音界消失，膈下有游离气体，胃管引流出血性物。但单纯胃后壁破裂时症状体征不典型，有时不易诊断。

1. 西医治疗方案

（1）手术探查必须包括切开胃结肠韧带探查后壁。部分病例、特别是穿透伤，胃前后壁都有穿孔，还应特别注意检查大小网膜附着处以防遗漏小的破损。边缘整齐的裂口，止血后可直接缝合；边缘有挫伤或失活组织者，需修整后缝合。广泛损伤者，可行部分切除术，必要时全胃切除、Roux-en-Y 吻合。

(2)十二指肠的大部分位于腹膜后，损伤的发病率比胃低，约占整个腹部创伤的 1.16%；损伤较多见于十二指肠二、三部（50%以上）。十二指肠损伤的诊断和处理存在不少困难，死亡率和并发症发生率都相当高。据统计，十二指肠战伤的死亡率在 40% 左右，平时伤的死亡率 12% ~ 30%，若同时伴有胰腺、大血管等相邻器官损伤，死亡率则更高。伤后早期死亡原因主要是严重合并伤，尤其是腹部大血管伤；后期死亡则多因诊断不及时和处理不当引起十二指肠瘘致感染、出血和衰竭。

(3)十二指肠损伤（duodenal injury）如发生在腹腔内部分，破裂后可有胰液和胆汁流入腹腔而早期引起腹膜炎。术前临床诊断虽不易明确损伤部位，但因症状明显，一般不致耽误手术时机。闭合伤所致的腹膜后十二指肠破裂早期症状体征多不明显，及时识别较困难，如有下述情况应提高警惕：右上腹或腰部持续性疼痛且进行性加重，可向右肩及右睾丸放散；右上腹及右腰部有明显的固定压痛；腹部体征相对轻微而全身情况不断恶化；有时可有血性呕吐物；血清淀粉酶升高；X 线腹部平片可见腰大肌轮廓模糊，有时可见腹膜后呈花斑状改变（积气）并逐渐扩展；胃管内注入水溶性碘剂可见外溢；CT 显示腹膜后及右肾前间隙有气泡；直肠指检有时可在骶前扪及捻发音，提示气体已达到盆腔腹膜后间隙。

(4)关键是全身抗休克和及时得当的手术处理。手术探查时如发现十二指肠附近腹膜后有血肿，组织被胆汁染黄或在横结肠系膜根部有捻发音，应高度怀疑十二指肠腹膜后破裂的可能。此时应切开十二指肠外侧后腹膜或横结肠系膜根部后腹膜，以便探查十二指肠降部与横部。

(5)根据损伤部位，手术方法较多，主要有下列几种：①单纯修补术。②带蒂肠片修补术。③十二指肠空肠 Roux-en-Y 吻合术。④十二指肠憩室化手术。⑤浆膜切开血肿清除术。

(6)治疗十二指肠破裂的任何手术方式，都应附加减压手术，如置胃管、胃造口、空肠造口等行病灶近、远侧十二指肠减压，以及胆总管造瘘等，同时常规放置腹腔引流，积极营养支持，以保证十二指肠创伤愈合，减少术后并发症。

2. 中医治疗方案

(1)病因病机：腹部损伤累及十二指肠或小肠，致肠壁破损，肠液外溢，污染腹腔，致腹腔气血运行不畅，经络阻滞，热毒壅遏，或肠络受损，血溢脉外，产生热厥、血脱之危急证候。

(2)中医治疗：对疑似或已确定诊断为十二指肠或小肠损伤，不宜中药内服治疗。对术后患者或酌情进行辨证施治，方药以扶正固本、健脾益气为主。

第六节　小肠和结、直肠损伤

一、小肠损伤

小肠占据着中、下腹的大部分空间，故受伤的机会比较多。小肠损伤（small intestine injury）后可在早期即产生明显的腹膜炎，故诊断一般并不困难。小肠穿孔患者早期表现可以不明显，随着时间推移，可出现腹痛、腹胀等。而且仅少数患者有气腹，所以如无气腹表现不能否定小肠穿孔的诊断。一部分患者的小肠裂口不大，或穿破后被食物残渣、纤维蛋白素甚至突出的黏膜所堵塞，可能无弥漫性腹膜炎的表现。

1. 西医治疗方案

小肠损伤一旦诊断，除非外界条件不允许，均需手术治疗。手术时要对整个小肠和系膜进行系统细致地探查，系膜血肿即使不大也应切开检查以免遗漏小的穿孔。手术方式以简单修补为主。一般采用间断横向缝合以防修补后肠腔发生狭窄。有以下情况时，则应采用部分小肠切除吻合术：①裂口较大或裂口边缘部肠壁组织挫伤严重者；②小段肠管有多处破裂者；③肠管大部分或完全断裂者；④肠管严重挫伤、血运障碍者；⑤肠壁内或系膜缘有大血肿者；⑥肠系膜损伤影响肠壁血液循环者。

2. 中医治疗方案

本病的中医治疗以活血益气、固本培元为主，可参考本章第四节的治疗方案。

二、结肠损伤

结肠损伤发病率仅次于小肠，但因结肠内容物液体成分少而细菌含量多，故腹膜炎出现的较晚，但较严重。一部分结肠位于腹膜后，受伤后容易漏诊，常常导致严重的腹膜后感染。

1. 西医治疗方案

由于结肠壁薄、血液供应差、含菌量大，故结肠损伤（colon injury）的治疗不同于小肠损伤。除少数裂口小、腹腔污染轻、全身情况良好的患者可以考虑一期修补或一期切除吻合（尤其是右半结肠）外，大部分患者先采用肠造口术或肠外置术处理，待3~4周后患者情况好转时，再行关闭瘘口。近年来随着急救措施、感染控制等条件的进步，施行一期修补或切除吻合的病例有增多趋势。对比较严重的损伤一期修复后，可加做近端结肠造口术，确保肠内容物不再进入远端。一期修复手术的主要禁忌证为：①腹腔严重污染；②全身严重多发伤或腹腔内其他脏器合并伤，须尽快结束手术；③全身情况差或伴有肝硬化、糖尿病等。失血性休克需大量输血（>2000ml）者、高龄患者、高速火器伤者、手术时间已延误者。

2. 中医治疗方案

（1）病因病机：腹部损伤累及大肠，致肠壁破损，肠液外溢，污染腹腔，致腹腔气血运行不畅，经络阻滞，热毒壅遏，或肠络受损，血溢脉外，肠中糟粕溢出大肠，糟粕与血气互结，产生热厥、血脱之危急证候。

（2）本病的中医治疗方案可参考本章第四节的内容。

三、直肠损伤

直肠上段在盆底腹膜返折之上，下段则在返折之下，它们损伤后的表现是不同的。如损伤在腹膜返折之上，其临床表现与结肠破裂是基本相同的。如发生在返折之下，则将引起严重的直肠周围间隙感染，但并不表现为腹膜炎，诊断容易延误。腹膜外直肠损伤可临床表现为：①血液从肛门排出；②会阴部、骶尾部、臀部、大腿部的开放伤口有粪便溢出；③尿液中有粪便残渣；④尿液从肛门排出。直肠损伤（rectal injury）后，直肠指诊可发现直肠内有出血，有时还可摸到直肠破裂口。怀疑直肠损伤而指诊阴性者，必要时行结肠镜检查。

1. 西医治疗方案

直肠会阴部损伤后应按损伤的部位和程度选择不同的术式。直肠损伤的处理原则是早期彻底清创，修补直肠破损，行转流性结肠造瘘和直肠周围间隙彻底引流。直肠上段破裂，应剖腹进行修补，如属毁损性严重损伤，可切除后端端吻合，同时行乙状结肠双腔造瘘术，2~3个月后闭合造口；直肠下段破裂时，应充分引流直肠周围间隙以防感染扩散，并应施行乙状结肠造口术，使粪便改道直至直肠伤口愈合。

2. 中医治疗方案

本病的中医治疗方案可参考本章第四节的内容。

第三章　急性化脓性腹膜炎

第一节　概　论

急性化脓性腹膜炎是外科最为常见的急腹症。是腹膜和腹膜腔的炎症，可由细菌感染、化学性刺激或物理性损伤等引起。按病因可分为细菌性和非细菌性两类，按临床经过可分为急性、亚急性和慢性三类，按发病机制可分为原发性和继发性两类，按累及的范围可分为弥漫性和局限性两类。

一、解剖生理概要

1. 腹膜。分为相互连续的壁腹膜和脏腹膜两部分。壁腹膜贴附于腹壁、横膈脏面和盆壁的内面；脏腹膜覆盖于内脏表面，构成内脏的浆膜层。脏腹膜将内脏器官悬垂或固定于膈肌、腹后壁或盆腔壁，形成网膜、肠系膜及韧带等解剖结构。

2. 腹膜腔。壁腹膜和脏腹膜之间的潜在间隙，在男性是封闭的；女性的腹膜腔则经输卵管、子宫、阴道与体外相通。腹膜腔是人体最大的体腔。正常情况下，腹腔内有 75~100ml 黄色澄清液体，起润滑作用。病变时，腹膜腔可容纳数升液体或气体。腹膜腔分为大、小腹腔两部分，即腹腔和网膜囊，经由网膜孔相通。

3. 大网膜。自横结肠下垂覆盖其下的脏器。大网膜富含血液供应和大量的脂肪组织，活动度大，能够移动到所及的病灶处并将其包裹，使炎症局限，有修复病变和损伤的作用。

4. 壁腹膜主要受体神经（肋间神经和腰神经的分支）的支配，对各种刺激敏感，痛觉定位准确。

5. 腹膜的表面是一层排列规则的扁平间皮细胞。深面依次为基底膜、浆膜下层，含有血管丰富的结缔组织、脂肪细胞、巨噬细胞、胶原和弹力纤维。

6. 腹膜具有很强的吸收能力，能吸收腹腔内的积液、血液、空气和毒素等。在严重的腹膜炎时，可因腹膜吸收大量的毒性物质而引起感染性休克。

二、相关中医理论

急性化脓性腹膜炎属中医"腹痛"范畴，为六腑之疾。六腑实而不满，泻而不藏，以通为用，以降为顺。凡饮食不节、肝气郁结、寒温不适、燥屎内结、中焦气机郁闭，都可化热化腐，影响气机的通降而发病。总以"不通""热盛"为主要病理特点。

急性化脓性腹膜炎主要表现为腹痛、腹胀、呕恶、发热、便闭等，舌苔多黄燥、黄腻，脉洪数或滑数，属阳明腑实证。根据"六腑以通为用"和"热者寒之""塞者通之"的理论，确定清热解毒、通里攻下的治疗法则。

第二节 急性化脓性腹膜炎

急性化脓性腹膜炎累及整个腹腔称为急性弥漫性腹膜炎，临床上主要分为原发性腹膜炎和继发性腹膜炎。

一、病因病理

1.病因

（1）继发性腹膜炎（secondary peritonitis）：继发性化脓性腹膜炎是最常见的腹膜炎。腹腔空腔脏器穿孔、外伤引起的腹壁或内脏破裂，是急性继发性化脓性腹膜炎最常见的原因。

①如胃十二指肠溃疡急性穿孔，胃肠内容物流入腹腔产生化学性刺激，诱发化学性腹膜炎，继发感染后成为化脓性腹膜炎；急性胆囊炎，胆囊壁坏死穿孔，造成极为严重的胆汁性腹膜炎。

②外伤造成的肠管、膀胱破裂，腹腔污染及经腹壁伤口进入细菌，可很快形成腹膜炎。

③腹腔内脏器炎症扩散也是急性继发性腹膜炎的常见原因，如急性阑尾炎、急性胰腺炎、女性生殖器官化脓性感染等，含有细菌的渗出液在腹腔内扩散引起腹膜炎。

④其他。如腹部手术中的腹腔污染，胃肠道、胆管、胰腺吻合口渗漏；腹前、后壁的严重感染也可引起腹膜炎。引起继发性腹膜炎的细菌主要是胃肠道内的常驻菌群，其中以大肠埃希菌最为多见；其次为厌氧拟杆菌、链球菌、变形杆菌等。一般都是混合性感染，故毒性较强。

（2）原发性腹膜炎（primary peritonitis）：又称为自发性腹膜炎，即腹腔内无原发病灶。致病菌多为溶血性链球菌、肺炎双球菌或大肠埃希菌。

细菌进入腹腔的途径一般为：①血行播散，致病菌如肺炎双球菌和链球菌从呼吸道或泌尿系的感染灶，通过血行播散至腹膜。婴幼儿的原发性腹膜炎多属此类。②上行性感染，来自女性生殖道的细菌，通过输卵管直接向上扩散至腹腔，如淋菌性腹膜炎。③直接扩散，如泌尿系感染时，细菌可通过腹膜层直接扩散至腹膜腔。④透壁性感染，正常情况下，肠腔内细菌是不能通过肠壁的。但在某些情况下，如肝硬化并发腹水、肾病、猩红热或营养不良等机体抵抗力低下时，肠腔内细菌即有可能通过肠壁进入腹膜腔，引起腹膜炎。

原发性腹膜炎感染范围很大，与脓液的性质及细菌种类有关。常见的溶血性链球菌的脓液稀薄，无臭味。

2.病理

（1）胃肠内容物和细菌进入腹腔后，机体立即发生反应，腹膜充血、水肿并失去光泽。接着产生大量清亮的浆液性渗出液，以稀释腹腔内的毒素，并出现大量的巨噬细胞、中性粒细胞，加以坏死组织、细菌和凝固的纤维蛋白，使渗出液变混浊而成为脓液。以大肠埃希菌为主的脓液呈黄绿色，常与其他致病菌混合感染而变得稠厚，并有粪便的特殊臭味。

（2）腹膜炎的结局取决于两方面，一方面是患者全身的和腹膜局部的防御能力，另一方面是污染细菌的性质、数量和时间。细菌及其产物（内毒素）刺激患者的细胞防御机制，激活许多炎性介质，例如血中肿瘤坏死因子 α（TNF α）、白介素 –1（IL-1）、IL-6 和弹性蛋白酶等可升高，其在腹腔渗出液中的浓度更高。这些细胞因子多来自巨噬细胞，另一些是直接通过肠屏障逸入腹腔，或由于损伤的腹膜组织所生成。腹膜渗出液中细胞因子的浓度更能反映腹膜炎的严重程度。在病程后期，腹腔内细胞因子具有损害器官的作用。

除了细菌因素以外，这些毒性介质不被清除，其终末介质或将阻断三羧酸循环而导致细胞缺氧窒息，造成多器官衰竭和死亡。此外，腹内脏器浸泡在脓性液体中，腹膜严重充血、水肿并渗出大量液体，引起脱水和电解质紊乱，血浆蛋白减低和贫血，加之发热、呕吐、肠管麻痹，肠腔内大量积液使血容量明显减少，导致低血容量性休克，同时细菌毒素入血而引发感染性休克。肠管因麻痹而扩张、胀气，可使膈肌抬高而影响心肺功能，使血液循环和气体交换受到影响，加重休克导致死亡。

(3)年轻体壮、抗病能力强者，可使病菌毒力下降。病变损害轻的能与邻近的肠管和其他脏器以及移过来的大网膜发生粘连，将病灶包裹，使病变局限于腹腔内的一个部位成为局限性腹膜炎。渗出物逐渐被吸收，炎症消散，自行修复而痊愈。若局限部位化脓，积聚于膈下、髂窝、肠袢间、盆腔，则可形成局限性脓肿。

(4)腹膜炎治愈后，腹腔内多有不同程度的粘连，大多数粘连无不良后果。部分粘连可造成肠管扭曲或形成锐角，使肠管不通发生机械性肠梗阻，即粘连性肠梗阻。

二、临床表现及诊断

1.临床表现

由于病因不同，腹膜炎的症状可以是突然发生，也可能是逐渐出现的。如空腔脏器损伤破裂或穿孔引起的腹膜炎发病较突然。而阑尾炎、胆囊炎等引起的腹膜炎多先有原发病症状，后逐渐出现腹膜炎表现。

(1)腹痛是最主要的临床表现。疼痛的程度与发病的原因、炎症的轻重、年龄及身体素质等有关。疼痛一般都很剧烈，难以忍受，呈持续性。深呼吸、咳嗽、转动身体时疼痛加剧。患者多不愿改变体位。疼痛先从原发病变部位开始，随炎症扩散而延及全腹。

(2)恶心、呕吐。腹膜受到刺激，可引起反射性恶心、呕吐，吐出物多是胃内容物。发生绞窄性肠梗阻时可吐出黄绿色胆汁，甚至棕褐色粪水样内容物。

(3)体温、脉搏。其变化与炎症的轻重有关。开始时正常，以后体温逐渐升高、脉搏逐渐加快。原发病变如为炎症性，如阑尾炎，发生腹膜炎之前则体温已升高，发生腹膜炎后更高。年老体弱的患者体温可不升高。脉搏多加快，如脉搏快体温反而下降，这是病情恶化的征象之一。感染中毒症状患者可出现高热、脉速、呼吸浅快、大汗、口干。病情进一步发展，可出现面色苍白、虚弱、眼窝凹陷、皮肤干燥、四肢发凉、呼吸急促、口唇发绀、舌干苔厚、脉细微弱、体温骤升或下降、血压下降、神志恍惚或不清，表明已有重度缺水、代谢性酸中毒及休克。

(4)腹部体征。腹胀，腹式呼吸减弱或消失。腹部压痛 (tenderness)、腹肌紧张 (rigidity) 和反跳痛 (rebound tenderness) 是腹膜炎的标志性体征，尤以原发病灶所在部位最为明显。腹部叩诊因胃肠胀气而呈鼓音。胃十二指肠穿孔时，肝浊音界缩小或消失。腹腔内积液较多时可叩出移动性浊音。听诊时肠鸣音减弱，肠麻痹时肠鸣音可能完全消失。

(5)直肠指检。直肠前窝饱满及触痛，表示盆腔已有感染或形成盆腔脓肿。

2.实验室检查

(1)白细胞计数及中性粒细胞比例增高：病情险恶或机体反应能力低下的患者，白细胞计数不增高，仅中性粒细胞比例增高，甚至有中毒颗粒出现。

（2）腹部立位平片：小肠普遍胀气并有多个小液平面是肠麻痹征象。胃肠穿孔时多可见膈下游离气体。

（3）超声检查：可显出腹腔内有不等量的液体，但不能鉴别液体的性质。超声引导下腹腔穿刺抽液或腹腔灌洗可帮助诊断。腹腔内液体少于 100ml 时，腹腔穿刺往往抽不出液体，可注入一定量生理盐水后再进行抽液检查。

（4）CT 检查：腹膜炎时腹腔胀气明显，有时超声检查难以确定诊断，选择 CT 检查尤为重要。CT 检查对腹腔内实质性脏器病变（如急性胰腺炎）的诊断帮助较大，对评估腹腔内液体量也有一定帮助。临床检查辅以 CT 检查诊断准确率可达 95%。

（5）如直肠指检发现直肠前壁饱满、触痛，提示盆腔已有感染或形成盆腔脓肿，也可经肛门直肠前穿刺抽液有助诊断。已婚女性患者可作经阴道（超声）检查或经后穹隆穿刺检查。

3. 诊断

根据病史及典型体征、白细胞计数及分类、腹部 X 线检查、超声或 CT 检查结果等综合分析，腹膜炎的诊断一般是比较容易的。但儿童在上呼吸道感染期间突然腹痛、呕吐，出现明显的腹部体征时，应仔细分析是原发性腹膜炎，还是由于肺部炎症刺激肋间神经所致。

三、治疗方案及原则

1. 西医治疗方案

分为非手术治疗和手术治疗。

（1）非手术治疗：对病情较轻，或病程较长超过 24h，且腹部体征已减轻或有减轻趋势者，或伴有严重心肺等脏器疾患不能耐受手术者，可行非手术治疗。非手术治疗也可作为手术前的准备工作。

①体位：一般取半卧位，以促使腹腔内渗出液流向盆腔，减少吸收和减轻中毒症状，有利于局限和引流；且可促使腹内脏器下移，腹肌松弛，减轻因腹胀挤压膈肌而影响呼吸和循环。鼓励患者经常活动双腿，以防发生下肢静脉血栓形成。休克患者取平卧位或头、躯干和下肢各抬高约 20° 的体位。

②禁食、胃肠减压：胃肠道穿孔的患者必须禁食，并留置胃管持续胃肠减压，抽出胃肠道内容物和气体，以减少消化道内容物继续流入腹腔，减轻胃肠内积气，改善胃壁的血运，有利于炎症的局限和吸收，促进胃肠道恢复蠕动。

③纠正水、电解质紊乱：由于禁食、胃肠减压及腹腔内大量渗液，因而易造成体内水和电解质紊乱。根据患者的出入量及应补充的水量计算需补充的液体总量（晶体、胶体），以纠正缺水和酸碱失衡。病情严重的应输血浆及白蛋白，以纠正因腹腔内渗出大量血浆引起的低蛋白血症；贫血可输血。注意监测脉搏、血压、尿量、中心静脉压、血常规、血气分析等，以调整输液的成分和速度。维持尿量 30～50ml/h。急性腹膜炎中毒症状重并有休克时，如补液、输血仍未能改善患者状况，可以用一定剂量的激素，以减轻中毒症状、缓解病情。也可以根据患者的脉搏、血压、中心静脉压等情况应用血管收缩剂或扩张剂，以多巴胺较为安全有效。

④抗生素：继发性腹膜炎大多为混合感染，致病菌主要为大肠埃希菌、肠球菌和厌氧菌（拟杆菌为主）。在选择抗生素时，应考虑致病菌的种类。值得强调的是，抗生素治疗不能替代手术治疗，有些病例单独通过手术即可治愈。

⑤补充热量和营养支持：急性腹膜炎的代谢率约为正常人的140%，需要的热量达 12 550 ～ 16 740kJ/d（3000 ～ 4000kcal/d）。当热量补充不足时，体内大量蛋白首先被消耗，使患者的抵抗力及愈合能力下降，在输入葡萄糖供给一部分热量的同时应补充白蛋白、氨基酸等。静脉输入脂肪乳可获较高热量。长期不能进食的患者应尽早给予肠外营养；手术时已做空肠造口者，肠管功能恢复后可给予肠内营养。

⑥镇静、止痛、吸氧：可减轻患者的痛苦与恐惧心理。已经确诊、治疗方案已确定及手术后的患者，可用哌替啶类止痛剂。但诊断不清或需进行观察的患者，暂不能用止痛剂，以免掩盖病情。

（2）手术治疗：绝大多数的继发性腹膜炎需要及时手术治疗。

①手术适应证：经上述非手术治疗 6 ～ 8h 后（一般不超过 12h），腹膜炎症状及体征不缓解反而加重者。腹腔内原发病严重，如胃肠道穿孔或胆囊坏疽、绞窄性肠梗阻、腹腔内脏器损伤破裂、胃肠道手术后短期内吻合口漏所致的腹膜炎。腹腔内炎症较重，有大量积液，出现严重的肠麻痹或中毒症状，尤其是有休克表现者。腹膜炎病因不明确，且无局限趋势者。

②麻醉方法：多选用全身麻醉或硬膜外麻醉，个别休克危重患者也可用局部麻醉。

③原发病的处理：手术切口应根据原发病变的脏器所在部位而定。如不能确定原发病变源于哪个脏器，则以右旁正中切口为好，开腹后可向上下延长。如曾做过腹部手术，可经原切口或在其附近做切口。开腹时要小心肠管，剥离粘连时要尽量避免分破肠管。探查时要细致轻柔，明确腹膜炎的病因后，决定处理方法。胃及十二指肠溃疡穿孔的修补或胃大部切除术。如穿孔时间较长，腹腔污染严重或患者全身状况不好，则只能行穿孔修补术。化脓坏疽的阑尾或胆囊应及时切除；如胆囊炎症重，解剖层次不清，全身情况不能耐受手术，只宜行胆囊造口术和腹腔引流，有条件的可行超声引导下的胆囊造瘘术。坏死的肠管应尽早切除。坏死的结肠如不能一期切除吻合，应行坏死肠段外置或结肠造口术。

④彻底清洁腹腔：开腹后立即用吸引器吸净腹腔内的脓液及渗出液，清除食物残渣、粪便和异物等。脓液多积聚在原发病灶附近、膈下、两侧结肠旁沟及盆腔内。可用甲硝唑及生理盐水冲洗腹腔至清洁。腹腔内有脓苔、假膜和纤维蛋白分隔时，应予清除以利引流。关腹前一般不在腹腔内应用抗生素，以免造成严重粘连。

⑤充分引流：要把腹腔内的残留液和继续产生的渗液通过引流物排出体外，以减轻腹腔感染和防止术后发生腹腔脓肿。

⑥术后处理：继续禁食、胃肠减压、补液、应用抗生素和营养支持治疗，保证引流管通畅。及时根据手术时脓液的细菌培养和药物敏感试验结果，选用有效的抗生素。待患者全身情况改善，临床感染消失后，可停用抗生素。一般待引流量小于10ml/d、非脓性，也无发热、无腹胀等，表示腹膜炎已控制后，可拔除腹腔引流管。密切观察病情变化，注意心、肺、肝、肾、脑等重要脏器的功能及 DIC 的发生，并进行及时有效的处理。

近年来随着腹腔镜手术技术的日益成熟，在弥漫性腹膜炎的诊治方面应用更加广泛，尤其在原因不明的腹膜炎更显优势。在腹腔镜技术成熟的医院，急诊腹腔镜胃及十二指肠溃疡穿孔修补、阑尾切除、胆囊切除等已成常规手术，为弥漫性腹膜炎的诊治提供了微创有效方法。

2. 中医治疗方案

（1）病因病机：急性化脓性腹膜炎主要表现为腹痛、腹胀、呕恶、发热、便闭等，舌苔多黄燥、黄腻，脉洪数或滑数，属阳明腑实证。根据"六腑以通为用"和"热者寒之""塞者通之"的理论，确定清热解毒、通里攻下的治疗法则。

（2）药物治疗：大黄 15g、芒硝 9g、金银花 45g、栀子 15g、厚朴 12g、败酱草 30g、丹参 15g、莱菔子 30g、甘草 6g。根据患者临床症状随证加减。如热盛者加生石膏 30g、柴胡 9g；阴液不足者加玄参 15g、石斛 12g；腹胀明显者加枳实 9g、木香 9g。上药加水浸泡 1h，水煎 2 次，取汁浓缩至 200ml，备用。

本章其他部分的中医疗法可参考于此。

第三节　腹腔脓肿

脓液在腹腔内积聚，由肠管、内脏、网膜或肠系膜等粘连包围，与游离腹腔隔离，形成腹腔脓肿。腹腔脓肿可分为膈下脓肿、盆腔脓肿和肠间脓肿。一般均继发于急性腹膜炎或腹腔内手术，原发性感染少见。

一、膈下脓肿

横结肠及其系膜将大腹腔分成结肠上区和结肠下区。结肠上区亦称膈下区，肝将其分隔为肝上间隙和肝下间隙。肝上间隙又被肝镰状韧带分成左、右间隙，肝下间隙被肝圆韧带分成右下和左下间隙。左肝下间隙又被肝胃韧带和胃分为左前下间隙和左后下间隙。肝左后下间隙即为网膜囊。由于肝左外叶很小，左肝下前间隙与左肝上间隙实际上相连而成为一个左膈下间隙。此外，在冠状韧带两层之间，存在着一个腹膜外间隙。脓液积聚在一侧或两侧的膈肌下与横结肠及其系膜的间隙内者，通称为膈下脓肿（subphrenic abscess）。膈下脓肿可发生在一个或两个以上的间隙。

（一）病因病理

患者平卧时膈下部位最低，急性腹膜炎时腹腔内的脓液易积聚此处。细菌亦可由门静脉和淋巴系统到达膈下。约 2/3 的急性腹膜炎患者经手术或药物治疗后腹腔内的脓液可被完全吸收；约 1/3 的患者发生局限性脓肿。脓肿的位置与原发病有关。十二指肠溃疡穿孔、胆囊及胆管化脓性感染、阑尾炎穿孔，其脓液常积聚在右膈下；胃穿孔、脾切除术后感染，脓肿常发生在左膈下。

小的膈下脓肿经非手术治疗可被吸收。较大的脓肿，因长期感染可使身体消耗以至衰竭。膈下感染可引起反应性胸腔积液，或经淋巴途径蔓延到胸腔引起胸膜炎，也可穿入胸腔引起脓胸。个别的可穿透结肠形成内瘘而"自家"引流。脓肿腐蚀消化道管壁可引起消化道反复出血、肠瘘或胃瘘。如患者的机体抵抗力低下可发生脓毒症。

（二）临床表现及诊断

1. 临床表现

膈下脓肿一旦形成，可出现明显的全身及局部症状。

（1）全身症状：发热，初为弛张热，脓肿形成以后呈持续高热，也可为中等程度的持续发热。脉率增快，舌苔厚腻。逐渐出现乏力、衰弱、盗汗、厌食、消瘦、白细胞计数升高、中性粒细胞比例增高。

（2）局部症状：脓肿部位可有持续的钝痛，深呼吸时加重。疼痛常位于近中线的肋缘下或剑突下。脓肿刺激膈肌可引起呃逆。膈下感染可引起胸膜、肺反应，出现胸腔积液或盘状肺不张，患者咳嗽、胸痛。有季肋区叩痛，严重时出现局部皮肤凹陷性水肿，皮温升高。右膈下脓肿可使肝浊音界扩大。患侧胸部下方呼吸音减弱或消失。经大量应用抗生素治疗者，局部症状和体征多不典型。

2. 诊断和鉴别诊断

（1）急性腹膜炎或腹腔内脏器的感染性病变治疗过程中，或腹部手术数日后出现发热、腹痛者，均应想到本病，并做进一步检查。

（2）X 线透视可见患侧膈肌升高，随呼吸活动受限或消失，肋膈角模糊、积液。X 线平片显示胸膜反应、胸腔积液、肺下叶部分不张等；膈下可见占位阴影。左膈下脓肿，胃底可受压移位。有 10% ~ 25% 的脓肿腔内含有气体，可有液 – 气平面。

（3）超声或 CT 检查对膈下脓肿的诊断及鉴别诊断帮助较大。特别是在超声指引下穿刺，不仅可帮助诊断，还可同时抽脓、冲洗脓腔并注入有效的抗生素进行治疗。需要提出的是，穿刺阴性者不能排除存在脓肿的可能。

（三）治疗方案及原则

既往，膈下脓肿主要采用手术治疗。近年来，采用经皮穿刺置管引流术取得了较好的治疗效果。同时要加强支持治疗，包括补液、输血、营养支持和抗生素的应用。

（1）经皮穿刺置管引流术：优点是创伤小，可在局部麻醉下施行，一般不会污染游离腹腔，引流效果较好。适应证：与体壁靠近的、局限性单房脓肿。穿刺置管须由外科医师和超声医师或放射科医师合作进行。一旦穿刺失败或发生并发症，便于及时中转手术。

（2）切开引流术：目前已很少应用。术前借助超声和 CT 检查确定脓肿的部位，根据脓肿所在的部位选择适当的切口。膈下脓肿可以通过多种切口和途径进行切开引流，较常采用经前腹壁肋缘下切口，适用于肝右叶上、肝右叶下位置靠前及膈左下靠前的脓肿。在局麻或硬膜外麻醉下，沿前肋缘下切口切开腹壁各层至腹膜外，沿腹膜外层向上分离。接近脓肿，用注射器试穿，抽取脓液留作细菌培养和药敏试验。沿穿刺方向和途径进入脓腔，用手指探查脓腔分开间隔，吸净脓液，置入多孔引流管或双套管引流管，并用负压吸引，或低压灌洗。脓肿周围一般都有粘连，只要不分破粘连，脓液不会流入腹腔或扩散。

二、盆腔脓肿

盆腔处于腹腔的最低位，腹腔内的炎性渗出物或脓液易积聚于此而形成脓肿，盆腔腹膜面积小、吸收毒素能力较低，盆腔脓肿 (pelvic abscess) 时全身中毒症状亦较轻。

（一）临床表现及诊断

1. 急性腹膜炎治疗过程中，如阑尾穿孔或结直肠手术后，出现体温升高、典型的直肠或膀胱刺激症状、里急后重、大便频而量少、有黏液便、尿频、排尿困难等，应想到本病的可能。

2. 腹部检查多无阳性发现。直肠指诊可发现肛管括约肌松弛，在直肠前壁可触及向直肠腔内膨起、有触痛，有时有波动感的肿物。

3. 已婚女患者可进行阴道检查，以协助诊断。若是盆腔炎性肿块或脓肿，还可经后穹隆穿刺，有助于诊断和治疗。

4.下腹部超声及经直肠或阴道超声检查均有助于明确诊断。必要时可做 CT 检查，进一步帮助诊断。

（二）治疗方案及原则

盆腔脓肿较小或尚未形成时，可以采用非手术治疗。应用抗生素，辅以腹部热敷、温热盐水灌肠及物理透热等疗法。有些患者经过上述治疗，脓液可自行完全吸收。脓肿较大者须手术治疗。在骶管或硬膜外麻醉下，取截石位，用肛门镜显露直肠前壁，清洁消毒后，在波动处用长针穿刺，抽出脓液后循穿刺针作一小切口，再用血管钳插入扩大切口，排出脓液，然后放橡皮管引流 3 ~ 4d。已婚女患者可经后穹隆穿刺后切开引流。

三、肠间脓肿

肠间脓肿（interloop abscess）是指脓液被包围在肠管、肠系膜与网膜之间的脓肿。

1.脓肿可能是单发的，也可能是多个大小不等的脓肿。如脓肿周围广泛粘连，可发生不同程度的粘连性肠梗阻。

2.患者出现化脓感染的症状，并有腹胀、腹痛、腹部压痛或扪及肿块。

3.腹部立位 X 线平片可见肠壁间距增宽及局部肠管积气，也可见小肠液 – 气平面。应用抗生素、物理透热及全身支持治疗。

4.如脓肿自行穿破入肠腔或膀胱则形成内瘘，脓液随大、小便排出。非手术治疗无效或发生肠梗阻者，应考虑剖腹探查解除梗阻，清除脓液并行引流术。

5.此病进行手术时，容易分破肠管造成肠瘘，故手术必须小心、仔细。如超声或 CT 检查提示脓肿较局限且为单房，并与腹壁贴靠，也可采用超声引导下经皮穿刺置管引流术。

第四章　胃和十二指肠疾病

第一节　概　论

一、胃的解剖

1. 胃的位置与分区。胃位于上腹部，介于食管和十二指肠之间。胃与食管结合部称为贲门，与十二指肠结合部称为幽门，皆有括约肌控制内容物流向。介于贲门与幽门间的胃右侧称为胃小弯，左侧为胃大弯。胃小弯和胃大弯平均分成三等份的连线将胃分成三个区：自上而下依次为贲门胃底区（U，Upper）、胃体区（M，Middle）和胃窦幽门区（L，Lower）。幽门区环形肌增厚，在浆膜面可见环形凹陷形成浅沟，其表面有胃前静脉通过，是区分幽门与十二指肠的标志。

2. 胃的韧带。胃与周围脏器连接的韧带被固定在上腹部，这些韧带包括：胃膈韧带、肝胃韧带、脾胃韧带、胰胃韧带和胃结肠韧带。

3. 胃的血管。胃的动脉血供由腹腔动脉及其分支供应。胃左动脉起源于腹腔动脉主干，胃右动脉来自肝固有动脉，两者在胃小弯形成动脉弓，供血于胃。来源于胃和十二指肠动脉的胃网膜右动脉和来源于脾动脉的胃网膜左动脉形成血管弓从大弯侧供血于胃。另外来源于脾动脉的数支胃短动脉和 1~2 支胃后动脉供血于胃底和近端胃体。胃的黏膜下层有丰富的血管网，胃的静脉汇入门静脉系统，与同名动脉伴行。胃左静脉（即冠状静脉）汇入门静脉或脾静脉。胃右静脉汇入门静脉。胃网膜右静脉经胃结肠共干汇入肠系膜上静脉。胃网膜左静脉和胃短静脉汇入脾静脉。

4. 胃的淋巴引流。胃黏膜下层淋巴管网丰富，在胃近端它与食管淋巴管网连接，在远端它与十二指肠淋巴管网连接。胃的淋巴回流沿主要动脉分布，与动脉血流逆向引流淋巴液。胃周淋巴结分成 16 组，主要有 4 群：①腹腔淋巴结群，主要引流胃小弯上部淋巴液。②幽门上淋巴结群，主要引流小弯下部淋巴液。③幽门下淋巴结群，主要引流大弯下部淋巴液。④胰脾淋巴结群，主要引流胃大弯上部淋巴液。

5. 胃的神经。胃受中枢神经和内在的自主神经支配，中枢神经通过自主神经系统的交感神经和副交感神经支配胃肠道。胃的运动和分泌主要受交感神经和副交感神经支配。

6. 胃壁结构。胃壁由外向内依次为浆膜层、肌层、黏膜下层和黏膜层。胃壁的肌层属平滑肌，由外层的沿胃长轴走行的纵行肌和内层的环形肌组成。环形肌在贲门和幽门处增厚，形成贲门和幽门括约肌。黏膜下层结构疏松，血管、淋巴管和神经丛丰富。黏膜下层是内镜下黏膜剥离术和手术剥离黏膜的操作界面。

胃黏膜由黏膜上皮、固有膜和黏膜肌层组成。黏膜层含有大量胃腺，主要分布在胃底和胃体。胃腺有以下主要分泌细胞：①壁细胞，主要分泌盐酸和抗贫血因子，是维持胃 pH 的主要分泌细胞。②主细胞，分泌胃蛋白酶原和凝乳酶原。③黏液细胞，主要分泌含碱性因子的黏液。

二、胃的生理

胃具有运动和分泌两大功能。

1. 胃的运动。胃的运动包括容纳、研磨和输送功能。胃排空的速度与食物的性质和量有关，也受神经和内分泌激素的调节。胃的平滑肌收缩由胃电驱动。

2. 胃液分泌。正常成人分泌胃液 1500～2500ml/d。胃液的主要成分为胃酸、酶、黏液、电解质和水。壁细胞分泌盐酸，非壁细胞分泌的成分略偏碱性，钠是主要的阳离子。

三、十二指肠的解剖和生理

十二指肠介于胃和空肠之间，起于胃幽门，止于十二指肠悬韧带，长约 25cm，呈 C 形环绕胰腺头部，是小肠中最为固定的部分。

十二指肠由近至远分为四部分。①球部：长 4～5cm，属腹膜间位组织，较活动，是十二指肠溃疡的好发部位。②降部：长 7～9cm，垂直下行，系腹膜外位，位置固定。距幽门 8～10cm 的降部内侧有胆总管和胰管开口于此；局部黏膜皱襞突起，称为十二指肠乳头，是寻找胆、胰管开口的标志。③水平部：长约 10cm，向左呈水平走向，属腹膜外位，位置固定。肠系膜上动脉和静脉在其前方跨行，如动脉血管下行夹角过小，可形成对十二指肠水平部的压迫，引起梗阻，称为"肠系膜上动脉综合征"。④升部：长 3～5cm，先向上行，然后急转向下、向前，连接空肠起始部，其向上部分是由固定于腹膜后的 Treitz 韧带牵吊，位置固定，是十二指肠和空肠分界标志。十二指肠围绕胰头和部分胰体，血供来源于胰十二指肠上动脉和胰十二指肠下动脉。前者由胃十二指肠动脉发出，后者始于肠系膜上动脉。脾动脉紧贴胰腺上缘行走，并分出若干走向胰腺的分支。上述血管在胰腺前后形成血管弓。

胆汁和胰液经乳头进入十二指肠，同时十二指肠黏膜的 Brunner 腺分泌富含如蛋白酶、脂肪酶、蔗糖酶等消化酶的消化液，与十二指肠内的食物混合。十二指肠黏膜的内分泌细胞则分泌促胃液素、胆囊收缩素、肠抑肽等内分泌激素。

四、相关中医理论

脾胃在中焦，为后天之本，气血生化之源，五脏六腑、四肢百骸皆赖以所养。脾胃的生理主要表现为：脾主运化，主升清，主统血，主肌肉，主四肢；胃主受纳、腐熟水谷，主通降。脾为太阴湿土之脏，喜温燥而恶寒湿，得阳气温煦则运化健旺；胃为多气多血之腑，有喜润恶燥之特性，既需阳气蒸化，亦需津液濡润，以助腐熟水谷、通降胃气。脾胃互为表里，一纳一化，一升一降，燥湿相济，共同完成水谷的受纳、精微化生、输布及升降、统摄等功能。

脾胃的病理主要表现为运化、受纳、升降、统摄等功能的异常。若脾运化水谷精微的功能减退，则消化吸收功能失常，出现泄泻、腹胀等病证；运化水湿功能下降，则可产生湿、痰、饮等病理产物，发生痰饮、泄泻等病证。若胃受纳、腐熟水谷及通降功能失常，可致食欲不振，并影响中气之运行，以致发生胃痛、胃痞及便秘等病证；若胃失和降、胃气上逆，则可出现嗳气、恶心、呕吐、呃逆等病证。

西医学中急性胃炎、慢性胃炎、胃溃疡、十二指肠溃疡等病以上腹部疼痛为主要症状者，属于中医学胃痛范畴，均可参考本节进行辨证论治。

第二节　胃和十二指肠溃疡

一、概述

胃溃疡和十二指肠溃疡因与胃酸 – 蛋白酶的消化有关，故统称为"消化性溃疡"。消化性溃疡的药物治疗取得了非常显著的疗效，因此外科干预主要是针对溃疡产生的并发症。

（一）病因病理

溃疡一般呈圆形或椭圆形，深达黏膜肌层。溃疡由于反复发作和修复，边缘增厚，形成瘢痕，一般壁较硬。中央凹陷，呈漏斗状。常覆盖脓苔或纤维膜，呈灰白或黄色。胃溃疡多发生在小弯，常见于胃角处；也见于胃窦和胃体，大弯侧溃疡较为少见。十二指肠溃疡多见于球部。球部以远部位发生的溃疡称为"球后溃疡"。

1. 发病机制

胃和十二指肠溃疡发病与多种因素有关，包括胃酸分泌过多、幽门螺杆菌感染和黏膜防御机制减弱。

胃溃疡发病年龄高峰在 40 ~ 60 岁，癌变率高。十二指肠溃疡多见于青壮年，高峰在 20 ~ 40 岁，很少癌变。

2. 临床分型

根据胃溃疡的部位和酸分泌量分为四型：I 型为低胃酸，占 50% ~ 60%，溃疡位于胃小弯角切迹附近；II 型为高胃酸，约占 20%，胃溃疡合并十二指肠溃疡；III 型亦为高胃酸，约占 20%，位于幽门管或幽门前；IV 型为低胃酸，约占 5%，位于胃上 1/3 或贲门周围，多见于老年人，易发生穿孔或出血。

（二）治疗方案及原则

1. 西医治疗方案

由于药物治疗可以治愈消化性溃疡，外科手术仅适用于发生并发症的患者，而且手术方式也发生改变。如急性十二指肠溃疡穿孔，多采用穿孔缝合术，较少采用胃大部切除术。而胃溃疡有癌变可能，外科处理相对积极。

2. 中医治疗方案

（1）病因病机：胃和十二指肠溃疡是临床常见病、多发病，具有病程长，不易治愈的特点。祖国医学认为，"邪之所凑，其气必虚"，"饮食自倍，肠胃乃伤"，其病机多为脾胃虚弱，正气不足，或肝失疏泄，横逆犯胃或饮食节，脾胃升降功能失调，胃脘气机阻滞不通有关，才能发生本病。

（2）针灸疗法：取穴足三里、内关、公孙、中脘、脾俞、胃俞。胃痛甚加梁丘，胃寒甚加灸中脘，腹胀甚加天枢，反酸多加太冲，乏力加气海。以上穴位交替使用，1 次 /d，平补平泻手法，留针 30min，5d 为 1 个疗程，每疗程间休息 2d，9 个疗程（即 2 个月）后胃镜复查。

二、急性胃和十二指肠溃疡穿孔

急性穿孔是胃和十二指肠溃疡的常见并发症。它起病急、变化快、病情重，需要紧急处理。

（一）病因病理

十二指肠溃疡穿孔多发生在球部前壁。而胃溃疡穿孔多见于胃小弯。溃疡穿孔后酸性的胃内容物流入腹腔，引起化学性腹膜炎。腹膜受到刺激产生剧烈腹痛和渗出。6～8h 后细菌开始繁殖，逐渐形成化脓性腹膜炎。常见病菌为大肠埃希菌、链球菌。大量液体丢失加上细菌毒素吸收，可造成休克。胃和十二指肠后壁溃疡穿孔，可在局部导致粘连包裹，形成慢性穿透性溃疡。

（二）临床表现及诊断

1. 临床表现

（1）患者多有溃疡病史，部分患者有服用阿司匹林等非甾体抗炎药或皮质激素病史。患者在穿孔发生前常有溃疡症状加重或有过度疲劳、精神紧张等诱发因素。患者突发上腹部剧痛，呈"刀割样"，腹痛迅速波及全腹。患者面色苍白、出冷汗。常伴有恶心、呕吐。严重时可伴有血压下降。患者的临床表现与其穿孔的大小、时间、部位，是否空腹以及年龄和全身状况密切相关。

（2）体检见患者表情痛苦，取屈曲体位，不敢移动。腹式呼吸减弱或消失，全腹压痛，但以穿孔处最重。腹肌紧张呈"板状腹"，反跳痛明显。肠鸣音减弱或消失。叩诊肝浊音界缩小或消失，可闻移动性浊音。

（3）实验室检查：①实验室检查白细胞计数升高；②立位 X 线检查膈下可见新月状游离气体影。

2. 诊断与鉴别诊断

既往有溃疡病史，突发上腹部刀割样剧痛，加上典型的"板样腹"腹部体征和 X 线检查的膈下游离气体，可以确定诊断。高龄、体弱以及空腹小穿孔患者的临床表现和腹部体征可以表现不典型，需要详细询问病史和仔细体格检查进行鉴别。

鉴别诊断需要除外下列疾病：

（1）急性胆囊炎。表现为右上腹绞痛或持续性疼痛伴阵发加剧，疼痛向右肩放射，伴畏寒发热。右上腹局部压痛、反跳痛，可触及肿大的胆囊 Murphy 征阳性。胆囊坏疽穿孔时有弥漫性腹膜炎表现，但 X 线检查膈下无游离气体。超声提示胆囊炎或胆囊结石。

（2）急性胰腺炎。急性胰腺炎的腹痛发作一般不如溃疡急性穿孔者急骤，腹痛多位于上腹部偏左并向背部放射。腹痛有一个由轻转重的过程，肌紧张程度较轻。血清、尿液和腹腔穿刺液淀粉酶明显升高。X 线检查膈下无游离气体，CT、超声提示胰腺肿胀，周围渗出。

（3）急性阑尾炎。溃疡穿孔后消化液沿右结肠旁沟流到右下腹，引起右下腹痛和腹膜炎体征，可与急性阑尾炎相混。但阑尾炎一般症状比较轻，体征局限于右下腹，无腹壁板样强直，X 线检查无膈下游离气体。

（三）治疗方案及原则

1. 西医治疗方案

急性胃和十二指肠溃疡穿孔以穿孔缝合术为主要术式，穿孔缝合术后仍需正规的抗溃疡药物治疗。彻底性的手术可以选择胃大部切除术，它可以一次性解决穿孔和溃疡两个问题。迷走神经切断术已很少应用。穿孔时间短，估计腹腔污染轻微者可选择腹腔镜方式；穿孔时间长，估计腹腔污染重者应选择开腹方式。行胃溃疡穿孔缝合术时，如操作无困难可先楔形切除溃疡，然后再行贯穿缝合，以期望对合缘为正常胃组织。但十二指肠溃疡穿孔因肠腔窄小，为避免造成流出道狭窄，则不宜采取此方式。

2.中医治疗方案

本病应尽快予以手术治疗，恢复期可采用化瘀通络，理气和胃方药，代表方：失笑散合丹参饮。

失笑散由蒲黄、五灵脂组成；丹参饮由丹参、檀香、砂仁组成。前方活血行瘀，散结止痛；后方调气化瘀。若胃痛甚者，加延胡索、木香、郁金、枳壳；若四肢不温、舌淡脉弱者，加党参、黄芪；便黑加三七、白及；若口干咽燥、舌光无苔，加生地、麦冬。

本节其他疾病的中医治疗方案可参考于此。

三、胃和十二指肠溃疡大出血

因胃或十二指肠溃疡引起呕血、大量柏油样黑便，导致红细胞计数、血红蛋白和血细胞比容下降，患者心率加快、血压下降，甚至出现休克症状称为胃和十二指肠溃疡大出血。

（一）病因病理

溃疡基底因炎症腐蚀到血管，导致破裂出血。通常多为动脉性出血。十二指肠溃疡出血多位于球部后壁，胃溃疡出血多位于小弯。

（二）临床表现及诊断

1.临床表现

临床表现与出血量及速度相关。出血量少者可仅有黑便。出血量大且速度快者可伴呕血，且色泽红。便血色泽可由黑色转呈紫色，便血前有头晕，眼前发黑，心慌、乏力。如出血更甚者可出现晕厥和休克症状。短期内出血超过800ml，患者可表现为烦躁不安、脉搏细速、呼吸急促、四肢湿冷。出血时患者通常无明显腹部体征。由于肠腔内积血，刺激肠蠕动增加，肠鸣音增强。红细胞计数、血红蛋白值和血细胞比容的连续检测可帮助评估出血量和速度。

2.诊断与鉴别诊断

溃疡性出血主要需与胃底食管静脉曲张破裂、胃癌和应激性溃疡引起的出血鉴别。溃疡性出血患者通常有溃疡病史。胃底食管静脉曲张破裂出血患者有肝硬化病史，此类患者通常面色灰暗，腹壁浅静脉显露，腹壁皮肤可见蜘蛛痣。应激性溃疡患者多有重度感染、创伤、使用激素、非甾体抗炎药等引起应激的病因。胃镜检查可明确出血部位和原因。选择性动脉造影也可用于明确出血部位。

（三）治疗方案及原则

1.补充血容量。快速输入平衡盐溶液补充容量，同时进行输血配型试验。观察生命体征，包括心率、血压、尿量、周围循环等。有条件时可放置中心静脉导管测定中心静脉压，指导补液量和速度。监测生命体征，维持良好的呼吸和肾脏功能。当出血量达到全身血容量20%时可输注羟乙基淀粉、右旋糖苷或其他血浆代用品；出血量更大时可输注全血、浓缩红细胞，维持血细胞比容不低于30%。晶胶体比例以3∶1为宜。

2.放置胃管。吸出残血，冲洗胃腔，直至胃液变清，以便观察后续出血情况。也可经胃管注入200ml含8mg去甲肾上腺素的生理盐水溶液，并夹管约30min。每4~6h可重复。

3.药物治疗。静脉或肌注血凝酶。静脉输注β受体阻断剂或质子泵抑制剂以抑制胃酸。静脉应用生长抑素类制剂。

4.胃镜治疗。在胃镜下明确出血部位后，可通过电凝、喷洒止血粉、上血管夹等措施止血。

5. 手术治疗。约10%胃和十二指肠溃疡出血患者非手术治疗无效需行手术。手术治疗的指征：①经积极非手术治疗无效者。②出血速度快，短期内出现休克症状者。③高龄患者伴有动脉硬化，出血自行停止可能性小。④地处偏远，无血库或血源者。⑤经过非手术治疗出血已停止，但短期内可能再次出血者。

手术方式：①出血部位的贯穿缝扎术。十二指肠球部后壁溃疡出血，可以切开球部前壁，贯穿缝扎溃疡止血。高龄体弱难于耐受长时间手术者，可采用此法。②胃大部切除术。若行溃疡旷置的胃大部切除，需贯穿缝扎溃疡及处理周围血管。

四、胃和十二指肠溃疡瘢痕性幽门梗阻

胃和十二指肠溃疡瘢痕性幽门梗阻见于胃幽门、幽门管或十二指肠球部溃疡反复发作，形成瘢痕狭窄。通常伴有幽门痉挛和水肿。

（一）病因病理

1. 溃疡引起幽门梗阻的原因有痉挛、水肿和瘢痕，通常三者同时存在。

2. 在溃疡瘢痕尚未狭窄到足以影响胃的流出道时，待痉挛和炎症水肿消退后，症状是可逆的。但当瘢痕导致严重狭窄时，则需手术介入。

3. 幽门梗阻初期，胃蠕动增加，胃壁肌肉增厚，以克服远端梗阻。后期胃壁张力减弱，胃腔扩张，胃酸分泌增加，胃壁水肿，胃黏膜炎症、糜烂，形成溃疡。由于幽门梗阻时需要放置胃管，它可以使胃液和电解质丢失，如不及时补充，会造成患者脱水、水电解质和酸碱失衡及营养障碍。

（二）临床表现及诊断

1. 临床表现

主要表现为腹痛和反复呕吐。患者初期症状表现为上腹部胀和不适，阵发性上腹部痛，同时伴有嗳气、恶心。随着症状加重，出现腹痛和呕吐，呕吐物为宿食，有腐败酸臭味，不含胆汁。当出现脱水时，可见皮肤干燥、皱缩、弹性降低，眼眶凹陷，尿量减少，尿液浓缩，色泽变深。上腹部可见胃型，晃动上腹部可闻"振水声"。

2. 诊断

根据患者长期的溃疡病史和典型的症状和临床表现，多可确定诊断。放置胃管可以吸出大量胃液，含宿食和腐败酸臭味。但有时胃内宿食堵塞胃管，很难吸出胃内容物，也不能据此否定诊断。

3. 鉴别诊断

需区分是水肿性还是瘢痕性幽门梗阻，前者可以在水肿消退后通过正规的消化性溃疡药物治疗，避免手术。主要鉴别方法就是行胃肠减压、高渗盐水洗胃、补充水和电解质、维持酸碱平衡和营养等保守措施，观察患者症状能否缓解。其次要鉴别是否为胃、十二指肠降部或胰头部的肿瘤压迫所致。通过内镜或CT、磁共振可以明确这类肿块性病变。如果选用胃肠造影检查，一般不选用钡剂，宜选用水性造影剂，因为钡剂很难通过胃管吸出体外。

（三）治疗方案及原则

先行非手术治疗，放置胃管，进行胃减压和引流。高渗温盐水洗胃，以减轻胃壁水肿。同时补充液体、电解质，维持酸碱平衡和营养。如非手术治疗症状未能缓解，可考虑手术治疗。

术前需进行准备，全身情况如脱水、贫血需要纠正。胃壁水肿需要改善。手术目的是解除梗阻、消除病因，因此首选胃大部切除术。

五、术后并发症

胃和十二指肠溃疡手术后早期并发症多与术中操作不当或术前准备不足有关；术后远期并发症多因手术导致的解剖、生理改变造成对机体的扰乱所致。

（一）术后早期并发症

1. 术后出血。包括胃肠道腔内出血和腹腔内出血。前者包括胃或十二指肠残端出血、吻合口出血等；腹腔内出血多为胃周围结扎血管或网膜血管结扎线松脱出血。胃肠道腔内出血可以通过内镜检查明确出血部位，通过喷洒止血粉、上血管夹等保守措施止血。如果出血无明显缓解应再次手术止血。腹腔内出血可以通过腹腔穿刺抽得不凝血或腹腔引流管引流液性状明确诊断。

2. 术后胃瘫。术后胃瘫是胃手术后以胃排空障碍为主的综合征。也见于胰腺手术和其他腹部手术，包括妇科手术。胃瘫通常发生在术后 2~3d，多发生在饮食由禁食改为流质或流质改为半流质时。患者出现恶心、呕吐，呕吐物多呈绿色。需放置胃管进行引流、胃减压。一般胃管需要放置 1~2 周，时间长者可达月余。由于长期禁食和胃肠液丢失，如不及时补充调整，可导致脱水、水电解质与酸碱紊乱和营养障碍。胃管引流量减少，引流液由绿转黄、转清是胃瘫缓解的标志。辅助用药宜选用可静脉滴注的制剂，如甲氧氯普胺和红霉素。

3. 术后胃肠壁缺血坏死、吻合口破裂或漏胃大部切除术。需注意适当保留残胃大弯的胃短血管。十二指肠残端或空肠袢的血供不足也会引起肠壁缺血坏死，造成吻合口破裂或肠瘘。发现胃肠壁坏死应立即禁食，放置胃管进行胃肠减压，并严密观察。一旦发生坏死穿孔，出现腹膜炎体征应立即手术探查并进行相应处理。

4. 术后肠梗阻。

（1）术后肠梗阻：多见毕Ⅱ式吻合。又分为输入袢梗阻和输出袢梗阻。急性输入袢梗阻由于梗阻近端为十二指肠残端，因此是一种闭袢性梗阻，易发生肠绞窄。患者表现为上腹部剧烈腹痛伴呕吐，呕吐物不含胆汁。上腹部常可扪及肿块。

（2）输出袢梗阻：多见于术后肠粘连或结肠后方式系膜压迫肠管所致。患者表现为上腹部饱胀不适，严重时有呕吐，呕吐物含胆汁。

（3）吻合口梗阻：多见于吻合口过小或吻合时内翻过多，加上术后吻合口水肿所致。处理方法是胃肠减压，消除水肿。经非手术治疗后症状通常可以缓解，如非手术治疗失败，需要再次手术。

（二）术后远期并发症

1. 倾倒综合征（dumping syndrome）。胃大部切除术后，由于失去了幽门的节制功能，导致胃内容物排空过快，产生一系列临床症状，称为倾倒综合征，多见于毕Ⅱ式吻合。根据进食后出现症状的时间，分为早期和晚期两种类型。①早期倾倒综合征：进食后半小时出现心悸、出冷汗、乏力、面色苍白等短暂血容量不足的相应表现。并伴有恶心和呕吐、腹部绞痛和腹泻。病理机制可能与高渗性胃内容物快速进入肠道导致肠道内分泌细胞大量分泌血管活性物质有关。非手术治疗为调整饮食，少食多餐，避免过甜的高渗食品。症状重者可采用生长抑素治疗。手术宜慎重。②晚期倾倒综合征：发生在进食后 2~4h。主要表现为头晕、面色苍白、出冷汗、乏力、脉搏细数。发生机制为食物进入肠道后刺激胰岛素大量分泌，继而导致反应性低血糖。故又称为低血糖综合征。治疗应采用饮食调整，减缓碳水化合物的吸收，严重病例可采用皮下注射生长抑素。

2.碱性反流性胃炎。碱性肠液反流至残胃，导致胃黏膜充血、水肿、糜烂，破坏了胃黏膜屏障。临床表现为胸骨后或上腹部烧灼痛，呕吐物含胆汁，体重下降。一般抑酸剂无效。多采用保护胃黏膜、抑酸、调节胃动力等综合措施。

3.溃疡复发。胃大部切除术未能切除足够胃组织或迷走神经切断不完全均可造成溃疡复发，应先进行溃疡的正规非手术治疗。如出现并发症则选用适当的处置方法。

4.营养性并发症。胃大部切除术后由于残胃容量减少，消化吸收功能影响，患者常出现上腹部饱胀、贫血、消瘦等症状。治疗应采取调节饮食，少食多餐，选用高蛋白、低脂肪饮食，补充维生素、铁剂和微量元素。

5.残胃癌。因良性疾病行胃大部切除术后5年以上，残胃出现原发癌称为残胃癌。发生率约2%。多数患者残胃癌发生在前次因良性病变行胃大部切除术后10年以上。发生原因可能与残胃黏膜萎缩有关。临床症状为进食后饱胀伴贫血、体重下降。胃镜检查可以确定诊断。

第三节　胃癌及其他胃肿瘤

一、胃癌

胃癌（gastric carcinoma）是最常见的恶性肿瘤之一，在我国消化道恶性肿瘤中居第二位，好发年龄在50岁以上，男女发病率之比约为2:1。

（一）病因病理

1.病因

胃癌的确切病因不十分明确，但以下因素与发病有关。

（1）地域环境：胃癌发病有明显的地域性差别，在我国的西北与东部沿海地区胃癌发病率明显高于南方地区。在世界范围内，日本发病率最高，而美国则很低。生活在美国的第二、三代日裔移民的发病率逐渐降低，表明地域生活环境对胃癌的发生有较大的影响。

（2）饮食生活因素：长期食用熏烤、盐腌食品的人群中胃远端癌发病率高，与食品中亚硝酸盐、真菌毒素、多环芳烃化合物等致癌物或前致癌物含量高有关，而高盐饮食破坏了胃黏膜的保护层，使致癌物与胃黏膜直接接触；食物中缺乏新鲜蔬菜、水果与发病也有一定关系。吸烟者的胃癌发病危险性较不吸烟者高50%。

（3）幽门螺杆菌（HP）感染：幽门螺杆菌感染也是引发胃癌的主要因素之一。HP感染率高的国家和地区，胃癌发病率也增高。HP阳性者胃癌发生的危险性是HP阴性者的3~6倍。

（4）慢性疾患和癌前病变：易发生胃癌的胃疾病包括胃息肉、慢性萎缩性胃炎及胃部分切除后的残胃。胃息肉可分为炎性息肉、增生性息肉和腺瘤，前两者恶变的可能性很小，胃腺瘤的癌变率在10%~20%，直径超过2cm时癌变机会加大。萎缩性胃炎以胃黏膜腺体萎缩、减少为主要特征，常伴有肠上皮化生或黏膜上皮异型增生，可发生癌变。胃大部切除术后残胃黏膜发生慢性炎症改变，可能在术后15~25年发展为残胃癌。癌前病变系指容易发生癌变的胃黏膜病理组织学改变，本身尚不具备恶性特征，是从良性上皮组织转变成癌过程中的病理变化。胃黏膜上皮的异型增生根据细胞的异型程度，可分为轻、中、重三度，重度异型增生与分化较好的早期胃癌有时很难区分。

（5）遗传和基因：胃癌患者有血缘关系的亲属其胃癌发病率较对照组高4倍，其一级亲属患胃癌的比例显著高于二、三级亲属，说明遗传因素起一定的作用。近年来的分子生物学研究表明，胃黏膜的癌变是一个多因素、多步骤、多阶段发展过程，涉及癌基因、抑癌基因、凋亡相关基因与转移相关基因等的改变，如抑癌基因 P53、APC、Rb 等发生基因缺失或突变，而癌基因如 K-ras、c-met、EGFR 等明显扩增并且过度表达。不同的基因可能在胃癌发展的不同阶段发挥作用。

2. 病理

（1）大体类型。早期胃癌指病变仅限于黏膜或黏膜下层，不论病灶大小或有无淋巴结转移。癌灶直径在 10mm 以下称小胃癌，5mm 以下为微小胃癌。早期胃癌根据病灶形态可分四型：Ⅰ型为隆起型，癌灶突向胃腔；Ⅱ型表浅型，癌灶比较平坦没有明显的隆起与凹陷；Ⅲ型凹陷型，为较深的溃疡。Ⅳ型还可以分为三个亚型，即Ⅳa 浅表隆起型、Ⅳb 浅表平坦型和Ⅳc 浅表凹陷型。

进展期胃癌指癌组织浸润深度超过黏膜下层的胃癌。按 Borrmann 分型法分四型：Ⅰ型（息肉型，也叫肿块型）为边界清楚突入胃腔的块状癌灶；Ⅱ型（溃疡局限型）为边界清楚并略隆起的溃疡状癌灶；Ⅲ型（溃疡浸润型）为边界模糊不清的溃疡，癌灶向周围浸润；Ⅳ型（弥漫浸润型）为癌肿沿胃壁各层全周性浸润生长，边界不清。若全胃受累胃腔缩窄、胃壁僵硬如革囊状，称皮革胃，恶性度极高，发生转移早。

胃癌好发部位以胃窦部为主，占一半，其次是胃底贲门部约占 1/3，胃体较少。

（2）组织类型。世界卫生组织（WHO）2000 年将胃癌分为：①腺癌（肠型和弥漫型）；②乳头状腺癌；③管状腺癌；④黏液腺癌；⑤印戒细胞癌；⑥腺鳞癌；⑦鳞状细胞癌；⑧小细胞癌；⑨未分化癌；⑩其他。胃癌绝大部分为腺癌。

（3）胃癌的扩散与转移。

①直接浸润：分化差浸润性生长的胃癌突破浆膜后，易扩散至网膜、结肠、肝、脾、胰腺等邻近器官。当胃癌组织侵及黏膜下层后，可沿组织间隙与淋巴网蔓延，贲门胃底癌易侵及食管下端；胃窦癌可向十二指肠浸润，通常浸润在幽门下 3cm 以内。

②淋巴转移：是胃癌的主要转移途径，进展期胃癌的淋巴转移率高达 70% 左右，侵及黏膜下层的早期胃癌淋巴转移率近 20%。引流胃区域的淋巴结共有 16 组，可分为 3 站。不同部位胃癌的淋巴结的转移顺序各不相同。胃癌的淋巴结转移通常是循序逐步渐进，但也可发生跳跃式淋巴转移。终末期胃癌可经胸导管向左锁骨上淋巴结转移，或经肝圆韧带转移至脐部。

③血行转移：胃癌细胞进入门静脉或体循环向身体其他部位播散，形成转移灶。常见转移的器官有肝、肺、胰、骨骼等，以肝转移为多。

④腹膜种植转移：当胃癌组织浸润至浆膜外后，肿瘤细胞脱落并种植在腹膜和脏器浆膜上，形成转移结节。直肠前凹的转移癌，直肠指检可以发现。女性患者胃癌可形成卵巢转移性肿瘤，称 Krukenberg 瘤。癌细胞腹膜广泛播散时，可出现大量癌性腹水。

（4）临床病理分期。国际抗癌联盟（UICC）和美国癌症联合会（AJCC）2010 年共同公布的胃癌 TNM 分期法，分期的病理依据主要是肿瘤浸润深度、淋巴结以及远处转移情况。以 T 代表原发肿瘤浸润胃壁的深度。

（二）临床表现及诊断

1. 临床表现

（1）早期胃癌多数患者无明显症状，有时出现上腹部不适，进食后饱胀恶心等非特异性的上消化道症状，胃窦癌常出现类似十二指肠溃疡的症状，按慢性胃炎和十二指肠溃疡治疗，症状可暂时缓解，易被忽视。

（2）随着病情发展，患者出现上腹疼痛加重、食欲下降、乏力、消瘦、体重减轻。根据肿瘤的部位不同，也有其特殊表现。贲门胃底癌可有胸骨后疼痛和进食梗阻感；幽门附近的胃癌生长到一定程度，可导致幽门部分或完全性梗阻而发生呕吐，呕吐物多为隔夜宿食和胃液；肿瘤破溃或侵犯胃周血管后可有呕血、黑便等消化道出血症状；也有可能发生急性穿孔。

（3）早期患者多无明显体征，晚期患者可触及上腹部质硬、固定的肿块，锁骨上淋巴结肿大、直肠前凹扪及肿块、贫血、腹水、黄疸、营养不良甚至恶病质等表现。

2. 诊断

早期胃癌的治疗效果要明显好于进展期胃癌，早期胃癌术后 5 年生存率可达 90% 以上。因此，早期诊断是提高治愈率的关键。但由于早期胃癌无特异性症状，容易被患者和医务人员所忽视。由于尚无简便、行之有效的检查手段进行普查，目前国内早期胃癌占胃癌住院患者的比例还不到 10%。为提高早期胃癌诊断率，应对以下人群定期检查：①40 岁以上，既往无胃病史而出现上述消化道症状者，或已有溃疡病史但症状和疼痛规律明显改变者；②有胃癌家族病史者；③有胃癌前期病变者，如萎缩性胃炎、胃溃疡、胃息肉、胃大部切除病史者；④有原因不明的消化道慢性失血或短期内体重明显减轻者。目前临床上用于诊断胃癌的检查主要有以下几种。

（1）纤维胃镜检查：能够直接观察胃黏膜病变的部位和范围，并可以对可疑病灶钳取小块组织做病理学检查，是诊断胃癌的最有效方法。为提高诊断率，应在可疑病变组织四周活检 4~6 处，不应集中一点取材。

（2）X 线钡餐检查：数字化 X 线胃肠造影技术的应用，使得影像分辨率和清晰度大为提高，目前仍为诊断胃癌的常用方法。目前多采用气相双重造影，通过黏膜相和充盈相的观察做出诊断，优点是痛苦小易被患者所接受；缺点是不如胃镜直观且不能取活检进行组织学检查。

（3）其他影像学检查：螺旋 CT 检查在评价胃癌病变范围、局部淋巴结转移和远处转移（如肝、卵巢）方面具有较高的价值，是判断胃癌术前临床分期的首选方法。此外，正电子发射成像技术（PET）是一种新型无创检查手段，其原理是利用胃癌组织对于 $[^{18}F]$ 氟 -2- 脱氧 -D- 葡萄糖（FDG）的亲和性，对胃癌的诊断，判断淋巴结和远处转移病灶情况，准确性也比较高。

（4）其他检查：胃液脱落细胞学检查现已较少应用，部分胃癌患者的粪潜血可持续阳性。肿瘤标志物癌胚抗原（CEA）、CA19-9 和 CA125 在部分胃癌患者中可见升高，但目前认为仅作为判断肿瘤预后和治疗效果的指标，无助于胃癌的诊断。

通过临床表现、纤维胃镜或 X 线钡餐检查，多数胃癌可获得正确诊断。少数情况下，需要与胃良性溃疡、胃间质瘤、胃淋巴瘤和胃良性肿瘤等进行鉴别诊断。

（三）治疗方案及原则

1. 西医治疗方案

外科手术是胃癌的主要治疗手段，也是目前能治愈胃癌的唯一方法。分为根治性手术和姑息性手术两类。

（1）根治性手术：原则为彻底切除胃癌原发灶，按临床分期标准清除胃周围的淋巴结，重建消化道。

①胃切除范围：胃切断线要求距肿瘤肉眼边缘 5cm 以上；远侧部癌应切除十二指肠第一部 3~4cm，近侧部癌应切除食管下端 3~4cm。

②淋巴结清扫：淋巴结清除范围以 D（dissection）表示，以 N 表示胃周淋巴结站别。第一站淋巴结未全部清除者为 D_0，第一站淋巴结全部清除为 D_1 术，第二站淋巴结完全清除称为 D_2，依次为 D_3。胃癌手术的根治度分为 A、B、C 三级。A 级：D>N，手术清扫的淋巴结站别，超越已有转移的淋巴结站别；切缘 1cm 内无癌细胞浸润，是效果好的根治术。B 级：D=N，清扫淋巴结的范围等同于有转移的淋巴结站别，或切缘 1cm 内有癌细胞浸润，也属根治性手术，但其根治程度及疗效较 A 级手术差。C 级：仅切除原发灶和部分转移灶，尚有肿瘤残余，属于非根治性手术。胃癌在外科治疗时应争取实施 A 级标准的根治术，以提高治疗效果。

（2）手术方式：根据肿瘤部位、进展程度以及临床分期来确定。

早期胃癌由于病变局限且较少淋巴结转移，施行部分胃切除术就可获得治愈性切除，可行腹腔镜或开腹胃部分切除术。对小于 1cm 的非溃疡凹陷型和直径小于 2cm 的隆起型黏膜癌，可在内镜下行胃黏膜切除术（EMR）。

①进展期胃癌标准治疗：是 D_2 淋巴结清扫的胃切除术。以远端胃癌根治术为例，行根治性远端胃大部切除，切除胃的 3/4~4/5，幽门下 3~4cm 切断十二指肠，距癌边缘 5cm 切断胃，同时清除一、二站淋巴结，切除大小网膜、横结肠系膜前叶与胰腺被膜；消化道重建可选 Billroth Ⅰ式胃十二指肠吻合或 Billroth Ⅱ式胃空肠吻合。胃体与胃近端癌可行根治性全胃切除术，消化道重建常行食管空肠 Roux-en-Y 吻合。近端胃癌也可选用根治性近端胃切除，胃食管吻合。

②扩大的胃癌根治术：适用胃癌侵及邻近组织或脏器，是指包括胰体、尾及脾的根治性胃大部切除或全胃切除；有肝、结肠等邻近脏器浸润可行联合脏器切除术。

③姑息性手术：是指原发灶无法切除，针对由于胃癌导致的梗阻、穿孔、出血等并发症状而做的手术，如胃空肠吻合术、空肠造口、穿孔修补术等。

（3）胃癌的化疗：可用于根治性手术的术前、术中和术后，以延长生存期。

适应证：早期胃癌根治术后原则上不必辅助化疗，有下列情况者应行辅助化疗：癌灶面积大于 5cm，病理组织分化差；淋巴结有转移；多发癌灶；年龄低于 40 岁者。进展期胃癌根治术后无论有无淋巴结转移均需化疗。对姑息手术后、不能手术或术后复发等晚期胃癌患者采用适量化疗，能减缓肿瘤的发展速度，改善症状，有一定的近期效果。近年来的研究表明，对于无远处转移的进展期胃癌，可进行术前的新辅助化疗，有望降低根治术后的复发率。施行化疗的胃癌患者应当有明确病理诊断，一般情况良好，心、肝、肾与造血功能正常，无严重并发症。

给药方法：常用的胃癌化疗给药途径有口服给药、静脉、腹膜腔给药、动脉插管区域灌注给药等。常用的口服化疗药有替加氟（喃氟啶，FT207）、优福定（复方喃氟啶）、氟铁龙（去氧氟尿苷）等。常用的静脉化疗药有氟尿嘧啶（5-Fu）、丝裂霉素（MMC）、顺铂（CDDP）、多柔比星（ADM）、依托泊苷（VP-16）、甲酰四氢叶酸钙（CF）等。为提高化疗效果、减轻化疗的毒副作用，常选用多种化疗药联合应用。临床上较为常用的化疗方案：①FAM 方案：氟尿嘧啶 600mg/m^2 静脉滴注，第 1、2、5、6 周用药；ADM 30mg/m^2，静脉注射，第 1、5 周用药；MMC

$10mg/m^2$，静脉注射，第 1 周用药。6 周为 1 疗程。②MF 方案：丝裂霉素 $8 \sim 10mg/m^2$，静脉注射，第 1d 用药；氟尿嘧啶 $500 \sim 700mg/(m^2 \cdot d)$ 静脉滴注，连续 5d。1 个月为 1 疗程。

2. 中医治疗方案

(1)病因病机。进展期胃癌患者主要症状表现为胃脘疼痛、畏寒肢冷、食后腹胀、神疲乏力、食少纳呆、舌下脉络瘀血、面色淡白、头晕眼花，其中胃脘疼痛是最常见的症状；同时体现出患者正气亏虚，以阳虚、气虚、脾虚为多，邪实多表现为血瘀。进展期胃癌最常见的证型依次为：脾胃虚寒型、气滞血瘀型、气血两虚型。

(2)辨证论治。

①脾胃虚寒型。治则：健脾益气、温中散寒。方药：附子、党参、白术、干姜、甘草、旋覆花、代赭石、半夏、大枣、木香。

②气滞血瘀型。治则：理气化痰、软坚散结。方药：海藻、昆布、半夏、陈皮、贝母、当归、川芎、独活、牡蛎、夏枯草、白术、木香、茯苓、山慈菇。

③气血两虚型。治则：益气养胃。方药选用：党参、茯苓、生黄芪、橘皮、竹茹、生姜、大枣、沙参、麦冬、玉竹、旋覆花、降香、扁豆、甘草。

本节其他疾病的中医治疗方案可参考于此。

二、胃淋巴瘤

原发性胃淋巴瘤是结外型淋巴瘤中最常见者，占胃恶性肿瘤的 3% ~ 5%，仅次于胃癌而居第二位。发病年龄以 45 ~ 60 岁居多。男性发病率较高。病因尚不清楚，近年发现幽门螺杆菌感染与胃的黏膜相关淋巴样组织 (mucosa-associated lymphoid tissue，MALT) 淋巴瘤发病密切相关，几乎所有胃淋巴瘤患者的胃黏膜上均发现 HP 存在。

(一) 病因病理

95% 以上的胃原发性恶性淋巴瘤为非霍奇金淋巴瘤，组织学类型以 B 淋巴细胞为主；病变源于黏膜相关淋巴组织，黏膜下层出现淋巴滤泡，逐渐向周边蔓延并侵及全层。大体所见黏膜肥厚、隆起但外观完整，对病变进展黏膜可形成溃疡、胃壁节段性浸润或皮革胃样改变，严重者可发生出血、穿孔。病变可以发生在胃的各个部分，但以胃远端 2/3 后壁和小弯侧多发。恶性淋巴瘤以淋巴转移为主。

(二) 临床表现及诊断

1. 临床表现

早期症状无特异性，常误诊为胃溃疡和胃癌。最常见的症状为上腹痛，可伴有恶心、呕吐、体重下降、消化道出血、贫血等表现。部分患者上腹部可触及肿块，少数患者可有不规则发热。

2. 诊断

(1)X 线钡餐检查：可见胃窦后壁或小弯侧面积较大的浅表溃疡，胃黏膜可见多个大小不等的充盈缺损，胃壁不规则增厚，肿块虽大仍可见蠕动通过病变处是其特征。

(2)胃镜检查：可见黏膜隆起、溃疡、粗大肥厚的皱襞呈卵石样改变、黏膜下多发结节或肿块等；胃恶性淋巴瘤多向黏膜下层浸润生长，故活检时取材太浅，常难做出正确诊断。

(3)内镜超声 (EUS)：可判断淋巴瘤浸润胃壁深度与淋巴结转移情况，结合胃镜下多部位较深取材活组织检查可显著提高诊断率。

(4)CT检查：可见胃壁增厚，并了解肝脾有无侵犯、纵隔与腹腔淋巴结的情况，有助于排除继发性胃淋巴瘤。

(三)治疗方案及原则

早期低度恶性胃黏膜相关淋巴瘤可采用抗幽门螺杆菌治疗，清除幽门螺杆菌后，肿瘤一般4~6个月消退，有效率可达到60%~70%。抗生素治疗无效的病例可能存在潜在的高度恶性的病灶，可以选择放、化疗。

常用化疗方案为CHOP方案，胃淋巴瘤对化疗反应较好，可明显提高5年生存率。手术治疗胃淋巴瘤有助于准确判断临床病理分期，病变局限的早期患者可获根治机会。

姑息性切除也可减瘤，结合术后化疗而提高疗效、改善愈后。可防止病程中可能出现的出血和穿孔等并发症。

三、胃的良性肿瘤

良性肿瘤占全部胃肿瘤的2%左右。按其组织来源可分为黏膜上皮细胞良性肿瘤和间叶组织良性肿瘤。前者常见的有胃腺瘤和腺瘤性息肉，占良性肿瘤的40%左右，多见于胃窦部，外观呈息肉状，单发或多发，有一定的恶变率，尤其是直径大于2cm的广基底腺瘤；胃间叶源组织良性肿瘤主要有平滑肌瘤、纤维瘤、脂肪瘤、血管瘤、神经纤维瘤等。最常见的为平滑肌瘤，多见于胃体和胃窦部。

(一)临床表现及诊断

1.胃良性肿瘤一般体积小，发展较慢，常见的临床表现有：①上腹部不适、饱胀感或腹痛；②上消化道出血；③腹部肿块，较大的良性肿瘤上腹部可扪及肿块；④位于贲门或幽门的肿瘤可引起不全梗阻等。

2.X线钡餐检查、胃镜、超声及CT检查等有助于诊断。纤维胃镜检查大大提高了胃良性肿瘤的发现率，对于黏膜起源瘤活检有助确诊；黏膜下的间叶组织瘤超声胃镜更具诊断价值。

(二)治疗方案及原则

手术切除是胃良性肿瘤的主要治疗方法。由于临床上难以除外恶性肿瘤，且部分良性胃肿瘤还有恶变倾向以及可能出现严重并发症，故主张确诊后积极地手术治疗。根据肿瘤的大小、部位以及有无恶变倾向选择手术方式，小的腺瘤或腺瘤样息肉可行内镜下套切术，较大肿瘤可行胃部分切除术、胃大部切除术，术中应行冰冻病理检查，以及时发现恶变者。

第五章 小肠疾病

第一节 概 论

一、小肠的解剖

1. 小肠分十二指肠、空肠和回肠三部分，正常成人小肠全长约5m，但个体差异很大。十二指肠起自胃幽门，止于十二指肠空肠曲，全长约25cm，十二指肠和空肠交界处位于横结肠系膜根部，被十二指肠悬韧带（Treitz韧带）所固定。空肠和回肠盘曲于横结肠系膜下区的腹腔内，呈游离的肠襻，仅通过小肠系膜附着于腹后壁。空肠与回肠间并无明确的解剖标志，小肠上段2/5为空肠，下段3/5为回肠，空肠肠腔较宽，壁较厚，黏膜有许多高而密的环状皱襞，隔着肠壁即可摸到这些皱襞，肠道愈向下则皱襞愈低而稀，至回肠远端常消失。回肠末端通过回盲瓣与盲肠连接。

2. 空肠和回肠血液供应来自肠系膜上动脉，该动脉从腹主动脉分出，在胰腺颈部下缘穿出，跨过十二指肠横部，进入小肠系膜根部；分出胰十二指肠下动脉、中结肠动脉、右结肠动脉、回结肠动脉和12~16支空肠、回肠动脉；各支相互吻合形成动脉弓，最后分出直支到达肠壁。近端小肠的动脉仅有初级动脉弓，直支较长，故系膜血管稀疏，愈向远端则可有2级和3级动脉弓，因而分出的直支较短。小肠的静脉分布与动脉大致相同，最后汇合成肠系膜上静脉，其与肠系膜上动脉并行，在胰颈的后方与脾静脉汇合形成门静脉。

3. 空肠黏膜下有散在性孤立淋巴小结，至回肠则有许多淋巴集结（Peyer集结）。小肠淋巴管起始于黏膜绒毛中央的乳糜管，淋巴液汇集于肠系膜根部的淋巴结，再经肠系膜上动脉周围淋巴结、腹主动脉前的腹腔淋巴结而至乳糜池。

4. 小肠接受自主神经支配，交感神经的内脏神经以及部分迷走神经纤维在腹腔动脉周围及肠系膜动脉根部组成腹腔神经丛和肠系膜上神经丛，然后发出神经纤维至肠壁。交感神经兴奋使小肠蠕动减弱，血管收缩，迷走神经兴奋使肠蠕动增强，肠腺分泌增加。小肠的痛觉由内脏神经的传入纤维传导。

二、小肠的生理

小肠是食物消化和吸收的主要部位。生理情况下，肠道内有很多细菌，肠屏障能阻止肠道内细菌、毒素外溢至肠道外。除胰液、胆汁和胃液可继续在小肠内起消化作用外，小肠黏膜腺体也分泌含有多种酶的碱性肠液，其中最主要的是多肽酶（肠肽酶），其能将多肽分解为可被肠黏膜吸收的氨基酸。食糜在小肠内分解为葡萄糖、氨基酸、脂肪酸后，即被小肠黏膜吸收。除食物外，小肠还吸收水、电解质、各种维生素，以及脱落的消化道上皮细胞所构成的大量内源性物质。成人这些内源性物质的液体量估计达8000ml/d左右，因此在小肠疾病如肠梗阻或肠瘘发生时，可引起严重的营养障碍和水、电解质平衡失调。

小肠的大量内分泌细胞具有分泌激素的功能，现已知的肠道内分泌有生长抑素、促胃液素、缩胆素、胰液素、胃动素、抑胃多肽、神经降压素、胰高血糖素等。它们的生理功能有的比较明确，有的尚不完全清楚，这些激素具有调节消化道功能的作用。

三、相关中医理论

中医所指小肠，其解剖结构与西医小肠基本相似，许多小肠疾病中医治疗疗效较好。小肠属于六腑，与心相为表里，具有受盛化物、泌别清浊的功能，《内经》之中小肠论述详备，有基本完整理论体系，如《灵枢·本脏》"心应脉。皮厚者脉厚，脉厚者小肠厚；皮薄者脉薄，脉薄者，小肠薄。皮缓者脉缓，脉缓者小肠大而长；皮薄而脉冲小者，小肠小而短。诸阳经脉皆多纡屈者，小肠结"。《素问·灵兰秘典论》："小肠者，受盛之官，化物出焉"。《灵枢·本输》亦云："心合小肠，小肠者，受盛之腑"。

小肠病主要治法大致包括：理气、祛湿、止痛、调和肝脾、清热、温运祛寒、活血化瘀、平调寒热、涩肠止泻、通腑、养阴增液、益气、润肠通便等。其中理气法又包含行气、消胀、降逆等法；祛湿法又包含化湿、利湿、燥湿、渗湿等法；温运祛寒法又包含散寒、温肠、温中、温补脾肾、温化水饮等法；调和肝脾法则又包括健脾、疏肝等。其中以理气、祛湿、清热、温运祛寒、活血化瘀及平调寒热等为核心治法，此与小肠病的病机特点及其演变规律有着密切联系。小肠病虽治法繁多，但结合其病机规律及基本证候，归纳起来不外以"理气血、调寒热、除湿滞、和肝脾、平阴阳"为基本治则。

第二节　肠感染性疾病

一、肠结核

肠结核（intestinal tuberculosis）是结核分枝杆菌侵犯肠管所引起的慢性特异性感染。外科所见的肠结核多为因病变引起肠狭窄、炎性肿块或肠穿孔而需要手术治疗的患者。

（一）病因病理

1.临床以继发性肠结核多见。肺结核是最常见的原发病变，开放性肺结核患者常咽下含有结核分枝杆菌的痰液而引起继发性肠结核。在粟粒性结核的患者，结核分枝杆菌可通过血行播散而引起包括肠结核的全身性结核感染。肠结核病变85%发生在回盲部，在病理形态上可表现为溃疡型和增生型两类，也可以两种病变并存。

2.溃疡型肠结核的特点是沿着肠管的横轴发展，病变开始于肠壁淋巴集结，继而发生干酪样坏死，肠黏膜脱落而形成溃疡，在修复过程中容易造成肠管的环形瘢痕狭窄。增生型肠结核的特点是在黏膜下层大量结核性肉芽肿和纤维组织增生，黏膜隆起呈假性息肉样变，也可有浅小的溃疡。由于肠壁增厚和变硬，以及与周围组织粘连，容易导致肠腔狭窄和梗阻。

（二）临床表现及诊断

1.临床表现

（1）肠结核可能是全身性结核的一部分，因此，患者多有低热、盗汗、乏力、消瘦、食欲减退等结核病的全身症状，腹部症状则因病变类型有所不同。

（2）溃疡型肠结核的主要症状为慢性腹部隐痛，偶有阵发性绞痛，以右下腹及脐周围为著，常有进食后加剧，排便后减轻，腹泻，也有腹泻和便秘交替出现。除非病变侵犯结肠，一般粪便不带黏液和脓血。检查右下腹有轻度压痛。

（3）当病变发展到肠管环形瘢痕狭窄或为增生型肠结核时，则主要表现为低位不完全性肠梗阻，腹部见有肠型，肠鸣音高亢，右下腹常可触及固定、较硬且有压痛的肿块。

（4）发生慢性肠穿孔时常形成腹腔局限脓肿，脓肿穿破腹壁便形成肠外瘘。

2. 诊断

除了应做血象、红细胞沉降率、胸部 X 线平片等一般检查外，需做 X 线钡餐或钡剂灌肠检查，纤维结肠镜检查可发现结肠乃至回肠末端的病变，并可做活组织检查。

（三）治疗方案及原则

1. 西医治疗方案

肠结核应以内科治疗为主，当伴有外科并发症时才考虑手术治疗。除急诊情况外，手术前原则上应先进行一段抗结核治疗和支持疗法，特别是有活动性肺结核或其他肠外结核的患者，需经治疗并待病情稳定后再行外科治疗。

肠结核的手术适应证为：①病变穿孔形成局限性脓肿或肠瘘；②溃疡型病变伴有瘢痕形成或增生型病变导致肠梗阻；③不能控制的肠道出血；④病变游离穿孔合并急性腹膜炎。后两种情况较为少见。

手术方式应根据病情而定：①急性肠穿孔应行病变肠段切除术，因修补是在有急性炎症、活动性结核病灶上进行，失败率甚高。②伴有瘢痕形成的小肠梗阻做肠段初除吻合，如为多发性病变，可做分段切除吻合，应避免做广泛切除，以保留足够长度的小肠。③回盲部增生型病变可做回盲部或右半结肠切除，如病变炎症浸润而固定，可在病变的近侧切断回肠，将远断端缝闭，近断端与横结肠做端侧吻合，以解除梗阻，待以后二期手术切除病变肠袢。

2. 中医治疗方案

肠结核是一种本虚标实证，主要是由于患者的脾胃气虚、邪毒入侵引起的。治疗应以行气活血、补脾益肾为主，达到补中益气和升举阳气的效果。补中益气汤中黄芪具有健脾益肺、滋补元阳的效果，人参可以补气活血，当归可以活血化瘀、解毒散瘀，大黄可以消肿燥湿、活血散结。诸味药物协同发挥补脾养胃、补中益气的效果，可以有效地改善患者的肠道黏膜屏障功能，减轻肠道炎症损伤，效果显著，安全性高。

二、肠伤寒穿孔

肠穿孔是伤寒病的严重并发症之一，死亡率较高。

（一）病因病理

1. 伤寒病由沙门菌属伤寒杆菌所引起，经口进入肠道，侵入回肠末段的淋巴滤泡和淋巴集结，在发病的第 2 周开始发生坏死，形成溃疡，当肠腔压力增高时可急性穿孔。

2. 由于肠伤寒极少引起腹膜反应与粘连，因此穿孔后立即形成急性弥漫性腹膜炎。80%的穿孔发生在距回盲瓣 50cm 以内，多为单发，多发穿孔占 10%～20%。

（二）临床表现及诊断

已经确诊为伤寒病的患者，突然发生右下腹痛，短时间内扩散至全腹，伴有呕吐、腹胀；检查有明显腹部压痛、肠鸣音消失等腹膜炎征象，X线检查发现气腹；伤寒患者本应是脉缓、白细胞计数下降、体温高，穿孔后反有脉搏增快、白细胞计数增加、体温下降；腹腔穿刺可抽到脓液。取血做伤寒菌培养和肥达反应试验（Widal test），可进一步明确诊断。

（三）治疗方案及原则

1. 西医治疗方案

伤寒肠穿孔确诊后应及时手术治疗。由于患者一般都很虚弱，故原则是施行穿孔缝合术。除非肠穿孔过多，以及并发不易控制的大量肠道出血，而患者全身状况尚许可，才考虑做肠切除术。对术中发现肠壁很薄接近穿孔的其他病变处，也应做浆肌层缝合，预防术后发生新的穿孔。手术结束应清洗腹腔，放置有效的引流。术后对伤寒病和腹膜炎应采用积极抗感染治疗，并给予肠外营养支持。

2. 中医治疗方案

（1）病因病机。肠伤寒属中医温病的"湿温"范围，由湿热病邪所致。中医认为，湿热相合，热处湿中，湿遏热伏，氤氲黏滞，治疗较难，不易速解。故吴鞠通有"徒清热则湿不退，徒祛湿则热愈炽"之说。

（2）治疗方案。治宜全面兼顾，权衡湿热，因病机的不同，灵活用药。突出解毒，尤其是清热解毒；常用轻剂缓下之剂祛邪，自始至终贯穿分消走泄的原则，使邪能速去，正气得安，热能早解。

方药可选用三仁汤加减：杏仁15g，飞滑石18g，白通草6g，白蔻仁6g，竹叶6g，厚朴6g，生薏苡仁18g，半夏5g。

第三节　肠炎性疾病

一、急性出血性肠炎

急性出血性肠炎（acute hemorrhagic enteritis）为一种原因尚不明确的肠管急性炎症病变，由于血便是本病最主要的症状，故称为急性出血性肠炎。

（一）病因病理

由于1/3以上的患者发病前有不洁饮食史或上呼吸道感染史，曾认为本病与细菌感染或过敏有关。近年来认为本病的发生与C型Welch杆菌的β毒素有关。肠道内缺乏足够破坏β毒素的胰蛋白酶亦促使本病发生。长期进食低蛋白饮食可使肠道内胰蛋白酶处于低水平。

病变主要在空肠或回肠，病变之间可有明显分界的正常肠管，严重时病变可融合成片。肠管扩张，肠壁呈水肿、炎性细胞浸润、广泛出血、坏死和溃疡形成，甚至穿孔。病变多发生在对侧系膜。腹腔内有混浊或血性渗液。

（二）临床表现及诊断

1. 急性腹痛、腹胀、呕吐、腹泻、便血及全身中毒症状为主要临床表现。

2. 腹痛呈阵发性绞痛或持续性痛伴阵发性加剧，随之有腹泻，多为血水样便或果酱样腥臭便。

3.少数患者腹痛不明显而以血便为主要症状，有发热、寒战、恶心、呕吐。

4.当肠坏死或穿孔时，可有明显的腹膜炎征象，严重时出现中毒性休克。

5.诊断上需与肠套叠、克罗恩病、中毒性菌痢或急性肠梗阻等相鉴别。

（三）治疗方案及原则

1.西医治疗方案

一般采用非手术治疗，包括：①维持内环境平衡，纠正水、电解质与酸碱紊乱，必要时可少量多次输血；②禁食，胃肠减压；③应用广谱抗生素和甲硝唑以控制肠道细菌特别是厌氧菌的生长；④防治脓毒血症和中毒性休克；⑤应用静脉营养，既可提供营养又可使肠道休息。

手术适应证：①有明显腹膜炎表现，或腹腔穿刺有脓性或血性渗液，怀疑有肠坏死或穿孔；②不能控制的肠道大出血；③有肠梗阻表现经非手术治疗不能缓解。

对肠管坏死、穿孔或伴大量出血且病变局限者可行肠管部分切除吻合。如病变广泛，可将穿孔、坏死肠段切除，远近两端外置造口，以后再行二期吻合。急性出血性肠炎严重时可累及大部分肠管，手术时必须仔细判断肠管生机，不可因炎症水肿、片状或点状出血而贸然行广泛肠切除，导致术后发生短肠综合征。手术后仍应给予积极的药物及支持疗法。

2.中医治疗方案

（1）病因病机。考便血一证，多因脾虚不能统摄或湿热蕴结，下注肠腑损伤阴络所致。临床辨证以血色紫暗者多属气虚或湿毒；血色鲜红者，多属实热。

（2）治疗原则。以"补脾益气，清热化湿"为基本法则。

（3）辨证治疗。

①湿热蕴结型：治宜清热解毒除湿，凉营止血。方用加味葛根芩连汤，即仲景葛根芩连汤加地榆炭、赤芍、扁豆花、荷叶炭、枳壳、茯苓、赤小豆。若热毒重加焦山栀、醋炒大黄以开热结；若湿毒重加苍术、苡仁、土茯苓燥湿醒脾；若便血如注，应重用赤芍、地榆凉营活血。另加服云南白药，剂量宜大。

②气滞血瘀型：治宜清热解毒，活血化瘀，行气导滞。方用吴瑭桃仁承气汤（桃仁、当归、白芍、大黄、芒硝）加味，即加赤芍、厚朴、木香、枳壳、地榆炭、葛根。若药后腑气通，便血状若猪肝色，腐败腥臭，提示瘀血严重，则需因势利导，以醋大黄2份、参三七1份，共研细末吞服。

二、克罗恩病

克罗恩病（Crohn's disease）的病因迄今未肯定。此病多见于欧美发达国家，在我国发病率亦呈上升趋势。发病以年轻者居多，在我国男性发病率略高于女性。

（一）病因病理

1.克罗恩病可侵及胃肠道的任何部位，最多见于回肠末段，可同时累及小肠和结肠，病变局限在结肠者较少见，直肠受累者则不及半数。

2.病变可局限于肠管的一处或多处，呈节段性分布。炎症波及肠壁各层，浆膜面充血水肿、纤维素渗出；病变黏膜增厚，可见裂隙状深溃疡，黏膜水肿突出表面呈鹅卵石样改变；肠壁增厚，肉芽肿形成，可使肠腔变窄；受累肠系膜水肿、增厚和淋巴结炎性肿大，系膜缩短，肠管常有脂肪包裹；病变肠袢间及与周围组织、器官常粘连，或因溃疡穿透而形成内瘘、外瘘。

（二）临床表现及诊断

1. 临床表现

与发病急缓、病变部位和范围以及有无并发症有关。一般起病常较缓慢，病史多较长。腹泻、腹痛、体重下降是其常见症状。可见黏液血便。腹痛常位于右下腹或脐周，一般为痉挛性痛，多不严重，常伴局部轻压痛。当有慢性溃疡穿透、肠内瘘和粘连形成时，可出现腹内肿块。部分患者出现肠梗阻症状，但多为不完全性。部分患者以肛周病变为首诊症状。

2. 诊断与鉴别诊断

(1)除临床表现外，影像学检查包括 X 线钡餐检查、CTE（CT 肠道显像）显示回肠末段肠腔狭窄、管壁僵硬、黏膜皱襞消失、呈线样征等和结肠镜检查活检有助于确诊，必要时行胶囊内镜、小肠镜等检查。

(2)克罗恩病应与肠结核和溃疡性结肠炎等鉴别。少数克罗恩病患者发病较急，易误诊为急性阑尾炎。但是急性阑尾炎一般既往无反复低热、腹泻病史，右下腹压痛较局限、固定，白细胞计数增加较显著。

（三）治疗方案及原则

1. 西医治疗方案

(1)一般采用内科治疗，约 70%患者在一生中需要接受手术治疗。克罗恩病手术适应证为肠梗阻、狭窄，慢性肠穿孔后形成腹腔脓肿、肠内瘘或肠外瘘，肛周病变，长期持续出血，以及诊断上难以排除癌肿、结核者，内科治疗无效者亦可考虑手术。

(2)手术应切除病变部位包括近远侧肉眼观正常肠管 2cm，一般不宜做单纯的病变近远侧肠侧侧吻合的短路手术。多次肠切除术后复发，有单个或多个短的小肠纤维性狭窄，可行狭窄成形术。术前诊断为阑尾炎而在手术中怀疑为此病时，单纯切除阑尾后容易发生残端瘘。因患者大多存在营养不良、长期使用激素或免疫抑制剂，围术期处理显得尤为重要。

本病手术治疗后复发率可达 50%以上，复发部位多在肠吻合口附近。

2. 中医治疗方案

(1)病因病机：本病的病程复杂，仅仅用一个中医病名来概括发病全过程的特点与规律是不可能的，因此，根据本病的不同阶段所表现不同的特点而诊断相对应的中医病才较为客观。大致病因包括感受外邪、饮食不节、情志失调、脏腑亏虚等。

(2)治疗原则：根据"急则治其标，缓则治其本"，"虚则补之，实则泻之"，"扶正祛邪"等原则，辨清本病的寒热虚实，而选择清热化湿、散寒除湿、健脾温肾、活血化瘀、行气消积、通腑泻热等法则，给予施治。

第四节 肠梗阻

任何原因引起的肠内容物通过障碍统称肠梗阻，是常见的外科急腹症之一。肠梗阻发病后，不但在肠管形态上和功能上发生改变，还可导致一系列全身性病理改变，严重时可危及患者的生命。肠梗阻属中医"关格""腹痛""肠结"的范畴。近数十年来，随着中西医结合治疗急腹症的广泛开展，对肠梗阻病理生理的认识不断加深和治疗方法的改进，使治疗效果得到了显著提高，但严重的绞窄性肠梗阻的死亡率仍在 10%左右。

一、病因与分类

1. 以梗阻原因分类

(1)机械性肠梗阻。系机械性因素引起肠腔狭小或不通，致使肠内容物不能通过，是临床上最多见的类型。常见的原因包括：①肠外因素，如粘连及束带压迫、疝嵌顿、肿瘤压迫等；②肠壁因素，如肠套叠、肠扭转、肿瘤、先天性畸形等；③肠腔内因素，如蛔虫梗阻、异物、粪块或胆石堵塞等。

(2)动力性肠梗阻。又分为麻痹性与痉挛性两类，是由于神经抑制或毒素刺激以致肠壁肌运动紊乱，但无器质性肠腔狭小。麻痹性肠梗阻较为常见，多发生在腹腔手术后、腹部创伤或弥漫性腹膜炎患者，由于严重的神经、体液及代谢（如低钾血症）改变所致。痉挛性肠梗阻较为少见，可发生于急性肠炎、肠道功能紊乱或慢性铅中毒患者。

(3)血运性肠梗阻。由于肠系膜血管栓塞或血栓形成，使肠管血运障碍，肠失去蠕动能力，肠腔虽无阻塞，但肠内容物停止运行，故亦可归纳入动力性肠梗阻之中。但是它可迅速继发肠坏死，在处理上与肠麻痹截然不同。

(4)假性肠梗阻（pseudo-obstruction）。与麻痹性肠梗阻不同，无明显的病因，属慢性疾病，也可能是一种遗传性疾病。表现有反复发作的肠梗阻症状，但十二指肠与结肠蠕动可能正常。假性肠梗阻的治疗主要是非手术方法，仅在并发穿孔、坏死等情况才进行手术处理。

2. 按肠壁血运有无障碍分类

(1)单纯性肠梗阻。仅有肠内容物通过受阻，而无肠管血运障碍。

(2)绞窄性肠梗阻。因肠系膜血管或肠壁小血管受压、血管腔栓塞或血栓形成而使相应肠段急性缺血，引起肠坏死、穿孔。

3. 按梗阻部位分类

可分为高位（空肠）梗阻、低位小肠（回肠）和结肠梗阻，后者因有回盲瓣的作用，肠内容物只能从小肠进入结肠，而不能反流，故又称"闭袢性梗阻"。只要肠袢两端完全阻塞，如肠扭转，均属闭袢性梗阻。

4. 按梗阻程度分类

可分为完全性和不完全性肠梗阻。根据病程发展快慢，又分为急性和慢性肠梗阻。慢性不完全性是单纯性肠梗阻，急性完全性肠梗阻多为绞窄性。

上述分类在不断变化的病理过程中是可以互相转化的。例如单纯性肠梗阻如治疗不及时可发展为绞窄性；机械性肠梗阻如时间过久，梗阻以上的肠管由于过度扩张，可出现麻痹性肠梗阻的临床表现；慢性不完全性肠梗阻可因炎性水肿而变为急性完全性。

二、病理生理

1. 局部变化

机械性肠梗阻一旦发生，梗阻以上肠蠕动增加，肠腔内因气体和液体的积聚而膨胀。肠梗阻部位愈低，时间愈长，肠膨胀愈明显。梗阻以下肠管则瘪陷、空虚或仅存积少量粪便，扩张肠管和塌陷肠管交界处即为梗阻所在，这对手术中寻找梗阻部位至为重要。肠腔压力不断升高，可使肠壁静脉回流受阻，肠壁充血水肿，液体外渗。同时肠壁及毛细血管通透性增加，肠壁上有出血点，并有血性渗出液渗入肠腔和腹腔。在闭袢型肠梗阻，肠内压可增加至更高点。肠内容物和大量细菌渗入腹腔，引起腹膜炎。最后，肠管可因缺血坏死而溃破穿孔。

2. 全身变化

（1）水、电解质和酸碱失衡。肠梗阻时，胃肠道分泌的液体不能被吸收返回全身循环而积存在肠腔，同时肠壁继续有液体向肠腔内渗出，导致体液在第三间隙的丢失。高位肠梗阻出现的大量呕吐更易出现脱水。同时丢失大量的胃酸和氯离子，故有代谢性碱中毒；低位小肠梗阻丢失大量的碱性消化液加之组织灌注不良，酸性代谢产物剧增，可引起严重的代谢性酸中毒。

（2）血容量下降。肠膨胀可影响肠壁血运，渗出大量血浆至肠腔和腹腔内，如有肠绞窄则丢失大量血浆和血液。此外，肠梗阻时蛋白质分解增多，肝合成蛋白的能力下降等，都可加剧血浆蛋白的减少和血容量下降。

（3）休克。严重的缺水、血容量减少、电解质紊乱、酸碱平衡失调、细菌感染、中毒等，可引起休克。当肠坏死、穿孔，发生腹膜炎时，全身中毒尤为严重，最后可引起严重的低血容量性休克和中毒性休克。

（4）呼吸和心脏功能障碍。肠膨胀时腹压增高，横膈上升，影响肺内气体交换；腹痛和腹胀可使腹式呼吸减弱；腹压增高和血容量不足可使下腔静脉回流量减少，心排出量减少。

三、临床表现及诊断

1. 临床表现

不同原因引起肠梗阻的临床表现虽不同，但肠内容物不能顺利通过肠腔则是一致的，其共同的临床表现即腹痛、呕吐、腹胀及停止自肛门排气排便。

（1）症状。

①腹痛：机械性肠梗阻发生时，由于梗阻部位以上强烈肠蠕动，即发生腹痛。之后由于肠管肌过度疲劳而呈暂时性弛缓状态，腹痛也随之消失，故机械性肠梗阻的腹痛是阵发性绞痛性质。在腹痛的同时伴有高亢的肠鸣音，当肠腔有积气积液时，肠鸣音呈气过水声或高调金属音。患者常自觉有气体在肠内窜行，并受阻于某一部位，有时能见到肠型和肠蠕动波。如果腹痛的间歇期不断缩短，以至成为剧烈的持续性腹痛，则应该警惕可能是绞窄性肠梗阻的表现。麻痹性肠梗阻的肠壁肌呈瘫痪状态，没有收缩蠕动，因此无阵发性腹痛，只有持续性胀痛或不适。听诊时肠鸣音减弱或消失。

②呕吐：高位梗阻的呕吐出现较早，呕吐较频繁，吐出物主要为胃及十二指肠内容物。低位小肠梗阻的呕吐出现较晚，初为胃内容物，后期的呕吐物为积蓄在肠内并经发酵、腐败呈粪样的肠内容物，呕吐呈棕褐色或血性，是肠管血运障碍的表现。麻痹性肠梗阻时，呕吐多呈溢出性。

③腹胀：发生在腹痛之后，其程度与梗阻部位有关。高位肠梗阻腹胀不明显，但有时可见胃型。低位肠梗阻及麻痹性肠梗阻腹胀显著，遍及全腹。在腹壁较薄的患者，常可显示梗阻以上肠管膨胀，出现肠型。结肠梗阻时，如果回盲瓣关闭良好，梗阻以上肠袢可成闭袢，则腹周膨胀显著。腹部隆起不均匀对称，是肠扭转等闭袢性肠梗阻的特点。

④排气排便停止：完全性肠梗阻发生后，肠内容物不能通过梗阻部位，梗阻以下的肠管处于空虚状态，临床表现为停止排气排便。但在梗阻的初期，尤其是高位其下面积存的气体和粪

便仍可排出，不能误诊为不是肠梗阻或是不完全性肠梗阻。某些绞窄性肠梗阻，如肠套叠、肠系膜血管栓塞或血栓形成，则可排出血性黏液样粪便。

（2）体征。

①单纯性肠梗阻早期全身情况无明显变化。晚期因呕吐、脱水及电解质紊乱可出现唇干舌燥、眼窝内陷、皮肤弹性减退、脉搏细弱等。绞窄性可出现全身中毒症状及休克。

②腹部视诊：机械性肠梗阻常可见肠型和蠕动波。肠扭转时腹胀多不对称；麻痹性肠梗阻则腹胀均匀。触诊：单纯性肠梗阻因肠管膨胀，可有轻度压痛，但无腹膜刺激征；绞窄性肠梗阻时，可有固定压痛和腹膜刺激征，压痛的肿块常为有绞窄的肠袢。叩诊：绞窄性肠梗阻时，腹腔有渗液，移动性浊音可呈阳性。听诊：肠鸣音亢进，有气过水声或金属音，为机械性肠梗阻表现。麻痹性肠梗阻时，则肠鸣音减弱或消失。

2. 辅助检查

（1）化验检查：单纯性肠梗阻早期变化不明显，随着病情发展，由于失水和血液浓缩，白细胞计数、血红蛋白和血细胞比容都可增高。尿比重也增高。查血气分析和血清 Na、K、Cl、尿素氮、肌酐的变化，可了解酸碱失衡、电解质紊乱和肾功能的状况。呕吐物和粪便检查，有大量红细胞或隐血阳性，应考虑肠管有血运障碍。

（2）X 线检查：一般在肠梗阻发生 4~6h，X 线检查即显示出肠腔内气体；摄片可见气胀肠袢和液平面。由于肠梗阻的部位不同，X 线表现也各有其特点：空肠黏膜的环状皱襞在肠腔充气时呈鱼骨刺状；回肠扩张的肠袢多，可见阶梯状的液平面；结肠胀气位于腹部周边，显示结肠袋形。钡灌肠可用于疑有结肠梗阻的患者，它可显示结肠梗阻的部位与性质。

3. 诊断与鉴别诊断

首先根据肠梗阻临床表现的共同特点，确定是否为肠梗阻，进一步确定梗阻的类型和性质，最后明确梗阻的部位和原因。这是诊断肠梗阻不可缺少的步骤。

（1）是否肠梗阻：根据腹痛、呕吐、腹胀、停止自肛门排气排便四大症状和腹部可见肠型或蠕动波、肠鸣音亢进等，一般可做出诊断。但有时患者可不完全具备这些典型表现，特别是某些绞窄性肠梗阻的早期，可能与急性胃肠炎、急性胰腺炎、输尿管结石等混淆。除病史与详细的腹部检查外，化验检查与 X 线检查可有助于诊断。

（2）是机械性还是动力性梗阻：机械性肠梗阻具有上述典型临床表现，早期腹胀可不显著。麻痹性肠梗阻无阵发性绞痛等肠蠕动亢进的表现，相反是肠蠕动减弱或消失，腹胀显著，肠鸣音微弱或消失。腹部 X 线平片对鉴别诊断甚有价值，麻痹性肠梗阻显示大、小肠全部充气扩张；而机械性肠梗阻胀气限于梗阻以上的部分肠管，即使晚期并发肠绞窄和麻痹，结肠也不会全部胀气。

（3）是单纯性还是绞窄性梗阻：这点极为重要，关系到治疗方法的选择和患者的预后。有下列表现者，应考虑绞窄性肠梗阻的可能：①腹痛发作急骤，初始即为持续性剧烈疼痛，或在阵发性加重之间仍有持续性疼痛。有时出现腰背部痛。②病情发展迅速，早期出现休克，抗休克治疗后改善不明显。③有腹膜炎的表现，体温上升、脉率增快、白细胞计数增高。④腹胀不对称，腹部有局部隆起或触及有压痛的肿块（孤立胀大的肠袢）。⑤呕吐出现早而频繁，呕吐物、胃肠减压抽出液、肛门排出物为血性。腹腔穿刺抽出血性液体。⑥腹部 X 线检查见孤立扩大的肠袢。⑦经积极的非手术治疗症状体征无明显改善。

（4）是高位还是低位梗阻：高位小肠梗阻的呕吐发生早而频繁，腹胀不明显；低位小肠梗阻的腹胀明显，呕吐出现晚而次数少，并可吐粪样物；结肠梗阻与低位小肠梗阻的临床表现很相似，因回盲瓣具有单向阀的作用致形成闭祥型梗阻。X线检查有助于鉴别，低位小肠梗阻，扩张的肠祥在腹中部，呈"阶梯状"排列，结肠梗阻时扩大的肠祥分布在腹部周围，可见结肠袋，胀气的结肠阴影在梗阻部位突然中断，盲肠胀气最显著。

（5）是完全性还是不完全性梗阻：完全性梗阻呕吐频繁，如为低位梗阻则有明显腹胀，完全停止排便排气。X线检查见梗阻以上肠祥明显充气扩张，梗阻以下结肠内无气体。不完全性梗阻呕吐与腹胀都均较轻，X线所见肠祥充气扩张都较不明显，结肠内可见气体存在。

（6）是什么原因引起梗阻：根据肠梗阻不同类型的临床表现，参考年龄、病史、体征、X线检查。临床上粘连性肠梗阻最为常见，多发生于以往有过腹部手术、损伤或炎症史的患者。嵌顿性或绞窄性腹外疝是常见的肠梗阻原因。新生儿以肠道先天性畸形为多见，2岁以内的小儿多为肠套叠。蛔虫团所致的肠梗阻常发生于儿童。老年人则以肿瘤及粪块堵塞为常见。

四、治疗方案及原则

1. 西医治疗方案

肠梗阻的治疗原则是纠正因肠梗阻所引起的全身生理紊乱和解除梗阻。治疗方法的选择要根据肠梗阻的原因、性质、部位以及全身情况和病情严重程度而定。

（1）基础疗法：即不论采用非手术或手术治疗，均需应用的基本处理。

①胃肠减压：是治疗肠梗阻的主要措施之一，目的是减少胃肠道积留的气体、液体，减轻肠腔膨胀，有利于肠壁血液循环的恢复，减少肠壁水肿。

②纠正水、电解质紊乱和酸碱失衡：这是肠梗阻最突出的生理紊乱，应及早给予纠正。当血液生化检查结果尚未获得前，要先给予平衡盐液。待有测定结果后再添加电解质与纠正酸碱紊乱。在无心、肺、肾功能障碍的情况下，最初输入液体的速度可稍快一些，但需做尿量监测，必要时做中心静脉压监测，以防液体过多或不足。在单纯性肠梗阻的晚期或绞窄性肠梗阻，常有大量血浆和血液渗出至肠腔或腹腔，需要补充血浆和全血。

③抗感染：肠梗阻后，肠壁血液循环有障碍，肠黏膜屏障功能受损而有肠道细菌移位，或是肠腔内细菌直接穿透肠壁至腹腔内产生感染。肠腔内细菌亦可迅速繁殖。同时，膈肌升高影响肺部气体交换与分泌物排出，易发生肺部感染。

④其他治疗：腹胀可影响肺的功能，患者宜吸氧。为减轻胃肠道的膨胀可给予生长抑素以减少胃肠液的分泌量。止痛剂的应用应遵循急腹症治疗的原则。

（2）手术治疗：手术是治疗肠梗阻的一个重要措施，手术目的是解除梗阻、去除病因，手术的方式可根据患者的情况与梗阻的部位、病因加以选择。

①单纯解除梗阻的手术：如粘连松解术，肠切开取除肠石、蛔虫等，肠套叠或肠扭转复位术等。

②肠段切除术：对肠管肿瘤、炎症性狭窄，或局部肠祥已经失活坏死，则应做肠切除。

③对于绞窄性肠梗阻，应争取在肠坏死以前解除梗阻，恢复肠管血液循环。

④肠短路吻合术：当梗阻的部位切除有困难，为解除梗阻，可分离梗阻部远近端肠管做短路吻合，旷置梗阻部。但应注意旷置的肠管尤其是梗阻部的近端肠管不宜过长，以免引起盲祥

综合征（blind loop syndrome）。

⑤肠造口或肠外置术：肠梗阻部位的病变复杂或患者情况很差，不允许行复杂的手术，可用这类术式解除梗阻，即在梗阻近端肠管做肠造口术以减压，解除因肠管高度膨胀而带来的生理紊乱。

2.中医治疗方案

（1）病因病机。本病多因饮食不节、寒邪凝滞、热邪郁闭、气血瘀阻、燥屎内结等多种因素导致肠道通降功能失常，肠腑传化障碍，食下之水谷精微不升，浊气不降而积于肠内，引起肠梗阻。

本病的病机演变可有痞结—瘀结—疽结三个阶段。病之初为肠腑气机不利，滞塞不通，痰饮水停，呈现痛、吐、胀、闭四大症状；病变进展，肠腑瘀血阻滞，痛有定处，胀无休止，甚至瘀积成块或血不归经而致呕血、便血；进一步发展则气滞血瘀，郁久而化热生火，热与瘀血瘀积不散，热甚肠坏，血肉腐败，热毒炽盛，邪实正虚，正不克邪而产生亡阴亡阳之厥证。

（2）辨证治疗。

①气滞血瘀，阴虚肠燥证。证候：腹痛阵作，胀满拒按，恶心呕吐，无排气排便，或大便少许干燥；小便短赤，舌红少津，脉弦或涩。此型相当于各种类型的早期单纯性不全性肠梗阻、炎性肠梗阻。治法：行气活血，润肠通下。方药：桃仁承气汤加减。若气滞较甚者，加炒莱菔子、乌药、川楝子行气止痛；血瘀重者，加赤芍、牛膝、当归活血祛瘀；肠燥重者，加火麻仁、柏子仁润肠通便。

②肠腑热结证。证候：腹痛腹胀，痞满拒按，恶心呕吐，无排气排便；发热，口渴，小便黄赤，甚者神昏谵语；舌质红，苔黄燥，脉洪数。此型相当于各种类型的完全性肠梗阻，麻痹性肠梗阻。治法：活血清热，通里攻下。方药：复方大承气汤加减。

③虫积阻滞证。证候：腹痛绕脐阵作，腹胀不甚，腹部有条索状团块，恶心呕吐，呕吐蛔虫，或有便秘；舌质淡红，苔薄白，脉弦。此型相当于蛔虫引起的肠梗阻。治法：消导积滞，驱蛔杀虫。方药：驱蛔承气汤加减。

④气阴亏虚证。证候：腹痛缓解，肛门恢复排便排气，但便后乏力，体质虚弱，面白神疲，肢倦懒言；舌红少苔，脉细弱。此型相当于肠梗阻缓解后恢复期，肠梗阻手术后早期。治法：健脾益气，养阴润肠。方药：黄芪汤合增液汤加减。

（3）中药敷脐治疗。脐为任脉之神阙穴，任脉乃奇经八脉之一，交叉贯穿于十二经脉之间，气通百脉，布五脏六腑。脐部外敷药物，可通络活血，行腹部气机，消除腹胀。可用芒硝、大黄、吴茱萸等药物。

（4）中药灌肠。大承气汤或复方大承气汤，煎汤200ml，灌入肠道，保留30min。

（5）针刺疗法。体针取足三里、内庭、天枢、中脘、曲池、合谷为主穴。呕吐加内关；腹痛加内关、章门；痉挛者耳穴取神门、大肠、胃、小肠。得针感后强刺激，留针30~60min，4~6h1次。

（6）推拿治疗。患者仰卧，术者双手掌涂上滑石粉，轻而有力地紧贴腹壁按摩。先按顺时针或逆时针方向进行短时间按摩，然后按患者自觉舒服乐于接受的方向继续进行。如疼痛反而加剧，应立即改变推拿方向。

第六章　阑尾疾病

第一节　概　论

一、阑尾的解剖

阑尾（appendix）位于右下腹部，外形呈蚯蚓状，长度 2～20cm 不等，一般为 6～8cm，直径 0.5～0.7cm。阑尾起于盲肠根部，附于盲肠后内侧壁，位于三条结肠带的会合点。因此，沿盲肠的三条结肠带向顶端追踪可寻到阑尾基底部，临床上可帮助寻找阑尾根部。其体表投影约在脐与右髂前上棘连线中外 1/3 交界处，称为麦氏点（McBurney 点）。麦氏点是选择阑尾手术切口的标记点。

绝大多数阑尾属腹膜内器官，其位置多变，由于阑尾基底部与盲肠的关系恒定，因此阑尾的位置也随盲肠的位置而变异，一般在右下腹部，但也可高到肝下方，低至盆腔内，甚而越过中线至左侧，阑尾的解剖位置可以其基底部为中心，犹如时针在 360° 范围内的任何位置。此点决定了患者临床症状及压痛部位的不同。阑尾尖端指向有六种类型：①回肠前位，尖端指向左上。②盆位，尖端指向盆腔。③盲肠后位，在盲肠后方、腰大肌肌前，尖端向上，位于腹膜后。此型阑尾炎的临床体征轻，易误诊，手术显露及切除有一定难度。④盲肠下位，尖端向右下。⑤盲肠外侧位，位于腹腔内，盲肠外侧。⑥回肠后位，在回肠后方。

阑尾为一管状器官，远端为盲端，近端开口于盲肠，位于回盲瓣下方 2～3cm 处。阑尾系膜为两层腹膜包绕阑尾形成的一个三角形皱襞，其内含有血管、淋巴管和神经。阑尾系膜短于阑尾本身，这使阑尾蜷曲。阑尾系膜内的血管，主要由阑尾动、静脉组成，经由回肠末端后方行于阑尾系膜的游离缘。

二、阑尾的生理

阑尾动脉系回结肠动脉的分支，是一种无侧支的终末动脉，当血运障碍时，易导致阑尾坏死。阑尾静脉与阑尾动脉伴行，最终回流入门静脉。当阑尾炎症时，菌栓脱落可引起门静脉炎和细菌性肝脓肿。阑尾的淋巴管与系膜内血管伴行，可以引流到达右结肠动脉、十二指肠前和肝曲前的结肠系膜淋巴结及肠系膜上动脉周围淋巴结。阑尾的神经由交感神经纤维经腹腔丛和内脏小神经传入，由于其传入的脊髓节段在第 10、11 胸节，所以当急性阑尾炎发病开始时，常表现为脐周的牵涉痛，属内脏性疼痛。

阑尾的组织结构与结肠相似，阑尾黏膜由结肠上皮构成。黏膜上皮细胞能分泌少量黏液。黏膜和黏膜下层中含有较丰富的淋巴组织。阑尾是一个淋巴器官，参与 B 淋巴细胞的产生和成熟，具有一定的免疫功能。阑尾壁内有丰富的淋巴组织，被认为与回肠末端 Peyer 淋巴滤泡一起可产生淋巴细胞和抗体，对防止病毒等感染有一定的作用。阑尾的淋巴组织在出生后就开始出现，12～20 岁时达高峰期，有 200 多个淋巴滤泡。以后逐渐减少，30 岁后滤泡明显减少，60 岁后完全消失。阑尾黏膜深部有嗜银细胞，是发生阑尾类癌的组织学基础。

三、相关中医理论

中医将阑尾炎归于"肠痈"范畴，在历代医学文献中有详尽的论述，肠痈病名最早见于《素问·厥论》："少阳厥逆……发肠痈不可治，惊者死。"东汉张仲景在《金匮要略》中曾描述云："肠痈之为病，其身甲错，腹皮急，按之濡，如肿状。"与阑尾周围脓肿之体征很近似。隋代巢元方《诸病源候论》对肠痈的病因病机做了最早的论述。明代《外科正宗》对本病的缘由、病机、证候及治疗均有较详细的论述。《金匮要略》总结了肠痈辨证论治的基本规律，提出了大黄牡丹汤等有效方剂，至今仍为临床所应用。

第二节　急性阑尾炎

急性阑尾炎（acute appendicitis）是外科常见病，是最多见的急腹症。Fitz（1886）首先正确地描述本病的病史、临床表现和病理所见，并提出阑尾切除术是本病的合理治疗。目前，由于外科技术、麻醉、抗生素的应用及护理等方面的进步，绝大多数患者能够早期就医、早期确诊、早期手术，收到良好的治疗效果。然而，临床医生仍时常在本病的诊断或手术处理中遇到麻烦，因此强调认真对待每一个具体的病例，不可忽视。

一、病因病理

阑尾易发生炎症是由于其自身解剖特点决定的，其解剖结构为一细长盲管，腔内富含微生物，肠壁内有丰富的淋巴组织，容易发生感染。一般认为阑尾炎的发生由以下因素综合造成。

1. 阑尾管腔阻塞是急性阑尾炎最常见的病因。阑尾管腔阻塞的最常见原因是淋巴滤泡的明显增生，约占 60%，多见于年轻人。肠石也是阻塞的原因之一，约占 35%。异物、炎性狭窄、食物残渣、蛔虫、肿瘤等则是较少见的病因。由于阑尾管腔细，开口狭小，系膜短使阑尾蜷曲，这些都是造成阑尾管腔易于阻塞的因素。阑尾管腔阻塞后阑尾黏膜仍继续分泌黏液，腔内压力上升，血运发生障碍，使阑尾炎症加剧。

2. 细菌入侵：由于阑尾管腔阻塞，细菌繁殖，分泌内毒素和外毒素，损伤黏膜上皮并使黏膜形成溃疡，细菌穿过溃疡的黏膜进入阑尾肌层。阑尾壁间质压力升高，妨碍动脉血流，造成阑尾缺血，最终造成梗死和坏疽。致病菌多为肠道内的各种革兰阴性杆菌和厌氧菌。

3. 其他阑尾先天畸形，如阑尾过长、过度扭曲、管腔细小、血运不佳等都是急性炎症的病因，胃肠道功能障碍引起内脏神经反射，导致肠管肌肉和血管痉挛，黏膜受损，细菌入侵而致急性炎症。

二、临床分型与诊断

1. 临床分型

根据急性阑尾炎的临床过程和病理解剖学变化，可分为四种病理类型。

（1）急性单纯性阑尾炎：属轻型阑尾炎或病变早期。病变多只限于黏膜和黏膜下层。阑尾外观轻度肿胀，浆膜充血并失去正常光泽，表面有少量纤维素性渗出物。镜下，阑尾各层均有水肿和中性粒细胞浸润，黏膜表面有小溃疡和出血点。临床症状和体征均较轻。

（2）急性化脓性阑尾炎：亦称急性蜂窝织炎性阑尾炎，常由单纯性阑尾炎发展而来。阑尾肿胀明显，浆膜高度充血，表面覆以纤维素性（脓性）渗出物。镜下，阑尾黏膜的溃疡面加大并深达肌层和浆膜层，管壁各层有小脓肿形成，腔内亦有积脓。阑尾周围的腹腔内有稀薄脓液，形成局限性腹膜炎。临床症状和体征较重。

（3）坏疽性及穿孔性阑尾炎：是一种重型的阑尾炎。阑尾管壁坏死或部分坏死，呈暗紫色或黑色。阑尾腔内积脓，压力升高，阑尾壁血液循环障碍。穿孔部位多在阑尾根部和尖端。穿孔如未被包裹，感染继续扩散，则可引起急性弥漫性腹膜炎。

（4）阑尾周围脓肿：急性阑尾炎化脓坏疽或穿孔，如果此过程进展较慢，大网膜可移至右下腹部，将阑尾包裹并形成粘连，形成炎性肿块或阑尾周围脓肿。

急性阑尾炎的转归有以下几种：①炎症消退。一部分单纯性阑尾炎经及时药物治疗后炎症消退。大部分将转为慢性阑尾炎，易复发。②炎症局限化。化脓、坏疽或穿孔性阑尾炎被大网膜包裹粘连，炎症局限，形成阑尾周围脓肿。需用大量抗生素或中药治疗，治愈缓慢。③炎症扩散。阑尾炎症重，发展快，未予及时手术切除，又未能被大网包裹局限，炎症扩散，发展为弥漫性腹膜炎、化脓性门静脉炎、感染性休克等。

2. 诊断与鉴别诊断

主要依靠病史、临床症状、体检所见和实验室检查。

（1）症状。

①腹痛：典型的腹痛发作始于上腹，逐渐移向脐部，数小时（6~8h）后转移并局限在右下腹。此过程的时间长短取决于病变发展的程度和阑尾位置。70%~80%的患者具有这种典型的转移性腹痛的特点。不同位置的阑尾炎，其腹痛部位也有区别，如盲肠后位阑尾炎疼痛在右侧腰部，盆位阑尾炎腹痛在耻骨上区，肝下区阑尾炎可引起右上腹痛，极少数左下腹部阑尾炎呈左下腹痛。

②胃肠道症状：发病早期可能有厌食，恶心、呕吐也可发生，但程度较轻。有的病例可能发生腹泻。盆腔位阑尾炎，炎症刺激直肠和膀胱，引起排便、里急后重症状。弥漫性腹膜炎时可致麻痹性肠梗阻，腹胀、排气排便减少。

③全身症状：早期乏力。炎症重时出现中毒症状，心率增快，发热，达38℃左右。阑尾穿孔时体温会更高，达39℃~40℃。如发生门静脉炎时可出现寒战、高热和轻度黄疸。当阑尾化脓坏疽穿孔并腹腔广泛感染时，并发弥漫性腹膜炎，可同时出现血容量不足及败血症表现，甚至合并其他脏器功能障碍。

（2）体征。

①右下腹压痛：是急性阑尾炎最常见的重要体征。压痛点通常位于麦氏点，可随阑尾位置的变异而改变，但压痛点始终在一个固定的位置上。

②腹膜刺激征象：反跳痛（Blumberg征），腹肌紧张，肠鸣音减弱或消失等。这是壁腹膜受炎症刺激出现的防卫性反应。提示阑尾炎症加重，出现化脓、坏疽或穿孔等病理改变。腹膜炎范围扩大，说明局部腹腔内有渗出或阑尾穿孔。但是，在小儿、老人、孕妇、肥胖、虚弱者或盲肠后位阑尾炎时，腹膜刺激征象可不明显。

③右下腹肿块：如体检发现右下腹饱满，扪及一压痛性肿块，边界不清、固定，应考虑阑尾周围脓肿的诊断。

（3）实验室检查。大多数急性阑尾炎患者的白细胞计数和中性粒细胞比例增高。在生育期有闭经史的女患者，应检查血清 β-HCG，以除外产科情况。血清淀粉酶和脂肪酶检查有助于除外急性胰腺炎。

（4）影像学检查。腹部平片可见盲肠扩张和液-气平面，偶尔可见钙化的肠石和异物影，可帮助诊断。超声检查有时可发现肿大的阑尾或脓肿。螺旋 CT 扫描可获得与超声相似的效果，尤其有助于阑尾周围脓肿的诊断。但是必须强调，这些特殊检查在急性阑尾炎的诊断中不是必需的，当诊断不肯定时可选择应用。

（5）腹腔镜检查。腹腔镜可以直观观察阑尾情况，也能分辨与阑尾炎有相似症状的其他脏器疾病，对明确诊断具有决定性作用。诊断的同时也可做阑尾切除术治疗。

三、鉴别诊断

有许多急腹症的症状和体征与急性阑尾炎很相似，并且 20% 阑尾炎表现不典型，需认真鉴别。急性阑尾炎诊断不但要防止延误，也要避免误诊。尤其当阑尾穿孔发生弥漫性腹膜炎时鉴别诊断则更难。有时需在腹腔镜探查或剖腹探查术中才能鉴别清楚。

需要与急性阑尾炎鉴别的包括其他脏器病变引起的急性腹痛，以及一些非外科急腹症，常见的有：

1. 胃十二指肠溃疡穿孔。穿孔溢出的胃内容物可沿升结肠旁沟流至右下腹部，容易误认为是急性阑尾炎的转移性腹痛。胸腹部 X 线检查如发现膈下有游离气体，则有助于鉴别诊断。

2. 右侧输尿管结石。多呈突然发生的右下腹阵发性剧烈绞痛，疼痛向会阴部、外生殖器放射。超声检查或 X 线平片在输尿管走行部位可呈现结石阴影。

3. 妇产科疾病。在育龄妇女中特别要注意。异位妊娠破裂表现为突然下腹痛，常有急性失血症状和腹腔内出血的体征，有停经史及阴道不规则出血史；检查时宫颈剧痛、附件肿块、阴道后穹隆穿刺有血等。超声检查均有助于诊断和鉴别诊断。

4. 急性肠系膜淋巴结炎。多见于儿童。往往先有上呼吸道感染史，腹部压痛部位偏内侧，范围不太固定且较广，并可随体位变更。超声检查腹腔淋巴结有助于鉴别诊断。

5. 其他急性胃肠炎。恶心、呕吐和腹泻等消化道症状较重，无右下腹固定压痛和腹膜刺激体征。胆道系统感染性疾病，易与高位阑尾炎相混淆，但有明显绞痛、高热，甚至出现黄疸，常有反复右上腹痛史。右侧肺炎、胸膜炎时可出现反射性右下腹痛，但有呼吸系统的症状和体征。此外，回盲部肿瘤、Crohn 病、Meckel 憩室炎或穿孔、小儿肠套叠等，亦需进行临床鉴别。

上述疾病有其各自特点，应仔细鉴别。如患者有持续性右下腹痛，不能用其他诊断解释以排除急性阑尾炎时，应密切观察或根据病情及时手术探查。

四、治疗方案及原则

1. 急性阑尾炎的手术治疗。绝大多数急性阑尾炎一旦确诊，应早期施行阑尾切除术（appendectomy）。早期手术系指阑尾炎症还处于管腔阻塞或仅有充血水肿时就手术切除，此时手术操作较简易，术后并发症少。如化脓坏疽或穿孔后再手术，不但操作困难且术后并发症会明显增加。术前即应用抗生素，有助于防止术后感染的发生。

2. 不同临床类型急性阑尾炎的手术方法选择亦不相同。

(1)急性单纯性阑尾炎：行阑尾切除术，切口一期缝合。有条件的单位，也可采用经腹腔镜阑尾切除术。

(2)急性化脓性或坏疽性阑尾炎：行阑尾切除术。腹腔如有脓液，应仔细清除，用湿纱布蘸净脓液后关腹。注意保护切口，一期缝合。也可采用腹腔镜阑尾切除术。

(3)穿孔性阑尾炎：宜采用右下腹经腹直肌切口，利于术中探查和确诊，切除阑尾，清除腹腔脓液或冲洗腹腔，根据情况放置腹腔引流。术中注意保护切口，冲洗切口，一期缝合。术后注意观察切口，有感染时及时引流。也可采用腹腔镜阑尾切除术。

(4)阑尾周围脓肿：阑尾脓肿尚未破溃时可以按急性化脓性阑尾炎处理。如阑尾穿孔已被包裹形成阑尾周围脓肿，病情较稳定，宜应用抗生素治疗或同时联合中药治疗促进脓肿吸收消退，也可在超声引导下穿刺抽脓或置管引流。如脓肿扩大，无局限趋势，宜先行超声检查，确定切口部位后行手术切开引流。手术目的以引流为主，如阑尾显露方便，也应切除阑尾，阑尾根部完整者施单纯结扎。如阑尾根部坏疽穿孔，可行 U 字缝合关闭阑尾开口的盲肠壁。术后加强支持治疗，合理使用抗生素。

五、并发症及其处理

1. 急性阑尾炎的并发症

(1)腹腔脓肿：是阑尾炎未经及时治疗的后果。一经诊断即应在超声引导下穿刺抽脓冲洗或置管引流，或必要时手术切开引流。由于炎症粘连较重，切开引流时应小心防止副损伤，尤其注意肠管损伤。中药治疗阑尾周围脓肿有较好效果，可选择应用。阑尾脓肿非手术疗法治愈后其复发率很高。因此应在治愈后 3 个月左右择期手术切除阑尾，比急诊手术效果好。

(2)内、外瘘形成：阑尾周围脓肿如未及时引流，少数病例脓肿可向小肠或大肠内穿破，亦可向膀胱、阴道或腹壁穿破，形成各种内瘘或外瘘，此时脓液可经瘘管排出。X 线钡剂检查或者经外瘘置管造影可协助了解瘘管走行，有助于选择相应的治疗方法。

(3)化脓性门静脉炎（pylephlebitis）：急性阑尾炎时阑尾静脉中的感染性血栓，可沿肠系膜上静脉至门静脉，导致化脓性门静脉炎症。临床表现为寒战、高热、肝大、剑突下压痛、轻度黄疸等。虽属少见，如病情加重会产生感染性休克和脓毒症，治疗延误可发展为细菌性肝脓肿。行阑尾切除并大剂量抗生素治疗有效。

2. 阑尾切除术后并发症

(1)出血：阑尾系膜的结扎线松脱，引起系膜血管出血。表现为腹痛、腹胀和失血性休克等症状。关键在于预防，阑尾系膜结扎确切，系膜肥厚者应分束结扎，结扎线距切断的系膜缘要有一定距离，系膜结扎线及时剪除不要再次牵拉以免松脱。一旦发生出血表现，应立即输血补液，紧急再次手术止血。

(2)切口感染：是最常见的术后并发症。在化脓或穿孔性急性阑尾炎中多见。近年来，由于外科技术的提高和有效抗生素的应用，此并发症已较少见。

(3)粘连性肠梗阻：也是阑尾切除术后的较常见并发症，与局部炎症重、手术损伤、切口异物、术后卧床等多种原因有关。一旦诊断为急性阑尾炎，应早期手术，术后早期离床活动可适当预防此并发症。粘连性肠梗阻病情重者须手术治疗。

(4)阑尾残株炎：阑尾残端保留过长超过 1cm 时，或者肠石残留，术后残株可炎症复发，仍表现为阑尾炎的症状。行钡剂灌肠造影检查可以明确诊断。症状较重时应再次手术切除阑尾残株。

(5)粪瘘：很少见。如为非结核或肿瘤病变等，一般经非手术治疗可闭合自愈。

3.中医治疗方案

(1)病因病机。①饮食不节；②寒温不适；③情志不畅；④暴急奔走或跌仆损伤。

(2)辨证治疗。

①瘀滞证。证候：转移性右下腹痛，呈持续性、进行性加剧，右下腹局限性压痛或拒按；伴恶心纳差，可有轻度发热；苔白腻，脉弦滑或弦紧。治法：行气活血，通腑泄热。方药：大黄牡丹汤合红藤煎剂加减。气滞重者，加青皮、枳实、厚朴；瘀血重者，加丹参、赤芍；恶心加法半夏、竹茹。

②湿热证。证候：腹痛加剧，右下腹或全腹压痛、反跳痛，腹皮挛急，右下腹可摸及包块；壮热，恶心纳差，便秘或腹泻；舌红苔黄腻，脉弦数或滑数。治法：通腑泄热，利湿解毒。方药：大黄牡丹汤合红藤煎剂加败酱草、白花蛇舌草、蒲公英。湿重者，加藿香、佩兰、薏苡仁；热甚者，加黄连、黄芩、生石膏；右下腹包块，加炮山甲、皂角刺。

③热毒证。证候：腹痛剧烈，全腹压痛、反跳痛，腹皮挛急；高热不退或恶寒发热，恶心纳差，便秘或腹泻；舌红绛苔黄厚，脉洪数或细数。治法：通腑排毒，养阴清热。方药：大黄牡丹汤合透脓散加减。若持续性高热或寒热往来，热在气分者加白虎汤，热在血分者加犀角地黄汤；腹胀加青皮、厚朴；腹痛剧烈者，加延胡索、广木香；口干舌燥，加生地黄、玄参、天花粉；大便秘结，加甘遂末 1g，冲服。

(3)药物外敷。常用双柏散（大黄、侧柏叶各 2 份，黄柏、泽兰、薄荷各 1 份，研成细末），以水蜜调成糊状热敷右下腹，1 次 /d。或用消炎散（芙蓉叶、大黄、黄芩、黄连、黄柏、泽兰叶、冰片，共研细末），以黄酒或 75%酒精调成糊状，按照炎症范围大小敷于患处，2 次 /d。

(4)针刺治疗。取足三里、上巨虚、阑尾穴，配合右下腹压痛最明显处的阿是穴，2 次 /d，强刺激，每次留针 30～60min。加用电针可提高疗效。

(5)中药灌肠。采用通里攻下、清热化瘀的中草药煎剂 200ml 或通腑泄热灌肠合剂（大黄、龙胆草、山栀子、芒硝、莱菔子、忍冬藤、虎杖）250ml 做保留灌肠，2 次 /d。能充分发挥中药的局部和整体的治疗作用，抗炎消肿，并能促进肠蠕动，预防肠粘连和并发症的发生。

第三节　慢性阑尾炎

一、病因病理

1.大多数慢性阑尾炎（chronic appendicitis）由急性阑尾炎转变而来，少数也可开始即呈慢性过程。

2.主要病变为阑尾壁不同程度的纤维化及慢性炎性细胞浸润。黏膜层和浆肌层可见以淋巴细胞和嗜酸性粒细胞浸润为主，替代了急性炎症时的多形核白细胞，还可见到阑尾管壁中有异物巨细胞。

3. 此外，阑尾因纤维组织增生，脂肪增多，管壁增厚，管腔狭窄，不规则，甚而闭塞。这些病变妨碍了阑尾的排空，压迫阑尾壁内神经而产生疼痛症状。

4. 多数慢性阑尾炎患者的阑尾腔内有肠石，或者阑尾粘连，淋巴滤泡过度增生，使管腔变窄。

二、临床表现及诊断

1. 既往常有急性阑尾炎发作病史，也可能症状不重亦不典型。经常有右下腹疼痛，有的患者仅有隐痛或不适，剧烈活动或饮食不洁可诱发急性发作。有的患者有反复急性发作的病史。

2. 主要的体征是阑尾部位的局限性压痛，这种压痛经常存在，位置也较固定。左侧卧位体检时，部分患者在右下腹可扪及阑尾条索。X 线钡剂灌肠透视检查，可见阑尾不充盈或充盈不全，阑尾腔不规则，72h 后透视复查阑尾腔内仍有钡剂残留，即可诊断慢性阑尾炎。

三、治疗方案及原则

诊断明确后需手术切除阑尾，并行病理检查证实此诊断。

本病的中医治疗方案可参考本章第二节。

第七章 结、直肠与肛管疾病

第一节 概 论

一、结、直肠与肛管的解剖

1. 结肠。结肠包括盲肠、升结肠、横结肠、降结肠和乙状结肠，下接直肠，其间没有明显的分界标志。成人结肠全长平均约 150cm（120～200cm）。结肠有三个解剖标志，即结肠袋、肠脂垂和结肠带。结肠的肠壁分为浆膜层、肌层、黏膜下层和黏膜层。

2. 直肠。直肠位于盆腔的后部，平骶岬处上接乙状结肠，沿骶骨、尾骨前面下行，至尾骨平面穿过盆膈与肛管相连。上部直肠与结肠粗细相同，下部扩大成直肠壶腹，是暂存粪便的部位。直肠长度 12～15cm，分为上段直肠和下段直肠，以腹膜返折为界，上段直肠的前面和两侧有腹膜覆盖，前面的腹膜返折成直肠膀胱陷凹或直肠子宫陷凹。外科临床工作中，亦有将直肠分为上、中、下段直肠：齿状线上 5cm、10cm、15cm，分别称为下段直肠、中段直肠、上段直肠。上段直肠癌与中下段直肠癌治疗方案上有所不同。

直肠的肌层与结肠相同。直肠环肌在直肠下端增厚而成为肛管内括约肌，属不随意肌，受自主神经支配，可协助排便，无括约肛门的功能。

直肠系膜：直肠系膜指的是在中下段直肠的后方和两侧包裹着直肠的、形成半圈 1.5～2.0cm 厚的结缔组织，内含动脉、静脉、淋巴组织及大量脂肪组织，上自第 3 骶椎前方，下达盆膈。

肛垫：位于直肠、肛管结合处，亦称直肠肛管移行区（痔区）。该区为一环状、约 1.5cm 宽的海绵状组织带，富含血管、结缔组织及与平滑肌纤维相混合的纤维肌性组织（Treitz 肌）。

3. 肛管。肛管上自齿状线，下至肛门缘，长 1.5～2cm。肛管内上部为移行上皮，下部为角化的复层扁平上皮。肛管为肛管内、外括约肌所环绕，平时呈环状收缩封闭肛门。

齿状线：是直肠与肛管的交界线。胚胎时期齿状线是内、外胚层的交界处，故齿状线上、下的血管、神经及淋巴来源都不同，是重要的解剖学标志。并在临床上有其重要性，如后文所述。

括约肌间沟：位于齿状线与肛缘之间，是内括约肌下缘与外括约肌皮下部的交界处，外观不甚明显，直肠指诊时可触到一浅沟，亦称白线。

4. 直肠肛管肌。肛管内括约肌为肠壁环肌增厚而成，属不随意肌。肛管外括约肌是围绕肛管的环形横纹肌，属随意肌，分为皮下部、浅部和深部。肛管外括约肌组成三个肌环，三个环同时收缩将肛管向不同方向牵拉，加强肛管括约肌的功能，使肛管紧闭。

肛提肌：是位于直肠周围并与尾骨肌共同形成盆膈的一层宽薄的肌，左右各一。对于承托盆腔内脏、帮助排粪、括约肛管有重要作用。

肛管直肠环：由肛管内括约肌、直肠壁纵肌的下部、肛管外括约肌的深部和邻近的部分肛提肌（耻骨直肠肌）纤维共同组成的肌环，绕过肛管和直肠分界处，在直肠指诊时可清楚扪到。此环是括约肛管的重要结构，如手术时不慎完全切断，可引起大便失禁。

5. 直肠肛管周围间隙。在直肠与肛管周围有数个间隙，是感染的常见部位。间隙内充满脂肪结缔组织，由于神经分布很少、感觉迟钝，故发生感染时一般无剧烈疼痛，往往在形成脓肿后才就医。由于解剖位置与结构上的关系，肛周脓肿容易引起肛瘘，故有重要的临床意义。在肛提肌以上的间隙有：①骨盆直肠间隙；②直肠后间隙；③肛门周围间隙。

6. 结肠的血管、淋巴管和神经。右半结肠由肠系膜上动脉所供应，分出回结肠动脉、右结肠和中结肠动脉；左半结肠是由肠系膜下动脉所供应，分出左结肠动脉和数支乙状结肠动脉。静脉和动脉同名，经肠系膜上静脉和肠系膜下静脉而汇入门静脉。

二、结、直肠肛管的生理功能

1. 结肠的主要功能是吸收水分，储存和转运粪便，也能吸收葡萄糖、电解质和部分胆汁酸。吸收功能主要发生于右侧结肠。此外，结肠能分泌碱性黏液以润滑黏膜，也分泌数种胃肠激素。

2. 直肠有排便、吸收和分泌功能。可吸收少量的水、盐、葡萄糖和一部分药物；也能分泌黏液以利排便。肛管的主要功能是排泄粪便。排便过程有着非常复杂的神经反射。直肠下端是排便反射的主要发生部位，是排便功能中的重要环节，在直肠手术时应予以足够的重视。

三、相关中医理论

肠道疾病中常见的致病因素有风、湿、热、燥、气虚、血虚等。

1. 风。《证治要诀·肠风脏毒》说"血清而色鲜者，为肠风"，《见闻录》说"纯下清血者，风也"。

2. 湿。湿性重浊，常先伤于下，故肛门疾病中因湿而发者较多。又因湿性秽浊，热伤肠道脉络，则下血色如烟尘，正如《见闻录》所说"色如烟尘者，湿也"。

3. 热。《丹溪心法·痔疮》说："痔者，皆因脏腑本虚，外伤风湿，内蕴热毒。"热积肠道，耗伤津液，致热结肠燥，大便秘结，使气血不畅，瘀血阻滞，结而为痔；热盛灼伤肠络或迫血妄行，血不循经，下溢而为便血；热与湿结，蕴结肛门腐蚀血肉而发为肛痈。

4. 燥。《医宗金鉴·外科心法要诀·痔疮》说："肛门围绕，折纹破裂，便结者，火燥也。"燥邪伤津，大肠失润，则大便干结；或素体阴血虚，肠道失于濡润，大便干燥，排便努挣，常使肛门裂伤或擦伤痔核而致便血等。

5. 气虚。《疮疡经验全书·痔漏图》说："又有妇人产育过多，力尽血枯，气虚下陷及小儿久痢，皆能使肛门突出。"说明气虚也是肛门直肠疾病发生的因素之一。

6. 血虚。失血过多；或脾胃虚弱，生化无源；或忧思抑郁，皆可导致血虚。血虚生燥，无以濡润肠道，则大便燥结。因气血同源，无论气虚还是血虚最终均可导致气血两虚，使抗病能力降低，肛周易于感染，每易发生肛痈，其初起症状不明显，酿脓慢，溃后脓水稀薄，久不收口。

上述致病因素既可单独致病，也可多因素并存，亦可相互转化。如风多夹热、湿热相兼等。在病程中有实证、虚证，也有由实转虚或虚中夹实者。故临证时宜审证求因，全面分析。

第二节　溃疡性结肠炎

溃疡性结肠炎（ulcerative colitis）是发生在结、直肠黏膜层的一种弥漫性的炎症性病变。人们通常将溃疡性结肠炎和克罗恩病（Crohn's disease）统称为非特异性炎性肠病。它可发生在结、直肠的任何部位，其中以直肠和乙状结肠最为常见，也可累及结肠的其他部位或整个结肠，少数情况下可累及回肠末端，称为倒流性回肠炎。病变多局限在黏膜层和黏膜下层，肠壁增厚不明显，表现为黏膜的大片水肿、充血、糜烂和溃疡形成。临床上以血性腹泻为最常见的早期症状，多为脓血便，腹痛表现为轻到中度的痉挛性疼痛，少数患者因直肠受累而引起里急后重。本病属中医"肠澼""痢疾""泄泻""肠风""滞下"等范畴。

1. 西医治疗方案

（1）外科治疗的适应证：溃疡性结肠炎的外科指征包括中毒性巨结肠、穿孔、出血、难以忍受的结肠外症状（坏疽性脓皮病、结节性红斑、肝功能损害、眼并发症和关节炎）及癌变。另外，因结、直肠切除是治愈性的治疗，当患者出现顽固性的症状而内科治疗无效时也可考虑手术治疗。

（2）手术方式：外科手术主要包括以下三种手术方式。

①全结、直肠切除及回肠造口术：此手术不但彻底切除了病变可能复发的部位，也解除了癌变的危险，但患者永久性的回肠造口对生活质量有一定的影响。

②结肠切除、回直肠吻合术：该手术是以保留直肠、肛管功能，使患者避免回肠造口而采用的，但该手术没有彻底切除疾病复发的部位而存在复发和癌变的危险。

③结直肠切除、回肠储袋肛管吻合术：1947年，Ravitch和Sabiston推荐了经腹结肠切除、直肠上中段切除、直肠下段黏膜剥离，回肠经直肠肌鞘拖出与肛管吻合术。该术的优点是切除了所有患病的黏膜，保留了膀胱和生殖器的副交感神经，避免永久性回肠造口，保留了肛管括约肌。

2. 中医治疗方案

（1）辨证治疗。

①湿热蕴结证。证候：腹泻，黏液脓血便，肛门灼热，里急后重，小便黄赤或有发热；舌红，苔黄腻，脉滑数。治法：清热燥湿，调和气血。方药：芍药汤合槐花散加减。若湿重于热，则可酌加杏仁、白蔻仁、薏苡仁，以利湿导滞；热重于湿者，用白头翁汤加减以清热解毒利湿，凉血治痢。若泻下脓血较多者，加半枝莲、生地榆。

②脾胃虚弱证。证候：大便溏薄，夹有不消化食物，纳呆，食后腹满，倦怠乏力，或见虚坐努责，大便不收；舌淡，苔白，脉沉缓。治法：益气健脾，除湿升阳。方药：参苓白术散加味。若兼有腹痛者，加陈皮、厚朴；腹胀明显者，加焦三仙。

③瘀血内停证。证候：左下腹疼痛，固定不移，按之硬满，可扪及硬块，泻下物多为紫黑血块；舌质紫暗或见瘀斑，脉沉涩。治法：活血化瘀，行气止痛。方药：少腹逐瘀汤加减。若兼见大便排泄不畅，腹痛重者，加枳实、大黄；腹部结块者，加鸡内金。

（2）灌肠疗法。应辨证局部用药，如湿热证可选用青黛、黄连、苦参等；肝脾不和者，选痛泻要方；瘀血内停者，可用桃红四物汤等保留灌肠治疗，缓解率较高。

（3）专病专方。目前口服药物有附子理中丸、香连化滞丸等，可辨证选用。

第三节　肠息肉及肠息肉病

肠息肉（intestinal polyps）及肠息肉病（intestinal polyposis）是一类从黏膜表面突出到肠腔内的隆起状病变的临床诊断。从病理上可分为：①腺瘤性息肉，包括管状、绒毛状及管状绒毛状腺瘤；②炎性息肉，黏膜炎性增生或血吸虫卵性以及良性淋巴样息肉；③错构瘤性，幼年性息肉及色素沉着息肉综合征（Peutz-Jeghers 综合征）；④其他如化生性息肉及黏膜肥大赘生物。多发性腺瘤如数目多于 100 颗称之为腺瘤病。

一、临床表现及诊断

1. 临床表现

（1）肠息肉可发生在肠道的任何部位。息肉为单个或多个，大小可自直径数毫米到数厘米，有蒂或无蒂。小肠息肉的症状常不明显，可表现为反复发作的腹痛和肠道出血。不少患者往往因并发肠套叠等始引起注意，或在手术中才发现。结直肠息肉多见于乙状结肠及直肠，成人大多为腺瘤，腺瘤直径大于 2cm 者，约半数癌变。绒毛状腺瘤癌变的可能性较大。

（2）肠息肉约半数无临床症状，当发生并发症时才被发现，其表现为：①肠道刺激症状，腹泻或排便次数增多，继发感染者可出现黏液脓血便。②便血可因部位及出血量而表现不一，高位者粪便中混有血，直肠下段者粪便外附有血，出血量多者为鲜血或血块。③肠梗阻及肠套叠，以盲肠息肉多见。

（3）炎症性息肉主要表现为原发疾病如溃疡性结肠炎、肠结核、克罗恩病及血吸虫病等的症状，炎性息肉乃原发疾病的表现之一。

（4）儿童息肉大多发生于 10 岁以下，以错构瘤性幼年性息肉多见，有时可脱出肛门外。

2. 诊断与鉴别诊断

结直肠息肉诊断多无困难，发生在直肠中下段的息肉，直肠指检可以触及；发生在乙状结肠镜能达到的范围内者，也易确诊；位于乙状结肠以上的息肉需做钡剂灌肠或气钡双重对比造影，或纤维结肠镜检查确认。

二、治疗方案及原则

有蒂者内镜下可摘除或圈套蒂切除，直径 2cm 的广基腺瘤性息肉或有癌变，多采用腹腔镜下或开腹肠段切除。中下段直肠的息肉，多经肛或肛门镜下显微手术切除，要求切缘距腺瘤1cm 以上。

第四节　结、直肠癌

一、结肠癌

结肠癌（colon cancer）是胃肠道中常见的恶性肿瘤，我国以 41～65 岁人群发病率高。近 20

年来尤其在大城市，发病率明显上升，且有结肠癌多于直肠癌的趋势。从病因看半数以上来自腺瘤癌变，从形态学上可见到增生、腺瘤及癌变各阶段以及相应的染色体改变。随分子生物学技术的发展，同时存在的不同的基因表达亦渐被认识，从中明确癌的发生发展是一个多步骤、多阶段及多基因参与的细胞遗传性疾病。本病属于中医"肠瘤""锁肛痔"的范畴。

（一）病因病理

1.病因

结肠癌病因虽未明确，但其相关的高危因素逐渐被认识，如过多的动物脂肪及动物蛋白饮食，缺乏新鲜蔬菜及纤维素食品；缺乏适度的体力活动。遗传易感性在结肠癌的发病中也具有重要地位，如遗传性非息肉性结肠癌的错配修复基因突变携带者的家族成员，应视为结肠癌的一组高危人群。有些病如家族性肠息肉病，已被公认为癌前期病变；结肠腺瘤、溃疡性结肠炎以及结肠血吸虫病肉芽肿，与结肠癌的发生有较密切的关系。

2.病理与分型

根据肿瘤的大体形态可区分为：

(1)隆起型。肿瘤向肠腔内生长，好发于右侧结肠，特别是盲肠。

(2)浸润型。沿肠壁浸润，容易引起肠腔狭窄和肠梗阻，多发生于左侧结肠。

(3)溃疡型。其特点是向肠壁深层生长并向周围浸润，是结肠癌常见类型。组织学分类参照直肠癌。

结肠癌主要经淋巴转移，首先到结肠壁和结肠旁淋巴结，再到肠系膜血管周围和肠系膜血管根部淋巴结。血行转移多见于肝，其次为肺、骨等。结肠癌也可直接浸润到邻近器官。如乙状结肠癌常侵犯膀胱、子宫、输尿管。横结肠癌可侵犯胃壁，甚至形成内瘘。脱落的癌细胞也可在腹膜种植转移。

（二）临床表现及诊断

1.临床表现

结肠癌早期常无特殊症状，发展后主要有下列症状。

(1)排便习惯与粪便性状的改变：常为最早出现的症状。多表现为排便次数增加、腹泻、便秘、粪便中带血、脓液或黏液。

(2)腹痛：也是早期症状之一，常为定位不确切的持续性隐痛，或仅为腹部不适或腹胀感，出现肠梗阻时则腹痛加重或为阵发性绞痛。

(3)腹部肿块：多为瘤体本身，有时可能为梗阻近侧肠腔内的积粪。肿块大多坚硬，呈结节状。如为横结肠和乙状结肠癌可有一定活动度。如癌肿穿透并发感染，肿块固定，且可有明显压痛。

(4)肠梗阻症状：一般属结肠癌的中晚期症状，多表现为慢性低位不完全肠梗阻，主要表现是腹胀和便秘，腹部胀痛或阵发性绞痛。当发生完全梗阻时，症状加剧。左侧结肠癌有时可以急性完全性结肠梗阻为首发症状。

(5)全身症状：由于慢性失血、癌肿溃烂、感染、毒素吸收等，患者可出现贫血、消瘦、乏力、低热等。病程晚期可出现肝大、黄疸、水肿、腹水、直肠前凹肿块、锁骨上淋巴结肿大及恶病质等。

由于癌肿病理类型和部位的不同，临床表现也有区别。一般右侧结肠癌以全身症状、贫血、腹部肿块为主要表现，左侧结肠癌以肠梗阻、便秘、腹泻、便血等症状为显著。

2. 诊断

(1)结肠癌早期症状多不明显，易被忽视。凡 40 岁以上有以下任一表现者应列为高危人群：①Ⅰ 级亲属有结直肠癌史者；②有癌症史或肠道腺瘤或息肉史；③大便隐血试验阳性者；④以下 5 种表现具 2 项以上者：黏液血便、慢性腹泻、慢性便秘、慢性阑尾炎史及精神创伤史。

(2)对高危人群，行纤维结肠镜检查或 X 线钡剂灌肠或气钡双重对比造影检查，不难明确诊断。超声和 CT 扫描检查对了解腹部肿块和肿大淋巴结，发现肝内有无转移等均有帮助。血清癌胚抗原 (CEA) 值约 45% 的结肠癌患者升高，用于术后判断预后和复发，更有价值。

(三) 治疗方案及原则

1. 西医治疗方案

原则是以手术切除为主的综合治疗。

(1)结肠癌根治性手术：切除范围须包括癌肿所在肠袢及其系膜和区域淋巴结。手术方式包括：①右半结肠切除术，适用于盲肠、升结肠、结肠肝曲的癌肿。②横结肠切除术，适用于横结肠癌。③左半结肠切除术，适用于结肠脾曲和降结肠癌。④乙状结肠癌的根治切除术。

(2)结肠癌并发急性肠梗阻的手术：应当在进行胃肠减压、纠正水和电解质紊乱以及酸碱失衡等适当的准备后，早期施行手术。右侧结肠癌做右半结肠切除一期回肠结肠吻合术。如患者情况不许可先做盲肠造口解除梗阻，二期手术行根治性切除。如癌肿不能切除，可行回肠横结肠侧侧吻合。左侧结肠癌并发急性肠梗阻时，也可手术切除，一期吻合。若粪便较多可行术中灌洗后予以吻合。若肠管扩张、水肿明显，可行近端造口、远端封闭，将封闭的断端固定在造口周围并做好记录，以便在回纳造口时容易寻找。如肿物不能切除，可在梗阻部位的近侧做横结肠造口。术后行辅助治疗，待肿瘤缩小降期后，再评估能否行二期手术行根治性切除。对肿瘤不能切除者，则行姑息性结肠造口。

(3)在结肠癌手术切除的具体操作中，首先要将肿瘤所在的肠管远近端用纱布条扎紧，以防止癌细胞在肠腔内扩散、种植。随即结扎相应的血管，以防止癌细胞血行转移。可在扎闭的肠腔内给予稀释的抗癌化学药物如氟尿嘧啶，然后再行肠袢切除。

(4)结肠癌手术：一般均需充分的肠道准备，肠道准备主要是排空肠道和适量肠道抗生素的应用。

(5)化学预防：大肠癌由于存在息肉—腺瘤—腺癌的演进序列，历时长，因而为预防提供了可能。目前常用的阻断演进的物质有非甾体消炎药 (NSAIDs)，可拮抗环氧化酶活性，抑制核因子 κB，如阿司匹林已有临床试验研究报道，舒林酸 (sulindac) 具可逆性还原、不可逆性氧化抑制前列腺素产物导致息肉退缩，此外维生素 E、C、A 可抑制直肠腺瘤上皮增生。钙剂、大豆、蔬菜等均可能有防护作用。

2. 中医治疗方案

(1)病因病机。中医学认为，本病的发生多为寒温失节，外邪入侵，客于肠道；或恣食肥甘厚味，或误食不洁之物，损伤脾胃，湿热邪毒流注大肠；或忧思抑郁而致气机不畅，湿热邪毒乘虚而入，浸注肠道，瘀滞凝结而致。

(2)辨证治疗。

①湿热蕴毒证。证候：腹痛拒按，腹胀，下痢赤白，里急后重，胸闷烦渴，恶心纳呆；舌

红绛有瘀点，苔黄腻，脉弦数或弦滑。此时肿瘤正处于早中期的迅速发展阶段，正气尚未大衰，邪气正盛。治法：清热解毒，化瘀导滞。方药：白头翁汤合地榆槐角汤加减。

②脾虚湿盛证。证候：面色萎黄，气短乏力，食欲不振，腹痛腹胀，大便溏泻，里急后重，便下脓血；舌暗淡红，苔黄腻，脉滑数或沉细。此型多见于中期，正气虚衰，邪气旺盛。治法：健脾化湿，清热解毒，以增强机体抵抗力、延缓癌变过程等。方药：参苓白术散加减。

③脾肾两虚、寒湿凝滞证。证候：腹痛喜温，久泻久痢，肛门失禁，污浊频出，五更泄泻；舌暗淡，苔薄白，脉细弱。此型多因湿热瘀毒，久结下焦，肝肾受损，属正气衰败阶段。治法：温补脾肾，祛湿化浊。方药：四君子汤合四神丸加减。

二、直肠癌

直肠癌（carcinoma of the rectum）是乙状结肠直肠交界处至齿状线之间的癌，较常见。中国人直肠癌与西方人比较，有三个流行病学特点：①直肠癌比结肠癌发生率高，大约占60%；最近的资料显示结肠癌和直肠癌发生率逐渐靠近，有些地区已接近1∶1，主要是结肠癌发生率增高所致。②低位直肠癌所占的比例高，占直肠癌的60%~75%；绝大多数癌肿可在直肠指诊时触及；③青年人（<30岁）直肠癌比例高，占10%~15%。上段直肠癌的细胞生物学行为与结肠癌相似，根治性切除术后总的5年生存率与结肠癌也相近，中低位直肠癌在40%左右。

（一）病因病理

1. 病因。

直肠癌的病因病理尚不清楚，其可能的相关因素如本章上节所述。

2. 分型。

大体分为溃疡型、肿块型、浸润型三型。

(1)溃疡型：多见，占50%以上。形状为圆形或卵圆形，中心凹陷，边缘凸起，向肠壁深层生长并向周围浸润。早期可有溃疡，易出血，此型分化程度较低，转移较早。

(2)隆起型：向肠腔内突出，肿块增大时表面可产生溃疡，向周围浸润少，预后较好。

(3)浸润型：癌肿沿肠壁浸润，使肠腔狭窄，分化程度低，转移早而预后差。

3. 组织学分类

(1)腺癌：结、直肠腺癌细胞主要是柱状细胞、黏液分泌细胞和未分化细胞，进一步分类主要为管状腺癌和乳头状腺癌，占75%~85%；其次为黏液腺癌，占10%~20%。

(2)腺鳞癌：亦称腺棘细胞癌，肿瘤由腺癌细胞和鳞癌细胞构成。其分化多为中分化至低分化。腺鳞癌和鳞癌主要见于直肠下段和肛管，较少见。

(3)未分化癌：癌细胞弥漫呈片状或呈团状，不形成腺管状结构，细胞排列无规律，癌细胞较小，形态较一致，预后差。

(4)结、直肠癌：可以在一个肿瘤中出现两种或两种以上的组织类型，且分化程度并非完全一致，这是结、直肠癌的组织学特征。

4. 临床病理分期

参照结肠癌分期。

5. 扩散与转移

(1)直接浸润：癌肿首先直接向肠壁深层浸润性生长，向肠壁纵轴浸润发生较晚。

（2）淋巴转移：是主要的扩散途径。上段直肠癌向上沿直肠上动脉、肠系膜下动脉及腹主动脉周围淋巴结转移。

（3）血行转移：癌肿侵入静脉后沿门静脉转移至肝；也可由髂静脉转移至肺、骨和脑等。直肠癌手术时有 10%~15% 的病例已发生肝转移；直肠癌致肠梗阻和手术时挤压，易造成血行转移。

（4）种植转移：直肠癌种植转移的机会较小，上段直肠癌可发生种植转移。

（二）临床表现及诊断

1. 临床表现

（1）直肠癌早期无明显症状，癌肿破溃形成溃疡或感染时才出现症状。

（2）直肠刺激症状：便意频繁，排便习惯改变；便前肛门有下坠、里急后重、排便不尽感，晚期有下腹痛。

（3）肠腔狭窄症状：癌肿侵犯致肠管狭窄，初时大便变细，当造成肠管部分梗阻后，有腹痛、腹胀、肠鸣音亢进等不全性肠梗阻表现。

（4）癌肿破溃感染症状：大便表面带血及黏液，甚至有脓血便。症状出现的频率依次为便血 80%~90%、便频 60%~70%、便细 40%、黏液便 35%、肛门痛 20%、里急后重 20%、便秘 10%。

（5）癌肿侵犯前列腺、膀胱，可出现尿频、尿痛、血尿。侵犯骶前神经可出现骶尾部剧烈持续性疼痛。晚期出现肝转移时可有腹水、肝大、黄疸、贫血、消瘦、水肿等。

2. 诊断与鉴别诊断

（1）直肠癌根据病史、体检、影像学和内镜检查不难做出临床诊断，准确率亦可达 95% 以上。但多数病例常有不同程度的延误诊断，其中有患者对便血、大便习惯改变等症状不够重视，亦有医生警惕性不高的原因。

（2）直肠癌的筛查应遵循由简到繁的步骤进行，常用的检查方法有以下几项。

①大便潜血检查：此为大规模普查或对高危人群作为结、直肠癌的初筛手段。阳性者再做进一步检查。无症状阳性者的癌肿发现率在 1% 以上。

②直肠指诊：是诊断直肠癌最重要的方法，由于中国人直肠癌约 70% 为低位直肠癌，能在直肠指诊时触及。因此凡遇患者有便血、大便习惯改变、大便变形等症状，均应行直肠指诊。指诊可查出癌肿的部位，距肛缘的距离，癌肿的大小、范围、固定程度、与周围脏器的关系等。

③内镜检查：包括肛门镜、乙状结肠镜和纤维结肠镜检查。门诊常规检查时可用肛门镜或乙状结肠镜检查，操作方便、不需肠道准备。已明确直肠癌在手术治疗前必须行纤维结肠镜检查，因为结、直肠癌有 5%~10% 为多发癌。内镜检查不仅可在直视下观察，还可取组织进行病理检查。

（3）影像学检查。

①钡剂灌肠检查：是结肠癌的重要检查方法，对直肠癌的诊断意义不大，用以排除结、直肠多发癌和息肉病。

②腔内超声检查：《结直肠癌诊疗规范（2010 年版）》（以下简称《规范》）中提出，对中低位直肠癌推荐进行腔内超声检查以检测癌肿浸润肠壁的深度及有无侵犯邻近脏器，可在术前对直肠癌的局部浸润程度进行评估。

③MRI 检查：《规范》推荐在中低位直肠癌进行 MRI 检查，以评估肿瘤在肠壁内的浸润深

度，对中低位直肠癌的诊断及术前分期有重要价值。

④CT 检查：可以了解直肠癌盆腔内扩散情况，有无侵犯膀胱、子宫及盆壁，是术前常用的检查方法。腹部 CT 扫描可检查有无肝转移癌及腹主动脉旁淋巴结肿大。

⑤PET-CT 检查（positron emission tomography computed tomography，正电子发射计算机断层显像 CT）：针对病程较长、肿瘤固定的患者，为排除远处转移及评价手术价值时，有条件者可进行 PET-CT 检查，以排除远处转移。

⑥腹部超声检查：由于结、直肠癌手术时有 10%～15%同时存在肝转移，所以腹部超声或 CT 检查应列为常规。

（4）肿瘤标记物。目前公认的在结直肠癌诊断和术后监测有意义的肿瘤标记物是癌胚抗原（CEA）和 CA19-9。

（5）其他检查。低位直肠癌伴有腹股沟淋巴结肿大时，应行淋巴结活检。癌肿位于直肠前壁的女性患者应做阴道检查及双合诊检查。男性患者有泌尿系症状时应行膀胱镜检查。

（三）治疗方案及原则

1. 西医治疗方案

手术切除仍然是直肠癌的主要治疗方法。术前的放疗和化疗（临床上称为新辅助放化疗）可一定程度上提高手术疗效。

（1）手术治疗。切除包括癌肿、足够的两端肠段、已侵犯的邻近器官的全部或部分、四周可能被浸润的组织及全直肠系膜。如不能进行根治性切除时，亦应进行姑息性切除，使症状得到缓解。如伴发能切除的肝转移癌应同时切除肝转移癌。

（2）手术方式的选择。根据癌肿所在部位、大小、活动度、细胞分化程度以及术前的排便控制能力等因素综合判断。最近大量的临床病理学研究提示，直肠癌向远端肠壁浸润的范围较结肠癌小，只有不到 3%的直肠癌向远端浸润超过 2cm，这是选择手术方式的重要依据。

①局部切除术：适用于早期瘤体小、T_1 分化程度高的直肠癌。手术方式主要有：经肛局部切除术；髓后径路局部切除术。

②腹会阴联合直肠癌根治术（Miles 手术）：原则上适用于腹膜返折以下的直肠癌。切除范围包括全部直肠、肠系膜下动脉及其区域淋巴结、全直肠系膜、肛提肌、坐骨肛门窝内脂肪、肛管及肛门周围 3～5cm 的皮肤、皮下组织及全部肛门括约肌，于左下腹行永久性乙状结肠单腔造口。

③经腹直肠癌切除术（直肠低位前切除术、Dixon 手术）：是目前应用最多的直肠癌根治术，适用于距齿状线 5cm 以上的直肠癌。但原则上是以根治性切除为前提，要求远端切缘距癌肿下缘 2cm 以上。由于吻合口位于齿状线附近，在术后的一段时期内患者出现便次增多，排便控制功能较差。推荐低位吻合、超低位吻合后行临时性横结肠造口或回肠造口。

④经腹直肠癌切除、近端造口、远端封闭手术（Hartmann 手术）：适用于因全身一般情况很差，不能耐受 Miles 手术或急性梗阻不宜行 Dixon 手术的直肠癌患者。

直肠癌根治术有多种手术方式，但经典的术式仍然是 Miles 手术和 Dixon 手术。许多学者曾经将 Dixon 手术改良演变成其他多种术式（如各种拖出式吻合），但由于吻合器可以完成直肠、肛管任何位置的吻合，所以其他各种改良术式在临床上已较少采用。腹腔镜下施行 Miles 和 Dixon 手术具有创伤小、恢复快的优点，但对盆壁淋巴结清扫，周围被侵犯脏器的处理尚有一定的困难。故对 T_4 的直肠癌，不推荐腹腔镜下手术切除。直肠癌侵犯子宫时，可一并切除子宫，称为后盆腔脏器清扫；直肠癌侵犯膀胱，行直肠和膀胱（男性）或直肠、子宫和膀胱（女性）切除时，称为全盆腔清扫。

施行直肠癌根治术的同时，要充分考虑患者的生活质量，术中尽量保护排尿功能和性功能。晚期直肠癌，当患者发生排便困难或肠梗阻时，可行乙状结肠双腔造口。

（3）放射治疗。放射治疗作为手术切除的辅助疗法有提高疗效的作用。术前的放疗可以提高手术切除率，降低患者的术后局部复发率。术后放疗仅适用于局部晚期患者、T_3 直肠癌且术前未经放疗和术后局部复发的患者。

（4）化疗。结直肠癌的辅助化疗均以氟尿嘧啶为基础用药。给药途径有静脉给药、局部缓释颗粒、术后腹腔置管灌注给药及温热灌注化疗等，以静脉化疗为主。目前一线联合化疗药物的组成主要有三个方案。①FOLFOX6 方案：奥沙利铂 $100mg/m^2$，亚叶酸钙（CF）$200mg/m^2$，化疗第 1d 静脉滴注，随后氟尿嘧啶 $2.4 \sim 3.6g/m^2$ 持续 48h 滴注，每 2 周重复，共 $10 \sim 12$ 疗程。② XELOX 方案：为奥沙利铂和 Xeloda 的联合用药。③MAYO 方案：是氟尿嘧啶和 CF 的配伍。经多中心大样本的临床研究，辅助化疗能提高 Ⅱ ~ Ⅲ 期结、直肠癌的 5 年生存率。

（5）新辅助放化疗。T_3、T_4 直肠癌行新辅助放化疗得到众多医疗中心的认同。直肠癌在术前行直线加速器适型放疗 2Gy/ 次，5 次 / 周，总剂量 46Gy，同时辅以氟尿嘧啶为基础的化疗，如 FOLFOX6 方案，MAYO 方案 $2 \sim 3$ 个月，术后再辅以化疗。强烈推荐在 Ⅲ、Ⅳ 期结、直肠癌患者中应用辅助化疗、新辅助化疗；Ⅰ 期结、直肠癌患者不建议使用辅助化疗。

（6）其他治疗。目前对直肠癌的治疗正进行着非常广泛的研究，如基因治疗、靶向治疗、免疫治疗等。

2. 中医治疗方案

本病的中医治疗方案可参考结肠癌部分。

第五节　痔

痔（hemorrhoids）是最常见的肛肠疾病。任何年龄都可发病，但随年龄增长，发病率增高。内痔（internal hemorrhoid）是肛垫的支持结构、静脉丛及动静脉吻合支发生病理性改变或移位。外痔（external hemorrhoid）是齿状线远侧皮下静脉丛的病理性扩张或血栓形成。内痔通过丰富的静脉丛吻合支和相应部位的外痔相互融合为混合痔（mixed hemorrhoid）。

一、病因病理

1. 病因尚未完全明确，可能与多种因素有关，目前主要有肛垫下移学说与静脉曲张学说等。
2. 长期饮酒和进食大量刺激性食物可使局部充血；肛周感染可引起静脉周围炎，使静脉失去弹性而扩张；营养不良可使局部组织萎缩无力。以上因素都可诱发痔的发生。

二、分类、临床表现及诊断

1. 临床分类与表现

痔根据其所在部位不同分为三类。

(1)内痔：主要临床表现是出血和脱出。间歇性便后出鲜血是内痔的常见症状。未发生血栓、嵌顿、感染时内痔无疼痛，部分患者可伴发排便困难。

(2)外痔：主要临床表现是肛门不适、潮湿不洁，有时有瘙痒。结缔组织外痔（皮垂）及炎性外痔常见。如发生血栓形成及皮下血肿有剧痛，称之为血栓性外痔，是血栓性静脉炎的一种表现，48h后疼痛才开始逐渐缓解。

(3)混合痔：表现为内痔和外痔的症状可同时存在。内痔发展到Ⅲ度以上时多形成混合痔。混合痔逐渐加重，呈环状脱出肛门外，脱出的痔块在肛周呈梅花状，称为环状痔。脱出痔块若被痉挛的括约肌嵌顿，以至水肿、瘀血甚至坏死，临床上称为嵌顿性痔或绞窄性痔。

2. 诊断与鉴别诊断

主要靠肛门直肠检查。首先做肛门视诊，内痔除Ⅰ度外，其他三度都可在肛门视诊下见到。对有脱垂者，最好在蹲位排便后立即观察，可清晰见到痔块大小、数目及部位。直肠指诊虽对痔的诊断意义不大，但可了解直肠内有无其他病变，如直肠癌、直肠息肉等。最后做肛门镜检查，不仅可见到痔块的情况，还可观察到直肠黏膜有无充血、水肿、溃疡、肿块等。血栓性外痔表现为肛周暗紫色长条圆形肿物，表面皮肤水肿、质硬、压痛明显。

痔的诊断不难，但应与下列疾病鉴别。

(1)直肠癌：临床上常有将直肠癌误诊为痔而延误治疗的病例，主要原因是仅凭症状及大便化验而诊断，未进行肛门指诊和直肠镜检查。直肠癌在直肠指检时可扪到高低不平的硬块；而痔为暗红色圆形柔软的血管团。

(2)直肠息肉：低位带蒂息肉脱出肛门外易误诊为痔脱出。但息肉为圆形、实质性、有蒂、可活动，多见于儿童。

(3)直肠脱垂：易误诊为环状痔，但直肠脱垂黏膜呈环形，表面平滑，括约肌松弛；而后者黏膜呈梅花瓣状，括约肌不松弛。

三、治疗方案及原则

1. 西医治疗方案

应遵循三个原则：①无症状的痔无需治疗；②有症状的痔重在减轻或消除症状，而非根治；③以非手术治疗为主。

(1)一般治疗。在痔的初期和无症状的痔，只需增加纤维性食物，改变不良的大便习惯，保持大便通畅，防治便秘和腹泻。热水坐浴可改善局部血液循环。血栓性外痔有时经局部热敷、外敷消炎止痛药物后，疼痛可缓解而不需手术。嵌顿痔初期也采用一般治疗，用手轻轻将脱出的痔块推回肛门内，阻止再脱出。

(2)注射疗法。治疗Ⅰ、Ⅱ度出血性内痔的效果较好。注射硬化剂的作用是使痔和痔块周围产生无菌性炎症反应，黏膜下组织纤维化，致使痔块萎缩。用于注射的硬化剂很多，常用的硬化剂有5%苯酚植物油、5%鱼肝油酸钠、5%盐酸奎宁尿素水溶液、4%明矾水溶液等，忌用腐蚀性药物。

(3)胶圈套扎疗法。可用于治疗内痔。原理是将特制的胶圈套入到内痔的根部，利用胶圈的弹性阻断痔的血运，使痔缺血、坏死、脱落而愈合。

(4)多普勒超声引导下痔动脉结扎术（doppler-guided hemorrhoidal artery ligation）。适用于Ⅱ～

Ⅳ度的内痔。

（5）手术疗法。主要包括：①痔单纯切除术；②吻合器痔上黏膜环切钉合术；③血栓外痔剥离术。

痔的治疗方法很多，由于注射疗法和胶圈套扎疗法对大部分痔的治疗效果良好，成为痔的主要治疗方法。手术治疗只限于非手术治疗失败或不适宜非手术治疗患者。

2. 中医治疗方案

（1）病因病机。中医学认为，痔形成的原因与饮食不节、腹泻便秘、久坐久立、妊娠分娩、房劳过度、六淫外侵、情志失调、父母遗传、脏腑虚弱等有关，从而导致脏腑功能失调，风燥湿热下迫，瘀阻魄门，瘀血浊气，结滞不散，久则筋脉横解而成痔。

（2）辨证治疗。

①风伤肠络证。证候：大便带血、滴血或射血，血色鲜红，大便干结，肛门瘙痒，口干咽燥。舌红、苔黄，脉浮数。治法：凉血祛风。方药：凉血地黄汤加减。

②湿热下注证。证候：便血色鲜红，量较多。肛门肿物外脱、肿胀、灼热疼痛。便干或溏，小便短赤。舌质红，苔黄腻，脉滑数。治法：清热燥湿。方药：槐花散加减。

③气滞血瘀证。证候：肿物脱出肛外、水肿，内有血栓形成，或有嵌顿，表面紫暗、糜烂、渗液，疼痛剧烈，触痛明显，肛管紧缩。大便秘结，小便不利。舌质紫暗或有瘀斑，脉弦或涩。治法：活血消肿。方药：活血散瘀汤。

④脾虚气陷证。证候：肿物脱出肛外，不易复位，肛门坠胀，排便乏力，便血色淡。面色少华，头晕神疲，食少乏力，少气懒言。舌淡胖，苔薄白，脉细弱。治法：益气升提。方药：补中益气汤加减。

（3）中医外治。

①熏洗法：以药物加水煮沸，先熏后洗，或用毛巾蘸药液做湿热敷，具有活血止痛、收敛消肿等作用，常用五倍子汤、苦参汤等。

②外敷法：将药物敷于患处，具有消肿止痛、收敛止血、祛腐生肌等作用。应根据不同症状选用油膏、散剂，如消痔膏、五倍子散等。

③塞药法：将药物制成栓剂，塞入肛内，具有消肿、止痛、止血等作用，如痔疮栓。

④枯痔法：即以药物如枯痔散、灰皂散敷于Ⅱ、Ⅲ期能脱出肛外的内痔痔核的表面，具有强腐蚀作用，能使痔核干枯坏死，达到痔核脱落痊愈的目的。此法目前已少采用。

第六节　其他肛周、肛管疾病

一、肛裂

肛裂（anal fissure）是齿状线下肛管皮肤层裂伤后形成的小溃疡。方向与肛管纵轴平行，长约0.7cm，呈梭形或椭圆形，常引起肛周剧痛。多见于青中年人，绝大多数肛裂位于肛管的后正中线上，也可在前正中线上，侧方出现肛裂者极少。若侧方出现肛裂应想到肠道炎症性疾病（如结核、溃疡性结肠炎及克罗恩病等）或肿瘤的可能。肛裂属中医"脉痔""钩肠痔"范畴。

（一）病因病理

1.肛裂的病因尚不清楚，可能与多种因素有关。长期便秘、粪便干结引起的排便时机械性创伤是大多数肛裂形成的直接原因。肛门外括约肌浅部在肛管后方形成的肛尾韧带伸缩性差、较坚硬，此区域血供亦差；肛管与直肠成角相延续，排便时，肛管后壁承受压力最大，故后正中线处易受损伤。

2.慢性裂口上端的肛门瓣和肛乳头水肿，形成肥大乳头；下端皮肤因炎症、水肿及静脉、淋巴回流受阻，形成袋状皮垂向下突出于肛门外，称为前哨痔。

（二）临床表现及诊断

1.临床表现

肛裂患者有典型的临床表现，即疼痛、便秘和出血。疼痛多剧烈，有典型的周期性：排便时由于肛裂内神经末梢受刺激，立刻感到肛管烧灼样或刀割样疼痛，称为排便时疼痛；便后数分钟可缓解，称为间歇期；随后因肛门括约肌收缩痉挛，再次剧痛，此期可持续半到数小时，临床称为括约肌挛缩痛。直至括约肌疲劳、松弛后疼痛缓解，但再次排便时又发生疼痛。以上称为肛裂疼痛周期。因害怕疼痛不愿排便，久而久之引起便秘，粪便更为干硬，便秘又加重肛裂，形成恶性循环。排便时常在粪便表面或便纸上见到少量血迹，或滴鲜血，大量出血少见。

2.诊断与鉴别诊断

（1）急性肛裂可见裂口边缘整齐，底浅，呈红色并有弹性，无瘢痕形成。慢性肛裂因反复发作，底深不整齐，质硬，边缘增厚纤维化、肉芽灰白。若发现肛裂"三联症"，更不难做出诊断。

（2）应注意与其他疾病引起的肛管溃疡相鉴别，如克罗恩病、溃疡性结肠炎、结核、肛周肿瘤、梅毒、软下疳等引起的肛周溃疡相鉴别，可以取活组织做病理检查以明确诊断。肛裂行肛门检查时，常会引起剧烈疼痛，有时需在局麻下进行。

（三）治疗方案及原则

1.西医治疗方案

急性或初发的肛裂可用坐浴和润便的方法治疗；慢性肛裂可用坐浴、润便加以扩肛的方法；经久不愈、非手术治疗无效且症状较重者可采用手术治疗。

（1）非手术治疗。原则是解除括约肌痉挛，止痛，帮助排便，中断恶性循环，促使局部愈合。具体措施如下：①排便后用 1：5000 高锰酸钾温水坐浴，保持局部清洁。②口服缓泻剂或液体石蜡，使大便松软、润滑；保持大便通畅。③肛裂局部麻醉后，患者侧卧位，先用示指扩肛后，逐渐伸入两中指，维持扩张 5min。扩张后可解除括约肌痉挛，扩大创面，促进裂口愈合。但此法复发率高，可并发出血、肛周脓肿、大便失禁等。

（2）手术治疗。

①肛裂切除术：即切除全部增生变硬的裂缘、前哨痔、肥大的肛乳头、发炎的隐窝和深部不健康的组织直至暴露肛管括约肌，可同时切断部分外括约肌皮下部或内括约肌，创面敞开引流。缺点为愈合较慢。

②肛管内括约肌切断术：肛管内括约肌为环形的不随意肌，它的痉挛收缩是引起肛裂疼痛的主要原因。手术方法是在肛管一侧距肛缘 1~1.5cm 做小切口达内括约肌下缘，确定括约肌间沟后分离内括约肌至齿状线，剪断内括约肌，然后扩张至 4 指，电灼或压迫止血后缝合切口，可一并切除肥大乳头、前哨痔，肛裂在数周后自行愈合。该方法治愈率高，但手术不当可导致

肛门失禁。

2. 中医治疗方案

(1)病因病机。《医宗金鉴·痔疮》云："肛门围绕，折纹破裂，便结者，火燥也。"由于阴虚津液不足或脏腑热结肠燥，大便秘结，粪便粗硬，排便用力过度或过猛，致使肛门皮肤裂伤，湿热蕴阻，染毒而发本病。

(2)辨证治疗。

①血热肠燥证。证候：舌红，苔黄，大便干结，排便努挣，肛门裂口色红；肛门疼痛，便时滴血或手纸染血，脉弦数。治法：清热润肠通便。方药：凉血地黄汤合脾约麻仁丸加减。

②阴虚津亏证。证候：大便秘结，数日1次，便时疼痛，便时滴血，肛门裂口深红，口干咽燥，五心烦热；舌红，苔少或无苔，脉细数。治法：养阴清热润肠。方药：润肠汤。

③气滞血瘀证。证候：肛门刺痛，便时便后加重，肛门紧缩，裂口色紫暗；舌紫暗，脉弦或涩。治法：理气活血，润肠通便。方药：六磨汤加桃仁、红花、赤芍等。

(3)针灸疗法。用于肛裂疼痛较重者，通过刺激经络腧穴以疏通脉络、调畅气机，从而达到止痛、促进愈合的效果。

(4)中医外治。①熏洗法：可用苦参汤加减或熏洗方煎水，先熏后洗或便后坐浴。②局部敷药法：新鲜肛裂可用生肌散、黄连膏或生肌玉红膏外搽；陈旧性肛裂可选用五倍丹化腐，再用黄连油膏，最后用生肌散促使伤口愈合。

二、直肠肛管周围脓肿

直肠肛管周围脓肿（perianorectal abscess）是指直肠肛管周围软组织或其周围间隙发生的急性化脓性感染，并形成脓肿。脓肿破溃或切开引流后常形成肛瘘。脓肿是肛管直肠周围炎症的急性期表现，而肛瘘则为其慢性期表现。

(一) 病因病理

1. 绝大部分直肠肛管周围脓肿由肛腺感染引起。肛腺开口于肛窦，位于内外括约肌之间。

2. 因肛窦开口向上，呈口袋状，存留粪便易引发肛窦炎，感染延及肛腺后导致括约肌间感染。

3. 以肛提肌为界将直肠肛管周围脓肿分为肛提肌下部脓肿和肛提肌上部脓肿：前者包括肛周脓肿、坐骨直肠间隙脓肿；后者包括骨盆直肠间隙脓肿、直肠后间隙脓肿、高位肌间脓肿。

4. 直肠肛管周围脓肿也可继发于肛周皮肤感染、损伤、肛裂、内痔、药物注射、骶尾骨骨髓炎等。克罗恩病、溃疡性结肠炎及血液病患者易并发直肠肛管周围脓肿。

(二) 临床表现及诊断

1. 临床表现

(1)肛周脓肿：肛门周围脓肿最常见。常位于肛门后方或侧方皮下部，一般不大。主要症状为肛周持续性跳动性疼痛，全身感染性症状不明显。病变处明显红肿，有硬结和压痛，脓肿形成可有波动感，穿刺抽出脓液。

(2)坐骨肛管间隙脓肿：又称坐骨肛门窝脓肿，也比较常见。多由肛腺感染经外括约肌向外扩散到坐骨直肠间隙而形成。也可由肛周脓肿扩散而成。局部触诊或直肠指检时患侧有深压痛，甚至波动感。如不及时切开，脓肿多向下穿入肛管周围间隙，再由皮肤穿出，形成肛瘘。

(3)骨盆直肠间隙脓肿：又称骨盆直肠窝脓肿，较为少见，但很重要。多由肛腺脓肿或坐骨直肠间隙脓肿向上穿破肛提肌进入骨盆直肠间隙引起，也可由直肠炎、直肠溃疡、直肠外伤所引起。由于此间隙位置较深，空间较大，引起的全身症状较重而局部症状不明显。直肠指诊可在直肠壁上触及肿块隆起，有压痛和波动感。诊断主要靠穿刺抽脓，经直肠以手指定位，从肛门周围皮肤进针。必要时做肛管超声检查或 CT 检查证实。

（4）其他：有肛管括约肌间隙脓肿、直肠后间隙脓肿、高位肌间脓肿、直肠壁内脓肿（黏膜下脓肿）。由于位置较深，局部症状大多不明显，主要表现为会阴、直肠部坠胀感，排便时疼痛加重；患者同时有不同程度的全身感染症状。直肠指诊可触及痛性肿块。

（三）治疗方案及原则

1. 西医治疗方案

（1）非手术治疗。①抗生素治疗：选用对革兰阴性杆菌有效的抗生素；②温水坐浴；③局部理疗；④口服缓泻剂或液体石蜡以减轻排便时疼痛。

（2）手术治疗。脓肿切开引流是治疗直肠肛管周围脓肿的主要方法，一旦诊断明确，即应切开引流。

手术方式因脓肿的部位不同而异：①肛门周围脓肿切开引流术；②坐骨肛管间隙脓肿；③骨盆直肠间隙脓肿切开引流术。

2. 中医治疗方案

（1）病因病机。中医学认为，本病的发生与气血的关系极为密切，气血壅滞是肛痈的基本病机，多由湿热下注，湿热火毒之邪壅遏气血，经络阻隔，瘀血凝滞，热盛肉腐发为痈疽。

（2）辨证治疗。

①湿热下注证。证候：肛周有溃口，经常溢脓，脓质稠厚，色白或黄，局部红、肿、热、痛明显，按之有索状物通向肛内；可伴有纳呆，大便不爽，小便短赤，形体困重；舌红，苔黄腻，脉滑数。治法：清热利湿。方药：萆薢渗湿汤加减。

②正虚邪恋证。证候：肛周瘘口流脓，脓质稀薄，肛门隐隐作痛，外口皮色暗淡，时溃时愈，按之较硬，多有索状物通向肛内；可伴有神疲乏力，面色无华，气短懒言；舌淡，苔薄，脉濡。治法：扶正祛邪。方药：托里消毒饮加减。

③阴液亏虚证。证候：肛周瘘口凹陷，周围皮肤颜色晦暗，脓水清稀，按之有索状物通向肛内；可伴有潮热盗汗，心烦不寐，口渴，食欲不振；舌红少津，少苔或无苔，脉细数无力。治法：养阴托毒。方药：青蒿鳖甲汤加减。

（3）中医外治。①熏洗法：适用于手术前后缓解症状，用沸水冲泡药品，先熏后洗，具有活血消肿止痛的作用。②外敷法：肛瘘急性期局部肿痛者，可选用拔毒膏、金黄膏等，具有消肿止痛的作用。

三、直肠脱垂

直肠壁部分或全层向下移位，称为直肠脱垂（rectal prolapse）。直肠壁部分下移，即直肠黏膜下移，称黏膜脱垂或不完全脱垂；直肠壁全层下移称完全脱垂。若下移的直肠壁在肛管直肠腔内称内脱垂；下移到肛门外称为外脱垂。本病属中医"脱肛"范畴。

（一）病因病理

直肠脱垂的病因尚不完全明了，认为与多种因素有关。

1. 解剖因素：幼儿发育不良、营养不良者、年老衰弱者，易出现肛提肌和盆底筋膜薄弱无力；小儿骶骨弯曲度小、过直；手术、外伤损伤肛门直肠周围肌或神经等因素都可减弱直肠周围组织对直肠的固定、支持作用，直肠易于脱出。

2. 腹压增加：如便秘、腹泻、前列腺肥大、慢性咳嗽、排尿困难、多次分娩等，经常致使腹压升高，推动直肠向下脱出。

3. 其他内痔、直肠息肉经常脱出，向下牵拉直肠黏膜，诱发黏膜脱垂。

直肠黏膜脱垂病理改变为直肠下段黏膜层与肌层之间结缔组织松弛，黏膜层下移；完全脱垂则是固定直肠的周围结缔组织松弛，以致直肠壁全层下移。脱出的直肠黏膜可发生炎症、糜烂、溃疡、出血，甚至嵌顿坏死。肛门括约肌因持续性地伸展、被动松弛，可发生肛门失禁，失禁后更加重了脱垂。幼儿直肠脱垂多为黏膜脱垂，往往在 5 岁前自愈；成年型直肠脱垂只要产生脱垂的因素存在，会日益加重。

（二）临床表现及诊断

1. 临床表现

(1)主要症状为有直肠黏膜自肛门脱出。初发时较小，排便时脱出，便后自行复位。以后肿物脱出渐频，体积增大，便后需用手托回肛门内，伴有排便不尽和下坠感，最后在咳嗽、用力甚至站立时亦可脱出。随着脱垂加重，引起不同程度的肛门失禁，常有黏液流出，致使肛周皮肤湿疹、瘙痒。因直肠排空困难，常出现便秘。黏膜糜烂、破溃后有血液流出。内脱垂常无明显症状，偶尔在行钡灌肠检查时发现。

(2)检查时嘱患者下蹲后用力屏气，使直肠脱出。部分脱垂可见圆形、红色、表面光滑的肿物，黏膜皱襞呈放射状；脱出长度一般不超过 3cm；黏膜不完全脱垂时，指诊感觉直肠内充满黏膜，无正常空虚感。直肠指诊时感到肛门括约肌收缩无力，嘱患者用力收缩时，仅略有收缩感觉。若为完全性直肠脱垂，表面黏膜有同心环皱状；脱出较长，脱出部分为两层肠壁折叠，触诊较厚；直肠指诊时见肛门口扩大，感到肛门括约肌松弛无力；当肛管并未脱垂时，肛门与脱出肠管之间有环状深沟。排粪造影检查时可见到近端直肠套入远端直肠内。

（三）治疗方案及原则

1. 西医治疗方案

幼儿直肠脱垂以非手术治疗为主；成人的黏膜脱垂多采用硬化剂注射治疗；成人的完全性直肠脱垂则以手术治疗为主。同时尽量消除直肠脱垂的诱发因素。

(1)一般治疗。幼儿直肠脱垂有自愈的可能。非手术治疗主要是便后立即将脱出直肠复位，取俯卧位，用胶布固定双臀等。成人也应积极治疗便秘、咳嗽等引起腹压增高的疾病，以避免加重脱垂程度和手术治疗后复发。

(2)注射治疗。将硬化剂注射到脱垂部位的黏膜下层内，使黏膜与肌层产生无菌性炎症，粘连固定。主要适用于黏膜脱垂。常用硬化剂为 5%苯酚植物油、5%盐酸奎宁尿素水溶液。对儿童与老人疗效尚好，成年人容易复发。

(3)手术治疗。成人完全性直肠脱垂的手术方法很多，各有优缺点和不同的复发率。手术途径有四种：经腹部、经会阴、经腹会阴和经骶部。前两种途径应用较多。

①直肠悬吊固定术：治疗直肠脱垂疗效较肯定。术中游离直肠后，可通过多种方法将直肠、乙状结肠固定在周围组织上，主要为骶前两侧的组织上，注意勿损伤周围神经及骶前静脉丛；

可同时缝合松弛的盆底筋膜、肛提肌，切除冗长的乙状结肠、直肠。

②经会阴手术：操作安全，但复发率较高。可将脱出的直肠甚至乙状结肠自肛门直接切除缝合。直肠黏膜脱垂可采用痔环行切除术方法切除脱垂黏膜。年老、体质虚弱者可简单地行肛门环缩术、乙状结肠造口术等。

2. 中医治疗方案

(1)病因病机。多因素体气血不足，或小儿血气未旺，老年人气血衰退，或妇人分娩过度耗气，或久泻久痢，或习惯性便秘，或长期咳嗽，或劳倦、房事过度，以致气血亏虚，中气下陷，固摄失司所致。

(2)辨证治疗。

①脾虚下陷证。证候：便后肛门有肿块脱出，脱出物颜色淡红，伴有肛门坠胀，大便带血，神疲乏力，食欲不振，甚或头晕耳鸣，腰膝酸软；舌淡或有齿痕，苔白，脉弱。治法：补中益气，升阳举陷。方药：补中益气汤加减。腹胀纳呆者，加山药、焦三仙；气滞者，加木香、香附、川楝子；气虚夹热者，加黄芩、槐花；中气虚者，加炮姜、茯苓、五味子。也可用中成药补中益气丸或金匮肾气丸，每次6g，2~3次/d，口服。

②气血两虚证。证候：直肠脱出，面色无华或面色萎黄，少气懒言，心悸健忘，失眠，头晕眼花；舌质淡，脉细弱。治法：益气养血，滋润大肠。方药：八珍汤加减。大便燥结者，加火麻仁、柏子仁；血虚有热而口干心烦者，加玉竹、生何首乌、知母。本方有补益气血的作用，用于气血两虚之脱肛。也可用中成药十全大补丸，每次6g，2~3次/d，口服。

③湿热下注证。证候：直肠脱出嵌顿，色紫暗或深红，甚或表面糜烂、破溃，不能自行还纳，肛门痉挛；面红身热，大便燥结，发热，口干口臭；舌红，苔黄，脉濡数。治法：清热泻火，利湿通便。方药：凉膈清肠散加减。肛门肿痛灼热刺痒者，加金银花、黄柏、栀子；大便秘结不通者，加火麻仁、草决明、生大黄；尿黄者，加滑石、车前草；出血多者，加地榆、槐花、侧柏炭。也可用中成药二妙丸，每次6g，2~3次/d，口服。

(3)中医外治。①熏洗：苦参汤加石榴皮、明矾、五倍子煎汤熏洗，2~3次/d，每次20min。②外敷：五倍子散或马勃散外敷，每日大便后1次。

(4)针灸疗法。针灸对部分患者有较好的效果，针刺后加灸法及电针刺激可以增强肛门括约肌收缩功能，改善局部症状。取穴：百会、长强、气海、关元、足三里、天枢、八髎、提肛穴。另外，可采用梅花针在肛门周围外括约肌部位点刺。

第八章　肝疾病

第一节　概　论

一、肝的解剖

肝是人体内最大的实质性脏器，大部分隐匿在右侧膈下和季肋深面，小部分横过腹中线而达左上腹。肝的右下缘齐右肋缘；左下缘可在剑突下扪到，但一般在腹中线处不超过剑突与脐连线的中点。肝的膈面和前面分别有左、右三角韧带、冠状韧带、镰状韧带和肝圆韧带，使其与膈肌及前腹壁固定。脏面有肝胃韧带和肝十二指肠韧带，后者包含有门静脉、肝动脉、胆管、淋巴管、淋巴结和神经，又称肝蒂。门静脉、肝动脉和肝总管在肝脏面横沟各自分出左、右干进入肝实质内，称第一肝门。

在肝实质内，由于门静脉、肝动脉和肝胆管的管道分布大体上相一致，且共同被包裹在 Glisson 纤维鞘内，肝静脉是肝血液的流出管道，三条主要的肝静脉在肝后上方的静脉窝进入下腔静脉，称第二肝门；肝还有小部分血液经数支肝短静脉流入肝后方的下腔静脉，又称第三肝门。

根据肝内血管、胆管的分布规律，将肝分为左、右两半。左、右半肝又分成左外叶、左内叶、左前叶、右后叶和尾状叶；左外叶和右后叶又分成上、下两段，尾状叶也分成左、右两段。临床上则常用以肝静脉及门静脉在肝内分布为基础的 Couinaud 分段法，将肝分为 8 段。国际肝胆胰学会（IHPBA）于 2000 年通过了新的术语命名法，肝脏分为两部分：主肝和尾状叶（Couinaud 称为背扇区）。主肝分为三级结构：半肝（或肝）、区、段。将对应的传统名称统一为：左外区、左内区、右前区、右后区。

肝的血液供应 25%～30% 来自肝动脉，70%～75% 来自门静脉。但由于肝动脉压力大，其血液的含氧量高，所以它供给肝所需氧量的 40%～60%。门静脉汇集来自肠道的血液，供给肝营养。肝的总血流量约占心排出量的 1/4，正常可达到 1500ml/min。

二、肝的生理

肝担负着重要而复杂的生理功能，其中已明确的是：

1. 分泌胆汁。分泌胆汁 600～1000ml/d，经胆管流入十二指肠，帮助脂肪消化以及脂溶性维生素 A、D、E、K 的吸收。

2. 代谢功能。食物消化后由肠道吸收的营养物质经门静脉系统进入肝。肝能将糖、蛋白质和脂肪转化为糖原，储存于肝内。当血糖减少时，又将糖原分解为葡萄糖，释入血液；肝在脂肪代谢中起重要作用，并能维持体内各种脂质（包括磷脂和胆固醇）的稳定性，使之保持一定浓度和比例。肝也参与多种维生素代谢——肝内胡萝卜素酶能将胡萝卜素转化为维生素 A，并加以储存。肝还储存维生素 B 族，维生素 C、D、E 和维生素 K。在激素代谢方面，肝对雌激素、神经垂体分泌的抗利尿激素具有灭能作用；肾上腺皮质酮和醛固酮的中间代谢大部在肝内进行。肝硬化时灭能作用减退，体内的雌激素增多引起蜘蛛痣、肝掌及男性乳房发育等现象；抗利尿激素和醛固酮的增多，促使体内水和钠的潴留，引起水肿和腹水形成。

3. 凝血功能。肝除合成纤维蛋白原、凝血酶原外，还产生凝血因子。另外，储存在肝内的维生素 K 对凝血酶原和凝血因子的合成是不可缺少的。

4. 解毒作用。代谢过程中产生的毒物或外来的毒物，在肝内主要通过单核 – 吞噬细胞系统进行吞噬和通过分解、氧化和结合等方式而变为无毒。参与结合方式的主要是葡萄糖醛酸、甘氨酸等，与毒物结合后使之失去毒性或排出体外。

5. 吞噬或免疫作用。肝通过单核 – 吞噬细胞系统的 Kupffer 细胞的吞噬作用，将细菌、抗原抗体复合物、色素和其他碎屑从血液中除去。

此外，肝内有铁、铜、维生素 B_2、叶酸等造血因子，故间接参与造血。肝又储藏大量血液，当急性失血时，有一定调节血液循环的作用。

6. 肝的再生能力和潜力很大。动物实验证明将正常肝切除 70%～80%，仍可维持正常的生理功能，且能在约 6 周后修复生长到将近原来的重量。但在人体，一般认为约需 1 年时间。因此，当肝有局限性病变时，可施行肝段、半肝乃至更大范围（如右三叶）肝切除术。肝对缺氧非常敏感，在常温下阻断注入肝的血流超过一定的时限，将可能引起严重的血压下降和不可逆的肝细胞缺氧坏死。虽然正常肝脏耐受的持续肝门阻断时间约 60min，硬化的肝脏约为 30min，但是手术中常温下一次阻断入肝血流以不超过 15～20min 为宜。

三、相关中医理论

肝的生理主要表现为：肝主疏泄，其性刚强，喜条达而恶抑郁，凡精神情志之调节功能，与肝密切相关；肝主藏血，有贮藏和调节血量的作用；肝主筋，司全身筋骨关节之屈伸；肝开窍于目，目受肝血滋养而视明。

肝的病理主要表现为调畅气机、贮藏血液、胆汁疏泄功能的异常。若肝气郁结，气滞血瘀，或血不养肝，常使肝脉阻滞，而导致胸胁苦满、胁痛等病证；湿邪壅滞，肝胆失泄，胆汁泛溢，则发生黄疸病证；气血壅结，肝体失和，腹内结块，形成积聚病证；肝脾肾失调，气血水互结，则酿生鼓胀病证；肝郁气滞，痰瘀互结，颈前喉结两旁结块肿大，发为瘿病；疟邪伏于少阳，出入营卫，邪正相争，发为疟疾。

第二节　细菌性肝脓肿

全身细菌性感染，特别是腹腔内感染时，细菌侵入肝，如患者抵抗力弱，可发生肝脓肿。本病属中医"肝痈"范畴。

一、病因病理

1. 细菌可经下列途径侵入肝：①胆道。胆道蛔虫病、胆管结石等并发化脓性胆管炎时，细菌沿着胆管上行，是引起细菌性肝脓肿的主要原因。②肝动脉。体内任何部位的化脓性病变，如化脓性骨髓炎、中耳炎、痈等并发菌血症时，细菌可经肝动脉侵入肝。③门静脉。如坏疽性阑尾炎、痔核感染、菌痢等，细菌可经门静脉入肝内。此外，肝毗邻感染病灶的细菌可循淋巴系统侵入。开放性肝损伤时，则细菌可直接经伤口侵入肝，引起感染而形成脓肿。

2.细菌性肝脓肿（bacterial liver abscess）的致病菌多为大肠埃希菌、金黄色葡萄球菌、厌氧链球菌、类杆菌属等。单个性肝脓肿容积有时可以很大；多个性肝脓肿的直径则可在数毫米至数厘米之间，数个脓肿也可融合成一个大脓肿。

二、临床表现及诊断

1.临床表现

(1)起病较急，主要症状是寒战、高热、肝区疼痛和肝肿大。体温常可高达39℃～40℃，伴恶心、呕吐、食欲减退和周身乏力。肝区钝痛或胀痛多属持续性，有的可伴右肩牵涉痛，右下胸及肝区叩击痛，肿大的肝有压痛；如脓肿在肝前下缘比较表浅部位时，可伴有右上腹肌紧张和局部明显触痛。

(2)巨大的肝脓肿可使右季肋呈现饱满状态，有时甚至可见局限性隆起，局部皮肤可出现凹陷性水肿。严重时或并发于胆道梗阻者，可出现黄疸。

(3)实验室检查白细胞计数增高，明显左移；有时出现贫血。

(4)超声检查可明确其部位和大小，其阳性诊断率可达96%以上，为首选的检查方法。

(5)X线胸腹部检查：右叶脓肿可使右膈肌升高；肝阴影增大或有局限性隆起；有时出现右侧反应性胸膜炎或胸腔积液。左叶脓肿，X线钡餐检查有时可见胃小弯受压、推移现象。必要时可做CT检查。

(6)肝右叶脓肿可穿破而形成膈下脓肿，也可向右胸穿破左叶脓肿则偶可穿入心包；脓肿如向腹腔穿破，则发生急性腹膜炎。

2.诊断与鉴别诊断

(1)根据病史、临床表现以及超声和X线检查，即可诊断本病。必要时可在肝区压痛最剧处或超声探测导引下施行诊断性穿刺，抽出脓液即可证实本病。

(2)主要应与阿米巴性肝脓肿（amebic liver abscess）鉴别（见表2）。

表2 细菌性肝脓肿与阿米巴性肝脓肿的鉴别

鉴别要点	细菌性肝脓肿	阿米巴性肝脓肿
病史	继发于胆道感染或其他化脓性疾病	继发于阿米巴痢疾后
症状	病情急骤严重，全身中毒症状明显，有寒战、高热	起病较缓慢，病程较长，可有高热，或不规则发热、盗汗
血液化验	白细胞计数及中性粒细胞可明显增加。血液细菌培养可阳性	白细胞计数可增加，如无继发细菌感染，血液细菌培养阴性。血清学阿米巴抗体检测阳性
粪便检查	无特殊表现	部分患者可找到阿米巴滋养体或包囊
脓液	多为黄白色脓液，涂片和培养可发现细菌	大多为棕褐色脓液，无臭味。镜检有时可找到阿米巴滋养体。若无混合感染，涂片和培养无细菌
诊断性治疗	抗阿米巴药物治疗无效	抗阿米巴药物治疗有好转
脓肿	较小，常为多发性	较大，多为单发，多见于肝右叶

三、治疗方案及原则

1. 西医治疗方案

细菌性肝脓肿是一种严重的疾病，必须早期诊断，积极治疗。

（1）全身支持疗法：给予充分营养，纠正水和电解质平衡失调，必要时多次小量输血和血浆等以纠正低蛋白血症，增强机体抵抗能力等。

（2）抗生素治疗：应使用较大剂量。由于肝脓肿的致病菌以大肠埃希菌、金黄色葡萄球菌、厌氧性细菌为常见，在未确定病原菌以前，可首选对此类细菌有作用的抗生素，如青霉素、阿莫西林加氨基糖苷类抗生素，或头孢菌素类、甲硝唑等药物。然后根据细菌培养（以原发化脓病灶的脓液或血液作培养）和抗生素敏感试验结果选用有效抗生素。

（3）经皮肝穿刺脓肿置管引流术：适用于单个较大的脓肿。在超声引导下行穿刺。置管引流术后的第二或数日起，即可用等渗盐水（或加抗菌药物）缓慢冲洗脓腔和注入抗菌药物。待治疗到冲洗出液体变清澈，超声检查脓腔直径约小于 2cm，即可拔管。

（4）切开引流：适用于较大脓肿，估计有穿破可能，或已穿破胸腔或腹腔；胆源性肝脓肿；位于肝左外叶脓肿，穿刺易污染腹腔；以及慢性肝脓肿。现在常用的手术途径为经腹腔切开引流，适用于多数患者，但手术中应注意用纱布妥善隔离保护腹腔和周围脏器，避免脓液污染。脓腔内安置多孔橡胶管引流。

手术治疗中必须注意：①脓肿已向胸腔穿破者，应同时引流胸腔；②胆道感染引起的肝脓肿，应同时引流胆道；③血源性肝脓肿，应积极治疗原发感染灶。病期长的慢性局限性的厚壁脓肿，也可行肝叶切除。多发性肝脓肿一般不适于手术治疗。

2. 中医治疗方案

方药治疗：在西医治疗的基础上，使用中药方剂四妙勇安汤加味，方药组成：金银花 60g、玄参 40g、当归 20g、甘草 10g、蒲公英 30g、紫花地丁 15g、连翘 15g、浙贝母 15g、皂刺 15g，可随证加减。将上述中药浓煎取汁 600ml，1 剂 /d，水煎分 2 次服，每次 200ml；同时以上述药液灌肠，1 ~ 2 次 /d。但须注意本方属于寒凉之重剂，临床辨证应以热毒炽盛为主，不可久服；证属虚寒、体虚便溏者为禁忌之证。

第三节　肝肿瘤

肝肿瘤（tumor of the liver）分恶性和良性两种。常见的肝恶性肿瘤是肝癌，包括原发性肝癌（primary liver cancer）和转移性肝癌（metastatic cancer of the liver）。肝肉瘤非常少见。本节重点介绍原发性肝癌及其治疗方式。

一、原发性肝癌

原发性肝癌，简称肝癌（liver cancer），是我国常见的恶性肿瘤。在我国，本病年死亡率占肿瘤死亡率的第二位。肝癌患者的年龄大多为 40 ~ 50 岁，男性比女性多见；东南沿海地区发病率较其他地区高。本病属于中医学"肝积""肥气""积聚""臌胀""胁痛"等的范畴。

(一) 病因病理

1. 目前认为, 肝癌发病与肝硬化、病毒性肝炎、黄曲霉素等某些化学致癌物质和水土因素有关。

2. 肝癌大体病理形态分为三型: 结节型、巨块型和弥漫型。按肿瘤大小, 传统分为小肝癌 (直径<5cm) 和大肝癌 (直径>5cm)。新的分类为: 微小肝癌 (直径<2cm)、小肝癌 (2cm<直径<5cm)、大肝癌 (5cm<直径<10cm) 和巨大肝癌 (直径>10cm)。

3. 病理组织分为三型: 肝细胞、胆管细胞和两者同时出现的混合型, 其中肝细胞癌 (hepato cellular carcinoma, HCC) 约占91.5%。

肝癌细胞极易经门静脉系统在肝内播散, 形成癌栓后阻塞门静脉主干可引起门静脉高压的临床表现; 血行肝外转移最多见于肺, 其次为骨、脑等。肝癌经淋巴转移者相对少见, 可转移至肝门淋巴结以及胰周、腹膜后、主动脉旁及锁骨上淋巴结。在中晚期病例, 肿瘤可直接侵犯邻近脏器及横膈, 或发生腹腔种植性转移。

(二) 临床表现及诊断

1. 临床表现

肝癌早期缺乏典型临床表现, 一旦出现症状和体征, 疾病多已进入中、晚期。常见临床表现为:

(1) 肝区疼痛。多为持续性钝痛、刺痛或胀痛, 主要是由于肿瘤迅速生长, 使肝包膜张力增加所致。右半肝顶部的癌肿累及横膈, 疼痛可牵扯至右肩背部。癌肿坏死、破裂, 引起腹腔内出血时, 表现为突发的右上腹剧痛, 有腹膜刺激征等急腹症表现。

(2) 全身及消化道症状。无特异性, 常不易引起注意。主要表现为乏力、消瘦、食欲减退、腹胀等。部分患者可伴有恶心、呕吐、发热、腹泻等症状。晚期则出现贫血、黄疸、腹水及恶病质等。

(3) 肝大。肝脏增大呈进行性, 质地坚硬, 边缘不规则, 表面凹凸不平呈大小不等的结节或肿块。

(4) 发生肺、骨、脑等脏器转移者, 可产生相应症状。少数患者可有低血糖症、红细胞增多症、高钙血症和高胆固醇血症等特殊表现。

2. 诊断与鉴别诊断

(1) 肝癌出现了典型症状, 诊断并不困难, 但往往已非早期。所以, 凡是中年以上, 特别是有肝病史的患者, 如有原因不明的肝区疼痛、消瘦、进行性肝脏增大, 应及时做详细检查。超声等影像学检查和检测甲胎蛋白 (AFP) 有助于早期诊断, 甚至可检出无症状体征的微小或小肝癌。

(2) 肝癌血清标志物的检测。AFP: 血清AFP>400μg/L, 持续性升高并能排除妊娠、活动性肝病、生殖腺胚胎源性肿瘤等, 即可考虑肝癌的诊断。血液酶学及其他肿瘤标记物检查肝功能相关的酶可能升高, 但缺乏特异性。绝大多数胆管细胞癌患者AFP正常, 部分患者癌胚抗原 (CEA) 或CA19-9升高。

(3) 影像学检查。

①超声是目前有较好诊断价值的非侵入性检查方法, 并可用作高发人群中的普查工具。

②CT分辨率较高, 诊断符合率高达90%以上; CT动态扫描与动脉造影相结合的CT血管造

影（CTA）可提高微小癌的检出率。多层螺旋 CT、三维 CT 成像更提高了分辨率和定位的精确性。

③磁共振成像（MRI）诊断价值与 CT 相仿，对良、恶性肝内占位病变，特别与血管瘤的鉴别优于 CT，且可进行肝静脉、门静脉、下腔静脉和胆道重建成像，可显示这些管腔内有无癌栓。

④选择性肝动脉造影：诊断正确率达 95% 左右，对血管丰富的癌肿，其分辨率低限约 0.5cm。由于是创伤性检查，只有在必要时才考虑采用。

⑤超声导引下肝穿刺针吸细胞学检查发现癌细胞有确定诊断意义，但可能出现假阴性，偶尔会引起肿瘤破裂、穿刺针道出血和癌细胞沿针道扩散，临床上不主张采用。肿瘤位于肝表面，经过各种检查仍不能确诊者，可行腹腔镜检查。

⑥原发性肝癌主要应与肝硬化、继发性肝癌、肝良性肿瘤、肝脓肿、肝棘球蚴病，以及与肝毗邻器官，如右肾、结肠肝曲、胃、胰腺等处的肿瘤相鉴别。

（三）治疗方案及原则

1. 西医治疗方案

早期诊断、早期采用以手术切除为主的综合治疗，是提高肝癌长期治疗效果的关键。手术切除包括部分肝切除和肝移植。

(1)部分肝切除是治疗肝癌首选和最有效的方法。总体上，肝癌切除术后 5 年生存率为 30% ~ 50%，微小肝癌切除术后 5 年生存率可高达 90%，小肝癌约 75%，大多数医生仍然采用传统的开腹肝切除术；如果技术条件允许，也可有选择地采用经腹腔镜肝切除术。

(2)手术适应证（中华医学会肝脏学组，2010）。

①患者一般情况较好，无明显心、肺、肾等重要脏器器质性病变；肝功能正常或仅有轻度损害；肝外无广泛转移性肿瘤。

②下述情况可做根治性肝切除：单发的微小肝癌和小肝癌；单发的向肝外生长的大肝癌或巨大肝癌，受肿瘤破坏的肝组织少于 30%，肿瘤包膜完整，周围界限清楚；多发肿瘤，但肿瘤结节少于 3 个，且局限在肝的一段或一叶内。

③下述情况仅可做姑息性肝切除：3 ~ 5 个多发性肿瘤，局限于相邻 2 ~ 3 个肝段或半肝内，影像学显示无瘤肝组织明显代偿性增大，达全肝的 50% 以上，如肿瘤分散，可分别做局限性切除；左半肝或右半肝的大肝癌或巨大肝癌，边界较清楚，第一、二肝门未受侵犯，影像学显示无瘤侧肝代偿性增大明显，达全肝组织的 50% 以上；位于肝中央区的大肝癌，无瘤肝组织代偿性明显增大，达全肝的 50% 以上；I 或 VII 段的大肝癌或巨大肝癌；肝门部有淋巴结转移者，如原发肝肿瘤可切除，应做肿瘤切除，同时进行肝门部淋巴结清扫，淋巴结难以清扫者，术后可进行放射治疗；周围脏器（结肠、胃、膈肌或右肾上腺等）受侵犯，如原发肿瘤可切除，应连同受侵犯脏器一并切除，远处脏器单发转移性肿瘤（如单发肺转移），可同时做原发性肝癌切除和转移瘤切除术。

④肝癌合并胆管癌栓、门静脉癌栓和（或）腔静脉癌栓时，如癌栓形成时间不长，患者一般情况允许，原发性肿瘤较局限，应积极手术，切除肿瘤，取出癌栓。

⑤伴有脾功能亢进和食管胃底静脉曲张者，切除肿瘤同时切除脾，重度曲张者需做断流术。

(3)肝移植。由于同时切除肿瘤和硬化的肝脏，因此可以获得较好的长期治疗效果。鉴于供肝匮乏和治疗费用昂贵，原则上选择肝功能 C 级的小肝癌病例行肝移植。国际上大多按照米兰肝移植标准选择肝癌患者行肝移植（米兰标准：1 个肿瘤<5cm；2 个或 3 个肿瘤，直径均<3cm，

无血管侵犯或肝外转移)。

(4)肿瘤消融 (ablation)。通常在超声引导下经皮穿刺行微波、射频、冷冻、无水乙醇 (PEI) 注射等消融治疗,适应证是不宜手术或不需要手术的肝癌;也可在术中应用或术后用于治疗转移、复发瘤。优点:简便、创伤小,有些患者可获得较好的治疗效果。

(5)放射治疗。对一般情况较好,不伴有严重肝硬化,无黄疸、腹水,无脾功能亢进和食管静脉曲张,癌肿较局限,尚无远处转移而又不适于手术切除或手术后复发者,可采用放射为主的综合治疗。

(6)经肝动脉和(或)门静脉区域化疗或经肝动脉化疗栓塞 (TACE)。用于治疗不可切除的肝癌或作为肝癌切除术后的辅助治疗。常用药物为氟尿嘧啶、丝裂霉素、顺铂、卡铂、表柔比星、多柔比星等;常用栓塞剂为碘化油。有些不适应一期手术切除的大或巨大肝癌,经此方法治疗后肿瘤缩小,部分患者可获得手术切除机会。

(7)全身药物治疗。包括生物和分子靶向药物 (如 sorafinib) 以及中医中药治疗,以上各种治疗方法,多以综合应用效果为好。

(8)复发肝癌的治疗。随着早期诊断、早期治疗和手术技术改进,肝癌手术切除率已大大提高,手术死亡率降到 3% 以下,总体疗效显著提高。然而,肝癌即使获得根治性切除,5 年内仍有 60%~70% 的患者出现转移、复发,故患者手术后应坚持随诊,定期行超声检查及检测 AFP,早期发现转移复发,及时积极治疗。治疗方法包括 TACE、微波、射频、冷冻和无水乙醇注射等;如一般情况良好、肝功能正常,病灶局限,也可行再次手术切除。有资料表明,复发性肝癌再切除术后 5 年生存率可达 53.2%。

(9)肝癌破裂出血的治疗。如全身情况较好、病变局限,在技术条件具备的情况下,可行急诊肝切除治疗。如病情重,条件不允许,术中行肝动脉结扎或栓塞术,同时可做射频或微波治疗;情况差者只做填塞止血,尽快结束手术。对出血量较少,血压、脉搏等生命体征尚稳定,估计肿瘤不可能切除者,应在严密观察下进行输血、补液,条件许可时行 TACE 治疗。

2. 中医治疗方案

(1)病因病机。湿、热、痰、瘀为毒邪,肝癌病初属湿热之邪扰动肝络,湿热毒邪内盛日久煎灼津液,化生痰毒,肝络不畅,气血不行,而成血瘀,湿热痰瘀损伤肝络,络脉虚滞失养,故出现正虚血瘀络阻而发病,其病机特点表现为肝络失养或者毒损肝络的临床特征,其病因病机关键在于毒和络。肝癌多属虚实夹杂,因肝胃不和,或脾胃虚衰,加之情志、饮食损伤,痰凝气滞,热毒血瘀,交阻于肝,积聚成块而发病。

(2)方药治疗。治疗主要以扶正祛邪为原则,以健脾疏肝益肾为基础,兼以理气活血、清热利湿、解毒散结等,辨证与辨病相结合,中医与西医相结合,全身与局部治疗相结合。可辨证采用扶正抑瘤方 (黄芪、灵芝、女贞子、山药等)、疏肝健脾汤 (黄芪、人参、白术、陈皮、当归、甘草)、理肝实脾汤 (升麻、柴胡、山药、虫草、太子参、薏苡仁、白花蛇舌草、炒白术、莪术、当归等) 等方药辅助治疗。

本节其他疾病的中医治疗方案可参考于此。

二、转移性肝癌

又称继发性肝癌 (secondary liver cancer)。肝是最常见的血行转移器官,尸检发现在各种转移性肿瘤中，转移性肝癌约占40%，其中一半以上来自消化系统的原发肿瘤，如结、直肠癌和胃癌、胰腺癌等。结、直肠癌仅有肝转移者，根治性切除术后，有长期存活甚至治愈的可能性、肺癌、乳腺癌、肾癌、宫颈癌、卵巢癌、前列腺癌和头颈部肿瘤等也可发生肝转移，多同时伴发肝外转移，手术效果有限。

转移性肝癌须根据原发性肿瘤的治疗情况，统筹计划行综合治疗。

1.转移性肝癌的治疗与原发性肝癌相似，如转移癌病灶为孤立性，或虽为多发但局限于肝的一叶或一段，而原发肿瘤已被切除，如患者全身情况允许，又无其他部位转移者，应首选肝切除。如原发癌和肝转移癌同时发现又均可切除，可行同期手术治疗，但术前要认真评估患者耐受手术的能力。

2.术中应常规做肝超声检查，如发现肝内新病灶，应修正原定手术方案。对不适应手术切除的肝转移癌或术中发现不能手术切除者，根据患者全身及原发肿瘤情况，选用区域灌注化疗、TACE、PEI、射频消融或冷冻等局部治疗，少数患者治疗后肝转移癌缩小，或肿瘤数目减少，因而获得手术切除的机会。

三、肝良性肿瘤

随着超声等影像技术普及应用，临床上发现的肝良性肿瘤病例明显增多，其中最常见的是肝海绵状血管瘤（cavernous hemangioma of the liver），本病常见于中年女性，多为单发，也可多发；左、右肝的发生率大致相等，肿瘤生长缓慢，病程长达数年以上。瘤体较小时无任何临床症状，增大后主要表现为肝大或压迫胃、十二指肠等邻近器官，引起上腹部不适、腹胀、嗳气、腹痛症状。体格检查：腹部肿块与肝相连，表现光滑，质地柔软，有囊性感及不同程度的压缩感，有时可呈分叶状。根据临床表现，超声、CT、MRI或肝动脉造影等检查，不难诊断。

手术切除是治疗肝海绵状血管瘤的最有效的方法。但小的、无症状的肝海绵状血管瘤不需治疗，可每隔3~6个月做超声检查，以动态观察其变化。一般对肿瘤直径>10cm，或直径5~10cm但位于肝缘，有发生外伤性破裂危险，或肿瘤虽小（直径3~5cm）而有明显症状者，可根据病变范围做肝部分切除或肝叶切除术。病变广泛不能切除者，可行肝动脉结扎术。

第九章 胆道疾病

第一节 概 论

一、胆道系统的解剖

胆道起于毛细胆管，其终末端与胰管汇合，开口于十二指肠乳头，外有 Oddi 括约肌围绕。

1. 肝内胆管

起自毛细胆管，汇集成小叶间胆管、肝段、肝叶胆管及肝内部分的左右肝管。肝内胆管和肝内肝动脉、门静脉及其各级分支的分布和走行大体一致，三者同为一结缔组织鞘（Glisson 鞘）所包绕。

2. 肝外胆管

(1)左右肝管和肝总管：左、右肝管出肝后，在肝门部汇合形成肝总管。左肝管细长，长 2.5 ~ 4cm；右肝管短粗，长 1 ~ 3cm。肝门处，一般是左、右肝管在前，肝左、右动脉居中，门静脉左、右主干在后；左、右肝管的汇合点位置最高，门静脉分为左、右主支的分叉点稍低；肝固有动脉分为肝左右动脉的分叉点最低。肝总管直径为 0.4 ~ 0.6cm，长约 3cm，最长可达 7cm，其下端与胆囊管汇合形成胆总管。

(2)胆总管：肝总管与胆囊管汇合形成胆总管。长 7 ~ 9cm，直径 0.4 ~ 0.8cm，胆总管分为四段：①十二指肠上段。②十二指肠后段。③胰腺段。④十二指肠壁内段。80% ~ 90%人的胆总管与主胰管在肠壁内汇合，膨大形成胆胰壶腹，亦称乏特（Vater）壶腹。壶腹周围有括约肌（称 Oddi 括约肌），末端通常开口于十二指肠乳头。

Oddi 括约肌主要包括胆管括约肌、胰管括约肌和壶腹括约肌，它具有控制和调节胆总管和胰管的排放，以及防止十二指肠内容物反流的重要作用。

(3)胆囊：呈梨形，位于肝脏胆囊窝内。胆囊长 5 ~ 8cm，宽 3 ~ 5cm。容积 40 ~ 60ml；分为底、体、颈三部。底部为盲端，向左上方延伸为体部，体部向前上弯曲变窄形成胆囊颈，三者间无明显界线。颈上部呈囊性扩大，称 Hartmann 袋，胆囊结石常滞留于此处。

(4)胆囊管：由胆囊颈延伸而成，长 2 ~ 3cm，直径 0.2 ~ 0.4cm。胆囊起始部内壁黏膜形成螺旋状皱襞，称 Heister 瓣。Calot 将胆囊管、肝总管、肝下缘所构成的三角区称为胆囊三角（Calot 三角）。胆囊动脉、肝右动脉、副右肝管常在此区穿过，胆道手术时应特别注意。胆囊淋巴结位于胆囊管与肝总管相汇处夹角的上方，可作为手术寻找胆囊动脉和胆管的重要标志。

3. 胆道的血管、淋巴和神经

胆管有丰富的血液供应，主要来自胃十二指肠动脉、肝总动脉和肝右动脉，这些动脉的分支在胆管壁周围相互吻合成丛状。胆囊、胆囊管、胆总管上部由胆囊动脉供血；胆总管下部的血供来自胰十二指肠动脉及十二指肠后动脉的分支。胆囊静脉和肝外胆道静脉直接汇入门静脉。

胆道系统分布着丰富的神经纤维，主要来自腹腔丛发出的迷走神经和交感神经。术中过度牵拉胆囊致迷走神经受激惹，可诱发胆心反射；严重者可产生胆心综合征，甚至发生心搏骤停，需高度重视。

4. 胆道的结构

肝外胆管黏膜层由单层柱状上皮构成，含杯状细胞和其他含黏液的细胞；肌层含平滑肌和弹力纤维层，受刺激时肌纤维可痉挛性收缩引起绞痛；浆膜层由结缔组织组成，含神经纤维和血管分支。

胆囊黏膜层由高柱状细胞组成，具吸收作用；底部含小管泡状腺体，可分泌黏液。胆囊内的众多黏膜皱襞能增加浓缩胆汁的能力。肌层内层呈纵行，外层呈环行，夹以弹力纤维。外膜层由结缔组织及肝包膜延续而来的浆膜形成。

二、胆道系统的生理

胆道系统具有分泌、贮存、浓缩与输送胆汁的功能，对胆汁排放入十二指肠起着重要的调节作用。

1. 胆汁的生成、分泌和代谢

(1)胆汁的分泌和功能：成人分泌胆汁 800~1200ml/d，胆汁主要由肝细胞分泌，约占胆汁分泌量的 3/4，胆管细胞分泌的黏液物质，约占 1/4。胆汁中 97% 是水，其他成分主要有胆汁酸与胆盐、胆固醇、磷脂和胆红素等。

胆汁呈中性或弱碱性，其主要生理功能是：①乳化脂肪。胆盐随胆汁进入肠道后与食物中的脂肪结合使之形成能溶于水的脂肪微粒而被肠黏膜吸收，并能刺激胰脂肪酶的分泌和使其被激活，促使脂肪、胆固醇和脂溶性维生素的吸收。②胆盐有抑制肠内致病菌生长繁殖和内毒素形成的作用。③刺激肠蠕动。④中和胃酸等。

(2)胆汁分泌的调节：胆汁分泌受神经内分泌的调节。迷走神经兴奋，胆汁分泌增加，交感神经兴奋胆汁分泌减少。促胰液素、胃泌素、胰高糖素、肠血管活性肽等可促进胆汁分泌，其中促胰液素的作用最强；生长抑素、胰多肽等则抑制胆汁分泌。胃酸、脂肪和蛋白质的分解产物由胃进入十二指肠后，刺激十二指肠黏膜分泌促胰素和促胆囊收缩素（CCK），两者均可引起胆囊平滑肌收缩和 Oddi 括约肌松弛。

(3)胆汁的代谢：胆固醇不溶于水而溶于胆汁。胆汁中的胆盐和磷脂形成的微胶粒将胆固醇包裹于其中，使其溶解。当胆盐与磷脂的比例为（2~3）：1 时，胆固醇的溶解度最大。再者，胆汁中的 Zeta 电位越高，微胶粒的稳定性越大。在胆汁中还有一种磷脂酰胆碱和胆固醇按同等比例组成的球泡，亦称胆固醇磷脂泡，其中无胆盐。球泡溶解胆固醇的能力比微胶粒大 10~20 倍，可溶解 80% 以上胆汁内的胆固醇。但球泡的数量随胆盐浓度的增加而减少，当胆汁中胆盐浓度超过 40mmol/L 时，球泡消失。胆汁中球泡愈多，胆固醇愈不稳定，易于析出形成结石。

胆汁酸（盐）由胆固醇在肝内合成后随胆汁分泌至胆囊内储存并浓缩。进食时，胆盐随胆汁排至肠道，其中 95% 的胆盐能被肠道（主要在回肠）吸收入肝，以保持胆盐池的稳定，称为肠肝循环。当胆盐的肝肠循环被破坏，胆汁中胆盐减少，或胆固醇增加，则胆固醇易于析出形成结石。

胆红素在肝内与葡萄糖醛酸结合，结合胆红素为可溶性，随胆汁排入肠道后不被重吸收，形成胆色素的肠肝循环。如胆色素在肝内未与葡萄糖醛酸相结合，或当胆道感染时，大肠埃希菌所产生的葡萄糖醛酸酶将结合性胆红素水解成为非结合性胆红素，易聚结析出与钙结合形成胆红素钙，促发胆色素结石形成。

2. 胆管的生理功能

胆管分泌的黏液参与胆汁的形成。胆管主要生理功能是输送胆汁至胆囊和十二指肠，由胆囊和 Oddi 括约肌协调完成。空腹时或餐间 Oddi 括约肌的压力高于胆总管和胆囊管的压力，迫使胆汁流入胆囊。进餐后，胆囊收缩，括约肌松弛，胆汁排入十二指肠。

胆管内压力超过胆汁分泌压时即可抑制胆汁分泌和发生胆血反流。近来认为，当压力达 $20cmH_2O$ 时即有可能导致胆血反流，因为毛细胆管直接与肝窦相通。因此，在行 T 管造影或胆道冲洗时，注入压力不宜过高。

3. 胆囊的生理功能

胆囊通过吸收分泌和运动而发挥浓缩、储存和排出胆汁的作用。其主要功能有：

(1) 浓缩储存胆汁。胆囊容积仅为 40~60ml，但 24h 内能接纳约 500ml 胆汁。胆囊黏膜吸收水和电解质的功能很强，可将胆汁浓缩至 1/11~1/6 而储存于胆囊内。

(2) 排出胆汁。胆汁的分泌是持续的，而胆汁的排放则随进食而断续进行，通过胆囊平滑肌收缩和 Oddi 括约肌松弛来实现，受神经系统和体液因素（胃肠道激素、代谢产物、药物等）的调节。每次排胆汁时相长短与食物的种类和量有关。

(3) 分泌功能。胆囊黏膜分泌黏液性物质约 20ml/d，主要是黏蛋白，有润滑和保护胆囊黏膜的作用。胆囊管梗阻，胆汁中胆红素被吸收，胆囊黏膜分泌黏液增加，胆囊内积存的液体呈无色透明，称"白胆汁"。积存"白胆汁"的胆囊称胆囊积水。

三、特殊检查

1. 超声检查

用于诊断胆道结石的安全、快速、简便和经济的方法，可以鉴别黄疸原因，并诊断其他胆道疾病如胆囊炎、胆管肿瘤、先天性胆道畸形等。

2. 放射学检查

包括腹部平片、静脉法胆道造影、经皮肝穿刺胆道造影（PTC）、内镜逆行胰管胆道造影（ERCP）、核素扫描检查、胆道镜及 CT、MRI 等。

四、相关中医理论

胆附于肝，与肝互为表里，其内藏"精汁"，主要功能为贮存和排泄胆汁，主决断。《灵枢·本输》中记载："胆者，中精之府。"《类经·藏象类》："胆为中正之官，藏精净液，故曰中精之府。"说明胆腑是一个贮藏"清净精液"的器官，胆汁就是一种洁净无杂质的液体。《灵枢·邪气脏腑病形》"胆病者，善太息，口苦"，《灵枢·奇病论》"胆虚，气上溢，而口为之苦"，提出了胆病与口苦关系，间接地说明了胆腑中所藏精液味苦的特性。

第二节 胆石病

胆石病（cholelithiasis）包括发生在胆囊和胆管的结石，是常见病和多发病。在欧美成人中发病率为 10%～15%。我国胆石病的种类和发病率随着人民生活水平的提高也出现了很大的变化。我国胆囊结石的发病率已达 10%。本病在中医学属于"胁痛""黄疸"范畴。

胆石可发生在胆管系统的任何部位，胆囊内的结石为胆囊结石，左右肝管汇合部以下的肝总管和胆总管结石为肝外胆管结石，汇合部以上的为肝内胆管结石。

胆石症的临床表现取决于结石所在部位、胆道阻塞的程度及有无感染。也有一部分胆石症没有明显的症状，称为无症状结石。

一、临床表现与诊断

1. 临床表现

(1)胆囊结石：胆囊结石阻塞胆囊管时可引起右上腹疼痛。疼痛为阵发性绞痛，可向右肩胛部放射，称为胆绞痛，常伴有恶心呕吐。高脂肪餐、暴饮暴食、过度疲劳可诱发胆绞痛。如同时合并急性胆囊炎，则腹痛转为持续性胀痛，伴有阵发性加重，常有发热或寒战发热。约有 20% 患者可出现轻度黄疸，系因炎症波及胆管所致。查体时右上腹部有程度不同的压痛。严重病例可有反跳痛和腹肌紧张、Murphy 征阳性，有时可扪到肿大的胆囊。

(2)肝外胆管结石：发作期间可表现典型的 Charcot 三联征，即腹痛、寒战高热和黄疸。

①腹痛：在急性发作时约有 90% 的患者出现上腹部或右上腹剧烈疼痛，疼痛为阵发性绞痛，并向右肩或右肩胛下角放射。

②发热：胆石病急性发作时有 70% 左右的患者出现寒战与发热，体温可 39℃～40℃。

③黄疸：多出现在疼痛、发热之后，黄疸的深浅与结石嵌顿的程度及胆管炎症的轻重有关，胆红素多不超过 17μmol/L。

④其他：常伴有恶心呕吐，但不严重。病情严重者可有中毒性休克、肝性脑病等表现。

查体时上腹部及右上腹有压痛，结石位于肝总管则触不到胆囊，结石位于胆总管以下时常可触到胀大的胆囊，可有肝脏增大、肝区叩击痛，炎症严重者可出现腹膜刺激征。

(3)肝内胆管结石：急性发作时肝区疼痛，寒战发热，体温为弛张热型，可有轻度黄疸，肝脏可有不对称增大，肝区有叩击痛。

在不发作期间症状不典型，常表现有上腹隐痛、恶心、嗳气反酸、食欲不振等，也可无任何症状。

2. 实验室及其他检查

(1)血常规：急性发作期白细胞增高，中性粒细胞比例增高，多数患者白细胞增高的程度与合并感染的轻重相并行。

(2)肝功能：胆石病反复发作可引起轻重不同的肝脏损害，肝功能试验可发现异常，例如血清谷丙转氨酶（SGPT）、谷胺酰转肽酶（γ-GT）增高，血清胆红素增高。

(3)影像学检查：胆道造影、BUS、CT 或 MRI 检查可见到胆囊或（和）胆管扩张和结石影像。

3. 诊断和鉴别诊断

根据典型的临床表现，结合实验室和影像学检查，可以明确诊断。

(1)消化道溃疡穿孔：胆囊结石发病率女性高于男性，消化道溃疡发病男性高于女性，两者临床表现相似，有时不易鉴别，须注意性别与疾病的关系。胃镜和 BUS 可提供鉴别依据。

(2)传染性肝炎：以肝区及右上腹隐痛、胀痛为主，偶有类似胆绞痛的症状，可有发热，常有肝炎接触史及食欲不振、疲乏无力等症状，检查肝脏肿大并有触痛。

(3)壶腹周围癌：必须与胆石所致的梗阻性黄疸相鉴别。同为梗阻性黄疸，恶性肿瘤多有进行性消瘦，黄疸发生缓慢，无痛且多进行性加重，很少波动，常伴有皮肤瘙痒，完全梗阻者大便呈陶土色；胆石性梗阻多为腹痛后出现黄疸，完全梗阻者甚少，因此黄疸程度可有波动，患者的一般状况优于恶性肿瘤。低张力十二指肠造影、BUS、PTC、ERCP、CT、MRCP 可帮助鉴别诊断。

二、治疗方案及原则

1. 西医治疗方案

(1)一般治疗：①应用抗菌药物，应根据敏感细菌选择用药，经验治疗可选用胆汁浓度高的、主要针对革兰阴性菌的抗菌药物；②解痉；③选用疏肝利胆中药、中成药；④纠正水、电解质及酸碱平衡紊乱；⑤加强营养支持和补充维生素，禁食患者应使用肠外营养；⑥护肝及纠正凝血功能异常的治疗。

(2)手术治疗：对于有症状和（或）并发症的胆囊结石，首选腹腔镜胆囊切除。没有腹腔镜条件也可做开腹胆囊切除；肝内胆管结石的手术方式有胆管切开取石、胆肠吻合术、肝切除术；肝外胆管结石手术治疗主要有胆总管切开取石、T 管引流术、胆肠吻合术。术中应尽量取净结石，解除胆道狭窄和梗阻、去除结石部位和感染病灶、术后保持胆汁引流通畅，防止结石的复发。中医药在胆石症手术患者的围术期干预可明显降低残石率及减少复发率，提高手术疗效，减少并发症发生，且能明显提高患者生存、生活质量。

2. 中医治疗方案

(1)辨证治疗。

①肝郁气滞证。证候：右上腹间歇性绞痛或闷痛，有时可向右肩背部放射，右上腹有局限性压痛；伴低热、口苦，食欲减退；舌质淡红，苔薄白或微黄，脉弦紧。治法：疏肝利胆，理气开郁。方药：金铃子散合大柴胡汤加减。

②肝胆湿热证。证候：右上腹有持续性胀痛，多向右肩背部放射，右上腹肌紧张，有压痛，有时可摸到肿大之胆囊；伴高热、恶寒、口苦咽干、恶心呕吐、不思饮食，部分患者出现身目发黄；舌质红，苔黄腻，脉弦滑或弦数。治法：疏肝利胆，清热利湿。方药：茵陈蒿汤合大柴胡汤加减。

③肝胆脓毒证。证候：右上腹硬满灼痛，痛而拒按，或可触及肿大的胆囊，黄疸日深，壮热不止；舌质红绛，苔黄燥，脉弦数。严重者四肢厥冷，脉细数。治法：泻火解毒，养阴利胆。方药：茵陈蒿汤合黄连解毒汤加味。

④肝阴不足证。证候：胁肋隐痛，绵绵不已，可向右肩背部放射，遇劳加重，口干咽燥，心中烦热，两目干涩，头晕目眩；舌红少苔，脉弦细。治法：滋阴柔肝，养血通络。方药：一

贯煎加减。

（2）中医外治。芒硝 30g、生大黄 60g，均研细末，大蒜头 1 个，米醋适量，共捣成糊状，布包外敷于胆囊区。

（3）电针排石。电针除了能消炎止痛，使胆道感染的症状得以控制外，也可促使排出胆石。

第三节　胆道感染

胆道感染主要是胆囊炎和不同部位的胆管炎，分为急性、亚急性和慢性炎症。胆道感染主要因胆道梗阻，胆汁淤积造成，胆道结石是导致梗阻的最主要原因，而反复感染可促进结石形成并进一步加重胆道梗阻。

一、急性胆囊炎

急性胆囊炎（acute cholecystitis）是胆囊管梗阻和细菌感染引起的炎症。约 95% 以上的患者有胆囊结石，称结石性胆囊炎；5% 的患者胆囊无结石，称非结石性胆囊炎。

（一）病因病理

1. 急性结石性胆囊炎（acute calculous cholecystitis）初期的炎症可能是结石直接损伤受压部位的胆囊黏膜引起，细菌感染是在胆汁淤积的情况下出现。主要致病原因有：①胆囊管梗阻；②细菌感染。

2. 病变开始时胆囊管梗阻，黏膜水肿、充血，胆囊内渗出增加，胆囊肿大。如果此阶段采取治疗措施后梗阻解除，炎症消退，大部分组织可恢复原来结构，不遗留瘢痕，此为急性单纯性胆囊炎。如病情进一步加重，病变波及胆囊壁全层，囊壁增厚，血管扩张，甚至浆膜炎症，有纤维素或脓性渗出，发展至化脓性胆囊炎。此时治愈后也产生纤维组织增生、瘢痕化，容易再发生胆囊炎症。胆囊炎反复发作则呈现慢性炎症过程，胆囊可完全瘢痕化而萎缩。如胆囊管梗阻未解除，胆囊内压继续升高，胆囊壁血管受压导致血供障碍，继而缺血坏疽，则为坏疽性胆囊炎。坏疽性胆囊炎常并发胆囊穿孔，多发生在底部和颈部。全胆囊坏疽后因为黏膜坏死，胆囊功能消失。急性胆囊炎因周围炎症浸润至邻近器官，也可穿破至十二指肠、结肠等形成胆囊胃肠道内瘘，急性炎症可因内瘘减压而迅速消退。

（二）临床表现及诊断

1. 临床表现

（1）女性多见，50 岁前为男性的 3 倍，50 岁后为 1.5 倍。

（2）急性发作主要是上腹部疼痛，开始时仅有上腹胀痛不适，逐渐发展至呈阵发性绞痛；夜间发作常见，饱餐、进食肥腻食物常诱发发作。疼痛放射到右肩、肩胛和背部。伴恶心、呕吐、厌食、便秘等消化道症状。如病情发展，疼痛可为持续性、阵发加剧。

（3）患者常有轻度至中度发热，通常无寒战，可有畏寒，如出现寒战高热，表明病变严重，如胆囊坏疽、穿孔或胆囊积脓，或合并急性胆管炎。10%～20% 的患者可出现轻度黄疸，可能是胆色素通过受损的胆囊黏膜进入血液循环，或邻近炎症引起 Oddi 括约肌痉挛所致。10%～15% 的患者可因合并胆总管结石导致黄疸。

2. 诊断与鉴别诊断

典型的临床表现结合实验室和影像学检查，诊断一般无困难。需要做出鉴别的疾病包括：消化性溃疡穿孔、急性胰腺炎、高位阑尾炎、肝脓肿、胆囊癌、结肠肝曲癌或小肠憩室穿孔，以及右侧肺炎、胸膜炎和肝炎等疾病。

（三）治疗方案及原则

1. 西医治疗方案

急性结石性胆囊炎最终需手术治疗，原则上应争取择期手术。

（1）非手术治疗：也可作为手术前的准备。方法包括禁食、输液、营养支持、补充维生素、纠正水电解质及酸碱代谢失衡。抗感染可选用对革兰阴性细菌及厌氧菌有效的抗生素和联合用药。需合并用解痉止痛、消炎利胆药物。对老年患者，应监测血糖及心、肺、肾等器官功能，治疗并存疾病。治疗期间应密切注意病情变化，随时调整治疗方案，如病情加重，应及时决定手术治疗。大多数患者经非手术治疗能控制病情发展，待日后行择期手术。

（2）手术治疗：急性期手术力求安全、简单、有效，对年老体弱、合并多个重要脏器疾病者，选择手术方法应慎重。急诊手术的适应证包括：①发病在 48～72h 内者；②经非手术治疗无效或病情恶化者；③有胆囊穿孔、弥漫性腹膜炎、并发急性化脓性胆管炎、急性坏死性胰腺炎等并发症者。

2. 中医治疗方案

（1）蕴热证（肝胆蕴热）。证候：胁腹隐痛，胸闷不适，肩背窜痛，口苦咽干，腹胀纳呆，大便干结，有时低热；舌红苔腻，脉平或弦。治法：疏肝清热，通下利胆。方药：金铃子散合大柴胡汤加减。

（2）湿热证（肝胆湿热）。证候：发热恶寒，口苦咽干，胁腹疼痛难忍，皮肤黄染，不思饮食，便秘尿赤；舌红苔黄，脉弦数滑。治法：清胆利湿，通气通腑。方药：茵陈蒿汤合大柴胡汤加减。

（3）热毒证（肝胆脓毒）。证候：胁腹剧痛，痛引肩背，腹拘强直，压痛拒按，高热寒战，上腹饱满，口干舌燥，不能进食，大便干燥，小便黄赤，甚者谵语，肤黄有瘀斑，四肢厥冷，鼻衄齿衄；舌绛有瘀斑，苔黄开裂，脉微欲绝。治法：泻火解毒，通腑救逆。方药：黄连解毒汤合茵陈蒿汤加减。

（4）针刺疗法。用于止痛、止吐、排石。可选用足三里、内关、期门、胆俞、中脘等穴。耳针可刺交感、神门、肝胆区。一般留针 30min 至 1h，2～3 次 /d。

本节其他疾病的中医治疗方案可参考于此。

二、慢性胆囊炎

慢性胆囊炎（chronic cholecystitis）是胆囊持续的、反复发作的炎症过程，超过 90% 的患者有胆囊结石。

（一）病因病理

特点是黏膜下和浆膜下的纤维组织增生及单核细胞的浸润，随着炎症反复发作，可使胆囊与周围组织粘连、囊壁增厚并逐渐瘢痕化，最终导致胆囊萎缩，完全失去功能。

(二) 临床表现及诊断

1. 临床表现

常不典型，多数患者有胆绞痛病史。患者常在饱餐、进食油腻食物后出现腹胀、腹痛。腹痛程度不一，多在上腹部，牵涉到右肩背部，较少出现畏寒、高热和黄疸，可伴有恶心、呕吐。腹部检查可无体征，或仅有右上腹轻度压痛，Murphy 征或呈阳性。

2. 诊断与鉴别诊断

有腹痛发作并胆囊结石证据提示慢性胆囊炎的诊断。超声检查可显示胆囊壁增厚，胆囊排空障碍或胆囊内结石。胃肠道钡餐、纤维胃镜、腹部 CT、泌尿系静脉造影等检查对鉴别胃食管反流性疾病、消化性溃疡、胃炎、急性胰腺炎、消化道肿瘤、右肾及输尿管疾病等有帮助。

(三) 治疗方案及原则

对伴有结石或确诊为本病的无结石者应行胆囊切除，首选腹腔镜胆囊切除。对无症状者或腹痛可能由其他并存疾病如消化性溃疡、胃炎等引起者，手术治疗应慎重。不能耐受手术者可选择非手术治疗，方法包括口服溶石药物、有机溶石剂直接穿刺胆囊溶石、体外震波碎石等，也可限制肥腻食物并服用消炎利胆药、胆盐、中药等治疗。

第十章　胰腺疾病

第一节　概　论

一、胰腺的解剖

1. 胰腺是位于腹膜后的一个狭长的器官，从右向左横跨第 1 ~ 2 腰椎的前方，胰腺长 10 ~ 20cm，宽 3 ~ 5cm，厚 1.5 ~ 2.5cm，重 75 ~ 125g。分为胰头、颈、体、尾 4 部分，各部无明显界限，临床上常将体尾部作为一个解剖单位。除胰尾可被浆膜包绕外，其余部分均位于腹膜后。因此胰腺病变的表现往往比较深而隐蔽。胰头较为膨大，被 C 形十二指肠包绕，其下部经肠系膜上静脉后方向左突出至肠系膜上动脉右侧，称钩突。肠系膜上静脉前方的部分胰腺为胰颈。胰颈和胰尾之间为胰体，占胰腺的大部分，其后紧贴腰椎体，当上腹部钝挫伤时受挤压的机会最大。胰尾是胰左端的狭细部分，向左上方抵达脾门，重要解剖标志是其后方也有腹膜包绕。

2. 主胰管（Wirsung 管）：直径 2 ~ 3mm，横贯胰腺全长，由胰尾行至胰头，沿途接纳小叶间导管。约 85% 的人胰管与胆总管汇合形成"共同通道"，下端膨大部分称 Vater 壶腹，开口于十二指肠乳头，其内有 Oddi 括约肌；一部分虽有共同开口，但两者之间有分隔；少数人两者分别开口于十二指肠。这种共同开口或共同通道是胰腺疾病和胆道疾病互相关联的解剖学基础。在胰头部胰管上方有副胰管（Santorini 管），通常与胰管相连，收纳胰头前上部的胰液，开口于十二指肠副乳头。

3. 胰头血供来源于胃十二指肠动脉和肠系膜上动脉的胰十二指肠前、后动脉弓。胰体尾部血供来自脾动脉的分支胰背动脉和胰大动脉。通过胰横动脉构成胰腺内动脉网。胰的静脉多与同名动脉伴行，最后汇入门静脉。

4. 胰腺的淋巴引流起自腺泡周围的毛细淋巴管，在小叶间汇成稍大的淋巴管，沿伴行血管达胰表面，注入胰上、下淋巴结与脾淋巴结，然后注入腹腔淋巴结。胰腺的多个淋巴结群与幽门上下、肝门、横结肠系膜及腹主动脉等处淋巴结相连通。胰腺受交感神经和副交感神经的双重支配，交感神经支配胰腺的疼痛，副交感神经传出纤维对胰岛、腺泡和导管起调节作用。

二、胰腺的生理

1. 胰腺具有外分泌和内分泌两种功能。胰腺的外分泌为胰液，是一种透明的等渗液体，分泌 750 ~ 1500ml/d，pH 为 7.4 ~ 8.4。其主要成分为由腺泡细胞分泌的各种消化酶以及由中心腺泡细胞和导管细胞分泌的水和碳酸氢盐。胰消化酶主要包括胰蛋白酶、糜蛋白酶、弹性蛋白酶、胰淀粉酶、胶原酶、液基肽酶、核糖核酸酶、脱氧核糖核酸酶、胰脂肪酶、胰磷脂酶等。

2. 生理状态下，腺泡细胞合成的酶是以酶原形式存储在细胞内的酶原颗粒中，有些酶如胰蛋白酶原和糜蛋白酶原释放到胰管及十二指肠腔内可被十二指肠黏膜合成、分泌的肠激酶激活，激活的胰蛋白酶在蛋白消化中起到重要作用。

3.胰液分泌受迷走神经和体液双重控制，以体液调节为主。胰腺的内分泌来源于胰岛。胰岛是大小不等、形状不定的细胞团，散布于腺泡之间。胰腺约有 100 万个胰岛，主要分布于胰体尾。胰岛有多种细胞，以 B 细胞为主，分泌胰岛素；其次是 A 细胞分泌胰高糖素，以及 D 细胞分泌生长抑素；还有少数 PP 细胞分泌胰多肽、G 细胞分泌促胃液素（胃泌素）和 D1 细胞分泌血管活性肠肽（VIP）等。

三、相关中医理论

胰腺的描述最早见于《难经·四十二难》"脾重二斤三两，扁广三寸，长五寸，有散膏半斤，主裹血，温五脏，主藏意"，此"散膏"，实乃现代医学之"胰腺"。

明代李时珍在《本草纲目》中谈到胰"生两肾中间，似脂非脂，似肉非肉，乃人物之命门，三焦发源处也，……盖颐养赖之，故称之颐。……亦作脄"，可见李时珍把胰认定为人的命门。

当代医者认为胰腺的外分泌功能归属于传统脾脏的主运化，而其调节血糖的内分泌功能则可以归属于肾。这也与现代医学中把胰腺的外分泌部划入消化系统，而其内分泌部划入内分泌系统相吻合。

第二节　急性胰腺炎

急性胰腺炎（acute pancreatitis）是一种常见的急腹症。按病理改变过程分类可分为水肿性和出血坏死性急性胰腺炎，前者占 80%～90%。按临床病情分为轻型急性胰腺炎和重症急性胰腺炎，后者占 10%～20%，前者病情轻，有自限性，预后好，死亡率<1%；而后者则病情险恶，常常涉及全身多个脏器，死亡率高达 10%～30%。

一、病因病理

急性胰腺炎有多种致病危险因素，国内以胆道疾病为主，占 50%以上，称胆源性胰腺炎。

1.病因

（1）胆道疾病：胆道结石可阻塞胆总管末端，此时胆汁可经"共同通道"反流入胰管，动物实验显示胆盐可直接导致腺泡细胞质钙离子增高，引起腺泡细胞坏死或胰管内高压诱发急性胰腺炎。造成胆总管末端阻塞的原因还有胆道蛔虫以及因炎症或手术器械引起的十二指肠乳头水肿或狭窄、Oddi 括约肌痉挛等。

（2）过度饮酒：常见病因之一。乙醇能直接损伤胰腺，还可刺激胰液分泌、引起十二指肠乳头水肿和 Oddi 括约肌痉挛，其结果造成胰管内压力增高，细小胰管破裂，胰液进入腺泡周围组织。

（3）十二指肠液反流：当十二指肠内压力增高，十二指肠液可向胰管内反流。

（4）代谢性疾病：高脂血症性胰腺炎和高钙血症（甲状旁腺功能亢进）。

（5）医源性原因：内镜逆行胰胆管造影（ERCP）可导致 2%～10%患者发生胰腺炎。

（6）某些药物：磺胺类药物、5-氨基水杨酸、硫唑嘌呤、6-巯嘌呤、阿糖胞苷、双脱氧肌苷、利尿药如呋塞米和噻嗪化物；雌激素、甲硝唑、红霉素、丙戊酸、对乙酰氨基酚等药物可导致急性胰腺炎。

(7)创伤：上腹部钝器伤、贯通伤、手术操作创伤等。

(8)胰腺血液循环障碍：低血压、心肺旁路、动脉栓塞、血管炎以及血液黏滞度增高等因素均可造成胰腺血液循环障碍而发生急性胰腺炎。

(9)其他：如饮食、感染以及与妊娠有关的代谢、内分泌、遗传和自体免疫性疾病等也可能是胰腺炎的发病因素。

2. 病理

(1)急性胰腺炎的发病机制比较复杂，至今尚未完全阐明。大多数研究者认为急性胰腺炎是腺泡内胰酶异常激活的结果。腺泡内的胰酶激活诱导胰腺实质的正常自身消化。由此，腺泡细胞释放炎性细胞因子，诸如肿瘤坏死因子（TNF-α）、IL-1、IL-2、IL-6 和抗炎介质如 IL-10、IL-11 受体阻断剂可引起炎症的级联反应。炎症的级联反应在 80%～90%患者是自限性的，但严重时可导致胰腺局部出血和坏死，甚至出现全身炎症反应综合征导致多脏器功能衰竭。

(2)基本病理改变是胰腺呈不同程度的水肿、充血、出血和坏死。

(3)急性水肿性胰腺炎病变轻，多局限在体尾部。胰腺肿胀变硬，充血，被膜紧张，胰周可有积液。腹腔内的脂肪组织特别是大网膜可见散在粟粒状或斑块状的黄白色皂化斑（脂肪酸钙）。腹水为淡黄色，镜下见间质充血、水肿并有炎性细胞浸润。有时可发生局限性脂肪坏死。

(4)急性出血坏死性胰腺炎病变以胰腺实质出血、坏死为特征。胰腺肿胀，呈暗紫色，分叶结构模糊，坏死灶呈灰黑色，严重者整个胰腺变黑。腹腔内可见皂化斑和脂肪坏死灶，腹膜后可出现广泛组织坏死。腹腔内或腹膜后有咖啡或暗红色血性液体或血性混浊渗液。镜下可见脂肪坏死和腺泡破坏，腺泡小叶结构模糊不清。间质小血管壁也有坏死，呈现片状出血，炎细胞浸润。晚期坏死组织合并感染可形成胰腺或胰周脓肿。

二、临床表现及诊断

1. 临床表现

由于病变程度不同，患者的临床表现差异很大。

(1)腹痛：是本病的主要症状。常于饱餐和饮酒后突然发作，腹痛剧烈，多位于左上腹，向左肩及左腰背部放射。胆源性者腹痛始发于右上腹，逐渐向左侧转移；病变累及全胰时，疼痛范围较宽并呈束带状向腰背部放射。

(2)腹胀：与腹痛同时存在。是腹腔神经丛受刺激产生肠麻痹的结果，早期为反射性，继发感染后则由腹膜后的炎症刺激所致腹膜后炎症越严重，腹胀越明显。腹腔积液时可加重腹胀。患者排便、排气停止。腹内压增高可导致腹腔间隔室综合征（abdominal compartment syndrome）。

(3)恶心、呕吐：该症状早期即可出现，呕吐往往剧烈而频繁。呕吐物为胃十二指肠内容物，偶可呈咖啡色。呕吐后腹痛不缓解。

(4)腹膜炎体征：急性水肿性胰腺炎时压痛多只限于上腹部，常无明显肌紧张。急性出血坏死性胰腺炎压痛明显，并有肌紧张和反跳痛，范围较广或延及全腹。移动性浊音多为阳性。肠鸣音减弱或消失。

(5)发热：较轻的急性水肿性胰腺炎可不发热或轻度发热。合并胆道感染常伴有寒战、高热。胰腺坏死伴感染时，持续性高热为主要症状之一。

(6)休克：坏死性胰腺炎患者可有脉搏细速、血压下降，乃至休克。早期休克主要是由低血容量所致，后期继发感染使休克原因复杂化且难以纠正。

（7）其他：如结石嵌顿导致的黄疸；伴急性肺功能衰竭时的呼吸困难和发绀；胰腺坏死伴感染时，并可出现腰部皮肤水肿、发红和压痛等；胃肠出血时可有呕血和便血；血钙降低时，可出现手足抽搐。严重者可有 DIC 表现及中枢神经系统症状，如感觉迟钝、意识模糊乃至昏迷。

2. 诊断与鉴别诊断

（1）实验室检查。①胰酶测定：血清、尿淀粉酶是最常用的方法。要指出的是肠梗阻、胆囊炎、肠系膜缺血、腮腺炎和巨淀粉酶血症等疾病相血淀粉酶可也升高，应注意鉴别。血清脂肪酶明显升高（正常值 23～30U/L）具有特异性，也是比较客观的诊断指标。②其他项目：包括白细胞增高、高血糖、肝功能异常、低钙血症、血气分析异常等。诊断性腹腔穿刺若抽出血性渗出液，其淀粉酶值升高对诊断很有帮助。

（2）影像学检查。①腹部超声：经济简便易行，但由于上腹部胃肠气体的干扰，可影响诊断的准确性。②增强 CT 扫描：是最具诊断价值的影像学检查。不仅能诊断急性胰腺炎，而且能鉴别是否合并胰腺组织坏死。③MRI：可提供与 CT 类似的诊断信息。

（3）临床分型。①轻型急性胰腺炎：为水肿性胰腺炎，主要表现为上腹痛、恶心、呕吐；腹膜炎限于上腹，体征轻；血、尿淀粉酶增高；经及时的液体治疗短期内可好转，死亡率很低。②重症急性胰腺炎：多为出血坏死性胰腺炎，除上述症状外，腹膜炎范围广，体征重；腹胀明显，肠鸣音减弱或消失；腹部可触及炎性组织包裹形成的肿块，偶见腰胁部或脐周皮下瘀斑征。

（4）临床分期。①急性反应期：发病至 2 周左右，可有休克、呼吸衰竭、肾衰竭、中枢神经系统功能障碍。②全身感染期：发病 2 周至 2 个月。以全身细菌感染和深部真菌感染及双重感染为主要并发症。③残余感染期：发病至 2～3 个月后。属于手术后期特殊表现。如全身营养不良，存在腹腔及后腹膜腔残余脓肿，常常引流不畅，窦道经久不愈，有的伴有消化道瘘口。

三、局部并发症

1. 胰腺及胰周组织坏死：指胰腺实质的弥漫性或局灶性坏死，伴胰周（包括腹膜后间隙）脂肪坏死。根据有无感染又分为感染性和无菌性胰腺坏死。

2. 胰腺及胰周脓肿：指胰腺和（或）胰腺周围的包裹性积脓，由胰腺组织和（或）胰周组织坏死液化继发感染所致，脓液培养有细菌或真菌生长。

3. 胰腺假性囊肿：有胰液经由坏死破损的胰管溢出在胰腺周围液体积聚，被纤维组织包裹形成假性囊肿。

4. 胃肠道瘘：胰液的消化和感染的腐蚀均可使胃肠道壁坏死、穿孔而发生瘘。常见的部位是结肠、十二指肠，有时也发生在胃和空肠。

5. 出血：由于胰液的消化作用及感染腐蚀，特别是合并真菌感染，有时也会造成腹腔或腹膜后的大出血。

四、治疗方案及原则

1. 西医治疗方案

根据急性胰腺炎的分型、分期和病因选择恰当的治疗方法。

（1）非手术治疗。适应于急性胰腺炎全身反应期、水肿性及尚无感染的出血坏死性胰腺炎。

①禁食、胃肠减压：持续胃肠减压可防止呕吐、减轻腹胀、降低腹内压。

②补液、防治休克：静脉输液，补充电解质，纠正酸中毒，预防治疗低血压，维持循环稳定，改善微循环。对重症患者应进行重症监护，吸氧，维持血氧饱合度在95%。

③镇痛解痉：在诊断明确的情况下给予解痉止痛药，常用的解痉药有山莨菪碱、阿托品等。吗啡虽可引起Oddi括约肌张力增高，但对预后并无不良影响。

④抑制胰腺分泌：质子泵抑制剂或β受体阻滞剂，可间接抑制胰腺分泌；多数认为生长抑素及胰蛋白酶抑制剂也有抑制胰腺分泌的作用。

⑤营养支持：禁食期主要靠完全肠外营养（TPN）。待病情稳定，肠功能恢复后可早期给予肠内营养，酌情恢复饮食。

⑥抗生素的应用：有感染证据时可经验性或针对性使用抗生素。常见致病菌有大肠埃希菌、铜绿假单胞菌、克雷白杆菌和变形杆菌等。

（2）手术治疗。

①手术适应证：急性腹膜炎不能排除其他急腹症时；胰腺和胰周坏死组织继发感染；伴胆总管下端梗阻或胆道感染者；合并肠穿孔、大出血或胰腺假性囊肿。

②手术方式：最常用的是坏死组织清除加引流术。酌情选用开放手术（经腹腔或腹膜后小切口途径）或使用内镜（肾镜等）行坏死组织清除引流术。开腹手术可经上腹弧形或正中切口开腹，进入网膜囊清除胰周和腹膜后的渗液、脓液以及坏死组织，彻底冲洗后放置多根引流管从腹壁或腰部引出，以便术后灌洗和引流。若坏死组织较多切口也可部分敞开填塞，以便术后经切口反复多次清除坏死组织。同时行胃造口、空肠造口（肠内营养通道），酌情行胆道引流术。经后腹膜途径需行腰胁部侧方小切口进入脓腔进行坏死组织清除＋引流术。若继发肠瘘，可将瘘口外置或行近端肠管造口术。形成假性囊肿者，可酌情行内、外引流术。

③胆源性胰腺炎的处理：手术目的是取出胆管结石，解除梗阻，畅通引流，依据是否有胆囊结石及胆管结石处理方法不同。仅有胆囊结石且症状轻者，可在初次住院期间行胆囊切除。胰腺病情严重需要等待病情稳定择期行胆囊切除。合并胆管结石，且病情较严重或一般情况差，无法耐受手术者宜急诊或早期经纤维十二指肠镜行Oddi括约肌切开、取石及鼻胆管引流术。

2. 中医治疗方案

（1）病因病机。本病多因饮食不节，情志不畅，蛔虫上扰，或外感风寒湿邪，以致肝脾不和，气机升降失司而引起。

①饮食不节：由于暴饮暴食，嗜食肥甘、醇酒厚味，损伤肝脾，积滞于中，化湿生热，湿热之邪互结，导致肝脾不和，阳明腑实，蕴结肝胆，则身目悉黄，水热互结，形成湿热结胸。

②蛔虫内扰：素有虫积，蛔虫窜入肝胆之道，肝胆蕴结，胰腑中焦之气液不得宣泄，气滞湿阻壅塞，瘀阻不通，故腹痛，胆汁逆溢郁于皮肤则肌肤黄染。

③情志不畅：情志不遂，恼怒发作，肝郁气滞，横逆犯脾，升降失常，则腹痛、呕吐。

④外感风寒湿邪：风寒湿邪侵入腹中，使脾胃运化功能失调，气机阻滞，传导失职，腑气不通，不通则痛，故而引起腹痛。

总之，饮食不节，蛔虫上扰，情志不畅，外感风寒湿邪，均可导致肝胆、脾胃功能紊乱，气机升降失常等为本病的病机特点，若病情发展，热毒内陷，伤阴损阳，正虚邪陷，还可发生虚脱。

（2）辨证治疗。

①肝郁气滞证。治法：疏肝理气，通腑止痛。方药：可用柴胡清肝饮、大柴胡汤或清胰汤加减。如有发热，加山栀子、金银花清热解毒；若腹胀较重者，加枳实、厚朴理气行滞。

②脾胃实热证。治法：通里攻下，泄热导滞。方药：大陷胸汤和清胰汤加减。腹胀明显而服用上药仍不通便者，可加甘遂末1~2g冲服；热重加金银花、青黛；热极动风而抽搐者，加钩藤、水牛角末（3g冲服）；内闭外脱，面色苍白，汗多肢冷者，可用小承气汤合四逆汤治疗。

③脾胃湿热证。治法：清热利湿，通腑泄热。方药：龙胆泻肝汤、茵陈蒿汤或清胰汤加减。

④蛔虫上扰证。治宜泄下驱虫，方用桃仁承气汤及乌梅丸等。

（3）中医外治法。在用上述方药内治的同时，可以辅以局部外敷药物。实践证明行之有效的局部外敷药物包括：①活血止痛散。大黄30g，青查30g，乳香、没药各30g，王不留行30g，菖蒲15g，研末，以鸡蛋清调敷。②栀黄散。生大黄粉、生山栀子粉各10g，加冰片少许，用蓖麻油或蜂蜜调成糊状外敷痛处。③对急性重症胰腺炎、胰腺脓肿或囊肿者，可辅以如意金黄散或芒硝于腹部外敷。

（4）针刺疗法。一般根据病情和患者的具体情况而酌情选用针刺疗法。①体针：足三里、下巨虚；呕吐重者加内关，疼痛重者加上脘、中脘；强刺激，留针1h，亦可用电针，2~3次/d。②穴位注射：取双侧足三里或下巨虚的压痛点，选用普鲁卡因溶液1~2ml局部注射。③耳针：取胆、胰、交感、神门穴，针刺后留针30min。也可埋针。

第三节 慢性胰腺炎

慢性胰腺炎（chronic pancreatitis）是各种原因所致的胰实质和胰管的不可逆慢性炎症，特征是反复发作的上腹部疼痛伴不同程度的胰腺内、外分泌功能减退或丧失。

一、病因病理

1. 病因

我国以胆道疾病为主，其次是长期酗酒。甲状旁腺功能亢进的高钙血症和胰管内蛋白凝聚沉淀均可形成胰管结石，从而导致本病。此外，高脂血症、营养不良、血管因素、遗传因素、先天性胰腺分离畸形以及急性胰腺炎造成的胰管狭窄等，也可能与本病的发生有关。

2. 病理

典型的病变是胰腺萎缩，呈不规则结节样变硬。胰管狭窄伴节段性扩张，可有胰石或囊肿形成。显微镜下见：大量纤维组织增生，腺泡细胞缺失，胞体皱缩，钙化和导管狭窄。电子显微镜下可见致密的胶原和成纤维细胞增生并将胰岛细胞分隔。

二、临床表现及诊断

1. 临床表现

以腹痛最为常见，疼痛位于上腹部剑突下或偏左，常放射到腰背部，呈束腰带状。疼痛持续的时间较长。可有食欲减退和体重下降。约1/3患者有胰岛素依赖性糖尿病，1/4有脂肪泻。

通常将腹痛、体重下降、糖尿病和脂肪泻称之为慢性胰腺炎的四联症。少数患者可因胰头纤维增生压迫胆总管而出现黄疸。

2. 诊断与鉴别诊断

依据典型临床表现，应考虑本病的可能。

(1)粪便检查：可发现脂肪滴（摄入脂肪 100g/d 超过 3d，粪便脂肪含量超过 7g/d，脂肪泻诊断成立）。粪便弹性蛋白酶 –1 测定，<200ng/g 粪便提示胰腺外分泌功能不全。

(2)超声：可见胰腺局限性结节，胰管扩张，囊肿形成，胰肿大或纤维化；合并胰管结石者可有强回声及伴随的声影。

(3)腹部 X 线平片：可显示胰腺钙化或胰石影。CT 扫描可见胰实质钙化，结节状，密度不均，胰管扩张或囊肿形成等。ERCP 或 MRCP 可见胰管扩张或不规则呈串珠状。

三、治疗方案及原则

1. 西医治疗方案

(1)非手术治疗。①病因治疗：治疗胆道疾病，戒酒。②镇痛：可用长效抗胆碱能药物，也可用一般止痛药，要防止药物成瘾。③饮食疗法：少食多餐，高蛋白、高维生素、低脂饮食，控制糖的摄入。④补充胰酶：消化不良，特别对脂肪泻患者，应给予大量外源性胰酶制剂。⑤控制糖尿病：控制饮食并采用胰岛素替代疗法。⑥营养支持：长期慢性胰腺炎多伴有营养不良。除饮食疗法外，可有计划地给予肠外和（或）肠内营养支持。

(2)手术治疗。主要目的是减轻疼痛，延缓疾病的进展，但不能逆转病理过程。

①治疗原发疾病：若并存胆石症应行手术治疗，去除病因。

②胰管引流术：经十二指肠行 Oddi 括约肌切开术以解除壶腹部狭窄，使胰管引流通畅；也可经 ERCP 行此手术。胰管空肠吻合术：常用术式有 Partington 手术即全程切开胰管，取出结石，与空肠做侧侧吻合。

③胰腺切除术：有严重胰腺纤维化而无胰管扩张者可根据病变范围选用下列手术。胰体尾部切除术：适用于胰体尾部病变。胰腺次全切除术：胰远侧切除达胆总管水平，适用于严重的弥漫性胰实质病变。术后有胰岛素依赖性糖尿病的危险，但大部分患者可缓解疼痛。胰十二指肠切除术（Whipple 手术）：适宜于胰头肿块的患者。可解除胆道和十二指肠梗阻，保留了富有胰岛细胞的胰体尾部。保留十二指肠的胰头切除术：残留胰腺与空肠施行 Roux-en-Y 吻合术，与 Whipple 效果相似。全胰切除术：适用于病变范围广的顽固性疼痛患者。半数以上患者可解除疼痛，但术后可发生糖尿病、脂肪泻和体重下降，患者需终生注射胰岛素及口服胰酶制剂。

此外，对顽固性剧烈疼痛，其他方法无效时，可施行内脏神经切断术或内脏神经节周围无水乙醇等药物注射，以控制疼痛。

2. 中医治疗方案

本病的中医治疗方案可参考本章第二节。

第四节　胰腺癌

胰腺癌（cancer of the pancreas）是一种发病隐匿、进展迅速、治疗效果及预后极差的消化道恶性肿瘤，其发病率有明显增高的趋势。40 岁以上好发，男性比女性多见。目前胰腺癌居常见癌症死因的第 4 位，居消化道癌症死因的第 2 位，仅次于大肠癌，5 年生存率为 1%～3%。

一、病因病理

1. 胰腺癌包括胰头癌、胰体尾部癌。90% 的胰腺癌为导管细胞腺癌，少见黏液性囊腺癌和腺泡细胞癌。近年研究证明，胰腺癌存在染色体异常。

2. 在胰腺癌致癌因素中，吸烟是唯一公认的危险因素，但是，吸烟增加胰腺癌发病危险性的机制尚不完全清楚，可能与烟草特异性 N– 亚硝酸盐对器官的特异作用，或是 N– 亚硝酸盐分泌到胆管，随后反流到胰管有关。本节只介绍胰头癌。

3. 胰头癌（cancer of the head of the pancreas）占胰腺癌的 70%～80%。常见淋巴转移和癌浸润。淋巴转移多见于胰头前后、幽门上下、肝十二指肠韧带内、肝总动脉、肠系膜根部及腹主动脉旁的淋巴结，晚期可转移至锁骨上淋巴结。癌肿常浸润邻近器官，如胆总管的胰内段、胃、十二指肠、肠系膜根部、胰周腹膜、神经丛、门静脉、肠系膜上动静脉，甚至下腔静脉及腹主动脉。还可发生癌肿远端的胰管内转移和腹腔内种植。血行转移可至肝、肺、骨、脑等。该病早期诊断困难，手术切除率低，预后很差。

二、临床表现及诊断

1. 临床表现

患者的临床症状以上腹部疼痛和饱胀不适、黄疸、食欲降低和消瘦最为多见。

（1）上腹疼痛、不适：是常见的首发症状。早期因肿块压迫胰管，使胰管不同程度地梗阻、扩张、扭曲及压力增高，出现上腹不适，或隐痛、钝痛、胀痛。少数（约 15%）患者可无疼痛。通常因对早期症状的忽视，而延误诊断。中晚期肿瘤侵及腹腔神经丛，出现持续性剧烈腹痛，向腰背部放射，致不能平卧，常呈卷曲坐位，严重影响睡眠和饮食。

（2）黄疸：是胰头癌最主要的临床表现，多数是由于胰头癌压迫或浸润胆总管所致，呈进行性加重。黄疸出现的早晚和肿瘤的位置密切相关，癌肿距胆总管越近，黄疸出现越早。胆道梗阻越完全，黄疸越深。

（3）消化道症状：如食欲不振、腹胀、消化不良、腹泻或便秘。部分患者可有恶心、呕吐。晚期癌肿侵及十二指肠可出现上消化道梗阻或消化道出血。

（4）消瘦和乏力：患者因饮食减少、消化不良、睡眠不足和癌肿消耗等造成消瘦、乏力、体重下降，晚期可出现恶病质。

（5）其他：胰头癌致胆道梗阻一般无胆道感染，若合并胆道感染易与胆石症相混淆。少数患者有轻度糖尿病表现。部分患者表现有抑郁、焦虑、性格狂躁等精神神经障碍，其中以抑郁最为常见。晚期偶可扪及上腹肿块，质硬，固定，腹水征阳性。少数患者可发现左锁骨上淋巴结转移和直肠指诊扪及盆腔转移。

2. 诊断与鉴别诊断

（1）实验室检查。①血清生化学检查：胰头癌导致胰管梗阻的早期可有血、尿淀粉酶的一过性升高，空腹或餐后血糖升高，糖耐量试验有异常曲线。胆道梗阻时，血清总胆红素和结合胆红素升高，碱性磷酸酶、转氨酶也可轻度升高，尿胆红素阳性。②免疫学检查：大多数胰腺癌血清学标记物可升高，包括 CA19-9、CA24-2、CA50、CEA、胰胚抗原（POA）、胰腺癌特异抗原（PAA）及胰腺癌相关抗原（PCAA）。但是，目前尚未找到有特异性的胰腺癌标记物，肿瘤标志物的联合检测可以提高检测的敏感性和特异性。CA19-9 目前最常用于胰腺癌的辅助诊断和术后随访。

（2）影像学检查。影像学诊断技术是胰头癌的定位和定性诊断的重要手段。

①腹部超声：可显示肝内、外胆管扩张，胆囊胀大，胰管扩张（正常直径小于 3mm），胰头部占位病变，同时可观察有无肝转移和淋巴结转移。

②内镜超声（EUS）：优于普通超声，可发现小于 1cm 的肿瘤，对评估大血管受侵犯程度敏感性高，是目前对胰头癌 TN（tumor & nodes）分期最敏感的检查手段，可作为评估肿瘤可切除性的可靠依据。

③胃肠钡餐造影：在胰头癌肿块较大者可显示十二指肠曲扩大和反"3"字征。低张力造影可提高阳性发现率。

④CT：胰腺动态薄层增强扫描及三维重建检查在临床中广泛应用，对于胰腺肿瘤的定性、定位诊断提供了非常重要的影像学依据，尤其是对胰腺肿瘤的术前可切除性评估具有重要意义，目前可作为胰腺肿瘤患者的首选影像学检查手段。

另外还有 ERCP、经皮肝穿刺胆道造影（PTC）、MRI 或磁共振胆胰管造影（MRCP）、选择性动脉造影、经皮细针穿刺细胞学检查、正电子发射型计算机断层成像（PET）等影像学检查手段，可根据临床需要选择。

三、治疗方案及原则

1. 西医治疗方案

（1）手术切除是胰头癌有效的治疗方法。尚无远处转移的胰头癌，均应争取手术切除以延长生存时间和改善生存质量。常用的手术方式：①胰头十二指肠切除术（Whipple 手术）。切除范围包括胰头（含钩突）、远端胃、十二指肠、上段空肠、胆囊和胆总管。需同时清除相应区域的淋巴结。切除后再将胰腺、胆总管和胃与空肠重建。重建的术式有多种。②保留幽门的胰头十二指肠切除术（PP-PD）。适用于幽门上下淋巴结无转移，十二指肠切缘无癌细胞残留者，最重要的优点就是缩短手术时间，减少术中出血，但同时也使患者术后胃溃疡和胃排空障碍的发生有所增加。③姑息性手术。适用于高龄、已有肝转移、肿瘤已不能切除或合并明显心肺功能障碍不能耐受较大手术的患者。包括胆肠吻合术解除胆道梗阻；胃空肠吻合术解除或预防十二指肠梗阻；为减轻疼痛，可在术中行内脏神经节周围注射无水乙醇的化学性内脏神经切断术或行腹腔神经结节切除术。

（2）辅助治疗。吉西他滨 1g/m²，30min 静脉滴注，每周 1 次，连续 3 周，4 周为 1 周期作为晚期胰腺癌治疗的一线方案的地位已经比较明确。

2. 中医治疗方案

（1）病因病机。胰腺癌的病因病机可以从内、外两个方面来认识：内因包括七情失调，肝气郁结，气机不畅，以及寒温不调，饮食失节，恣食肥腻、醇酒厚味等损伤脾胃，脾虚生湿，湿郁化热，热毒内蓄；外因为"湿、热"毒邪直接侵入人体。内、外因所致湿、热毒邪互结，久之积而成瘤。

(2)中医认为胰腺癌实证多见，其次是虚证和虚实夹杂证，病位在脾（脾胃）、肝（肝胆），病理因素涉及湿、瘀血、痰。基本证型为气滞血瘀证、湿热蕴结／湿热毒蕴证、脾虚湿热／湿困证、阴虚（含阴虚内热、气阴两虚）证。对应的方剂主要有膈下逐瘀汤、茵陈蒿汤或加五苓散／温胆汤、香砂六君子汤、一贯煎或沙参麦冬汤。实践中需根据不同的临床表现选用适合的方药。

第十一章　脾疾病

一、脾的解剖与生理

脾是体内最大的淋巴器官，约占全身淋巴组织总量 25%，内含大量的淋巴细胞和巨噬细胞，其功能与结构上又与淋巴结有许多相似之处，故脾又是一个重要的免疫器官。

脾原发性疾病如脾肿瘤、脾囊肿等较少，多见为继发性病变，如门静脉高压症和某些造血系统疾病的继发性脾功能亢进等，治疗方法主要是脾切除术。

二、脾切除的适应证及其疗效

脾切除（splenectomy）的主要适应证为外伤性脾破裂，见本篇第二章第二节；门静脉高压症脾功能亢进，见本篇第九章；其他适应证为脾占位性病变，以及造血系统疾病等。

1.脾先天性异常、感染性疾病及占位性病变：游走脾、脾囊肿、脾肿瘤、脾脓肿、副脾、脾结核、脾梗死等。

2.造血系统疾病：遗传性球形红细胞增多症、遗传性椭圆形红细胞增多症、丙酮酸激酶缺乏症、珠蛋白生成障碍性贫血（又称"地中海贫血"）、自体免疫性溶血性贫血、免疫性血小板缺少性紫癜、慢性粒细胞白血病、慢性淋巴细胞白血病、多毛细胞白血病、霍奇金病等。

三、脾切除术后常见并发症

除了一般腹部手术后并发症外，尤需注意下列并发症。

1.腹腔内大出血：一般发生在术后 24～48h 内。常见原因是脾窝创面严重渗血，脾蒂结扎线脱落，或术中遗漏结扎的血管出血。短时间内大量出血并出现低血压甚至休克者，应迅速再次剖腹止血。术前注意纠正可能存在的凝血障碍，术中彻底止血是防止此类并发症的关键。

2.膈下感染：术中彻底止血，避免损伤胰尾发生胰瘘，术后膈下置管有效引流，是重要的预防措施。诊断、治疗见本篇第二章第二节。

3.血栓：栓塞性并发症并不多见。但如发生在视网膜动脉、肠系膜静脉、门静脉主干等，会造成严重后果。一般认为其发生与脾切除术后血小板骤升有关，可应用肝素等抗凝剂预防治疗。中医方面可采用益气健脾活血通里方加减。

4.脾切除术后凶险性感染（overwhelming post splenectomy infection，OPSI）：是脾切除术后远期的一个特殊问题。脾切除后机体免疫功能削弱和抗感染能力下降，不仅对感染的易感性增高，而且可发生凶险性感染。故对脾损伤和某些脾疾病而有保留部分脾适应证者，应尽量选择脾保留治疗。OPSI 临床特点是起病隐匿，开始可能有轻度感冒样症状。发病突然，来势凶猛，骤起寒战高热、头痛、恶心、呕吐、腹泻，乃至昏迷、休克，常并发弥散性血管内凝血等。OPSI 发病率虽不高，但死亡率高。50%患者的致病菌为肺炎球菌。根本的预防方法是避免一切不必要的脾切除，而对已行脾切除者，可预防性应用抗生素，接种多效价肺炎球菌疫苗，并加强无脾患者的预防教育。

四、中医治疗方案

1. 基础理论。脾胃在中焦，为后天之本，气血生化之源，五脏六腑、四肢百骸皆赖以所养。脾胃的生理主要表现为：脾主运化，主升清，主统血，主肌肉，主四肢；胃主受纳、腐熟水谷，主通降。脾为太阴湿土之脏，喜温燥而恶寒湿，得阳气温煦则运化健旺；胃为多气多血之腑，有喜润恶燥之特性，既需阳气蒸化，亦需津液濡润，以助腐熟水谷、通降胃气。脾胃互为表里，一纳一化，一升一降，燥湿相济，共同完成水谷的受纳、精微化生、输布及升降、统摄等功能。

2. 治疗原则。脾切除导致阴阳失调、燥湿不济、气血两虚、血液瘀积，即出现免疫力低下、发热、血栓、膈下脓肿、炎性肠梗阻等症状，故治疗应活血益气、调中理气为主。

3. 方药治疗。

(1)四君子汤：本方由人参、白术、茯苓、炙甘草组成。腹胀明显者加炒枳壳、木香、砂仁；大便溏泄加莲子、炒苍术、薏苡仁等；嗳气者加半夏、生姜，可益气健脾、调畅气机。

(2)归脾汤：本方由人参、黄芪、白术、茯神、龙眼肉、酸枣仁、木香、炙甘草、当归、远志、生姜、大枣组成。口干者加麦冬、玉竹；呃逆者加半夏、竹茹；畏寒者加干姜、甘松、荜澄茄，可益气养血、健脾和胃。

第三篇 泌尿外科常见疾病中西医结合治疗

第一章 泌尿系统损伤

第一节 概 论

一、病因病理

泌尿系统损伤主要是指在力的作用下造成泌尿系统脏器本身解剖结构被破坏，继而引发一系列的临床表现。以男性尿道损伤最多见，肾、膀胱次之。输尿管损伤多见于医源性损伤。泌尿系统损伤大多是胸、腹、腰部或骨盆严重损伤的合并伤。因此，当有上述部位损伤时，应注意有无泌尿系统损伤；确诊泌尿系统损伤时，也要注意有无合并其他脏器损伤。

泌尿系损伤属于中医"腰痛""腹痛""血淋"等范点。

二、临床表现及诊断

泌尿系统损伤的主要表现为出血和尿外渗。大出血可引起休克，血肿和尿外渗可继发感染，严重时导致脓毒症、周围脓肿、尿瘘或尿道狭窄。尽早确定诊断，正确合理的初期处理对泌尿系统损伤的预后极为重要。

第二节 肾损伤

肾损伤（renal injuries）常是严重多发性损伤的一部分。肾损伤的发生率在逐年上升，其原因有交通事故、剧烈的竞技运动、暴力性犯罪增加等。肾损伤多见于成年男性。

一、病因病理

1.病因

按损伤病因的不同，可分为开放性损伤、闭合性损伤和医源性损伤。

（1）开放性损伤：因弹片、枪弹、刀刃等锐器致伤，损伤复杂而严重，常伴有胸、腹部等其他组织器官损伤。

（2）闭合性损伤：因直接暴力（如撞击、跌打、挤压、肋骨或横突骨折等）或间接暴力（如对冲伤、突然暴力扭转等）所致。

（3）医源性损伤：经皮肾穿刺活检、肾造瘘、经皮肾镜碎石术、体外冲击波碎石等医疗操作有可能造成不同程度的肾损伤。

此外，肾本身病变时，如肾积水、肾肿瘤、肾结核或肾囊性疾病等更易受损伤，有时极轻微的创伤也可造成严重的"自发性"肾破裂。

2. 病埋

肾损伤有多种类型，临床上最多见为闭合性肾损伤，由于损伤的病因和程度不同，有时多种类型的肾损伤同时存在。现根据其损伤的程度将闭合性损伤分为以下病理类型：

1. 肾挫伤损伤：仅局限于部分肾实质，形成肾瘀斑和（或）包膜下血肿，肾包膜及肾盏肾盂黏膜完整。损伤涉及肾集合系统可有少量血尿。

2. 肾部分裂伤：肾近包膜部位裂伤伴有肾包膜破裂，可致肾周血肿。若肾近集合系统部位裂伤伴有肾盏肾盂黏膜破裂，则可有明显血尿。

3. 肾全层裂伤：肾实质深度裂伤，外及肾包膜，内达肾盏肾盂黏膜，此时常引起广泛的肾周血肿、血尿和尿外渗。肾横断或碎裂时，可导致部分肾组织缺血。

4. 肾蒂血管损伤：比较少见。肾蒂或肾段血管的部分或全部撕裂，可引起大出血、休克。由于此类损伤引起肾急剧移位，肾动脉突然被牵拉，致血管内膜断裂，形成血栓，造成肾功能丧失。

5. 晚期病理改变：由于持久尿外渗形成的尿囊肿；血肿、尿外渗引起组织纤维化，压迫肾盂输尿管交界处导致肾积水；开放性肾损伤偶可发生动 – 静脉瘘或假性肾动脉瘤；部分肾实质缺血或肾蒂周围纤维化压迫肾动脉，可引起肾血管性高血压。

二、临床表现及诊断

1. 临床表现

肾损伤的临床表现与损伤类型和程度有关，常不相同，有时同一肾脏可同时存在多种病理类型损伤。在合并其他器官损伤时，肾损伤的症状有时不易被察觉。其主要症状如下。

（1）休克：严重肾裂伤、肾蒂血管损伤或合并其他脏器损伤时，因损伤和失血常发生休克，可危及生命。

（2）血尿：大多有血尿，肾挫伤涉及肾集合系统时可出现镜下血尿或轻度肉眼血尿。若肾近集合系统部位裂伤伴有肾盏肾盂黏膜破裂，则可有明显的血尿。肾全层裂伤则呈大量全程肉眼血尿。有时血尿与损伤程度并不一致，如血块阻塞尿路或肾蒂断裂、肾动脉血栓形成、肾盂和输尿管断裂等情况可能只有轻微血尿或无血尿。血尿时间延长常与继发感染有关。

（3）疼痛：肾包膜下血肿、肾周围软组织损伤、出血或尿外渗可引起患侧腰、腹部疼痛。血液、尿液进入腹腔或合并腹内脏器损伤时，可出现全腹疼痛和腹膜刺激症状。血块通过输尿管时易发生肾绞痛。

（4）腰腹部肿块：血液、尿液进入肾周围组织可使局部肿胀，形成肿块，有明显触痛、肌强直及开放性肾损伤时应注意伤口位置及深度。

（5）发热：肾损伤所致肾周血肿、尿外渗易继发感染，甚至造成肾周脓肿或化脓性腹膜炎，伴全身中毒症状。

2. 诊断与鉴别诊断

（1）病史与体检。任何腹部、背部、下胸部外伤或受对冲力损伤的患者，无论是否有典型的腰腹部疼痛、肿块、血尿等，均要注意有无肾损伤。有时症状与肾损伤的严重程度并不一致。

（2）化验。尿中含多量红细胞。血红蛋白和血细胞比容持续降低提示有活动性出血。严重的胸、腹部损伤时，往往容易忽视肾损伤的临床表现，应尽早做尿常规检查，以免贻误诊断。

（3）特殊检查。根据损伤病史及临床表现，诊断肾损伤并不困难。早期积极的影像学检查可以发现肾损伤部位、程度、有无尿外渗以及对侧肾情况。根据病情轻重，有选择地进行以下检查。

①超声：能提示肾损伤的部位和程度，有无包膜下和肾周血肿、尿外渗，其他器官损伤及对侧肾等情况。须注意肾蒂血管情况，如肾动静脉的血流等。

②CT：可清晰显示肾实质裂伤程度、尿外渗和血肿范围，以及肾组织有无活力，并可了解与其他脏器的关系。CT尿路成像（CTU）可发现患肾造影剂排泄减少，造影剂外渗等，可评价肾损伤的范围和程度。CT血管成像（CTA）可显示肾动脉和肾实质损伤情况，也可了解有无肾动－静脉瘘或创伤性肾动脉瘤，若伤侧肾动脉完全梗阻，表示为外伤性血栓形成。

③其他检查：MRI诊断肾损伤的作用与CT类似，但对血肿的显示比CT更具特征性。除上述检查外，传统的IVU、动脉造影等检查也可发现肾有无损伤、肾损伤的范围和程度，但临床上一般不作为首选。

三、治疗方案及原则

1. 西医治疗方案

（1）肾损伤的处理与损伤程度直接相关。轻微肾挫伤一般症状轻微，经短期休息可以康复，大多数患者属于此类损伤。多数肾部分裂伤可行非手术治疗，仅少数需手术治疗。

（2）紧急治疗。有大出血、休克的患者需迅速给予抢救措施，观察生命体征，进行输血、补液等抗休克治疗，同时明确有无合并其他器官损伤，做好手术探查的准备。

（3）非手术治疗。绝对卧床休息2～4周，病情稳定、血尿消失后才可以允许患者离床活动。通常损伤后4～6周肾部分裂伤才趋于愈合，过早过多离床活动，有可能再度出血。恢复后2～3个月内不宜参加体力劳动或竞技运动。另外包括：

①密切观察，定时测量血压、脉搏、呼吸、体温，注意腰、腹部肿块范围有无增大。观察每次排出的尿液颜色深浅的变化。定期检测血红蛋白和血细胞比容。

②及时补充血容量和热量，维持水、电解质平衡，保持足够尿量，必要时输血。

③早期合理应用抗生素预防感染。

④适量使用止痛、镇静剂和止血药物。

（4）手术治疗。

①开放性肾损伤：几乎所有这类损伤的患者都要施行手术探查，特别是枪伤或从前面腹壁进入的锐器伤，需经腹部切口进行手术包括清创、缝合及引流，并探查腹部脏器有无损伤。

②闭合性肾损伤：一旦确定为严重肾部分裂伤、肾全层裂伤及肾蒂血管损伤需尽早经腹进行手术。若肾损伤患者在非手术治疗期间发生以下情况，则需施行手术治疗：经积极抗休克后生命体征仍未见改善，提示有内出血；血尿逐渐加重，血红蛋白和血细胞比容继续降低；腰、腹部肿块明显增大；怀疑有腹腔脏器损伤。

手术方法：经腹部切口施行手术，先探查并处理腹腔损伤脏器，再切开后腹膜，显露并阻断肾蒂血管，而后切开肾周筋膜和脂肪囊，探查伤侧肾，快速清除血肿，依具体情况选择做肾修补、肾部分切除术或肾切除。必须注意，在未控制肾动脉之前切开肾周筋膜，往往难以控制出血。只有在严重肾全层裂伤或肾蒂血管损伤，无法修复，而对侧肾功能良好时，才可施行患肾切除。

③医源性肾损伤：根据损伤程度应及时在原有手术基础上改变手术方式，如经皮肾镜穿刺损伤，出血较多时，可改变穿刺部位，或停止手术，或改为其他手术方法。

④并发症处理：由于出血，尿外渗以及继发性感染等可导致肾损伤后并发症。腹膜后尿囊肿或肾周脓肿要切开引流。输尿管狭窄、肾积水需施行成形术或肾切除术。恶性高血压要做血管修复或肾切除术。动 - 静脉瘘和假性肾动脉瘤应予以修补，如在肾实质内则可行部分肾切除术。持久性血尿可施行选择性肾动脉栓塞术。

2. 中医治疗方案

(1)病因病机。跌打扭挫，或金枪锐器损伤肾体、肾脉，血络瘀阻，血溢脉外，故见腰腹痛、血尿。瘀血、邪浊入于血分，流走于经脉，停滞于腰府肾周，气血凝滞，经络阻隔，热盛肉腐则可成脓。

(2)辨证治疗。

①肾络损伤证。证候：多属肾挫伤和肾挫裂伤的初期。外伤后腰痛，活动时加重，肾区叩痛，镜下血尿或肉眼血尿，面色苍白；舌质淡紫或有瘀斑，苔薄白，脉弦细数。治法：止血益肾，通络止痛。方药：小蓟饮子加减。腰痛明显者，加川断、杜仲、延胡索、赤芍壮肾强腰、活血止痛；血尿明显者，加大蓟、仙鹤草、白及收敛止血。

②瘀血内阻证。证候：多属肾挫伤或肾挫裂伤的中期。腰痛，活动不利，或可触到腰部或腹部肿块，血尿或夹有血块，小便涩痛不爽，面色无华；舌紫或有瘀斑，脉弦涩。治法：活血祛瘀止痛。方药：桃红四物汤加减。血尿或小便涩痛者，加蒲黄、五灵脂化瘀止血、通络止痛；面色无华者，加黄芪、党参益气养血。

③气阴两虚证。证候：多属肾挫伤或肾挫裂伤后期或严重肾损伤术后。肿痛减轻，仍有尿血，神疲乏力，腰酸软，食少纳呆，或自汗、盗汗；舌淡苔薄，脉细弱。治法：益气养阴。方药：补中益气汤合知柏地黄丸加减。如为严重肾损伤术后，可合八珍汤加减；尿血明显者，加小蓟、藕节炭、仙鹤草收敛止血；腰酸明显者，加杜仲、川断、狗脊补肾强腰。

第三节　输尿管损伤

输尿管位于腹膜后间隙，周围组织对其有良好的保护，因此外界暴力所致的输尿管损伤(ureteral injuries) 很少见，多为医源性损伤。输尿管损伤后易被忽视，多在出现症状时才被发现，往往延误诊治。

一、病因病理

1. 病因

(1)医源性损伤。

①输尿管腔内器械损伤：经膀胱镜逆行输尿管插管、扩张、套石、活检、输尿管镜检查、取（碎）石等操作均可能发生输尿管穿孔、撕裂、断裂、剥脱等损伤。当输尿管有狭窄、扭曲、粘连或炎症时损伤更易发生，务必慎重处理。

②输尿管腔外手术损伤：常发生在盆腔、腹膜后的开放及腹腔镜手术时，如结肠、直肠、子宫切除术以及周围大血管手术。由于解剖复杂，手术视野不清，匆忙止血，大块钳夹、结扎

致误伤输尿管；肿瘤将输尿管推移或粘连，后腹膜纤维化等会使手术发生困难，较容易误伤。术中不一定发现损伤，术后发生漏尿或无尿才察觉。

③放射性损伤：见于宫颈癌、膀胱癌、前列腺癌等放疗后，使输尿管管壁水肿、出血、坏死、形成尿瘘或纤维瘢痕组织形成，造成输尿管梗阻。

（2）外伤性损伤。多见于枪击伤所致，偶见于锐器刺伤。另外，交通事故、从高处坠落也可引起输尿管撕裂。输尿管外伤性损伤常伴有大血管或腹腔内脏器损伤。

2.病理

依损伤类型、处理时间不同而异，可有挫伤、穿孔、结扎、钳夹、切断或切开、撕裂、扭曲、外膜剥离后缺血、坏死等。输尿管轻微的挫伤均能自愈，一般不会造成输尿管狭窄。输尿管被切断或管壁裂伤后可出现腹膜后尿外渗或腹膜炎，感染后有脓毒症的危险。输尿管被结扎可致该侧肾积水，若不及早解除梗阻，会造成其肾萎缩。双侧均被结扎，则无尿。输尿管被钳夹、外膜广泛剥离或被缝在阴道残端时，损伤处输尿管则可发生缺血性坏死，一般在 1～2 周内形成尿外渗或尿瘘，伴输尿管狭窄者可致患侧肾积水。

二、临床表现及诊断

1.临床表现

根据损伤的性质和类型，其临床表现不尽相同，如有其他重要脏器同时损伤，常可掩盖输尿管损伤的症状。

（1）血尿：常见于器械损伤输尿管黏膜，一般血尿会自行缓解和消失。输尿管完全断离者，不一定有血尿出现。血尿有无或轻重并不与输尿管损伤程度一致。

（2）尿外渗：可发生于损伤时或数日后，尿液由输尿管损伤处渗入腹膜后间隙，引起腰痛、腹痛、腹胀、局部肿胀、肿块及触痛。如腹膜破裂，尿液漏入腹腔，则会产生腹膜刺激症状。一旦继发感染，可出现脓毒症，如寒战、高热。

（3）尿瘘：如尿液与腹壁创口或与阴道、肠道创口相通，形成尿瘘，常经久不愈。

（4）梗阻症状：输尿管被缝扎、结扎后可引起完全性梗阻，因肾盂压力增高，可有患侧腰部胀痛、腰肌紧张、肾区叩痛及发热等。如孤立肾或双侧输尿管被结扎，则可发生无尿。输尿管狭窄者可致不完全性梗阻，也会产生腰部胀痛及发热等症状。

2.诊断与鉴别诊断

输尿管损伤的早期诊断十分重要，在处理外伤或施行腹部、盆腔手术时，应注意检查输尿管行径、手术野有无渗尿、输尿管有无损伤等情况。及时明确诊断并做正确处理，预后多良好。

（1）常用的诊断方法如下。①静脉注射靛胭脂检查：手术中怀疑输尿管有损伤时，由静脉注射靛胭脂，如有裂口则可见蓝色尿液从损伤处流出。术中或术后可选择膀胱镜检查，如输尿管被结扎或裂口较大甚至断裂，则伤侧输尿管口无蓝色尿液喷出。②静脉尿路造影：可显示输尿管损伤处的尿外渗、尿漏或有无梗阻。③逆行肾盂造影：输尿管插管至损伤部位有受阻感，注射造影剂可显示梗阻或造影剂外溢。④超声：可发现尿外渗和梗阻所致的肾积水。⑤放射性核素肾显像：可显示伤侧上尿路有无梗阻。⑥CT：虽检查不能直接显示输尿管有无损伤，但可显示损伤区域的变化，如尿液囊肿、输尿管周围胀肿、肾积水及尿瘘。而 CTU 是 CT 尿路造影可见损伤部位是否通畅或有无造影剂外渗。

（2）鉴别诊断。输尿管阴道瘘与膀胱阴道瘘鉴别，经导尿管注入亚甲蓝溶液至膀胱，膀胱阴道瘘时，阴道内有蓝色液体流出；输尿管阴道瘘时，阴道内流出液仍为澄清的。结扎双侧输尿管引起无尿与急性肾小管坏死鉴别，需要做膀胱镜检查及双侧输尿管插管，以明确有无梗阻存在。

三、治疗方案及原则

1. 西医治疗方案

（1）早期治疗：外伤性输尿管损伤的处理原则应先抗休克，处理其他严重的合并损伤，而后处理输尿管损伤。只要病情允许，输尿管损伤应尽早修复，以利尿液通畅，保护肾功能。尿外渗应彻底引流，避免继发感染。

（2）输尿管逆行插管所致的黏膜损伤出血：常不做特殊处理。但是，如输尿管镜检查或治疗时引起输尿管黏膜损伤面积较广或合并黏膜下损伤较深，则宜置入输尿管内双 J 形输尿管支架引流管，引流 10d 左右再拔除。

（3）输尿管钳夹伤或轻度裂伤：宜从输尿管切口置入双 J 形输尿管支架引流管，留置 2 周后拔除。

（4）输尿管被误扎：术中发现误扎，应立即松解，如该处缺血坏死，则需切除该处输尿管缺血段，做端端吻合，并留置双 J 形输尿管支架引流管 3~4 周。

（5）输尿管断离、部分缺损：若输尿管断离部位较高，两断端对合后无张力者可施行端端吻合术。下 1/3 段损伤，部分缺损宜做输尿管膀胱吻合术或膀胱壁瓣输尿管下段成形术。若输尿管缺损过多，按具体情况选做输尿管皮肤造口术或自体肾移植术甚至回肠代输尿管术。

（6）晚期并发症治疗。

①输尿管狭窄：可试行输尿管插管、扩张或留置双 J 形输尿管支架引流管，依不同情况决定留置时间长短。狭窄严重或置管不成功，应视具体病情决定下一步手术，即进行输尿管周围粘连松解术或狭窄段切除端端吻合术。

②尿瘘：输尿管皮肤瘘或输尿管阴道瘘多发生在伤后 3 个月左右，待伤口水肿、尿外渗及感染所致炎性反应消退后应进行输尿管修复，或与膀胱吻合。

③输尿管完全梗阻：对输尿管损伤所致完全性梗阻暂不能解除时，可先行病侧肾造瘘术，3 个月后再行输尿管修复。

④肾功能重度损害或丧失：对损伤性输尿管狭窄所致严重肾积水或感染，肾功能重度损害或丧失者，若对侧肾正常，可施行患侧肾切除术。

2. 中医治疗方案

本病的中医治疗方案可参考本章第四节。

第四节　膀胱损伤

膀胱空虚时位于骨盆深处，受到周围筋膜、肌肉、骨盆及其他软组织的保护，除贯通伤或骨盆骨折外，一般不易发生膀胱损伤（bladder injuries）。膀胱充盈时其壁紧张而薄，高出耻骨联合伸展至下腹部，易遭受损伤。

一、病因病理

1.病因

(1)开放性损伤：由弹片、子弹或锐器贯通所致，常合并其他脏器损伤，如直肠、阴道损伤，形成腹壁尿瘘、膀胱直肠瘘或膀胱阴道瘘。

(2)闭合性损伤：当膀胱充盈时，若下腹部遭撞击、挤压极易发生膀胱损伤。可见于酒后膀胱过度充盈，受力后膀胱破裂。有时骨盆骨折骨片会直接刺破膀胱壁。产程过长，膀胱壁被压在胎头与耻骨联合之间也易引起缺血性坏死，可致膀胱阴道瘘。

(3)医源性损伤：见于膀胱镜检查或治疗，如膀胱颈部、前列腺、膀胱癌等电切术以及盆腔手术、腹股沟疝修补术、阴道手术等有时可能伤及膀胱。压力性尿失禁行经阴道无张力尿道中段悬吊（TVT）手术时也有发生膀胱损伤的可能。

(4)自发性破裂：有病变的膀胱（如膀胱结核、长期接受放射治疗的膀胱）过度膨胀，发生破裂，称为自发性破裂。

2.病理

(1)挫伤仅伤及膀胱黏膜或浅肌层，膀胱壁未穿透，无尿外渗，但可发生血尿。

(2)膀胱破裂：可分为腹膜外型和腹膜内型。

①腹膜外型：单纯膀胱壁破裂，而腹膜完整，尿液极易外渗入膀胱周围组织及耻骨后间隙，沿骨盆筋膜到盆底，或沿输尿管周围疏松组织蔓延到肾区。大多由膀胱前壁破裂引起，常伴有骨盆骨折。

②腹膜内型：膀胱壁破裂伴腹膜破裂，裂口与腹腔相通，尿液流入腹腔，可引起腹膜炎。多见于膀胱后壁和顶部损伤。

二、临床表现及诊断

1.临床表现

(1)膀胱壁轻度挫伤：仅有下腹部疼痛和少量终末血尿，短期内可自行消失。膀胱全层破裂时症状明显，依腹膜外型或腹膜内型的破裂不同而有其特殊的表现。

(2)休克：骨盆骨折所致剧痛、大出血常发生休克。

(3)腹痛：腹膜外破裂时，尿外渗及血肿可引起下腹部疼痛、压痛及肌紧张，直肠指检可触及直肠前壁饱满并有触痛。腹膜内破裂时，尿液流入腹腔常引起急性腹膜炎症状；如果腹腔内尿液较多，可有移动性浊音。

(4)排尿困难和血尿：膀胱破裂后，尿液流入腹腔和膀胱周围组织间隙时，患者有尿意，但不能排出尿液或仅能排出少量血尿。

(5)尿瘘：开放性损伤可有体表伤口漏尿；如与直肠、阴道相通，则经肛门、阴道漏尿。闭合性损伤在尿外渗感染后破溃，可形成尿瘘。

(6)局部症状：闭合性损伤时，常有体表皮肤肿胀、血肿和瘀斑。

2.诊断与鉴别诊断

(1)病史和体检：患者下腹部或骨盆受外来暴力后，出现腹痛、血尿及排尿困难，体检发现耻骨上区压痛，直肠指检触及直肠前壁有饱满感，提示腹膜外膀胱破裂。全腹剧痛，腹肌紧张，压痛及反跳痛，并有移动性浊音，提示腹膜内膀胱破裂。

（2）导尿试验：导尿管插入膀胱后，如引流出300ml以上的清亮尿液，基本上可排除膀胱破裂；如无尿液导出或仅导出少量血尿，则膀胱破裂的可能性大。此时可经导尿管向膀胱内注入灭菌生理盐水200～300ml，片刻后再吸出。液体外漏时吸出量会减少，腹腔液体回流时吸出量会增多。若液体出入量差异大，提示膀胱破裂。

（3）X线检查：如有骨盆骨折，腹部平片可以显示骨折状况。膀胱造影自导尿管向膀胱内注入15%泛影葡胺300ml，摄前后位片，抽出造影剂后再摄片，如膀胱破裂，可发现造影剂漏至膀胱外，排液后的照片更能显示遗留于膀胱外的造影剂。腹膜内膀胱破裂时，则显示造影剂衬托的肠袢。

三、治疗方案及原则

1.西医治疗方案

处理原则：①闭合膀胱壁缺损；②保持通畅的尿液引流，或完全的尿流改道；③充分引流膀胱周围及其他部位的尿外渗。

应根据损伤的类型和程度进行相应处理。

（1）紧急处理：抗休克治疗，如输液、输血、止痛及镇静等。尽早合理使用抗生素预防感染。

（2）非手术治疗：膀胱挫伤或膀胱造影显示仅有少量尿外渗且症状较轻者，可从尿道插入导尿管持续引流尿液10d左右，并保持通畅，同时使用抗生素，预防感染，破裂多可自愈。

（3）手术治疗：膀胱破裂伴有出血和尿外渗，病情严重，须尽早施行手术。如为腹膜外破裂，做下腹部正中切口，腹膜外显露并切开膀胱，清除外渗尿液，修补膀胱裂口。如为腹膜内破裂，应行剖腹探查，了解其他脏器有无损伤，并做相应处理：吸尽腹腔内液体，分层修补腹膜与膀胱壁。也可行腹腔镜膀胱修补术，由于腹腔镜具有创伤小等特点，利用孔道即可观察上腹部其他脏器有无损伤。若发生膀胱颈撕裂，须用可吸收缝线准确修复，以免术后发生尿失禁。膀胱修补术后应留置导尿管或耻骨上膀胱造瘘，持续引流尿液2周。

（4）并发症处理：早期正确的手术治疗以及抗生素的应用可减少并发症的发生。盆腔血肿宜尽量避免切开，以免发生大出血并招致感染。若出血不止，可用纱布填塞止血，24h后再取出。出血难以控制时可行选择性盆腔血管栓塞术。

2.中医治疗方案

（1）病因病机。各种外伤因素致膀胱脉络受损，络破血溢而出现血尿；瘀血内阻，膀胱气化不利，故有疼痛及排尿不畅，日久造成气阴两伤。

（2）辨证治疗。

①络伤血瘀证。证候：下腹部疼痛，或剧痛难忍，或放射至会阴及下肢，膀胱区压痛明显，小便窘迫，或有血尿；舌淡或紫，苔薄白，脉弦细。治法：活血祛瘀。方药：七厘散加减。有血尿者，加小蓟、藕节炭、蒲黄凉血止血、活血化瘀；若瘀阻尿道痛甚者，加少量琥珀、川牛膝以化瘀止痛。

②湿热下注证。证候：膀胱破裂而尿外渗，下腹疼痛，发热，小便窘迫，或有血尿；舌红，苔薄黄稍腻，脉弦。治法：清热解毒，利湿祛瘀。方药：五味消毒饮加减。高热者，合用黄连解毒汤清热泻火、凉血解毒；血尿者，加白茅根、藕节炭清热利尿、凉血止血。

③气阴两虚证。证候：损伤后期腹痛明显减轻，但神疲乏力，少气懒言，或潮热盗汗，面赤咽干，心烦少寐，小便无力，或尿频，面色无华；舌淡苔薄或少苔，脉细数无力。治法：补气养阴。方药：补中益气汤合知柏地黄汤加减。潮热明显者，加龟板、地骨皮滋阴清热；心烦不寐者，加麦冬、郁金、丹参凉血清心、除烦安神。

第五节　尿道损伤

尿道损伤（urethral injuries）是泌尿系统最常见的损伤，分为开放性、闭合性和医源性损伤三类。开放性损伤多因弹片、锐器伤所致，常伴有阴囊、阴茎或会阴部贯通伤。闭合性损伤为挫伤、撕裂伤。医源性损伤是由尿道腔内器械直接损伤所致。

尿道损伤多见于男性。在解剖上男性尿道以尿生殖隔为界，分为前、后两段。前尿道包括球部和阴茎部，后尿道包括前列腺部和膜部。球部和膜部的损伤最为多见。

男性尿道损伤是泌尿外科常见的急症，早期处理不当，会产生尿道狭窄、尿瘘等并发症。

男性前尿道损伤多发生于球部，这段尿道固定在会阴部。会阴部骑跨伤时，将尿道挤向耻骨联合下方，引起尿道球部损伤。反复插导尿管、进行膀胱镜尿道检查也可引起前尿道损伤。

一、病因病理

1. 根据尿道损伤程度可分为挫伤、裂伤和断裂。尿道挫伤时仅有局部水肿和出血，愈合后一般不发生尿道狭窄。尿道裂伤时尚有部分尿道壁完整，但愈合后往往有瘢痕性尿道狭窄。尿道断裂时伤处完全离断，断端退缩、分离；血肿较大时可发生尿潴留，用力排尿则发生尿外渗。

2. 尿道球部裂伤或断裂时，血液及尿液渗入会阴浅筋膜包绕的会阴浅袋，使会阴、阴囊、阴茎肿胀，有时向上扩展至腹壁。因为会阴浅筋膜的远侧附着于腹股沟部，近侧与腹壁浅筋膜深层相连续，后方附着于尿生殖隔，尿液不会外渗到两侧股部。尿道阴茎部损伤时，如阴茎筋膜完整，血液及尿液渗入局限于阴茎筋膜内，表现为阴茎肿胀；如阴茎筋膜亦破裂，尿外渗范围扩大，与尿道球部损伤相同。

二、临床表现及诊断

1. 临床表现

(1) 尿道出血：损伤后即有鲜血自尿道外口滴出或溢出，为前尿道损伤最常见的症状。

(2) 疼痛：局部常有疼痛及压痛，也常见排尿痛，并向阴茎头部及会阴部放射。

(3) 局部血肿：尿道骑跨伤可引起会阴部、阴囊处肿胀、瘀斑及蝶形血肿。

(4) 排尿困难：尿道裂伤或断裂时，可引起排尿困难或尿潴留。因疼痛而致括约肌痉挛也可引起排尿困难。

(5) 尿外渗：尿道裂伤或断裂后，尿液可从裂口处渗入周围组织间隙，如不及时处理或处理不当，可发生广泛皮肤及皮下组织坏死、感染及脓毒症。开放性损伤，则尿液可从皮肤、肠道或阴道创伤口流出，最终形成尿瘘。

2. 诊断与鉴别诊断

(1) 病史和体检：球部尿道损伤常有会阴部骑跨伤史，医源性尿道损伤多有尿道器械检查或病史，体检球部尿道损伤常有会阴部骑跨伤史。

（2）诊断性导尿：可了解尿道的完整性和连续性。如一次导尿成功，提示尿道损伤不严重。保留导尿管引流尿液并支撑尿道，应注意固定导尿管。如果导尿管滑脱，第二次再插有失败的可能。如一次插入困难，说明可能有尿道裂伤或断裂伤，不应反复试插，以免加重损伤。

（3）逆行尿道造影：逆行尿道造影可显示尿道损伤部位及程度。尿道挫伤无造影剂外溢；如有外溢则提示部分裂伤；如造影剂未进入后尿道而大量外溢，提示尿道有严重裂伤或断裂。

三、治疗方案及原则

1. 西医治疗方案

（1）紧急处理。尿道球部海绵体严重出血可致休克，应立即压迫会阴部止血，并进行抗休克治疗，宜尽早施行手术。

（2）尿道挫伤。因尿道连续性尚存在，不需特殊治疗，可止血、止痛，同时应用抗生素预防感染，必要时插入导尿管引流尿液1周。

（3）尿道裂伤。如导尿管插入顺利，可留置导尿管引流2周左右。如插入失败，可能有尿道部分裂伤，应立即行经会阴尿道修补术，并留置导尿管2~3周。

（4）尿道断裂。球部远端和阴茎部的尿道完全性断裂，会阴、阴茎、阴囊内会形成大血肿，应及时经会阴切口予以清除，然后行尿道端端吻合术，留置导尿管3周。条件不允许时也可做耻骨上膀胱造瘘术。

（5）并发症处理。

①尿外渗：应尽早在尿外渗的部位做多处皮肤切开，切口深达浅筋膜以下，置多孔引流管引流。必要时做耻骨上膀胱造瘘，3个月后再修补尿道。

②尿道狭窄：晚期发生尿道狭窄，可根据狭窄程度及部位不同选择不同的方法治疗。狭窄轻者定期尿道扩张即可。尿道外口狭窄应行尿道外口切开术。如狭窄严重引起排尿困难、尿流变细，可行内镜下尿道内冷刀切开，对瘢痕严重者再辅以电切、激光等手术治疗。如狭窄严重引起尿道闭锁，经会阴切除狭窄段、行尿道端端吻合术常可取得满意的疗效。

③尿瘘：如果尿外渗未及时得到引流，感染后可形成尿道周围脓肿，脓肿破溃可形成尿瘘，狭窄时尿流不畅也可引起尿瘘。前尿道狭窄所致尿瘘多发生于会阴部或阴囊部，应在解除狭窄的同时切除或清理瘘管。

2. 中医治疗方案

（1）病因病机。骑跨伤或机械性损伤都可导致尿道血络损伤，或络破血溢，或瘀血阻窍，故可见尿道流血、排尿受阻等。

（2）辨证治疗。

①络伤溢血证。证候：尿道疼痛，尿道滴血，颜色鲜红，为损伤早期表现，或小便困难，排出不畅；舌淡苔白，脉弦。治法：止血镇痛。方药：活血止痛散加减。尿道疼痛明显者，合用失笑散活血化瘀、通络止痛；尿血明显者，加藕节炭、白及收敛止血。

②瘀血阻窍证。证候：尿道疼痛，尿道出血，带有血块，损伤部位皮肤青紫、肿胀，排尿不畅；舌淡紫或有瘀斑，脉弦涩。治法：活血化瘀。方药：活血散瘀汤加减。损伤部位肿胀甚者，加乳香、没药活血消肿；排尿不畅者，合五灵脂化瘀利尿。

第二章　泌尿、男性生殖系统感染

第一节　概　论

泌尿、男性生殖系统感染主要是由病原微生物侵入泌尿、男性生殖系统内繁殖而引起的炎症。病原微生物大多为革兰阴性杆菌。由于解剖学上的特点，泌尿道与生殖道关系密切，且尿道外口与外界相通，两者易同时引起感染或相互传播。泌尿系统感染又称尿路感染，肾盂肾炎、输尿管炎为上尿路感染；膀胱炎、尿道炎为下尿路感染。上尿路感染常并发下尿路感染，后者可以单独存在。尿路感染的发病率很高，在感染性疾病中的发病率仅次于呼吸道感染，在不同的性别和年龄中均可发病，其临床表现和结局变化很大。

泌尿系统感染是临床上的常见病和多发病，属中医学"淋证"范畴，淋证根据不同的记载有多种分类，现代临床多用五淋分类，即膏淋、气淋、劳淋、热淋、血淋，其中以热淋最常见。

一、病因病理

病原微生物是引起泌尿、男性生殖系统感染的重要病原生物条件，最常见为来自肠道的细菌，以革兰阴性杆菌为主，60%～80%为大肠埃希菌，其他为副大肠埃希菌、克雷白杆菌、变形杆菌、产碱杆菌、铜绿假单胞菌等。革兰阳性菌引起的感染约20%，包括葡萄球菌、链球菌、粪链球菌等。还有结核分枝杆菌、淋病奈瑟菌、衣原体、支原体、厌氧菌、真菌、病毒等。其中，结核分枝杆菌、淋病奈瑟菌等所致泌尿、男性生殖系统感染属特异性感染。其他的病原体如滴虫、原虫导致的感染较少。

二、发病机制

1. 尿路感染是尿路病原体和宿主相互作用的结果，尿路感染在一定程度上是由细菌的毒力、接种量和宿主的防御机制不完全造成的，这些因素在最终决定细菌定植水平以及对尿路损伤的程度也起到一定作用。正常人的尿道外口皮肤和黏膜有一些细菌停留，如乳酸杆菌、链球菌、葡萄球菌、小棒杆菌等，称为正常菌群。

2. 在致病菌未达到一定数量及毒力时，正常菌群能对致病菌起到抑制平衡的作用，且正常人尿液的酸碱度和高渗透压、尿液中所含的尿素和有机酸均不利于细菌的繁殖，而膀胱的排尿活动又可以将细菌排出体外，故正常人尿路对感染具有防御功能。

3. 近年来，有研究认为细菌的毒力也有重要作用。大肠埃希菌表面包裹着一层酸性的多聚糖抗原，称为 K 抗原。表达特殊的 K 抗原的大肠埃希菌菌株毒力强，易引起尿路感染。致病菌黏附于尿路上皮的能力是非常重要的环节，这种黏附能力来自致病菌的菌毛，而绝大多数致病菌都有菌毛，每个细菌可有 100～400 根菌毛，分子量为 17～27kD，主要由亚单位菌毛蛋白构成，能产生黏附素。黏附素能与尿路上皮细胞受体结合，使细菌黏附于尿路黏膜，并开始繁殖。

4.尿路上皮细胞分泌的黏液含黏蛋白、氨基葡萄糖聚糖、糖蛋白、黏多糖等，均有抵制细菌黏附和调节黏附结合力的作用。黏液为一层保护屏障，致病菌如能与黏液结合，损害保护层，就能黏附于尿路上皮细胞表面而引起感染。此外，有研究指出尿路感染的易感性可能与血型抗原、基因型特征、内分泌因素等相关。

三、诱发感染的因素

由于泌尿、生殖系统在解剖、生理方面的特点，使致病菌在正常情况下不易停留、繁殖，故不易引起感染。但是，一旦泌尿、生殖系统发生病理改变，感染的防御功能被破坏，致病菌乘虚而入，从而诱发感染。诱发感染的因素主要有以下四个方面。

1.机体抗病能力减弱：如糖尿病、妊娠、贫血、慢性肝病、慢性肾病、营养不良、肿瘤及先天性免疫缺陷或长期应用免疫抑制剂治疗等。

2.梗阻因素：如先天性泌尿生殖系异常、结石、肿瘤、狭窄、前列腺增生或神经源性膀胱等导致尿液引流不畅，引起尿液潴留，降低尿路及生殖道上皮防御细菌的能力。

3.医源性因素：如留置导尿管、造瘘管、尿道扩张、前列腺穿刺活检、膀胱镜检查等操作，由于黏膜擦伤或忽视无菌观念，易引入致病菌而诱发或扩散感染。

4.女性尿道较短，容易招致上行感染，特别是经期、更年期、性交时更易发生。妊娠时由于内分泌与机械性原因使输尿管口松弛扩张，尿液排出滞缓，容易上行感染。尿道口畸形或尿道口附近有感染病灶如尿道旁腺炎、阴道炎亦为诱发因素。

四、临床表现及诊断

1.临床表现

（1）上行感染：致病菌经尿道进入膀胱，还可沿输尿管腔内播散至肾。大约50%下尿路感染病例会导致上尿路感染，因为膀胱炎出现黏膜水肿，使输尿管膀胱交界处功能改变，易发生尿液反流，致病菌可直达肾。如果细菌具有特殊的黏附力或输尿管正常蠕动受到阻碍，上行感染更容易发生。此类感染常发生于妇女新婚期、妊娠期、婴幼儿以及尿路有梗阻的患者。致病菌大多为大肠埃希菌。

（2）血行感染：较少见，在机体免疫功能低下或某些因素促发下，皮肤疖、痈和扁桃体炎、中耳炎、龋齿等感染病灶内的细菌直接由血行传播至泌尿生殖系器官，常见为肾皮质感染。致病菌多为金黄色葡萄球菌。

（3）淋巴感染：致病菌从邻近器官的病灶经淋巴管传播至泌尿生殖系器官，如肠道的严重感染或腹膜后脓肿等，是更少见的一种感染途径。

（4）直接感染：由于邻近器官的感染直接蔓延所致，如阑尾脓肿、盆腔化脓性炎症，或外来的感染，致病菌经肾区瘘管和异物的感染等。

2.诊断与鉴别诊断

泌尿、男性生殖系统感染一般都有比较典型的临床表现，尤其是急性期，诊断并不困难。但是，诊断中必须注意寻找病灶及其病理基础，对病原和病变程度要有精确的估计。明确泌尿系感染首先取决于尿液中找到细菌或出现白细胞。由于留取尿标本时往往因污染而混淆诊断，采用正确的方法采集尿标本是诊断中的重要环节。

(1)尿标本的采集。有三种方式：①分段收集尿液，一般采用中段尿；②导尿，常用于女性患者；③耻骨上膀胱穿刺，最适用于新生儿和截瘫患者，用此法留取的尿标本最为可靠。尿培养常采用清洁中段尿或耻骨上膀胱穿刺标本。尿标本采集后应在 2h 内处理，避免污染和杂菌生长。

(2)尿液镜检。尿标本应立即进行涂片检查，最简单的方法是用亚甲蓝染色一滴新鲜尿，显微镜下观察可以看到革兰阴性杆菌或阳性球菌，另一部分尿标本再送尿细菌培养和药物敏感试验。此外，尿沉渣检查有无白细胞，如每高倍视野白细胞超过 5 个则为脓尿，提示有尿路感染。无菌尿的脓尿要警惕结核等疾病存在。

(3)细菌培养和菌落计数。是诊断尿路感染的主要依据。如菌落计数多于 10^5/ml 应认为有感染，少于 10^4/ml 可能为污染，应重复培养，$10^4 \sim 10^5$/ml 之间为可疑。此值在急性尿路感染和未曾应用抗菌药物的病例中有意义，在慢性病例和已用过药物者则常常难以判断，必须与临床症状结合起来分析才可决断。

(4)定位检查。泌尿系感染有上、下尿路感染之分，上尿路感染以肾盂肾炎为代表，下尿路感染以膀胱炎为主，两者的治疗与预防均不同，临床上必须加以区别。其区别方法包括症状的鉴别、尿镜检、尿培养、尿荧光免疫反应、尿酶测定以及膀胱镜检查等，将在以后各节中分别叙述。

(5)影像学检查：包括超声、尿路平片、静脉尿路造影、膀胱或尿道造影、CT、放射性核素和磁共振水成像（MRU）等。这些检查的临床意义有：①明确有无泌尿系畸形；②有无梗阻性病变；③是否合并结石、肿瘤、良性前列腺增生；④尿流动力学功能有无减退；⑤两肾功能有无损害并做左右比较；⑥有无膀胱输尿管反流存在；⑦监测残余尿和肾盂、膀胱的排空时间。以上检查在慢性泌尿系感染和久治不愈的患者中有重要意义。

五、治疗方案及原则

1.西医治疗方案

(1)明确感染的性质。临床上出现泌尿系感染症状时，必须明确其性质和致病菌，依据尿细菌培养和药敏试验结果，有针对性地用药，这是治疗的关键，但尚无尿细菌培养结果时，可先根据尿沉淀涂片革兰染色来初步估计致病菌，选择恰当的药物。

(2)鉴别上尿路感染还是下尿路感染。在治疗上两者有所不同，前者症状重、预后差、易复发；后者症状轻、预后佳、少复发。

(3)明确血行感染还是上行感染。血行感染发病急剧，有寒战、高热等全身症状，应用血浓度高的抗菌药物，常静脉给药；而上行感染以膀胱刺激症状为主，应用尿液浓度高的抗菌药物和解痉药物。

(4)查明泌尿系有无梗阻因素。泌尿系梗阻常为尿路感染的直接诱因，同时感染后若有梗阻存在，则不易治愈，易产生耐药性菌株，亦易复发。

(5)检查有无泌尿系感染的诱发因素（见上述），应加以纠正。

(6)测定尿液 pH 值。治疗前应测定尿液 pH 值。若为酸性，宜用碱性药物，如碳酸氢钠等，使尿液碱性化以抑制病菌生长，并用适合于碱性环境的抗菌药物。反之，尿液为碱性则宜用酸性药物，如维生素 C、氯化钠加乌洛托品等，用适应于酸性环境的抗菌药物。

(7)抗菌药物的正确使用。治疗泌尿系感染的目的，是要达到尿液无菌。由此，治疗时必须注意尿液中要有足够浓度的抗菌药物，而不是单纯地依赖于血液中药物浓度，而且尿液中浓度要比血液浓度高数百倍，才能达到治疗目的。一个合适的抗菌药物治疗后，数小时即应使尿液无菌，这种治疗需维持7～10d，再确定尿细菌培养是否转阴；如菌落数被抑制在每毫升几百或更少，停药后会很快复发。因此，抗菌药物的使用原则上应持续到症状消失，尿细菌培养转阴后2周。在抗菌药物治疗过程中，细菌会发生变异，由对某一抗生素高度敏感突变为有抗药性的耐药菌株，为避免耐药菌株的产生可以同时应用两种或两种以上的抗菌药物。若有感染史、尿路梗阻等诱因者，必须延长用药时间，同时适时消除诱因，如手术引流或解除梗阻，不能单纯依靠药物。

2. 相关中医理论

(1)基础理论。中医学认为，溺窍与精窍均由肾所主，但与其他脏腑的功能亦关系密切。《素问·上古天真论》载："肾者主水，受五脏六腑之精而藏之，故五脏盛乃能泻。"《证治汇补》曰："精之主宰在心，精之藏制在肾。"《素问·灵兰秘典论》说："膀胱者，州都之官，津液藏焉，气化则能出矣。"又说："三焦者，决渎之官，水道出焉。"《素问·经脉别论》云："饮入于胃，游溢精气，上输于脾，脾气散精，上归于肺，通调水道，下注膀胱。"由此可见，精与溺的生成和排泄均与五脏六腑有关。其功能如此，其形态（即前阴各部）亦与脏腑相关，《外科真诠》划分为：玉茎（阴茎）属肝；马口（尿道）属小肠；阴囊属肝；肾子（附睾、睾丸）属肾；子系（精索）属肝。

(2)病因病机。淋证的发生主要因外感湿热、饮食不节、情志失调、禀赋不足或劳伤久病引起；其主要病机为湿热蕴结下焦，肾与膀胱气化不利。

①外感湿热：因下阴不洁，秽浊之邪从下侵入机体，上犯膀胱，或由小肠邪热、心经火热、下肢丹毒等他脏外感之热邪传入膀胱，发为淋证。

②饮食不节：多食辛热肥甘之品，或嗜酒太过，脾胃运化失常，积湿生热，下注膀胱，乃成淋证。正如严用和《济生方·淋闭论治》云："此由饮酒房劳，或动役冒热，或饮冷逐热，或散石发动，热结下焦，遂成淋闭；亦有温病后，余热不散，霍乱后，当风取凉，亦令人淋闭。"说明了淋证的发病多由湿热而致。其湿热可来源于外感，亦可由饮食不当而自生。

③情志失调：情志不遂，肝气郁结，三焦通调失常，或气郁化火，气火郁于膀胱，导致淋证。《医宗必读·淋证》言："妇女多郁，常可发为气淋和石淋。"

④禀赋不足或劳伤久病：禀赋不足，肾与膀胱先天畸形；或久病缠身，劳伤过度，房事不节，多产多育；或久淋不愈，耗伤正气；或妊娠、产后脾肾气虚，膀胱易于感受外邪，而致本病。

(3)淋证的病位在膀胱与肾，与肝、脾相关；基本病理变化为湿热蕴结下焦，肾与膀胱气化不利；病理因素主要为湿热之邪。由于湿热导致病理变化的不同，及累及脏腑器官之差异，临床上乃有六淋之分。若湿热客于下焦，膀胱气化不利，小便灼热刺痛，则为热淋；若膀胱湿热，灼伤血络，迫血妄行，血随尿出，乃成血淋；若湿热久蕴，熬尿成石，遂致石淋；若湿热蕴久，阻滞经脉，脂液不循常道，小便浑浊，而为膏淋；若肝气失于疏泄，气火郁于膀胱，则为气淋；若久淋不愈，湿热留恋膀胱，由腑及脏，继则由肾及脾，脾肾受损，正虚邪弱，遂成劳淋；若肾阴不足，虚火扰动阴血，亦为血淋；若肾虚下元不固，不能摄纳精微脂液，亦为膏淋；若中气不足，气虚下陷，膀胱气化无权，亦成气淋。

(4)淋证的病理性质有实、有虚，且多见虚实夹杂之证。初起多因湿热为患，正气尚未虚损，故多属实证。但淋久湿热伤正，由肾及脾，每致脾肾两虚，而由实转虚。如邪气未尽，正气渐伤，或虚体受邪，则成虚实夹杂之证，常见阴虚夹湿热、气虚夹水湿等。因此，淋证多以肾虚为本，膀胱湿热为标。

（5）淋证虽有六淋之分，但各种淋证间存在着一定的联系。表现在转归上，首先是虚实之间的转化。如实证的热淋、血淋、气淋可转化为虚证的劳淋。反之，虚证的劳淋，亦可能兼夹实证的热淋、血淋、气淋。而当湿热未尽，正气已伤，处于实证向虚证的移行阶段，则表现为虚实夹杂的证候。

（6）预后往往与证候类型及病情轻重有关。淋证之实证，如热淋、血淋、石淋初起，病情轻者一般预后良好；若处理不当可致热毒入营血；若久淋不愈，脾肾两虚，则发为劳淋；甚者脾肾衰败，可导致水肿、癃闭、关格；若石阻水道，可出现水气上凌心肺等重证。

（7）辨证分型标准：参考《中医内科学》制定。

①热淋。证见：尿频尿急，尿道灼热刺痛，尿色黄赤；少腹胀痛，或伴寒热腰痛、恶心呕吐，舌质红，苔黄腻或白腻，脉弦数或滑数。

②血淋。证见：小便频急，热涩刺痛，尿血紫红或伴血块，少腹胀痛，舌质红，苔薄黄，脉数。

③气淋。证见：郁怒之后，小便涩滞，淋沥不畅，少腹胀满疼痛，若中气下陷，则见少腹坠胀，尿有余沥，面色㿠白，舌质淡，苔薄白，脉虚细无力。

④膏淋。证见：小便混浊乳白或米泔水样，上有浮油，置之沉淀，或伴有絮状凝块物，或混有血液、血块，尿道热涩疼痛，尿时阻塞不畅，口干，苔黄腻，舌质红，脉濡数。

⑤劳淋。证见：小便赤涩不甚，但淋沥不已，时作时止，遇劳即发，腰酸神疲，舌质淡，脉细弱。

3.中医治疗方案

（1）热淋。

临床表现：小便频数短涩，灼热刺痛，溺色黄赤，少腹拘急胀痛，寒热起伏，口苦，呕恶，腰痛拒按，大便秘结；苔黄腻，脉滑数。

治法：清热利湿通淋。

代表方：八正散。本方由瞿麦、萹蓄、木通、车前子、滑石、栀子、灯心草、大黄、甘草组成。若大便秘结、腹胀者，可重用生大黄、枳实；伴寒热、口苦、呕恶者，可合小柴胡汤；若湿热伤阴者见口干、舌红少苔、脉细者，去大黄，加生地黄、知母、白茅根。

（2）石淋。

临床表现：尿中夹砂石，排尿涩痛，或排尿时突然中断，尿道窘迫疼痛，少腹拘急，往往突发，一侧腰腹绞痛难忍，甚则牵及外阴，尿中带血；舌红，苔薄黄，脉弦或带数。

治法：清热利湿，排石通淋。

代表方：石韦散。本方由石韦、冬葵子、瞿麦、滑石、车前子组成。临证应用时多加金钱草、海金沙、鸡内金等；腰腹绞痛者，加芍药、甘草；若尿中带血，可加小蓟、生地黄、藕节；小腹胀痛加木香、乌药；绞痛缓解，多无明显自觉症状，可常用金钱草煎汤代茶；若结石过大，阻塞尿路，肾盂严重积水者，宜手术治疗。

（3）血淋。

临床表现：小便热涩刺痛，尿色深红，或夹有血块，疼痛满急加剧，心烦；舌尖红，苔黄，脉滑数。

治法：清热通淋，凉血止血。

代表方：小蓟饮子。本方由小蓟、生地黄、蒲黄、藕节、滑石、木通、淡竹叶、栀子、当归、甘草组成。舌暗或有瘀点，脉细涩者，加三七、牛膝、桃仁以化瘀止血；若出血不止，可加仙鹤草、琥珀粉；尿痛涩滞不显著，腰膝酸软，神疲乏力，舌淡红，脉细数，当滋阴清热、补虚止血，知柏地黄丸加减。

（4）气淋。

临床表现：郁怒之后，小便涩滞，淋沥不已，少腹胀满疼痛；苔薄白，脉弦。

治法：理气疏导，通淋利尿。

代表方：沉香散。本方由沉香、橘皮、当归、白芍、石韦、滑石、冬葵子、王不留行、甘草组成。胸胁胀满者，加青皮、乌药、小茴香、广郁金；若气滞日久，舌暗有瘀斑，脉涩者，加红花、赤芍、益母草；若久病少腹坠胀，尿有余沥，面色萎黄，舌质淡，脉虚细无力，可用补中益气汤。

（5）膏淋。

临床表现：小便浑浊，乳白或如米泔水，上有浮油，置之沉淀，或伴有絮状凝块物，尿道热涩疼痛，尿时阻塞不畅，口干；舌质红，苔黄腻，脉濡数。

治法：清热利湿，分清泄浊。

代表方：程氏萆薢分清饮。

本方由萆薢、黄柏、车前子、石菖蒲、茯苓、白术、莲子心、丹参组成。小腹胀，尿涩不畅，加乌药、青皮；伴有血尿，加小蓟、藕节、白茅根；小便黄赤，热痛明显，加甘草梢、竹叶、通草；病久湿热伤阴，加生地黄、麦冬、知母。

（6）劳淋。

临床表现：小便不甚赤涩，溺痛不甚，但淋沥不已，时作时止，遇劳即发，病程缠绵；面色萎黄，少气懒言，神疲乏力，小腹坠胀，里急后重或大便时小便点滴而出，腰膝酸软，肾阳虚见畏寒肢冷，肾阴虚见面色潮红，五心烦热；舌质淡，脉细弱。

治法：补脾益肾。

代表方：无比山药丸。本方由山药、地黄、山茱萸、肉苁蓉、菟丝子、杜仲、巴戟天、赤石脂、五味子、茯神、泽泻、牛膝组成。若中气下陷，症见少腹坠胀，尿频涩滞，余沥难尽，不耐劳累，面色无华，少气懒言，舌淡，脉细无力，可用补中益气汤加减。

本章第二节与第三节的中医治疗方案均可参考于此。

第二节　上尿路感染

一、急性肾盂肾炎

急性肾盂肾炎（acute pyelonephritis）是肾盂和肾实质的急性细菌性炎症。致病菌主要为大肠埃希菌和其他肠杆菌及革兰阳性细菌，如副大肠埃希菌、变形杆菌、粪链球菌、葡萄球菌、产碱杆菌、铜绿假单胞菌等。极少数为真菌、病毒以及原虫等病原体。多由尿道进入膀胱，上行感染经输尿管达肾，或由血行感染播散到肾。女性的发病率高于男性数倍。女性在儿童期、新婚期、妊娠期和老年时更易发生。尿路梗阻、膀胱输尿管反流及尿潴留等情况可以造成继发性肾盂肾炎。

（一）病因病理

1.急性肾盂肾炎时肾肿大及水肿，质地较软。表面散在大小不等的脓肿，呈黄色或黄白色，周围有紫红色充血带环绕。切面观见大小不等的小脓灶不规则分布在肾组织各个部分。

2.肾盂黏膜充血水肿，散在小出血点。显微镜下可见多量中性粒细胞浸润，伴出血。早期肾小球多不受影响，病变严重时可见肾小管、肾小球受破坏。化脓灶愈合后可形成微小的纤维化瘢痕，吸收后无损于肾功能。

3.病灶广泛而严重者，可使部分肾单位功能丧失。在致病菌及感染诱因未被彻底清除时，肾盂肾炎可由病变迁延、反复发作成为慢性。

（二）临床表现及诊断

1.临床表现

（1）发热：突然发生寒战、高热，体温上升至39℃以上，伴有头痛、全身痛以及恶心、呕吐等。热型类似脓毒症，大汗淋漓后体温下降，以后又可上升，持续1周左右。

（2）腰痛：单侧或双侧腰痛，有明显的肾区压痛、肋脊角叩痛。

（3）膀胱刺激症状：由上行感染所致的急性肾盂肾炎起病时即出现尿频、尿急、尿痛、血尿，以后出现全身症状。血行感染者常由高热开始，而膀胱刺激症状随后出现，有时不明显。

2.诊断与鉴别诊断

（1）有典型的临床表现，尿液检查有白细胞、红细胞、蛋白、管型和细菌，尿细菌培养有菌落 $10^5/ml$ 以上，血白细胞计数升高，中性粒细胞增多明显，确定诊断不困难。但老年人症状常不典型。

（2）临床上急性肾盂肾炎常伴膀胱炎，膀胱炎亦可出现发热、腰背部疼痛等临床表现；而下尿路感染又可上行感染累及肾，有时不易区别。然而，下尿路感染以膀胱刺激症状为主要临床表现，并常有下腹部不适、酸胀，很少有寒战、发热等全身症状。在急性期症状控制后，应对患者做进一步检查，查明有无泌尿系梗阻、膀胱输尿管反流等解剖异常，以便进一步治疗。

（三）治疗方案及原则

1.西医治疗方案

（1）全身治疗。卧床休息，输液、多饮水，维持尿量达 1～5L/d 以上，有利于炎症产物排出。注意饮食易消化、富含热量和维生素。

（2）抗菌药物治疗。可选用药物有：①复方磺胺甲基异噁唑（SMZ-TMP）对除铜绿假单胞菌外的革兰阳性及阴性菌有效。②喹诺酮类药物抗菌谱广、作用强、毒性少，除不宜用于儿童及孕妇外，临床已广泛应用。③青霉素类药物。④第一、二代头孢菌素可用于产酶葡萄球菌感染。第二、三代头孢菌素对严重革兰阴性杆菌感染作用显著，与氨基糖苷类合用有协同作用。哌拉西林、头孢哌酮、头孢他啶、阿米卡星、妥布霉素等对铜绿假单胞菌及其他假单胞菌等感染有效。⑤去甲万古霉素适用于耐甲氧西林的葡萄球菌、多重耐药的肠球菌感染及对青霉素过敏患者的革兰阳性球菌感染。亚胺培南－西拉司丁钠（泰能）抗菌谱广，对革兰阴性杆菌杀菌活性好。这两种尤适用于难治性院内感染及免疫缺陷者的肾盂肾炎。以上的治疗宜个体化，疗程7～14d，静脉用药者可在体温正常、临床症状改善、尿细菌培养转阴后改口服维持。

（3）对症治疗。应用碱性药物如碳酸氢钠、枸橼酸钾，降低酸性尿液对膀胱的刺激，以缓解膀胱刺激症状。钙离子通道拮抗剂维拉帕米（异搏定）或盐酸黄酮哌酯（泌尿灵）可解除膀胱痉挛和缓解刺激症状。

2. 中医治疗方案

病因病机：患者腰痛常在腰脊近背肋处（常有肾区叩击痛），并伴有小腹拘急，尿时茎（阴）中作痛，这与肝经"循股入毛中，过阴器，抵小腹……布胁肋"相同。湿热壅遏肝经，气机不利故有腰痛。肝经疏泄失度，膀胱气化失司，则见小便频数短涩、滴沥刺痛、小腹拘急等。肝病及脾则食欲不振，肝脉"挟胃"，胃气上逆，则恶心呕吐。心与小肠相表里，若思虑劳心过度，心经积热，热移小肠。所谓"小肠有气则小便胀，小肠有血则小便涩，小肠有热则小便痛"，即包括了急性肾盂肾炎的主要症状。

二、肾积脓

肾实质感染所致广泛的化脓性病变，或尿路梗阻后肾盂肾盏积水、感染而形成一个积聚脓液的囊腔称为肾积脓（pyonephrosis）。致病菌有革兰阳性球菌和革兰阴性杆菌或结核分枝杆菌。多在上尿路结石、肾结核、肾盂肾炎、肾积水、手术史等疾病的基础上并发化脓性感染而形成。

治疗应注意加强营养，抗感染，纠正水、电解质紊乱，并施行脓肾造瘘术。感染控制后，针对病因治疗。如患肾功能已丧失，而对侧肾功能正常，可做患肾切除术。

三、肾皮质多发性脓肿

肾皮质形成多发性小脓肿，称为肾疖；小脓肿融合扩大而成大块化脓组织称为肾痈。致病菌大多为金黄色葡萄球菌，亦有大肠埃希菌和变形杆菌等。大多数患者由于疗、痈、龋齿、扁桃体炎、肺部感染、骨髓炎和前列腺炎等远处炎性病灶，经血行播散引起，随着有效抗生素的研究成功及广泛应用，由革兰阳性菌形成的脓肿在逐渐减少，由大肠埃希菌和变形杆菌引起者更为常见。在病理上与典型急性肾盂肾炎不同，病变发展可从肾皮质向外破溃形成肾周围脓肿。

（一）临床表现与诊断

临床表现主要为畏寒、发热、腰部疼痛、肌紧张、肋脊角叩痛，无膀胱刺激症状，病程1～2周。如肾痈破溃侵入肾周围间隙，则全身和局部症状明显加重。血白细胞升高，中性粒细胞增加。尿镜检无脓尿或菌尿。但是，当脓肿与集合系统相通后可出现脓尿和菌尿，尿液涂片革兰染色可找到致病菌，尿细菌培养为阳性。血培养有细菌生长。B超和CT均可显示脓肿，在超声引导下针刺抽吸取得脓液则肯定诊断。静脉尿路造影显示肾盂肾盏有推移受压，患侧肾功能减退。

（二）治疗方案及原则

若肾痈形成或并发肾周围脓肿，需施行切开引流术。早期肾皮质脓肿（cortical abscesses of kidney）应及时应用抗生素。通常推荐广谱抗菌药物，如氨苄西林，或万古霉素与氨基糖苷类合用，或第三代头孢菌素。如果经48h的治疗无效，就应在CT或超声引导下经皮穿刺或手术切开引流。

四、肾周围炎

肾周围组织的化脓性炎症称肾周围炎（perinephritis），若形成脓肿称肾周围脓肿。致病菌以金黄色葡萄球菌及大肠埃希菌多见，病变位于肾固有筋膜与肾周筋膜之间，多由肾痈、肾表面脓肿直接感染所致。由于肾周组织脂肪丰富，且疏松，感染易蔓延。脓液流入髂腰间隙，形成腰大肌脓肿，穿破横膈形成脓胸。细菌从淋巴管和血行途径传播则很少见。

（一）临床表现与诊断

临床表现主要为畏寒、发热、腰部疼痛和肌紧张，局部压痛明显。血白细胞及中性粒细胞上升。由于肾周围炎多伴有肾实质感染，尿常规检查可见脓细胞。单纯肾周围炎尿常规无异常。若脓肿溃破，沿腰大肌扩展，刺激腰大肌使髋关节屈曲不能伸展，脊柱弯向患侧。胸透可见同侧膈肌抬高，活动受限。腹部平片可见脊柱向患侧弯曲，腰大肌阴影消失。静脉尿路造影肾位置异常，呼吸时移动范围减小，甚至不随呼吸移动。B超和CT可显示肾周围脓肿，在超声引导下做肾周围穿刺，可抽得脓液。

（二）治疗方案及原则

未形成脓肿，治疗首选敏感的抗生素和局部热敷，并加强全身支持疗法。如有脓肿形成，应做穿刺或切开引流。

第三节　下尿路感染

一、急性细菌性膀胱炎

急性细菌性膀胱炎（acute bacterial cystitis）女性多见，且25%～30%的患者年龄在20～40岁。因女性尿道短而直，尿道外口畸形常见，如处女膜伞、尿道口处女膜融合；会阴部常有大量细菌存在，只要有感染的诱因存在，如性交、导尿、个人卫生不洁及个体对细菌抵抗力降低，都可导致上行感染。很少由血行感染及淋巴感染所致，男性常继发于其他病变，如急性前列腺炎、良性前列腺增生、包皮炎、尿道狭窄、尿结石、肾感染等。也可继发于邻近器官感染如阑尾脓肿。致病菌多数为大肠埃希菌。

（一）病因病理

浅表膀胱炎症多见，以尿道内口及膀胱三角最明显。病变仅累及黏膜、黏膜下层，可见黏膜充血、水肿、片状出血斑、浅表溃疡或脓苔覆盖。显微镜下见多数白细胞浸润。炎症有自愈倾向，愈合后不遗留痕迹。若治疗不彻底或有异物、残余尿、上尿路感染等情况，炎症可转为慢性。

（二）临床表现及诊断

1. 临床表现

发病突然，有尿痛、尿频、尿急，严重者数分钟排尿一次，且不分昼夜。排空后仍有尿不尽感。患者常诉排尿时尿道有烧灼感，甚至不敢排尿。常见终末血尿，有时为全程血尿，甚至有血块排出。可有急迫性尿失禁。

全身症状不明显，体温正常或仅有低热，当并发急性肾盂肾炎或前列腺炎、附睾炎时才有高热。在女性常与经期、性交有关。男性如有慢性前列腺炎，可在性交或饮酒后诱发膀胱炎。

2. 诊断与鉴别诊断

(1)耻骨上膀胱区可有压痛，但无腰部压痛。在男性，可发现并发的附睾炎，检查附睾有压痛；如有尿道炎，可有尿道脓性分泌物。男患者还应注意有无前列腺炎或良性前列腺增生。在女性应注意有无阴道炎、尿道炎、膀胱脱垂或憩室，检查有无处女膜及尿道口畸形，尿道旁腺有无感染积脓。

(2)尿沉渣检查：有白细胞增多，也可有红细胞。应做尿细菌培养、菌落计数和药物敏感试验，典型病例常获得阳性结果。肾功能一般不受影响。在急性感染期禁忌做膀胱镜检查及尿道扩张。尿道有分泌物应做涂片细菌学检查。

(3)膀胱炎应与其他以排尿改变为主要症状的疾病鉴别，包括阴道炎、尿道炎等。阴道炎有排尿刺激症状伴阴道刺激症状，常有阴道分泌物排出且恶臭。尿道炎有尿频、尿急，但不如膀胱炎明显，有尿痛，无畏寒、发热，有尿道脓性分泌物；常见致病原为淋病奈瑟菌、衣原体、支原体、单纯疱疹病毒及滴虫等。

(三) 治疗方案及原则

(1)多饮水，口服碳酸氢钠碱化尿液，减少对尿路的刺激。并可用颠茄、阿托品、地西泮，膀胱区热敷、热水坐浴等解除膀胱痉挛。

(2)抗菌药物应用，选用复方磺胺甲噁唑、头孢菌素类、喹诺酮类等药物。近年，对于女性无并发症的单纯性膀胱炎，可选择敏感的抗菌药物，采用3d疗法，疗效与7d疗程相似且副作用少、费用低。

(3)绝经期后妇女经常会发生尿路感染，并易反复感染。雌激素的缺乏引起阴道内乳酸杆菌减少和致病菌的繁殖增加常是感染的重要因素。雌激素替代疗法以维持正常的阴道内环境，增加乳酸杆菌并清除致病菌，可以减少尿路感染的发生。

二、慢性细菌性膀胱炎

慢性细菌性膀胱炎（chronic bacterial cystitis）常是上尿路急性感染的迁移或慢性感染所致，亦可诱发或继发于某些下尿路病变，如良性前列腺增生、慢性前列腺炎、尿道狭窄、膀胱结石或异物、尿道口处女膜融合、尿道旁腺炎等。

（一）病理

膀胱黏膜苍白、变薄或肥厚，有时呈颗粒或小囊状，偶见溃疡。显微镜下可见固有膜内有较多浆细胞、淋巴细胞浸润和结缔组织增生。当炎症累及肌层使逼尿肌纤维化，膀胱容量可缩小。

（二）临床表现及诊断

1. 临床表现

反复发作或持续存在尿频、尿急、尿痛，并有耻骨上膀胱区不适，膀胱充盈时疼痛较明显。尿液混浊。

2. 诊断与鉴别诊断

根据病史和临床表现诊断不难，但必须考虑反复发作或持续存在的原因，否则难以彻底治疗。

(1)男性应做直肠指诊了解前列腺有无病变，并做阴囊、阴茎、尿道口检查，排除生殖道炎症、尿道炎症或结石，女性应了解尿道外口、处女膜有无畸形，有无宫颈炎、阴道炎或前庭腺炎等。注意有无糖尿病、免疫功能低下等疾病。

（2）尿沉渣检查有少量白细胞，可有红细胞。尿细菌培养可阳性，如多次中段尿细菌培养阴性，应考虑与泌尿系结核鉴别。

（3）B 超、CT、静脉尿路造影等能帮助了解有无尿路畸形、结石或肿瘤。膀胱镜检查可见脓尿、脓苔、膀胱黏膜充血、水肿或消失，有时见憩室、结石、异物或肿瘤。由于腺性膀胱炎、间质性膀胱炎、膀胱原位癌都可表现为反复的膀胱刺激症状，有时难以与慢性膀胱炎区别，膀胱镜检查及活体组织病理检查有助于诊断。

（三）治疗方案及原则

应用抗菌药物，保持排尿通畅，处理诱发尿路感染的病因，必要时需手术纠正，如处女膜成形术等。病程较长，抵抗力弱者，应全身支持，增进营养。

第四节　男性生殖系统感染

男性生殖系统感染中常见有前列腺炎（prostatitis）和附睾炎（epididymitis）。前列腺炎是指前列腺受到致病菌感染和（或）某些非感染因素刺激而出现的骨盆区域疼痛或不适、排尿异常、性功能障碍等临床表现。前列腺炎是成年男性的常见疾病，50 岁以下的成年男性患病率较高，高发年龄为 31~40 岁，我国的一项大样本调查显示前列腺炎样症状发生率为 8.4%。有资料显示前列腺炎患者占泌尿外科门诊患者的 8%~25%；尸检中的患病率为 24.3%~44%。目前，前列腺炎的发病机制、病理生理改变尚不十分清楚。最近有许多学者都认为它不是一个单独的疾病，而是前列腺炎综合征（prostatitis syndrome，PS）。这些疾病各有各的病因、临床特点和预后。

根据目前对前列腺炎的基础和临床研究情况，1995 年美国国立卫生研究院（NIH）提出新的分类方法，将前列腺炎分为四型：Ⅰ型，急性细菌性前列腺炎（acute bacterial prostatitis，ABP）；Ⅱ型，慢性细菌性前列腺炎（chronic bacterial prostatitis，CBP）；Ⅲ型，慢性前列腺炎/慢性骨盆疼痛综合征（chronic prostatitis/chronic pelvic pain syndrome，CP/CPPS），该型又分为炎症性 CPPS 和非炎症性 CPPS 两种亚型；Ⅳ型，无症状性前列腺炎（asymptomatic inflammatory prostatitis，AIP）。以上分类方法较传统的分类方法（Drach，1978 年分类）有很大进步，在临床诊治中有一定的指导意义，但仍有待进一步完善。附睾炎可发生于单侧或双侧，分急性附睾炎（acute epididymitis）和慢性附睾炎（chronic epididymitis）。

一、急性细菌性前列腺炎

急性细菌性前列腺炎大多由尿道上行感染所致，如经尿道器械操作。血行感染来源于疖、痈、扁桃体、龋齿及呼吸道感染灶。也可由急性膀胱炎、急性尿潴留及急性淋菌性后尿道炎等的感染尿液经前列腺管逆流引起。致病菌多为革兰阴性杆菌或假单胞菌，也有葡萄球菌、链球菌、淋病奈瑟菌及衣原体、支原体等。前列腺腺泡有多量白细胞浸润，组织水肿。大部分患者治疗后炎症可以消退，少数治疗不彻底者可变为慢性前列腺炎，严重者变为前列腺脓肿。根据本病的症状、体征，当属中医"少腹痛""白浊""精浊""劳淋"等范畴。

（一）临床表现及诊断

1. 临床表现

发病突然，为急性疼痛伴随着排尿刺激症状和梗阻症状以及发热、全身症状。典型症状为尿频、尿急、排尿痛，梗阻症状为排尿犹豫、尿线间断，甚至急性尿潴留，会阴部及耻骨上疼痛伴随外生殖器不适或疼痛，全身症状有寒战和高热，恶心、呕吐，甚至败血症。临床上往往伴发急性膀胱炎。

2. 诊断与鉴别诊断

有典型的临床表现和急性感染史。直肠指检前列腺肿胀、压痛，局部温度升高，表面光滑，形成脓肿则有饱满或波动感。感染蔓延可引起精囊炎、附睾炎、菌血症，故禁忌做前列腺按摩或穿刺。

常见的并发症有急性尿潴留、附睾炎、直肠或会阴瘘，偶可同时发生急性肾盂肾炎。尿沉渣检查有白细胞增多，血液和（或）尿细菌培养阳性。

（二）治疗方案及原则

1. 西医治疗方案

积极卧床休息，输液，应用抗菌药物及大量饮水，并使用止痛、解痉、退热等药物，以缓解症状。如有急性尿潴留，应避免经尿道导尿引流，可行耻骨上穿刺造瘘。

抗菌药物：常选用喹诺酮类如环丙沙星、氧氟沙星；以及头孢菌素、妥布霉素、氨苄西林等。如衣原体感染可用红霉素、阿奇霉素等。如淋病奈瑟菌感染可用头孢曲松。如厌氧菌感染则用甲硝唑。一疗程 7d，可延长至 14d。

预后一般良好，少数并发前列腺脓肿，则应经会阴切开引流。

2. 中医治疗方案

（1）病因病机。本病以肾虚为本，湿热为标，瘀滞为变。湿热下注，蕴结下焦，侵犯精室，导致膀胱气化失司，水道不利；湿热日久，致精道精室气滞血瘀，浊瘀败精阻于精室；热久伤阴，肾阴亏损，相火亢盛，内蕴精室；肾气衰弱，肾精亏虚，经脉失养或封藏失职，皆可导致本病。

（2）辨证治疗。

①湿热下注证。证候：尿频、尿急、尿痛，尿道灼热感，排尿不利，尿末或大便时滴白，会阴、少腹、睾丸、腰骶坠胀疼痛；伴发热、恶寒、头身痛楚等；舌红，苔黄腻，脉弦滑或数。治法：清热利湿。方药：八正散或龙胆泻肝汤加减。

②气滞血瘀证。证候：病程长，少腹、会阴、睾丸坠胀疼痛，感觉排尿不净；指诊前列腺压痛明显，质地不均匀，可触及结节；舌质暗或有瘀斑，苔薄白，脉弦滑。治法：活血化瘀，行气止痛。方药：前列腺汤加减。

③阴虚火旺证。证候：腰膝酸软，头晕目眩，失眠多梦，五心烦热，遗精或血精，排尿或大便时有白浊，尿道不适；舌红少苔，脉细数。治法：滋阴降火。方药：知柏地黄汤加减。

④肾阳虚衰证。证候：腰膝酸软，手足不温，小便频数，淋沥不净，阳痿早泄；舌淡胖，苔白，脉沉。治法：温补肾阳。方药：济生肾气丸加减。

（3）针灸疗法。常用的穴位有：会阴、血海、足三里、关元、秩边、中髎、次髎、阴陵泉、肾俞、中极、气冲、冲门、曲骨等，可以选用针刺、艾灸、点线灸等治疗形式。

（4）中医外治。

①前列腺按摩：慢性前列腺炎时按摩可改善局部血运，排出腺体内炎性分泌物。每周1次，动作宜轻柔，切忌暴力挤压。

②熏洗坐浴疗法：对充血性前列腺炎疗效肯定。温水坐浴和中药药物可促进盆腔的血运，改善局部微循环，促使炎症吸收。用42℃~46℃温水或中药汤剂坐浴，2次/d，每次20min，20d为1个疗程。但是未婚或有生育要求者禁用。

（5）直肠给药治疗：直肠给药通常有栓剂及灌肠两种形式。

①栓剂：一类为抗菌消炎栓剂，如野菊花栓、洗必泰栓等，每次1枚，1~2次/d；对症治疗栓剂，如消炎痛栓，每次1枚，1~2次/d。

②灌肠剂：一般以中药内服药剂第三煎浓煎后做灌肠治疗，或以专门汤剂煎后灌肠治疗。

慢性前列腺炎的中医治疗方案可参考于此。

二、慢性前列腺炎

慢性前列腺炎分为细菌性和非细菌性。

（一）慢性细菌性前列腺炎

大多数慢性前列腺炎患者没有急性炎症过程。其致病菌有大肠埃希菌、变形杆菌、克雷白杆菌、葡萄球菌或链球菌等，也可由淋病奈瑟菌感染，主要是经尿道逆行感染所致。组织学上前列腺分为内层与周围层，内层腺管为顺行性，而周围层腺管呈逆行倒流。射精时，如后尿道有感染，则有致病菌会大量挤向周围层。如排尿不畅，感染的尿液也可经前列腺管逆流至前列腺组织内形成微结石，使感染更难控制。此外，前列腺腺上皮的类脂质膜是多种抗生素进入腺泡的屏障，也是慢性前列腺炎治疗不理想、难以根治的原因。

1.临床表现及诊断

（1）临床表现。

①排尿改变及尿道分泌物：尿频、尿急、尿痛，排尿时尿道不适或灼热。排尿后和便后常有白色分泌物自尿道口流出，俗称尿道口"滴白"。合并精囊炎时，可有血精。

②疼痛：会阴部、下腹隐痛不适，有时腰骶部、耻骨上、腹股沟区等也有酸胀感。

③性功能减退：可有勃起功能障碍、早泄、遗精或射精痛。

④精神神经症状：出现头昏、头胀、乏力、疲惫、失眠、情绪低落、疑虑焦急等。

⑤并发症：可表现变态反应如虹膜炎、关节炎、神经炎、肌炎、不育等。

（2）诊断与鉴别诊断。慢性细菌性前列腺炎的诊断依据有：反复的尿路感染发作；前列腺按摩液中持续有致病菌存在。但是，临床上常难以明确。

①直肠指检：前列腺呈饱满、增大、质软、轻度压痛。病程长者，前列腺缩小、变硬、不均匀，有小硬结。同时应用前列腺按摩获取前列腺液送检验。

②前列腺液检查：前列腺液白细胞>10个/高倍视野，卵磷脂小体减少，可诊断为前列腺炎。但前列腺炎样症状的程度与前列腺液中白细胞的多少无相关性。

③分段尿及前列腺液培养检查：检查前充分饮水，取初尿10ml（voided bladder one；VB_1），再排尿200ml后取中段尿10ml（voided bladder two，VB_2）。而后，做前列腺按摩，收集前列腺液（expressed prostatic secretion，EPS），完毕后排尿10ml（voided bladder three，VB_3），均送细菌培

养及菌落计数。菌落计数前列腺液或 $VB_3 > VB_1$，和 VB_2 10 倍可诊断为细菌性前列腺炎。若 VB_1 及 VB_2 细菌培养阴性，VB_3 和前列腺液细菌培养阳性，即可确定诊断。此检查方法即 Meares–Stemey 的"四杯法"。

（3）B 超显示前列腺组织结构界限不清、混乱，可提示前列腺炎。膀胱镜检查可见后尿道、精阜充血、肿胀。

2. 治疗方案及原则

治疗效果往往不理想。首选红霉素、多西环素（强力霉素）等具有较强穿透力的抗菌药物。目前应用于临床的药物还有喹诺酮类、头孢菌素类等，亦可以联合用药或交替用药，以防止耐药性。

综合治疗可采用：①热水坐浴及理疗（如离子透入），可减轻局部炎症，促进吸收。②前列腺按摩，每周 1 次，以引流炎性分泌物。③忌酒及辛辣食物，避免长时间骑、坐，有规律的性生活。④中医治疗，应用活血化瘀和清热解毒药物。

（二）慢性非细菌性前列腺炎

大多数慢性前列腺炎属此类，对此病的致病原未有统一意见。由除细菌外的其他病原体，如沙眼衣原体、支原体、滴虫、真菌、病毒等所致。在性生活无规律、勃起而不射精、性交中断或长途骑车、长时间坐位工作等诱因下致盆腔及前列腺充血。过量饮酒及辛辣食物常可加重前列腺炎症状。发病机制可能与前列腺宿主防御减弱、尿液反流、免疫因素、化学性刺激、心理因素等有关。

1. 临床表现及诊断

（1）临床表现。临床表现类似慢性细菌性前列腺炎，主要表现为长期、反复的会阴、下腹部等区域疼痛或不适，或表现为尿频、尿不尽，可伴有不同程度的性功能障碍、生育能力下降、精神、心理症状等一系列综合征，所不同是没有反复尿路感染发作。体检与临床表现不一定相符。直肠指检前列腺稍饱满，质较软，有轻度压痛。临床上具有慢性前列腺炎的症状，尤其是盆腔、会阴部疼痛明显，而前列腺液检查正常，培养无细菌生长，称为前列腺痛（prostatodynia，PD）。

（2）治疗方案及原则。致病原为衣原体、支原体则可用米诺环素、多西环素及碱性药物。其他可用红霉素、甲硝唑等。α 受体阻滞剂可以解痉、改善症状。某些植物制剂对改善症状也有一定的疗效。有精神心理障碍者，可用抗抑郁、焦虑等药物。此外，1 次 /d 热水坐浴、每周 1 次前列腺按摩以及去除易造成盆腔、前列腺充血的因素，往往也可有良好的疗效。生物反馈、针灸等也有一定的效果。

三、急性附睾炎

（一）病因病理

1. 病因

急性附睾炎多见于中青年，常由泌尿系感染和前列腺炎、精囊炎、性传播疾病扩散所致。感染多从输精管逆行传播，血行感染少见。致病原多为大肠埃希菌，也有淋病奈瑟菌、衣原体、病毒等。在老年人，开放性前列腺切除或经尿道前列腺电切后，射精管口向前列腺窝敞开，排尿时压力增高，可使菌尿经输精管逆流至附睾。无菌尿经输精管逆流到附睾亦会致化学性附睾炎。偶见由于输尿管异位开口引起。

2. 病理

炎症可使附睾肿胀，由附睾尾部向头部蔓延，可形成脓肿。累及睾丸形成附睾睾丸炎。睾丸鞘膜可有渗液，形成继发性睾丸鞘膜积液。精索可增粗，炎症反应可波及腹股沟区。

（二）临床表现及诊断

1. 临床表现

发病突然，全身症状明显，可有畏寒、高热。患侧阴囊明显肿胀、阴囊皮肤发红、发热、疼痛，并沿精索、下腹部以及会阴部放射。附睾睾丸及精索均有增大或增粗，肿大以附睾头、尾部为甚。有时附睾、睾丸界限不清，下坠时疼痛加重。可伴有膀胱刺激症状。血白细胞及中性粒细胞升高。

2. 诊断与鉴别诊断

根据典型临床表现，易于诊断。但要注意与阴囊内其他疾病鉴别附睾结核形成寒性脓肿，合并细菌感染时往往出现急性炎症表现。睾丸扭转（testicular torsion）多发于青少年，常在安静状态下发病，起病突然、急，阴囊部疼痛明显。采用钼靶 X 线睾丸摄片或放射性核素 –Tc 做睾丸显像或多普勒超声检查睾丸的血流情况，有助于鉴别诊断。急性炎症者血流增加，睾丸扭转时则表现为缺血，血流减少。

（三）治疗方案及原则

1. 西医治疗方案

卧床休息，并将阴囊托起，采用止痛、热敷。可用 0.5% 利多卡因做精索封闭，减少疼痛。选用广谱抗生素治疗。病情较重者，宜尽早静脉用药。脓肿形成则切开引流。

2. 中医治疗方案

（1）病因病机。本病可由外感湿热或寒湿之邪，或饮食不调，嗜食辛辣肥腻之品，以致湿热内生，或房事不节，或情志不舒，肝郁化火，或外伤跌伤等引起。

本病与肝肾关系密切，病位在肾子。外感湿热之邪，下注肾子，阻滞经络，气滞血瘀，则肾子肿胀疼痛。湿热蕴结或火毒炽盛，热壅肉腐，发为脓肿，可见阴囊红肿，附睾或睾丸肿痛剧烈。或外感寒湿之邪，阻塞脉络，气血阻滞于宗筋，致肾子肿胀疼痛。或房事不节，情志不舒，肝气郁结，气滞血瘀，发于肾子而成结块。

（2）辨证治疗。

①湿热下注证。证候：一侧或双侧睾丸、附睾肿胀疼痛，阴囊皮肤红肿疼痛，痛引小腹；伴恶寒发热，头痛，口渴；舌红苔黄腻，脉滑数。治法：清热利湿，解毒消肿。方药：龙胆泻肝汤加减。

②火毒炽盛证。证候：睾丸肿痛剧烈，阴囊红肿灼热，若脓成则按之应指；高热，口渴，小便黄赤短少；舌红苔黄腻，脉洪数。治法：清火解毒，活血透脓。方药：仙方活命饮加减。

③寒湿凝滞证。证候：睾丸坠胀隐痛，遇寒加重，自觉阴部发凉；可伴腰酸、遗精；舌淡苔白润，脉弦紧或沉弦。治法：温经散寒止痛。方药：暖肝煎加减。

④气滞痰凝证。证候：睾丸、附睾结节，精索粗肿，轻微触痛；牵引少腹不适，一般无全身症状；舌红苔薄腻，脉滑。治法：疏肝理气，化痰散结。方药：橘核丸加减。

第三章 泌尿、男性生殖系统结核

第一节 概 论

一、病因病理

泌尿、男性生殖系统结核是全身结核病的一部分，其中最主要是肾结核（renal tuberculosis）。肾结核绝大多数起源于肺结核，少数继发于骨关节结核或消化道结核。肾结核是由结核分枝杆菌引起的慢性、进行性、破坏性病变。结核分枝杆菌自原发感染灶经血行播散引起肾结核，如未及时治疗，结核分枝杆菌随尿液下行可播散到输尿管、膀胱、尿道致病，还可以通过前列腺导管、射精管进入男性生殖系统，引起前列腺、精囊、输精管、附睾和睾丸结核，男性生殖系统结核也可以经血行直接播散引起。

泌尿、男性生殖系统结核病往往在肺结核发生或愈合后 3～10 年或更长时间才出现症状。也常在一些消耗性疾病、创伤、皮质激素使用、免疫抑制性疾病、糖尿病、艾滋病患者中出现。

结核病的治疗当以西医为主，中医为辅，在保证治疗效果的同时，尽可能地减少毒副作用，提高患者的生存质量。

二、相关中医理论

1. 病因病机。中医对结核病名的认识多以"痨""瘵"为主，认知并治疗结核病皆在杀虫补虚范畴。杀虫是指痨虫；补虚多指阴虚，有"痨瘵主乎阴虚，阴虚者十之八九"之说。痨病病程缓慢，多由于劳伤正气，正不胜邪，而感受痨虫所致，其基本病机为阴虚脏热，治疗原则为"补虚培元，抗痨杀虫"。

2. 治疗方法。①扶正固本：以滋阴、养阳、益气、补血之品培元固本，扶正祛邪，增强机体抗病能力和免疫功能。②抑菌祛邪：在辨证施治的前提下，选择据现代药理研究证实有抑制结核菌作用的中药配伍组合，以增强化疗药物的抗结核菌效果。③培土生金：遵循五行学说生克制化的原理，通过健补脾胃使津液（营养物质）充分输布，躯体得以濡养，则根本以固。④滋养肝肾：以保肝益肾类中药拮抗、防治化疗药物的毒副反应（肝损害、眩晕、耳鸣等），亦吻合金水相生之理，消除木火刑金之弊。⑤活血化瘀：针对"久病多瘀""久病入络"，适当选用一定数量的活血化瘀类中药，以改善微循环，抑制纤维增生，利于药物渗透，促进病变吸收。

本章其他疾病的中医治疗方案可参考于此。

第二节　泌尿系统结核

一、病因病理

1. 结核分枝杆菌经血行感染进入肾，主要在双侧肾皮质的肾小球周围毛细血管丛内，形成多发性微小结核病灶。由于该处血液循环丰富，修复力较强，如患者免疫状况良好，感染细菌的数量少或毒力较小，这种早期微小结核病变可以全部自行愈合，临床上常不出现症状，称为病理肾结核。但此期肾结核可以在尿中查到结核分枝杆菌。

2. 如果患者免疫能力低下，细菌数量大或毒力较强，肾皮质内的病灶不愈合逐渐扩大，结核分枝杆菌经肾小管达到髓质的肾小管袢处，由于该处血流缓慢、血液循环差，易发展为肾髓质结核。病变在肾髓质继续发展，穿破肾乳头到达肾盏肾盂，发生结核性肾盂肾炎，出现临床症状及影像学改变，称为临床肾结核。绝大多数为单侧病变。

3. 肾结核的早期病变主要是肾皮质内多发性结核结节，是由淋巴细胞、浆细胞、巨噬细胞和上皮样细胞形成的结核性肉芽组织，中央常为干酪样物质，边缘为纤维组织增生。随着病变发展，病灶浸润逐渐扩大，侵入肾髓质后病变不能自愈，进行性发展，结核结节彼此融合，形成干酪样脓肿，从肾乳头处破入肾盏肾盂形成空洞性溃疡，逐渐扩大蔓延累及全肾。肾盏颈或肾盂出口因纤维化发生狭窄，可形成局限的闭合脓肿或结核性脓肾。结核钙化也是肾结核常见的病理改变，可为散在的钙化斑块，也可为弥漫的全肾钙化。

4. 少数患者全肾广泛钙化时，其内混有干酪样物质，肾功能完全丧失，输尿管常完全闭塞，含有结核分枝杆菌的尿液不能流入膀胱，膀胱继发性结核病变逐渐好转和愈合，膀胱刺激症状也逐渐缓解甚至消失，尿液检查趋于正常，这种情况称之为"肾自截"（auto nephrectomy）。但病灶内仍存有大量活的结核分枝杆菌，仍可作为病源复发，不能因症状不明显而予以忽视。

5. 输尿管结核表现为黏膜、黏膜下层结核结节、溃疡、肉芽肿和纤维化，病变是多发性的。病变修复愈合后，管壁纤维化增粗变硬，管腔呈节段性狭窄，致使尿流下行受阻，引起肾积水，加速肾结核病变发展，肾功能受到进一步损害，甚至发展成为结核性脓肾，肾功能完全丧失。输尿管狭窄多见于输尿管膀胱连接部，肾盂输尿管连接处及中段者较少见。

6. 膀胱结核起初为黏膜充血、水肿，散在结核结节形成，病变常从患侧输尿管口周围开始，逐渐扩散至膀胱的其他处。结核结节可互相融合形成溃疡、肉芽肿，有时深达肌层。结核性溃疡较少见，但可以累及全膀胱，病变愈合致使膀胱壁广泛纤维化和瘢痕收缩，使膀胱壁失去伸张能力，膀胱容量显著减少（50ml），称为膀胱挛缩（contractural bladder）。膀胱结核病变及挛缩膀胱常可致健侧输尿管口狭窄或闭合不全，形成洞穴样输尿管管口，膀胱内压升高，导致肾盂尿液梗阻或膀胱尿液反流，引起对侧肾积水。挛缩膀胱和对侧肾积水都是肾结核常见的晚期并发症。膀胱壁结核溃疡向深层侵及，偶可穿透膀胱壁与邻近器官形成瘘，如结核性膀胱阴道瘘或膀胱直肠瘘。

7. 尿道结核主要发生于男性，常为前列腺、精囊结核形成空洞破坏后尿道所致，少数为膀胱结核蔓延引起。其病理改变主要是结核性溃疡、纤维化导致尿道狭窄，引起排尿困难，加剧肾功能损害。

二、临床表现及诊断

1. 临床表现

(1)肾结核常发生于 20～40 岁的青壮年，男性较女性多见。儿童和老人发病较少，儿童发病多在 10 岁以上，婴幼儿罕见。约 90%为单侧性。

(2)肾结核症状取决于肾病变范围及输尿管、膀胱继发结核病变的严重程度。肾结核早期常无明显症状及影像学改变，只是尿检查有少量红细胞、白细胞及蛋白，呈酸性，尿中可能发现结核分枝杆菌。随着病情的发展，可出现下列典型的临床表现。

①尿频、尿急、尿痛：是肾结核的典型症状之一。尿频往往最早出现，常是患者就诊时的主诉。最初是因含有结核分枝杆菌的脓尿刺激膀胱黏膜引起，以后当结核病变侵及膀胱壁，发生结核性膀胱炎及溃疡，尿频加剧，并伴有尿急、尿痛。晚期膀胱发生挛缩，容量显著缩小，尿频更加严重，每日排尿数十次，甚至出现尿失禁现象。

②血尿（hematuria）：是肾结核的重要症状，常为终末血尿。主因是结核性膀胱炎及溃疡，在排尿终末膀胱收缩时出血所致。少数肾结核因病变侵及血管，也可以出现全程肉眼血尿；出血严重时，血块通过输尿管偶可引起肾绞痛。肾结核的血尿常在尿频、尿急、尿痛症状发生以后出现，但也有以血尿为初发症状者。

③脓尿（pyuria）：是肾结核的常见症状。肾结核患者均有不同程度的脓尿，严重者尿如淘米水样，内含有干酪样碎屑或絮状物，显微镜下可见大量脓细胞。也可以出现脓血尿或脓尿中混有血丝。

④腰痛和肿块肾结核：虽然主要病变在肾，但一般无明显腰痛。仅少数肾结核病变破坏严重和梗阻，发生结核性脓肾或继发肾周感染，或输尿管被血块、干酪样物质堵塞时，可引起腰部钝痛或绞痛。较大肾积脓或对侧巨大肾积水时，腰部可触及肿块。

⑤男性生殖系统结核：肾结核男性患者中有 50%～70%合并生殖系统结核。虽然病变主要从前列腺、精囊开始，但临床上表现最明显是附睾结核，附睾可触及不规则硬块。输精管结核病变时，变得粗硬并呈"串珠"样改变。

⑥全身症状：肾结核患者的全身症状常不明显。晚期肾结核或合并其他器官活动结核时，可以有发热、盗汗、消瘦、贫血、虚弱，食欲差和血沉快等典型结核症状。严重双肾结核或肾结核对侧肾积水时，可出现贫血、水肿、恶心、呕吐、少尿等慢性肾功能不全的症状，甚至突然发生无尿。

2. 诊断与鉴别诊断

肾结核是慢性膀胱炎的常见原因，因此，凡是无明显原因的慢性膀胱炎，症状持续存在并逐渐加重，伴有终末血尿；尤其青壮年男性有慢性膀胱炎症状，尿培养无细菌生长，经抗菌药物治疗无明显疗效；附睾有硬结或伴阴囊慢性窦道者，应考虑有肾结核的可能。近年来，部分肾结核患者的临床表现不典型，此类肾结核称为不典型肾结核。下列检查有助于诊断。

(1)尿液检查：尿呈酸性，尿蛋白阳性，有较多红细胞和白细胞。尿沉淀涂片抗酸染色 50%～70%的病例可找到抗酸杆菌，以清晨第一次尿液检查阳性率最高，至少连续检查 3 次。若找到抗酸杆菌，不应作为诊断肾结核的唯一依据，因包皮垢杆菌、枯草杆菌也是抗酸杆菌，易和结核分枝杆菌混淆。尿结核分枝杆菌培养时间较长（4～8 周）但可靠，阳性率可达 90%，这对肾结核的诊断有决定性意义。

(2)影像学诊断：包括超声、X 线、CT 及 MRI 等检查。对确诊肾结核、判断病变严重程度，决定治疗方案非常重要。

①超声：简单易行，对于中晚期病例可初步确定病变部位，常显示病肾结构紊乱，有钙化则显示强回声，超声也较容易发现对侧肾积水及膀胱有无挛缩。

②X 线检查：尿路平片（KUB）可见到病肾局灶或斑点状钙化影或全肾广泛钙化。局限的钙化灶应与肾结石鉴别。静脉尿路造影（IVU）可以了解分侧肾功能、病变程度与范围，对肾结核治疗方案的选择必不可少。早期表现为肾盏边缘不光滑如虫蛀状，随着病变进展，肾盏失去杯形，不规则扩大或模糊变形。若肾盏颈纤维化狭窄或完全闭塞时，可见空洞充盈不全或完全不显示。肾结核广泛破坏肾功能丧失时，病肾表现为"无功能"，不能显示出典型的结核破坏性病变。根据临床表现，如果尿内找见结核分枝杆菌，静脉尿路造影一侧肾正常，另一侧"无功能"未显影，虽造影不能显示典型的结核性破坏病变，也可以确诊肾结核。逆行肾盂造影可以显示病肾空洞性破坏，输尿管僵硬，管腔节段性狭窄且边缘不整。

③CT 和 MRI：CT 对中晚期肾结核能清楚地显示扩大的肾盏肾盂、皮质空洞及钙化灶，三维成像还可以显示输尿管全长病变。MRI 成像对诊断肾结核对侧肾积水有独到之处。在双肾结核或肾结核对侧肾积水、静脉尿路造影显影不良时，CT、MRI 有助于确定诊断。

(3)膀胱镜检查：可见膀胱黏膜充血、水肿、浅黄色结核结节、结核性溃疡、肉芽肿及瘢痕等病变，以膀胱三角区和患侧输尿管口周围较为明显。结核性肉芽肿易误诊为肿瘤，必要时取活组织检查明确诊断。患侧输尿管口可呈"洞穴"状，有时可见混浊尿液喷出。膀胱挛缩容量小于 50ml 或有急性膀胱炎时，不宜做膀胱镜检查。

(4)延误肾结核的诊断，临床上常见有下列两种情况：其一是满足于膀胱炎的诊治，长时间使用一般抗感染药物而疗效不佳时，却未进一步追查引起膀胱炎的原因。其二是发现男性生殖系统结核，尤其附睾结核，而不了解男性生殖系统结核常与肾结核同时存在，未做尿检查和尿找抗酸杆菌检查，有时还应做静脉尿路造影检查及泌尿系 CT、CT 三维重建（CTU）检查。

(5)鉴别诊断：肾结核主要需与非特异性膀胱炎和泌尿系统其他引起血尿的疾病进行鉴别。

①肾结核引起的结核性膀胱炎，症状常以尿频开始，膀胱刺激症状长期存在并进行性加重，一般抗感染治疗无效。非特异性膀胱炎主要系大肠埃希菌感染，多见于女性，发病突然，开始即有显著的尿频、尿急、尿痛，经抗感染治疗后症状很快缓解或消失，病程短促，但易反复发作。

②肾结核的血尿特点是常在膀胱刺激症状存在一段时间后才出现，以终末血尿多见，这和泌尿系其他疾病引起血尿不同。泌尿系肿瘤引起的血尿常为全程无痛性肉眼血尿。肾输尿管结石引起的血尿常伴有肾绞痛；膀胱结石引起的血尿，排尿有时尿线突然中断，并伴尿道内剧烈疼痛。非特异性膀胱炎的血尿主要在急性阶段出现，血尿常与膀胱刺激症状同时发生。但最主要是肾结核的尿中可以找见抗酸杆菌或尿结核分枝杆菌培养阳性，而其他疾病的尿中不会发现。

三、治疗方案及原则

肾结核是全身结核病的一部分，治疗时应注意全身治疗，包括营养、休息、环境、避免劳累等。临床肾结核是进行性破坏性病变，不经治疗不能自愈，在有效抗结核药物问世之前，死亡率很高，主要治疗手段是肾切除。随着链霉素（streptomycin）、异烟肼（isoniazid）、利福平

（rifampicin）、吡嗪酰胺（pyrazinamide）等抗结核药物相继应用于临床治疗以后，对肾结核的治疗效果有了很大提高。肾结核的治疗应根据患者全身和病肾情况，选择药物治疗或手术治疗。药物治疗原则为早期、适量、联合、规律、全程。

1.药物治疗：适用于早期肾结核，如尿中有结核分枝杆菌而影像学上肾盏肾盂无明显改变，或仅见一两个肾盏呈不规则虫蚀状，在正确应用抗结核药物治疗后多能治愈。

抗结核药物种类很多，首选药物有吡嗪酰胺、异烟肼、利福平和链霉素等杀菌药物，其他如乙胺丁醇、环丝氨酸、乙硫异烟胺等抑菌药为二线药物。因抗结核药物多数有肝毒性，服药期间应同时服用保肝药物，并定期检查肝功能。链霉素对第八对脑神经有损害，影响听力，一旦发现应立即停药。

药物治疗最好用三种药物联合服用的方法，降低治疗过程中耐药的发生可能性，并且药量要充分，疗程要足够长，早期病例用药 6～9 个月，有可能治愈。实践证明，药物治疗失败的主要原因是治疗不彻底。治疗中应每月检查尿常规和尿液中找抗酸杆菌，必要时行静脉尿路造影，以观察治疗效果。连续半年尿中未找见结核分枝杆菌为稳定阴转。5 年不复发即可认为治愈，但如果有明显膀胱结核或伴有其他器官结核，随诊时间需延长至 10～20 年或更长。

2.手术治疗：凡药物治疗 6～9 个月无效，肾结核破坏严重者，应在药物治疗的配合下行手术治疗。肾切除术前抗结核治疗不应少于 2 周。

①肾切除术：肾结核破坏严重，而对侧肾正常，应切除患肾。双侧肾结核一侧广泛破坏呈"无功能"状态，另一侧病变较轻，在抗结核药物治疗一段时间后，择期切除严重的一侧患肾。肾结核对侧肾积水，如果积水肾功能代偿不良，应先引流肾积水，保护肾功能，待肾功能好转后再切除无功能的患肾。近年来已开展腹腔镜下结核肾切除术，取得较好的效果。

②保留肾组织的肾结核手术：如肾部分切除术，适用病灶局限于肾的一极；结核病灶清除术，适用局限于肾实质表面闭合性的结核性脓肿，与肾集合系统不相通。上述结核病变经抗结核药物治疗 3～6 个月无好转，可考虑此类手术。近年这类手术已很少采用。

③解除输尿管狭窄的手术：输尿管结核病变致使管腔狭窄引起肾积水，如肾结核病变较轻，功能良好，狭窄较局限，狭窄位于中上段者，可以切除狭窄段，行输尿管对端吻合术；狭窄靠近膀胱者，则施行狭窄段切除，输尿管膀胱吻合术，放置双 J 形输尿管支架引流管，术后 1～2 个月拔除。

④挛缩膀胱的手术治疗：肾结核并发挛缩膀胱，在患肾切除及抗结核治疗 3～6 个月，待膀胱结核完全愈合后，对侧肾正常、无结核性尿道狭窄的患者，可行肠膀胱扩大术。挛缩膀胱的男性患者往往有前列腺、精囊结核引起后尿道狭窄，不宜行肠膀胱扩大术，尤其并发对侧输尿管扩张肾积水明显者，为了改善和保护积水肾仅有的功能，应施行输尿管皮肤造口或回肠膀胱或肾造口这类尿流改道术。

第三节　男性生殖系统结核

男性生殖系统结核大多数继发于肾结核，一般来自后尿道感染，少数由血行直接播散所致。首先在前列腺、精囊中引起病变，以后再经输精管蔓延到附睾和睾丸。单纯前列腺、精囊结核，因部位隐蔽，临床症状常不明显，不易发现。附睾结核临床症状较明显，容易被患者和临床医生发现。

一、病因病理

男性生殖系统结核的病理改变和一般结核病相同，主要也为结核结节、干酪坏死、空洞形成和纤维化等，钙化极少见。前列腺结核脓肿向尿道破溃，可使后尿道呈空洞状，边缘不规则。前列腺、精囊纤维化以后则形成坚硬肿块。输精管结核常致管腔堵塞，输精管变粗变硬，呈"串珠"状改变。附睾结核病变常从附睾尾开始，呈干酪样变、脓肿及纤维化，可累及整个附睾。少数血行感染引起的附睾结核，病变多从附睾头部开始。附睾结核常侵及鞘膜和阴囊壁，脓肿破溃后可形成经久不愈的窦道。睾丸结核常是附睾结核直接扩展蔓延所致。

二、临床表现及诊断

1. 临床表现

男性生殖系统结核与肾结核患者的发病年龄相同，绝大多数为 20～40 岁。前列腺、精囊结核的临床症状多不明显，偶感直肠内和会阴部不适，严重者可出现血精、精液量减少、肛周窦道形成、性功能障碍和不育等。直肠指检可触及前列腺、精囊硬结，一般无压痛。附睾结核一般发病缓慢，表现为阴囊部肿胀不适或下坠感，附睾尾或整个附睾呈硬结状，疼痛不明显。形成寒性脓肿如继发感染，阴囊局部出现红肿、疼痛。脓肿破溃后可形成经久不愈的窦道。双侧病变则失去生育能力。

2. 诊断与鉴别诊断

有上述临床表现，直肠指检扪及前列腺、精囊硬结或触及附睾硬结，疑有男性生殖系统结核时，需全面检查泌尿系统有无结核病变，应做尿常规，尿液中找抗酸杆菌、尿结核分枝杆菌培养和静脉尿路造影等检查以除外肾结核。前列腺液或精液中有时可发现结核分枝杆菌；骨盆平片偶可发现前列腺结核钙化；尿道造影可显示前列腺部尿道变形或扩大，造影剂可进入前列腺空洞内。精囊造影价值不大，极少应用。

鉴别诊断：前列腺结核需与非特异性前列腺炎及前列腺癌鉴别。慢性前列腺炎患者症状一般较为明显，有结节形成者，范围较局限，常有压痛，经抗感染治疗后，结节可缩小甚至消失。前列腺癌发病多为老年人，前列腺特异性抗原（PSA）测定、直肠指检及影像学检查有助于诊断，前列腺穿刺活组织检查可以明确诊断。附睾结核需与非特异性慢性附睾炎鉴别，附睾结核硬块常不规则，病程缓慢，常可触及"串珠"样、粗硬的输精管，如附睾病变与皮肤粘连或形成阴囊皮肤窦道，附睾结核诊断不太困难。非特异性慢性附睾炎很少形成局限性硬结，一般与阴囊皮肤无粘连，常有急性炎症发作史或伴有慢性前列腺炎病史。附睾结核有时需与睾丸肿瘤鉴别，B 超有助于鉴别。

三、治疗方案及原则

前列腺、精囊结核一般用抗结核药物治疗，不需要用手术方法，但应清除泌尿系统可能存在的其他结核病灶，如肾结核、附睾结核等。

　　早期附睾结核应用抗结核药物治疗，多数可以治愈。如果病变较重，疗效不好，已有脓肿或有阴囊皮肤窦道形成，应在药物治疗配合下做附睾及睾丸切除术。手术应尽可能保留附睾、睾丸组织。

第四章　泌尿系统梗阻

第一节　概　论

一、病因

尿液在肾内形成后，经过肾盏、肾盂、输尿管、膀胱和尿道排出体外。尿液的正常排出，有赖于尿路管腔通畅和排尿功能正常。泌尿系统梗阻也称尿路梗阻（obstruction of urinary tract）。泌尿系统本身及其周围的许多疾病都可引起尿路梗阻，造成尿液排出障碍，引起梗阻近侧端尿路扩张积水。梗阻如不能及时解除，终将导致肾积水、肾功能损害，甚至肾衰竭。本病属于中医的"癃闭""关格""溺毒"等范畴。

泌尿系统有些疾病与尿路梗阻常互为因果，如感染和结石可引起梗阻，而梗阻又可以继发感染和结石。因此，在治疗感染和结石的同时，必须解决尿路管腔通畅的问题。尿路梗阻分为上尿路梗阻和下尿路梗阻，梗阻发生在输尿管膀胱开口以上称为上尿路梗阻。梗阻后上尿路积水发展较快，对肾功能影响也较大。临床上单侧多见，亦可为双侧。梗阻发生在膀胱及其以下者称为下尿路梗阻。由于膀胱的缓冲作用，梗阻后对肾功能的影响较缓慢，但最终可造成双侧肾积水。根据梗阻严重程度可分为部分性梗阻和完全性梗阻。突然发生的梗阻称急性梗阻，缓慢而逐渐加重的梗阻称为慢性梗阻。梗阻还可以分为先天性梗阻和后天性梗阻。

引起泌尿系统梗阻的病因很多。可分为机械性梗阻和动力性梗阻。前者是指尿路管腔被病变阻塞，如结石、肿瘤、狭窄等。后者是指中枢或周围神经疾病造成某部分尿路功能障碍，影响尿液排出，如神经源性膀胱功能障碍。另外，临床诊疗过程中发生并发症或处理不当也可引起尿路梗阻。

尿路梗阻在不同年龄和性别有一定差异。儿童以先天性疾病常见，如肾盂输尿管连接处狭窄、输尿管膀胱开口处狭窄等。青壮年以结石、损伤、炎性狭窄常见；妇女可能与盆腔内疾病有关；老年男性以良性前列腺增生最常见，其次为肿瘤。

上、下尿路梗阻常见的病因各不相同。

1. 肾部位梗阻：最常见的病因是肾盂输尿管连接处先天性病变，如狭窄、异位血管和纤维束压迫等可以引起肾积水。梗阻在肾小管和集合管可致多囊肾、海绵肾等。后天性病因多见于结石、结核、肿瘤等，梗阻肾盏、肾盂出口引起肾积水。此外，肾下垂如移动位置过大，亦会造成上尿路梗阻。

2. 输尿管梗阻：常见的先天性病因有输尿管异位开口、输尿管口囊肿、腔静脉后输尿管等。后天性病因以结石最常见，输尿管炎症、结核、肿瘤和邻近器官病变（如腹膜后或盆腔肿瘤、前列腺癌、腹膜后纤维化等）的压迫或侵犯，均可造成梗阻。儿童期输尿管口括约肌发育不健全，成人因膀胱结核破坏了输尿管口的括约作用，造成尿液反流，其结果也是对尿流的梗阻，引起上尿路积水。医源性输尿管梗阻多见于盆腔手术或输尿管镜检查、治疗时意外损伤输尿管，盆腔恶性肿瘤术后放射治疗损伤等，均可引起输尿管管腔狭窄或闭塞。其他如妊娠、盆腔脓肿等也可以压迫输尿管，影响尿液排出。

3. 膀胱梗阻：主要病变在膀胱颈部，常见有良性前列腺增生、前列腺肿瘤、膀胱颈纤维化。膀胱内结石、异物、肿瘤等，也可以造成膀胱出口梗阻。控制排尿的中枢或周围神经受到损害，引起膀胱排尿功能障碍，可导致膀胱尿液潴留，并反流引起肾积水。

4. 尿道梗阻：狭窄是最常见的病因。先天性尿道外口狭窄及包茎、后尿道瓣膜是男性婴幼儿尿道梗阻的常见病因；后天性尿道梗阻常由损伤（如骨盆骨折、骑跨伤）和感染造成。尿道结石、异物、结核、肿瘤、憩室等也可以引起尿道梗阻。此外，尿道周围或阴道疾病，如盆腔脓肿、阴道前壁囊肿、子宫颈巨大肌瘤等均可压迫尿道，造成排尿困难。

二、病理生理

泌尿系统梗阻后，由于梗阻的部位及程度不同，尿路各器官的病理改变亦各有异，但基本病理改变是梗阻部位以上压力增高，尿路扩张积水，长时间梗阻将导致肾积水和肾功能损害。

1. 上尿路梗阻时，梗阻部位以上压力增高，输尿管增加收缩力，蠕动增强，管壁平滑肌增生，管壁增厚。如梗阻不解除，后期失去代偿能力，平滑肌逐渐萎缩，张力减退，管壁变薄，蠕动减弱乃至消失。梗阻可导致肾积水，肾盂肾盏内压升高，压力经集合管传至肾小管和肾小球；压力增高到一定程度时，可使肾小球滤过压降低，滤过率减少。但肾内血液循环仍保持正常，肾的泌尿功能仍能持续一段时间，主要是因为部分尿液通过肾盂静脉、淋巴、肾小管回流以及经肾窦向肾盂周围外渗，使肾盂和肾小管的压力有所下降，肾小球泌尿功能得以暂时维持。如果尿路梗阻不解除，当尿液的回流无法缓冲不断分泌的尿液时，肾盂内压力将持续增高，压迫肾小管、肾小球及其附近的血管，造成肾组织缺血缺氧，肾实质逐渐萎缩变薄，肾盂肾盏积水逐渐增多，最后肾脏成为一个无功能的巨大水囊。急性完全性梗阻，如输尿管被结扎，肾盂扩张积水常不明显，但肾实质很快萎缩，功能丧失。慢性部分性梗阻常可致巨大肾积水。

2. 下尿路梗阻如果发生在膀胱颈部，为了克服排尿阻力，膀胱逼尿肌逐渐代偿增生，肌束纵横交错形成小梁。长期膀胱内压增高，造成肌束间薄弱部分向壁外膨出，形成小室或假性憩室。后期膀胱失去代偿能力时，肌肉萎缩变薄，容积增大，输尿管口括约功能被破坏，尿液可反流到输尿管、肾盂，引起肾积水和肾功能损害。

3. 泌尿系统梗阻后常见的并发症是感染。梗阻后因尿液停滞，肾组织受损及尿外渗等，有利于细菌侵入、繁殖和生长，引起感染，例如肾盂肾炎、肾周围炎和膀胱炎等。结石是梗阻另一常见并发症，梗阻造成尿流停滞与感染，又可促进结石形成。

三、相关中医理论

1. 基础理论

癃闭是以小便量少，排尿困难，甚则小便闭塞不通为主要特征的病证。其中小便不畅，点滴而短少，病势较缓者称为癃；小便闭塞，点滴不通，病势较急者称为闭。二者虽有程度上的差别，但都是指排尿困难，故多合称为癃闭。西医学中神经性尿闭、膀胱括约肌痉挛、尿道结石、尿路肿瘤、尿道损伤、尿道狭窄、前列腺增生、脊髓炎等所致的尿潴留以及肾功能不全引起的少尿、无尿等均属于本病范畴，可参照本节辨证论治。

春秋战国时期，《黄帝内经》中有"闭癃"病名，对其病因病机有较详细的论述，如《素问·五常政大论》曰："其病癃闭，邪伤肾也。"《素问·宣明五气》云："膀胱不利为癃，不约为遗溺。"《素问·标本病传论》谓："膀胱病，小便闭。"《灵枢·本输》称："实则闭癃，虚则遗溺。"《灵枢·五味》曰："酸走筋，多食之，令人癃。"东汉·张仲景在《金匮要略》有关淋证和小便不利的记载中含有癃闭的内容，认为与膀胱气化不利、水湿互结、瘀血夹热及脾肾两虚有关，创制了五苓散、猪苓汤、蒲灰散、滑石白鱼散、茯苓戎盐汤等方剂。

隋唐以后，中医对癃闭病机、治法的认识逐渐丰富，如隋朝巢元方《诸病源候论·小便病诸候》谓："小便不通，由膀胱与肾俱有热故也。"唐朝孙思邈在《备急千金要方》中载有治小便不通方剂13首，并有世界上最早关于导尿术的记载。王焘在《外台秘要》中有用盐及艾灸等外治法治疗癃闭。元朝朱丹溪运用探吐法治疗小便不通，并将探吐一法，譬之滴水之器，闭其上窍则下窍不通，开其上窍则下窍必利。

明朝张介宾率先将癃闭与淋证分开论治，把癃闭的病因病机归为热结膀胱，热闭气化，热居肝肾；败精槁血，阻塞水道；真阳下竭，气虚不化；肝强气逆，气实而闭等四个方面，并对气虚不化及阴虚不能化阳所致癃闭有独到见解。清朝李用粹在《证治汇补·癃闭》中基于五脏气机整体观，提出隔二、隔三治法，并强调辨别虚实寒热论治，理法精当，堪为效法。

2. 病因病机

(1)癃闭的病因主要有外邪侵袭、饮食不节、情志内伤、尿路阻塞、体虚久病五种，基本病机是膀胱气化功能失调。

①外邪侵袭：如下阴不洁，湿热秽浊之邪上犯膀胱，膀胱气化不利。

②小便不通，则为癃闭；或热毒犯肺，肺热壅滞，肺气闭塞，肃降失司，水道通调失职，津液不能下输膀胱而成癃闭；或因燥热犯肺，肺燥津伤，水源枯竭，而成癃闭。如《证治汇补·癃闭》所言："有热结下焦，壅塞胞内，而气道涩滞者；有肺中伏热，不能生水而气化不施者，均可致癃闭。"

③饮食不节：如过食辛辣香燥、肥甘厚味之品，或嗜酒过度，导致脾胃运化功能失常，酿湿生热，阻滞中焦，湿热伤肾或下注膀胱，气化不利而发为癃闭；或饥饱失常，饮食不足，气血生化无源，中焦气虚甚或下陷，清阳不升，浊阴不降，气化无力而生癃闭。《灵枢·口问》所谓："中气不足，溲便为之变。"

④情志内伤：如惊恐、忧思、郁怒、紧张等引起肝气郁结，疏泄失司，三焦水液的运行及气化功能失常，则上焦肺不能敷布津液、中焦脾不能运化水湿、下焦肾不能蒸腾气化水液，以致水道通调受阻，形成癃闭。

⑤尿路阻塞：如瘀血败精、痰瘀积块或内生砂石阻塞尿路，以致排尿困难，或点滴而出，或点滴全无，从而形成癃闭。如《景岳全书·癃闭》所谓："或以败精，或以槁血，阻塞水道而不通也。"

⑥体虚久病：如久病体虚或年老体弱，致肾阳不足，命门火衰，蒸化无力，气不化水，故尿不得出，乃"无阳则阴无以生"。因热病日久，耗损津液过度，以致肾阴不足，即"无阴则阳无以化"，以致水府枯竭而无尿。

(2)癃闭病位主要在膀胱与肾，与三焦和肺、脾、肝密切相关；基本病机为膀胱气化功能失调。《素问·宣明五气》云："膀胱不利为癃。"阐明了膀胱气化失调是癃闭的基本病机。由于肾与膀胱相表里，膀胱的气化受肾气所主，肾与膀胱气化正常，则膀胱开阖有度，小便藏泄有序。若肾阳不足，命门火衰，气化不及州都，则膀胱气化无权，亦可发生癃闭。此外，人体小便的通畅有赖于三焦气化的正常。如肺位上焦，为水之上源；脾居中焦，为水液升降之枢纽；肝主疏泄，协调三焦气机之通畅。如肺热壅盛，气不布津，通调失职，或热伤肺津，肾失滋源；又如湿热壅阻，下注膀胱，或中气不足，升降失度；再若肝气郁结，疏泄不及；以及砂石、痰浊、瘀血阻塞尿路。上述情况均可导致膀胱气化失常，而成本病。

（3）病理性质有虚实之分。病理因素有湿热、热毒、气滞及痰瘀。膀胱湿热、肺热气壅、肝郁气滞、尿路阻塞，以致膀胱气化不利者为实证。脾气不升、肾阳衰惫，导致膀胱气化无权者为虚证。各种原因引起的癃闭，常互相关联，或彼此兼夹。如肝郁气滞，化火伤阴；湿热久恋，灼伤肾阴；肺热壅盛，损津耗液，可致水液无以下注膀胱；脾肾虚损日久，气虚无力运化而兼气滞血瘀等，可表现为虚实夹杂之证。

（4）癃闭的病理演变及预后转归，取决于病情轻重与治疗是否及时有效。病情较轻，救治及时，尿量逐渐增多者，为疾病好转。若病情深重，正气衰惫，邪气壅盛者，则可由"癃"至"闭"，更生变证。尿闭不通，水液潴留体内，溢于肌肤则伴发水肿；水气内停，上凌心肺，可并发喘病、心悸；湿浊上逆犯胃，则成呕吐；脾肾衰败，气化不利，湿浊内壅，则可导致关格，预后多差。如《景岳全书·癃闭》所言："小水不通是为癃闭，此最危最急症也。水道不通，则上侵脾胃而为胀，外侵肌肉而为肿，泛及中焦则为呕，再及上焦则为喘。数日不通，则奔迫难堪，必致危殆。"

3. 辨证治疗

（1）膀胱湿热。

临床表现：小便点滴不通，或量极少而短赤灼热，小腹胀满，口苦口黏，或口渴不欲饮，或大便不畅；舌质红，苔黄腻，脉数或濡数。

治法：清利湿热，通利小便。

代表方：八正散。本方由车前子、瞿麦、萹蓄、滑石、山栀子仁、甘草梢、木通、大黄、灯心草组成。如舌苔厚黄腻者，可加苍术、黄柏；兼心烦、口舌生疮糜烂，可加生地黄、竹叶、甘草以清心火、利湿热；口干咽燥、潮热盗汗、手足心热、舌光红，加生地黄、车前子、牛膝等。

（2）肺热壅盛。

临床表现：小便不畅，甚或点滴不通，咽干，烦渴欲饮，呼吸急促，或有咳嗽；舌红，苔薄黄，脉数。

治法：清泄肺热，通利水道。

代表方：清肺饮。本方由茯苓、黄芩、桑白皮、麦冬、车前子、栀子、木通、泽泻组成，临床常去木通，加六一散。如热盛者，常加鱼腥草、芦根、天花粉；伴鼻塞、头痛、脉浮，加薄荷、桔梗；大便不通者，加大黄、杏仁；肺阴不足者，加沙参、黄精、石斛；兼有心火旺盛，加黄连、竹叶。

（3）肝郁气滞。

临床表现：小便不通或通而不爽，情志抑郁，或多烦善怒，胁腹胀满；舌红，苔薄黄，脉弦。

治法：理气解郁，通利小便。

代表方：沉香散。本方由沉香、石韦、滑石、王不留行、当归、冬葵子、白芍、橘皮、甘草组成。如胁肋胀满明显，加柴胡、川芎、香附，或合六磨汤；肝郁化火，加栀子、丹皮、龙胆草；少腹胀满疼痛，痛引阴器，加小茴香、川楝子。

(4)浊瘀阻塞。

临床表现：小便点滴而下，时有排尿中断，或尿如细线，甚则阻塞不通，小腹胀满疼痛；舌紫暗，或有瘀点、瘀斑，脉涩。

治法：行瘀散结，通利水道。

代表方：代抵当丸。本方由当归尾、桃仁、大黄、芒硝、肉桂、生地黄组成。如瘀血征象较重，加红花、川牛膝；兼见尿血，可吞服参三七、琥珀粉；尿路结石，可加金钱草、海金沙、冬葵子、石韦；病久气血两虚，面色无华，可加黄芪、丹参、当归。

(5)脾气不升。

临床表现：时欲小便而不得出，或量少而不畅，伴小腹坠胀，神疲乏力，食欲不振，气短而语声低微；舌淡，苔薄，脉细弱。

治法：升清降浊，化气行水。

代表方：补中益气汤合春泽汤。补中益气汤由人参、黄芪、白术、当归、陈皮、升麻、柴胡、炙甘草组成；春泽汤由白术、人参、桂枝、茯苓、猪苓、泽泻组成。前方益气升清，后方益气通阳利水。若血虚者，加熟地黄、当归、鸡血藤；心悸怔忡者，加酸枣仁、五味子、麦冬。

(6)肾阳衰惫。

临床表现：小便不通或点滴不爽，排尿无力，面白神萎，神气怯弱，畏寒肢冷，腰膝冷而酸软无力；舌淡胖，苔薄白，脉沉细或弱。

治法：温补肾阳，化气利水。

代表方：济生肾气丸。本方由肉桂、附子、地黄、山药、山萸肉、牛膝、车前子、茯苓、泽泻、牡丹皮组成。如脾肾阳气虚，加党参、黄芪、白术；若老人形神委顿、腰脊酸痛，可合香茸丸。

本章其他疾病的中医治疗方案可参考本节。

第二节　肾积水

尿液从肾盂排出受阻，蓄积后肾内压力增高，肾盂肾盏扩张，肾实质萎缩，功能减退，称为肾积水（hydronephrosis）。肾积水容量超过 1000ml 或小儿超过 24h 尿液总量时，称为巨大肾积水。本病归属于"癥瘕积聚"的"积"证。

一、临床表现及诊断

1.临床表现

泌尿系统梗阻由于原发病因、梗阻部位、程度和时间长短不同，肾积水的临床表现也不相同，甚至可全无症状。如先天性肾盂输尿管连接处狭窄、肾下极异位血管或纤维束压迫输尿管等引起的肾积水，由于发展常较缓慢，症状不明显或仅有腰部隐痛不适，当肾积水达严重程度时，腹部可出现肿块。泌尿系各部位的结石、肿瘤、炎症或结核引起的继发性肾积水，多数表现为原发病变的症状和体征，很少显现出肾积水的病象。上尿路梗阻如结石等致急性梗阻时，可出现肾绞痛、恶心、呕吐、血尿及肾区压痛等。亦有仅出现腰腹部肿块或无任何临床症状，常为超声检查发现。下尿路梗阻时，主要表现为排尿困难和膀胱不能排空，甚至出现尿潴留，而引起肾积水出现的症状常较晚，临床多表现为不同程度的肾功能损害，严重者出现贫血、乏力、衰弱、食欲差、恶心、呕吐等尿毒症状。

肾积水如并发感染，则表现为急性肾盂肾炎症状，出现寒战、高热、腰痛及膀胱刺激症状等。如梗阻不解除，感染的肾积水很难治愈，或可发展成为脓肾，腹部有可能扪及肿块，患者常有低热及消瘦等。

尿路梗阻引起肾积水，如梗阻长时间得不到解除，最终导致肾功能减退甚至衰竭。双侧肾或孤立肾完全梗阻时可出现无尿。

2. 诊断与鉴别诊断

肾积水的诊断一般不困难，除确定肾积水存在及程度，还应弄清楚引起积水的病因、梗阻部位、有无感染及肾功能损害情况。常用的诊断方法有：

(1)影像学检查。包括超声、尿路平片、尿路造影、MRI 及 CT 检查等。

①超声可以明确判定增大的肾是实性肿块还是肾积水，并可确定肾积水的程度和肾皮质萎缩情况，简便易行无创伤，应作为首选的检查方法。但对肾外壶腹型肾盂和多发性肾囊肿，有时不易与肾积水鉴别。

②X 线检查对肾积水的诊断有重要价值。如肾积水是结石所致，尿路平片可见到尿路结石影及积水增大的肾轮廓。

③静脉尿路造影早期可见肾盏、肾盂扩张，肾盏杯口消失或呈囊状显影；当肾功能减退时，肾实质显影时间延长，显影不清楚，此时，采用大剂量延迟造影或可获得较好的显影效果。

④静脉尿路造影患肾显影不清晰时，可行逆行肾盂造影。经膀胱镜将输尿管导管插至梗阻部位以上时，可见尿液快速滴出。逆行肾盂造影常可获得较清晰的肾积水影像，但采用此方法检查有引起感染的危险，逆行插管时必须严格无菌操作及应用抗生素。如逆行插管失败，可改为超声引导下经皮肾穿刺造影。

⑤MRI 水成像对肾积水的诊断有独到之处，可以代替逆行肾盂造影和肾穿刺造影。CT 能清楚地显示肾积水程度和肾实质萎缩情况，对输尿管行三维成像可以确定梗阻的部位及病因。

(2)肾功能检查。除检验血肌酐、尿素氮、肌酐清除率等总肾功能外，放射性核素肾显像可以了解肾实质损害程度及分侧肾功能测定。肾图检查，尤其是利尿肾图，对判定上尿路有无机械性梗阻及梗阻的程度有一定帮助。

(3)内镜检查。输尿管镜及膀胱镜可用于部分尿路梗阻患者的检查，对腔内病变引起的梗阻如结石、肿瘤、狭窄等可明确诊断，而且还可以同时进行治疗，如腔内碎石、肿瘤电切、狭窄内切开以及腔内置管等。

二、治疗方案及原则

1. 西医治疗方案

(1)肾积水的治疗应根据梗阻病因、发病缓急、梗阻严重程度、有无并发症以及肾功能损害情况等综合考虑。肾积水是尿路梗阻所致，梗阻时间长短对肾功能的影响起到关键性的作用，应尽快解除梗阻。治疗方法取决于梗阻病因，如先天性肾盂输尿管狭窄的离断成形术、尿路结石的体外冲击波碎石或者内镜下的碎石取石术。

（2）如果患者病情较危重，不允许做较大手术或梗阻暂时不能除去时，可在超声引导下经皮肾穿刺造瘘，将尿液直接引流出来，以利于感染的控制和肾功能的改善；待患者身体条件许可时，再治疗梗阻的病因。如梗阻病因不能除去，肾造瘘则作为永久性的治疗措施。对于输尿管难以修复的炎性狭窄、晚期肿瘤压迫或侵犯等梗阻引起的肾积水，经膀胱镜如能放置双 J 管长期内引流肾盂尿液，既可保护肾功能，又可显著改善患者的生活质量。

（3）双侧上尿路梗阻导致氮质血症或尿毒症，如患者没有生命危险，应优先选择解除梗阻、引流尿液，不应先做血液透析，如引流尿液后肌酐不下降或有明显高钾血症等情况，则行血液透析。

（4）重度肾积水，肾实质显著破坏、萎缩，引起肾性高血压或合并严重感染，肾功能严重丧失，而对侧肾功能正常时可切除患肾。

2. 中医治疗方案

（1）病因病机。中医认为本病主要与脾、肾、膀胱等脏腑有关，这些脏腑的功能失调，气化功能受阻，导致了水与血的运行障碍，从而发生肾积水。《实用中西医结合泌尿男科学》中将肾积水的病因病机总结如下：湿热蕴滞，气化受阻；肾阴不足，湿热蕴结；脾虚气陷，水道不利；寒湿困脾，湿痰停聚；脾肾阳虚，水泛蓄积；气虚水停，气滞血瘀。急性肾积水多为湿热下注，蕴闭膀胱，气化受阻，或湿热与瘀滞互结所致；慢性肾积水是本虚标实之证，多为肾阳虚损，气化不利，以致水湿内停所致。

（2）辨证治疗。中医对肾积水的辨证论治方法可概括为：清热利湿、利尿通窍，八正散加减；养阴清热、渗湿利水，猪苓汤加减；益气升提、化气行水，补中益气汤加减；温散寒湿、缓急止痛，实脾饮合肾着汤加减；温肾健脾、化气利水，真武汤合苓桂术甘汤加减；温肾益气、活血利水，补阳还五汤合防己黄芪汤加减。

第三节　尿潴留

尿潴留（urinary retention）是指膀胱内充满尿液而不能排出，常常由排尿困难发展到一定程度引起。尿潴留分为急性与慢性两种。前者发病突然，膀胱内胀满尿液不能排出，十分痛苦，临床上常需急诊处理；后者起病缓慢，病程较长，下腹部可触及充满尿液的膀胱，但患者却无明显痛苦。

一、病因病理

引起尿潴留的病因很多，可分为机械性和动力性梗阻两类。其中以机械性梗阻病变最多见，如良性前列腺增生、前列腺肿瘤；膀胱颈梗阻性病变如膀胱颈挛缩、膀胱颈部肿瘤；先天性后尿道瓣膜、各种原因引起的尿道狭窄、肿瘤、异物和尿道结石；此外，盆腔肿瘤、处女膜闭锁的阴道积血、妊娠的子宫等均可以引起尿潴留。

动力性梗阻是指膀胱出口、尿道无器质性梗阻病变，尿潴留系排尿动力障碍所致。最常见的原因为中枢和周围神经系统病变，如脊髓或马尾损伤、肿瘤、糖尿病等，造成神经源性膀胱功能障碍引起。直肠或妇科盆腔根治性手术损伤副交感神经分支；痔疮或肛瘘手术以及腰椎麻醉术后可出现排尿困难，引起尿潴留。此外，各种松弛平滑肌的药物如阿托品、山莨菪碱等，偶尔亦可致排尿困难引起尿潴留。

二、临床表现及诊断

1. 临床表现

急性尿潴留发病突然，膀胱内充满尿液不能排出，胀痛难忍，辗转不安，有时从尿道溢出部分尿液，但不能减轻下腹疼痛。慢性尿潴留多表现为排尿不畅、尿频，常有排尿不尽感，有时出现尿失禁现象。少数患者虽无明显慢性尿潴留梗阻症状，但已有明显上尿路扩张、肾积水，甚至出现尿毒症症状，如全身衰弱、食欲差、恶心、呕吐、贫血、血清肌肝和尿素氮显著升高等。

2. 诊断与鉴别诊断

根据病史及典型的临床表现，尿潴留诊断并不困难。体检时耻骨上区常可见到半球形膨隆，用手按压有明显尿意，叩诊为浊音。超声检查可以明确诊断。

尿潴留应与无尿鉴别，后者是指肾衰竭或上尿路完全梗阻，膀胱内空虚无尿，两者含义不同，不能混淆。

三、治疗方案及原则

1. 西医治疗方案

(1)急性尿潴留治疗原则是解除病因，恢复排尿，如病因不明或梗阻一时难以解除，应先引流膀胱尿液解除病痛，然后做进一步检查明确病因并进行治疗。急诊处理可行导尿术，是解除急性尿潴留最简便常用的方法。尿潴留的病因短时间内不能解除者如良性前列腺增生等，宜放置导尿管持续引流，1周后拔除。

(2)急性尿潴留患者在不能插入导尿管时，可采用粗针头耻骨上膀胱穿刺的方法吸出尿液，可暂时缓解患者的痛苦。有膀胱穿刺造瘘器械可在局麻下直接或超声引导下行耻骨上膀胱穿刺造瘘，持续引流尿液。若无膀胱穿刺造瘘器械，可手术行耻骨上膀胱造瘘术。如梗阻病因不能解除，可以永久引流尿液。急性尿潴留放置导尿管或膀胱穿刺造瘘引流尿液时，应间歇缓慢地放出尿液，避免快速排空膀胱，内压骤然降低而引起膀胱内大量出血。

(3)慢性尿潴留若为机械性梗阻病变引起，有上尿路扩张肾积水、肾功能损害者，应先行膀胱尿液引流，待肾积水缓解、肾功能改善，经检查病因明确后，针对病因择期手术或采取其他方法治疗，解除梗阻。如系动力性梗阻引起，多数患者需间歇清洁自我导尿；自我导尿困难或上尿路积水严重者，可做耻骨上膀胱造瘘术或其他尿流改道术。

2. 中医治疗方案

艾灸法：取穴三阴交、足三里、天枢、关元、阴陵泉。嘱患者平卧，暴露腹部和下肢皮肤，准确定位穴位，将艾条一端点燃，对准穴位，距皮肤 2~3cm 施灸，以局部皮肤发红、有温热感，但无灼痛为宜，治疗时注意避免灼伤皮肤，每处穴位灸 10~15min。对于局部感觉减退者，医者可将示、中指置于施灸部位的两侧，通过医者的感觉来测知患者局部的受热程度，防止烫伤。

第四节　良性前列腺增生

良性前列腺增生（benign prostatic hyperplasia，BPH）简称前列腺增生。病理学表现为细胞增生，是引起男性老年人排尿障碍原因中最为常见的一种良性疾病。本病属中医"癃闭""精癃"等范畴。

一、病因病理

1.病因

有关前列腺增生发病机制的研究很多，但至今病因仍不完全清楚。目前公认老龄和有功能的睾丸是前列腺增生发病的两个重要因素，两者缺一不可。组织学上 BPH 的发病率随年龄的增大而增加。随着年龄逐渐增大，前列腺也随之增生，男性在 45 岁以后前列腺可有不同程度的增生，多在 50 岁以后出现临床症状。前列腺的正常发育有赖于雄激素，青春期前切除睾丸，前列腺即不发育，老年后也不会发生前列腺增生。前列腺增生的患者在切除睾丸后，增生的上皮细胞会发生凋亡（apoptosis），腺体萎缩。受性激素的调控，前列腺间质细胞和腺上皮细胞相互影响，各种生长因子的作用，随着年龄增大体内性激素平衡失调以及雌、雄激素的协同效应等，可能是前列腺增生的重要病因。

2.病理

前列腺腺体增生开始于围绕尿道精阜的腺体，这部分腺体称为移行带，未增生之前仅占前列腺组织的 5%。前列腺其余腺体由中央带（占 25%）和外周带（占 70%）组成。中央带似楔形并包绕射精管，外周带组成前列腺的背侧及外侧部分，是前列腺癌最常发生的部位。前列腺增生主要发生于前列腺尿道周围移行带，增生组织呈多发结节，并逐渐增大。增生的腺体将外周的腺体挤压萎缩形成前列腺外科包膜，与增生腺体有明显界限，手术中易于分离。增生腺体突向后尿道，使前列腺部尿道伸长、弯曲、受压变窄，尿道阻力增加，引起排尿困难。

前列腺增生及 α 肾上腺素能受体兴奋致后尿道平滑肌收缩，造成膀胱出口梗阻，为了克服排尿阻力，逼尿肌增强其收缩能力，逐渐代偿性肥大，肌束形成粗糙的网状结构，加上长期膀胱内高压，膀胱壁出现小梁小室或假性憩室。如膀胱容量较小，逼尿肌退变，顺应性差，出现逼尿肌不稳定收缩，患者有明显尿频、尿急和急迫性尿失禁，可造成输尿管尿液排出阻力增大，引起上尿路扩张积水。

如梗阻长期未能解除，逼尿肌萎缩，失去代偿能力，收缩力减弱，导致膀胱不能排空而出现残余尿。随着残余尿量增加，膀胱壁变薄，膀胱无张力扩大，可出现充溢性尿失禁或无症状慢性尿潴留，尿液反流引起上尿路积水及肾功能损害。梗阻引起膀胱尿潴留，还可继发感染和结石形成。此外，前列腺内尤其是围绕膀胱颈部的平滑肌内含有丰富的 α 肾上腺素能受体，这些受体的激活使该处平滑肌收缩，可明显增加前列腺尿道的阻力。

二、临床表现及诊断

1.临床表现

(1)前列腺增生。多在 50 岁以后出现症状，60 岁左右症状更加明显。症状与前列腺体积大小之间并不一致，而取决于引起梗阻的程度、病变发展速度以及是否合并感染等，症状可时轻时重。

（2）尿频。是前列腺增生最常见的早期症状，夜间更为明显。尿频的原因，早期是因增生的前列腺充血刺激引起。随着病情发展，梗阻加重，残余尿量增多，膀胱有效容量减少，尿频逐渐加重。此外，梗阻诱发逼尿肌功能改变，膀胱顺应性降低或逼尿肌不稳定，尿频更为明显，并出现急迫性尿失禁等症状。

（3）排尿困难。是前列腺增生最重要的症状，病情发展缓慢。典型表现是排尿迟缓、断续、尿流细而无力、射程短、终末滴沥、排尿时间延长。如梗阻严重，残余尿量较多时，常需要用力并增加腹压以帮助排尿，排尿终末常有尿不尽感。

（4）当梗阻加重达一定程度时，可使膀胱逼尿肌功能受损，收缩力减弱，残余尿逐渐增加，继而发生慢性尿潴留；膀胱过度充盈致达到膀胱容量极限时，使少量尿液从尿道口溢出，称为充溢性尿失禁。前列腺增生的任何阶段中，可因气候变化、劳累、饮酒、便秘、久坐等因素，使前列腺突然充血、水肿导致急性尿潴留，患者不能排尿，膀胱胀满，下腹疼痛难忍，常需急诊导尿处理。

（5）前列腺增生合并感染或结石时，可出现明显尿频、尿急、尿痛症状。增生腺体表面黏膜较大的血管破裂时，亦可发生不同程度的无痛性肉眼血尿，应与泌尿系肿瘤引起的血尿鉴别。梗阻引起严重肾积水、肾功能损害时，可出现慢性肾功能不全，如食欲差、恶心、呕吐、贫血、乏力等症状。长期排尿困难导致腹压增高，还可引起腹股沟疝、内痔与脱肛等。

2.诊断

50岁以上男性出现排尿不畅的临床表现，须考虑前列腺增生的可能。通常需做下列检查。

（1）国际前列腺症状（I-PSS）评分：I-PSS评分是量化BPH下尿路症状的方法，是目前国际公认的判断BPH患者症状严重程度的最佳手段（见表3）。

表3 国际前列腺症状（I-PSS）评分表

最近一个月是否有以下症状	无	在五次中					症状评分
		少于一次	少于半数	大约半数	多于半数	几乎每次	
1.是否经常有尿不尽感？	0	1	2	3	4	5	
2.两次排尿间隔是否经常小于2h？	0	1	2	3	4	5	
3.是否曾经有间断性排尿困难？	0	1	2	3	4	5	
4.是否有排尿不能等待现象？	0	1	2	3	4	5	
5.是否有尿线变细现象？	0	1	2	3	4	5	
6.是否需要用力及使劲才能开始排尿？	0	1	2	3	4	5	
7.从入睡到早期一般需要起来排尿几次？	无	1次	2次	3次	4次	5次	
	0	1	2	3	4	5	
症状评分 =							
总分0~35分；轻度症状0~7分；中毒症状8~19分；重度症状20~35分							

(2)直肠指检：是重要的检查方法，前列腺增生患者均需做此项检查。多数患者可触到增大的前列腺，表面光滑、质韧、有弹性、边缘清楚、中间沟变浅或消失，即可做出初步诊断。指检时应注意肛门括约肌张力是否正常，前列腺有无硬结，这些是鉴别神经性膀胱功能障碍及前列腺癌的重要体征。

(3)超声：采用经腹壁或直肠途径进行。经腹壁超声检查时膀胱需要充盈，扫描可清晰显示前列腺体积大小，增生腺体是否突入膀胱，还可以测定膀胱残余尿量。经直肠超声检查时对前列腺内部结构分辨度更为精确。超声还可以了解膀胱有无结石以及上尿路有无继发积水等病变。

(4)尿流率检查：可以确定前列腺增生患者排尿的梗阻程度。检查时要求排尿量在 150ml 以上，如最大尿流率 <15ml/s 表明排尿不畅；最大尿流率 <10ml/s 则表明梗阻较为严重，常是手术指征之一。如需进一步了解逼尿肌功能，明确排尿困难是否由于其他膀胱神经源性病变所致，应行尿流动力学检查。

(5)血清前列腺特异性抗原（PSA）测定：对排除前列腺癌，尤其前列腺有结节或质地较硬时十分必要。但许多因素都可影响 PSA 的测定值，如年龄、前列腺增生、炎症、前列腺按摩以及经尿道的操作等因素均可使 PSA 增高。

此外，IVU、CTU 和膀胱镜检查等，可以除外合并有泌尿系统肿瘤的可能。放射性核素肾图有助于了解上尿路有无梗阻及肾功能损害。

3. 鉴别诊断

(1)前列腺癌：若前列腺有结节，质地硬，或血清 PSA 异常，鉴别需行 MRI 和前列腺穿刺活检。

(2)膀胱颈挛缩：亦称膀胱颈纤维化。多为慢性炎症所致，发病年龄较轻，多在 40~50 岁出现排尿不畅症状，但前列腺体积不增大，膀胱镜检查可以确诊。

(3)尿道狭窄：多有尿道损伤及感染病史，行尿道膀胱造影与尿道镜检查，不难确诊。

(4)神经源性膀胱功能障碍：临床表现与前列腺增生相似，有排尿困难、残余尿量较多、肾积水和肾功能不全，前列腺不增大，为动力性梗阻。患者常有中枢或周围神经系统损害的病史和体征，如有下肢感觉和运动障碍、会阴皮肤感觉减退、肛门括约肌松弛或反射消失等。静脉尿路造影常显示上尿路有扩张积水，尿流动力学检查可以明确诊断。

三、治疗方案及原则

1. 西医治疗方案

前列腺增生未引起明显梗阻者一般不需处理，可观察等待。梗阻较轻或不能耐受手术者可采用药物治疗或非手术微创治疗。当排尿梗阻症状严重、残余尿量>50ml，或出现 BPH 导致的并发症如反复尿潴留、反复泌尿系感染、膀胱结石、继发上尿路积水，药物治疗疗效不佳而全身状况能够耐受手术者，具有外科治疗适应证，应采用外科手术治疗。对前列腺增生的治疗可分为：

(1)观察等待。若症状较轻，不影响生活与睡眠，一般不需治疗可观察等待。但需密切随访，一旦症状加重，应开始治疗。

(2)药物治疗。治疗前列腺增生的药物很多，常用的药物有 α 肾上腺素能受体阻滞剂（α 受体阻滞剂）、5α 还原酶抑制剂和植物类药等。雌激素不宜常规应用，因对心血管系统副作用大。

α 受体分为 1、2 两型，其中 α₁ 受体对排尿影响较大，α₁ 受体主要分布在前列腺基质平滑肌中，阻滞 α₁ 受体能有效地降低膀胱颈及前列腺的平滑肌张力，减少尿道阻力，改善排尿功能。常用药物有特拉唑嗪（terazosin）、阿夫唑嗪（alfuzosin）、多沙唑嗪（doxazosin）及坦索罗辛（tamsu-losin）等，对症状较轻、前列腺增生体积较小的患者有良好的疗效。副作用多较轻微，主要有头晕、鼻塞、体位性低血压等。

5α 还原酶抑制剂是通过在前列腺内阻止睾酮转变为有活性的双氢睾酮，进而使前列腺体积部分缩小，改善排尿症状。一般在服药 3 个月左右见效，停药后症状易复发，需长期服药，对体积较大的前列腺效果较明显，与 α 受体阻滞剂联合治疗效果更佳。常用药物有非那雄胺（finasteride）和度他雄胺（dutasteride）。

（3）手术治疗。对症状严重、存在明显梗阻或有并发症者应选择手术治疗。如有尿路感染、残余尿量较多或有肾积水、肾功能不全时，宜先留置导尿管或膀胱造瘘引流尿液，并抗感染治疗，待上述情况明显改善或恢复后再择期手术。手术疗效肯定，但有一定痛苦与并发症等。经尿道前列腺切除术（TURP）适用于大多数良性前列腺增生患者，是目前最常用的手术方式。开放手术仅在巨大的前列腺或有合并膀胱结石者选用，多采用耻骨上经膀胱或耻骨后前列腺切除术。

（4）其他疗法。经尿道激光治疗：目前应用钬激光、绿激光等治疗前列腺增生，疗效肯定；经尿道球囊高压扩张术；前列腺尿道网状支架以及经直肠高强度聚焦超声（HIFU）等对缓解前列腺增生引起的梗阻症状均有一定疗效，适用于不能耐受手术的患者。

2. 中医治疗方案

（1）病因病机。本病的病理基础是年老肾气虚衰，气化不利，血行不畅，与肾和膀胱的功能失调有关。

①脾肾两虚：年老脾肾气虚，推动乏力，不能运化水湿，终致痰湿凝聚，阻于尿道而生本病。

②气滞血瘀：前列腺的部位是肝经循行之处，肝气郁结，疏泄失常，可致气血瘀滞，阻塞尿道；或年老之人，气虚阳衰，不能运气行血，久之气血不畅，聚而为痰，痰血凝聚于水道；或憋尿过久，败精瘀浊停聚不散，凝滞于溺窍，致膀胱气化失司而发为本病。

③湿热蕴结：若水湿内停，郁而化热，或饮食不节酿生湿热，或外感湿热，或恣饮醇酒聚湿生热等等，均可致湿热下注，蕴结不散，瘀阻于下焦，诱发本病。

（2）辨证治疗。以通为用，温肾益气、活血利尿是其基本的治疗法则。

①湿热下注证。证候：小便频数黄赤，尿道灼热或涩痛，排尿不畅，甚或点滴不通，小腹胀满；或大便干燥，口苦口黏；舌暗红，苔黄腻，脉滑数或弦数。治法：清热利湿，消癃通闭。方药：八正散加减。

②脾肾气虚证。证候：尿频，滴沥不畅，尿线细，甚或夜间遗尿或尿闭不通；神疲乏力，纳谷不香，面色无华，便溏脱肛；舌淡，苔白，脉细无力。治法：补脾益气，温肾利尿。方药：补中益气汤加菟丝子、肉苁蓉、补骨脂、车前子等。

③气滞血瘀证。证候：小便不畅，尿线变细或点滴而下，或尿道涩痛，闭塞不通，或小腹胀满隐痛，偶有血尿；舌质暗或有瘀点瘀斑，苔白或薄黄，脉弦或涩。治法：行气活血，通窍利尿。方药：沉香散加减。伴血尿者，酌加大蓟、小蓟、参三七；瘀甚者，可加蜣螂虫。

④肾阴亏虚证。证候：小便频数不爽，尿少热赤，或闭塞不通；头晕耳鸣，腰膝酸软，五心烦热，大便秘结；舌红少津，苔少或黄，脉细数。治法：滋补肾阴，通窍利尿。方药：知柏

地黄丸加丹参、琥珀、王不留行、地龙等。

⑤肾阳不足证。证候：小便频数，夜间尤甚，尿线变细，余沥不净，尿程缩短，或点滴不爽，甚则尿闭不通；精神萎靡，面色无华，畏寒肢冷；舌质淡润，苔薄白，脉沉细。治法：温补肾阳，通窍利尿。方药：济生肾气丸加减。

（3）针灸疗法。主要用于尿潴留患者，可针刺中极、归来、三阴交、膀胱俞、足三里等穴，强刺激，反复捻转提插；体虚者灸气海、关元、水道等穴。

第五章　尿石症

第一节　概　论

尿石症又称为尿路结石（urolithiasis），为最常见的泌尿外科疾病之一。尿路结石可分为上尿路结石和下尿路结石，前者是肾结石（renal calculi）和输尿管结石（ureteral calculi），后者是膀胱结石（vesical calculi）和尿道结石（urethral calculi）。流行病学资料显示，5%～10%的人在其一生中至少发生过1次尿路结石。欧洲尿路结石的新发病率为（100～400）/10万人。我国尿路结石的发病率为1%～5%，南方地区高达5%～10%，新发病率为（150～200）/10万人。男女发病比例为3:1，上尿路结石男女比例相近，下尿路结石男性明显多于女性。好发年龄在25～40岁。

尿石症在我国古代医书《黄帝内经》和华佗的《中藏经》中已有记载，被称为"淋""石淋"和"砂淋"，表示经尿道排出砂石，其辨证施治方剂至今仍用于临床。19世纪中叶，德国Simon首次成功地实施了肾切除术治疗肾结石。19世纪末，由于膀胱镜和X线诊断技术的发明和应用，尿路结石的手术从此能在诊断明确的基础上实施，随之出现了各种尿路取石的手术方法。在20世纪70年代末80年代初，尿路结石的治疗有了重大的突破：1976年瑞典Femstorm和Johansson首次采用经皮肾镜取石术（PCNL）去除肾结石；1980年德国Chaussy开始采用体外冲击波碎石（extra corporeal shock wave lithotripsy，ESWL）治疗尿路结石获得成功。输尿管硬镜及软镜得以迅猛发展也始于20世纪80年代，其设计、制造工艺及其附属碎石设备得到不断改进，且更趋合理。不久，这些微创碎石技术在我国北京、上海、广州等地相继开展，并在全国各地迅速推广和发展。目前90%以上的尿路结石可不再采用开放手术治疗，一些复杂难治的肾结石也可以通过微创技术治疗。

尿石症的形成机制尚未完全清楚，有多种学说，肾钙化斑、过饱和结晶、结石基质、晶体抑制物质、异质促进成核学说是结石形成的基本学说。许多资料显示，尿路结石可能是多种影响因素所致。

一、危险因素

影响结石形成的因素很多，年龄、性别、种族、遗传、环境因素、饮食习惯和职业对结石的形成影响很大。身体的代谢异常、尿路的梗阻、感染、异物和药物的使用是结石形成的常见病因。重视和解决这些问题，能够减少结石的形成和复发。

1.代谢异常

（1）形成尿结石的物质排出增加：尿液中钙、草酸、尿酸或胱氨酸排出量增加。长期卧床、甲状旁腺功能亢进者尿钙增加；痛风患者尿酸排出增多；内源性合成草酸增加或肠道吸收草酸增加引起高草酸尿症；胱氨酸排出量增加常见于家族性胱氨酸尿症患者。

（2）尿 pH 改变：在碱性尿中易形成磷酸镁铵及磷酸盐沉淀；在酸性尿中易形成尿酸和胱氨酸结晶。

（3）尿中抑制晶体形成和聚集的物质减少，如枸橼酸、焦磷酸盐、酸性黏多糖、镁等。

（4）尿量减少，使盐类和有机物质的浓度增高。

2. 局部病因

尿路梗阻、感染和尿路存在异物均是诱发结石形成的局部因素，梗阻可以导致感染和结石形成，而结石本身也是尿路异物，后者会加重梗阻与感染的程度。临床上易引起尿路结石形成的梗阻性疾病包括机械性梗阻和动力性梗阻。其中，肾盂输尿管连接部狭窄、膀胱颈部狭窄、海绵肾、肾输尿管畸形、输尿管口膨出、肾囊肿、肾盏憩室和马蹄肾等是常见的机械梗阻性疾病。此外，肾内型肾盂及肾盏颈狭窄可以引起尿液潴留，从而诱发肾结石形成。神经源性膀胱和先天性巨输尿管则属于动力梗阻性疾病，同样可以引起尿液的潴留，促进结石形成。

3. 药物相关因素

药物引起的肾结石占 1%～2%。相关的药物分 2 类：一类为尿液的浓度高而溶解度比较低的药物，如氨苯蝶啶（triamterene）、治疗 HIV 感染的药物（弗地那韦 indinavir）、硅酸镁和磺胺类药物等，这些药物本身就是结石的成分。另一类为能够诱发结石形成的药物，如乙酰唑胺，维生素 D、维生素 C 和皮质激素等，这些药物在代谢过程中可引起其他成分结石的形成。

二、尿结石成分及特性

草酸钙结石最常见，磷酸盐、尿酸盐、碳酸盐次之，胱氨酸结石罕见。通常尿结石以多种盐类混合形成。草酸钙结石质硬，不易碎，粗糙，不规则，呈桑椹样，棕褐色，尿路平片易显影。磷酸钙、磷酸镁铵结石与尿路感染和梗阻有关，易碎，表面粗糙，不规则，常呈鹿角形，灰白色、黄色或棕色，尿路平片可见多层现象。尿酸结石与尿酸代谢异常有关，其质硬，光滑，多呈颗粒状，黄色或红棕色，纯尿酸结石不被尿路平片所显影。胱氨酸结石是罕见的家族性遗传性疾病所致，质韧，光滑，呈蜡样，淡黄至黄棕色，X 线平片亦不显影。

三、病理生理

尿路结石在肾和膀胱内形成，绝大多数输尿管结石和尿道结石是结石排出过程中停留该处所致。输尿管有三个生理狭窄处，即肾盂输尿管连接处、输尿管跨过髂血管处及输尿管膀胱壁段。结石沿输尿管行径移动，常停留或嵌顿于三个生理狭窄处，并以输尿管下 1/3 处最多见。尿路结石可引起泌尿道直接损伤、梗阻、感染或恶性变，所有这些病理生理改变与结石部位、大小、数目、继发炎症和梗阻程度等有关。

肾结石常先发生在肾盏，增大后向肾盂延伸。由于结石使肾盏颈部梗阻，会引起肾盏积液或积脓，进一步导致肾实质萎缩、瘢痕形成，甚至发展为肾周围感染。由于肾盏结石进入肾盂或输尿管，结石可自然排出，或停留在尿路的任何部位。一旦结石堵塞肾盂输尿管连接处或输尿管，可引起急性完全性尿路梗阻或慢性不完全性尿路梗阻。前者在及时解除梗阻后，不影响肾功能；后者往往导致肾积水，使肾实质受损、肾功能不全。结石在肾盏内慢慢长大，充满肾盂及部分或全部肾盏，形成鹿角形结石。结石可合并感染，亦可无任何症状，少数继发恶性变。

四、相关中医理论

1. 病因病机

基本病因为肾虚和下焦湿热，其中以肾虚为本，湿热为标。肾纳气主水，与膀胱相表里。肾虚气化不利，尿液生成与排泄失常，使水湿邪热蕴结于肾与膀胱。湿热蕴结，煎熬日久，形成砂石；结石阻塞尿路，不通则痛；热伤血络则出现血尿。肾虚、湿热及气、血、痰、湿交阻为其基本病理变化。湿热阻滞气机，气机运行失畅，血脉经络不通，腰腹疼痛即作；热伤血络，血溢脉外，下走阴窍，则出现血尿；湿热蕴结膀胱，则尿频急涩痛；脾肾亏虚，水湿不化，痰瘀交阻，可出现肾积水、肾功能受损。

2. 辨证治疗

结石表面光滑，横径小于1cm，双侧肾功能正常，无尿路狭窄、畸形者，可采用本法治疗。本病以肾虚为本，膀胱湿热为标。主要治疗原则初起宜宣通清利、通淋排石为主；久则化瘀补肾为重。在不同的阶段及临证出现气滞、血瘀、湿热、肾虚等轻重程度不同而治则治法有所偏重，关键在于辨证加减。

(1)湿热蕴结证。证候：腰痛或小腹痛，或尿流突然中断，尿频、尿急、尿痛，小便混赤，或为血尿，口干欲饮；舌红，苔黄腻，脉弦数。治法：清热利湿，通淋排石。方药：三金排石汤加减。

(2)气滞血瘀证。证候：发病急骤，腰腹酸胀或隐痛，时而绞痛，疼痛向外阴部放射，局部有压痛或叩击痛，尿频，尿急，尿黄或赤，舌暗或有瘀斑，苔薄白或微黄，脉弦或弦数。治法：行气活血，通淋排石。方药：金铃子散合石韦散加减。

(3)肾气不足证。证候：病程日久，留滞不去，腰酸坠胀，疲乏无力，时作时止，遇劳加重，尿频或小便不利，夜尿多，面色无华或面部轻度浮肿，舌淡，苔薄白，脉细无力。治法：补肾益气，通淋排石。方药：济生肾气丸加减。

3. 中西医结合总攻疗法

人体泌尿系结石主要依靠尿液的冲刷作用和输尿管的蠕动，以及人体活动时结石的重力作用移动排出。而输尿管痉挛、炎症性水肿、排尿功能的减弱等为妨碍结石排出的因素，治疗时要做充分考虑。中西医结合治疗是从整体观念出发，在治疗结石上既看到结石的危害，也看到了人体泌尿系统的排石能力，治疗上充分调动和提高这种能力，就能提高结石排出率。"总攻疗法"综合了中、西医的各种有效方法，包括服用排石药双氢克尿噻、大量饮水、针刺、蹦跳等，可提高疗效。

本章其他部分的中医治疗方案均可参考于此。

第二节　上尿路结石

一、临床表现及诊断

1. 临床表现

肾和输尿管结石（renal & ureteral calculi）为上尿路结石，主要症状是疼痛和血尿。其程度与结石部位、大小、活动与否及有无损伤、感染、梗阻等有关。

（1）疼痛：肾结石可引起肾区疼痛伴肋脊角叩击痛。肾盂内大结石及肾盏结石可无明显临床症状，活动后出现上腹或腰部钝痛。输尿管结石可引起肾绞痛（renal colic）或输尿管绞痛，典型的表现为阵发性腰部或上腹部疼痛，剧烈难忍，并沿输尿管行径放射至同侧腹股沟，还可涉及同侧睾丸或阴唇。结石处于输尿管膀胱壁段或输尿管口，可伴有膀胱刺激症状及尿道和阴茎头部放射痛。肾绞痛常见于结石活动并引起输尿管梗阻的情况。

（2）血尿：通常为镜下血尿，少数患者可见肉眼血尿。有时活动后出现镜下血尿是上尿路结石的唯一临床表现。血尿的多少与结石对尿路黏膜损伤程度有关。如果结石引起尿路完全性梗阻或固定不动（如肾盏小结石），则可能没有血尿。

（3）恶心、呕吐：输尿管结石引起尿路梗阻时，使输尿管管腔内压力增高，管壁局部扩张、痉挛和缺血。由于输尿管与肠有共同的神经支配而导致恶心、呕吐，常与肾绞痛伴发。

（4）膀胱刺激症状：结石伴感染或输尿管膀胱壁段结石时，可有尿频、尿急、尿痛。

2. 并发症表现

结石继发急性肾盂肾炎或肾积脓时，可有畏寒、发热、寒战等全身症状。结石所致肾积水，可在上腹部扪及增大的肾。双侧上尿路结石引起双侧尿路完全性梗阻或孤立肾上尿路完全性梗阻时，可导致无尿，出现尿毒症。小儿上尿路结石以尿路感染为重要的表现，应予以注意。

3. 诊断与鉴别诊断

（1）病史和体检。与活动有关的疼痛和血尿，有助于此病的诊断，尤其是典型的肾绞痛。询问病史中，要问清楚第一次发作的情况，确认疼痛发作及其放射的部位，以往有无结石史或家族史，既往病史包括泌尿生殖系统疾病或解剖异常，或结石形成的影响因素等。体检主要是排除其他可引起腹部疼痛的疾病如急性阑尾炎、异位妊娠、卵巢囊肿扭转、急性胆囊炎、胆石症、肾盂肾炎等。疼痛发作时常有肾区叩击痛。

（2）实验室检查。

①血液分析：应检测血钙、白蛋白、肌酐、尿酸等。代谢异常患者应做相关检查。

②尿液分析：常能见到肉眼或镜下血尿；伴感染时有脓尿，感染性尿路结石患者应行尿液细菌培养；尿液分析还可测定尿液 pH、钙、磷、尿酸、草酸等；发现晶体尿及行尿胱氨酸检查等。

③结石成分分析：是确定结石性质的方法，也是制定结石预防措施和选用溶石疗法的重要依据。结石分析方法包括物理方法和化学方法两种，物理分析法比化学分析法精确，常用的物理分析法是红外光谱法等。

（3）影像学检查。

①超声：能显示结石的高回声影及其后方的声影，亦能显示结石梗阻引起的肾积水及肾实质萎缩等，可发现尿路平片不能显示的小结石和 X 线透光结石。超声属于无创检查，应作为首选影像学检查，适合于所有患者包括孕妇、儿童、肾功能不全和对造影剂过敏者。

②X 线检查：a. 尿路平片能发现 90% 以上的 X 线阳性结石。正侧位摄片可以除外腹内其他钙化阴影如胆囊结石、肠系膜淋巴结钙化、静脉石等。侧位片显示上尿路结石位于椎体前缘之后，腹腔内钙化阴影位于椎体之前。结石过小或钙化程度不高，纯尿酸结石及基质结石，则不显示。b. 静脉尿路造影可以评价结石所致的肾结构和功能改变，有无引起结石的尿路异常如先天性畸形等。若有充盈缺损，则提示有 X 线透光结石或合并息肉、肾盂癌等可能。查明肾盂、

肾盂输尿管连接处和输尿管的解剖结构异常有助于确定治疗方案。c.逆行或经皮肾穿刺造影属于有创检查，一般不作为初始诊断手段，往往在其他方法不能确定结石的部位或结石以下尿路系统病情不明需要鉴别诊断时采用。d.平扫CT能发现以上检查不能显示的或较小的输尿管中、下段结石。有助于鉴别不透光的结石、肿瘤、凝血块等，以及了解有无肾畸形。增强CT能够显示肾脏积水的程度和肾实质的厚度，从而反映了肾功能的改变情况。另外，疑有甲状旁腺功能亢进时，应做骨摄片。

③磁共振水成像（MRU）：MR不能显示尿路结石，因而不用于结石的检查。MRU能够了解结石梗阻后肾输尿管积水的情况，而且不需要造影剂即可获得与静脉尿路造影相似的影像，不受肾功能改变的影响。因此，对于不适合做静脉尿路造影的患者（如造影剂过敏、严重肾功能损害、儿童和孕妇等）可考虑采用。

④放射性核素肾显像：放射性核素检查不能直接显示泌尿系结石，主要用于确定分侧肾功能，评价治疗前肾功能情况和治疗后肾功能恢复状况。

⑤内镜检查：包括经皮肾镜、输尿管硬、软镜和膀胱镜检查。通常在尿路平片未显示结石，静脉尿路造影有充盈缺损而不能确诊时，借助于内镜可以明确诊断和进行治疗。

二、治疗方案及原则

由于尿石症复杂多变，结石的性质、形态、大小、部位不同，患者个体差异等因素，治疗方法的选择及疗效也大不相同，有的仅多饮水就自行排出结石，有的却采用多种方法也未必能取尽结石。因此，对尿石症的治疗必须实施患者个体化治疗，有时需要各种方法综合治疗。

1. 病因治疗。少数患者能找到形成结石的病因，如甲状旁腺功能亢进（主要是甲状旁腺瘤），只有切除腺瘤才能防止尿路结石复发；尿路梗阻者，需要解除梗阻，可以避免结石复发。

2. 药物治疗。结石<0.6cm，表面光滑、结石以下尿路无梗阻时可采用药物排石治疗。纯尿酸结石及胱氨酸结石可采用药物溶石治疗，如尿酸结石用枸橼酸氢钾钠、碳酸氢钠碱化尿液，口服别嘌醇及饮食调节等方法治疗，效果较好；胱氨酸结石治疗需碱化尿液，使pH>7.8，摄入大量液体。α-巯丙酰甘氨酸（α-MPG）和乙酰半胱氨酸有溶石作用。卡托普利（captopril）有预防胱氨酸结石形成的作用。感染性结石需控制感染，口服氯化铵酸化尿液，应用脲酶抑制剂，有控制结石长大作用；限制食物中磷酸的摄入，应用氢氧化铝凝胶限制肠道对磷酸的吸收，有预防作用。在药物治疗过程中，还需增加液体摄入量，包括大量饮水，以增加尿量。中药和针灸对结石排出有促进作用，常用单味中药有金钱草或车前子等；常用针刺穴位有肾俞、膀胱俞、三阴交、阿是穴等。

肾绞痛是泌尿外科的常见急症，需紧急处理，应用药物前注意与其他急腹症鉴别。肾绞痛的治疗以解痉止痛为主，常用的止痛药物包括非甾体镇痛抗炎药物如双氯芬酸、吲哚美辛及阿片类镇痛药如哌替啶、曲马多等，解痉药如M型胆碱受体阻断剂、钙通道阻滞剂、黄体酮等。

3. 体外冲击波碎石（extracorporeal shock wave lithotripsy，ESWL）。通过X线或超声对结石进行定位，利用高能冲击波聚焦后作用于结石，使结石裂解，直至粉碎成细砂，随尿液排出体外。20世纪80年代初应用于临床，实践证明它是一种安全而有效的非侵入性治疗，且大多数的上尿路结石可采用此方法治疗。

（1）适应证：适用于直径<2cm的肾结石及输尿管上段结石。输尿管中下段结石治疗的成功

率比输尿管镜取石低。

(2)禁忌证：结石远端尿路梗阻、妊娠、出血性疾病、严重心脑血管病、主动脉或肾动脉瘤、尚未控制的泌尿系感染等。过于肥胖、肾位置过高、骨关节严重畸形、结石定位不清等，由于技术性原因而不适宜采用此法。

(3)碎石效果：与结石部位、大小、性质、是否嵌顿等因素有关。结石体积较大且无肾积水的肾结石，由于碎石没有扩散空间，效果较差，常需多次碎石，胱氨酸、草酸钙结石质硬，不易粉碎。输尿管结石如停留时间长合并息肉或发生结石嵌顿时也难以粉碎。

(4)并发症：碎石后多数患者出现一过性肉眼血尿，一般不需要特殊处理。肾周围血肿形成较为少见，可非手术治疗。感染性结石或结石合并感染者，由于结石内细菌播散、碎石梗阻引起肾盂内高压、冲击波引起的肾组织损伤等因素，可发生尿源性脓毒症，往往病程进展很快。

为了减少并发症应采用低能量治疗、限制每次冲击次数。若需再次治疗，间隔时间 10 ~ 14d 以上为宜，推荐 ESWL 治疗次数不超过 3 ~ 5 次。

4. 经皮肾镜碎石取石术 (percutaneous nephrolithotomy，PCNL)。在超声或 X 线定位下，经腰背部细针穿刺直达肾盏或肾盂，扩张并建立皮肤至肾内的通道，在肾镜下取石或碎石。较小的结石通过肾镜用抓石钳取出，较大的结石将结石粉碎后用水冲出。碎石选用超声、激光或气压弹道等方法。取石后放置双 J 管和肾造瘘管较为安全。PCNL 适用于所有需开放手术干预的肾结石，包括完全性和不完全性鹿角结石、<2cm 的肾结石、有症状的肾盏或憩室内结石、体外冲击波难以粉碎及治疗失败的结石，以及部分输尿管上段结石。凝血机制障碍、过于肥胖穿刺针不能达到肾，或脊柱畸形者不宜采用此法。PCNL 并发症有肾实质撕裂或穿破、出血、漏尿、感染、动 - 静脉瘘、损伤周围脏器等。对于复杂性肾结石，单一采用 PCNL 或 ESWL 都有困难，可以联合应用，互为补充。术中术后出血是 PCNL 最常见及最危险的并发症，术中如出血明显应中止手术置入肾造瘘管压迫止血。术后出血常发生在拔出肾造瘘管后，如出血凶猛应立即行经血管介入止血。确实无法止血时应切除患肾以保存患者生命。

5. 输尿管镜取石术 (ureteroscope lithotripsy，URL)。经尿道插入输尿管镜，在膀胱内找到输尿管口，在安全导丝引导进入输尿管，直视下找到结石，用套石篮、取石钳将结石取出，若结石较大可采用超声、激光或气压弹道等方法碎石。适用于中、下段输尿管结石，泌尿系平片不显影结石，因肥胖、结石硬、停留时间长而用 ESWL 困难者，亦用于 ESWL 治疗所致的"石街"。下尿路梗阻、输尿管狭窄或严重扭曲等不宜采用此法。结石过大或嵌顿紧密，亦使手术困难。并发症有感染、黏膜下损伤、假道、穿孔、撕裂等。输尿管撕脱或断裂是最严重并发症，与术中采用高压灌注、进镜出镜时操作不当有关，应注意防范。如发生该并发症应马上中转开放手术。远期并发症主要是输尿管狭窄或闭塞等。

输尿管软镜主要用于肾结石 (<2cm) 的治疗。采用逆行途径，向输尿管插入安全导丝后，在安全导丝引导下放置软镜镜鞘，直视下放入输尿管软镜，随导丝进入肾盂或盏并找到结石。使用 200Jim 光纤导入钬激光，将结石粉碎成易排除的细小碎石，较大结石可用套石篮取出。

6. 腹腔镜输尿管取石 (laparoscopic ureterolithotomy，LUL)。适用于输尿管结石>2cm，原来考虑开放手术；或经 ESWL、输尿管镜手术治疗失败者。一般不作为首选方案。手术途径有经腹腔和经后腹腔两种，后者只适用于输尿管上段结石。

7. 开放手术治疗。过去大多数尿石症采用开放手术取石，但是手术给患者造成较大的创伤，复杂性肾结石一次不易取尽，复发率高，重复取石的手术难度大，危险性增加，甚至有发生肾衰竭的可能。由于 ESWL 及内镜技术的普遍开展，现在上尿路结石大多数已不再用开放手术。开放手术的术式主要有以下几种。

(1)肾盂切开取石术：主要适用于肾盂输尿管处梗阻合并肾盂结石，可在取石的同时解除梗阻。

(2)肾实质切开取石术：适用于肾盏结石，尤其是肾盂切开不易取出或多发性肾盏结石。根据结石所在部位，沿肾前后段段间线切开或于肾后侧做放射状切口取石。当肾盏局部实质变薄时，做局部小切口即可取出结石。

(3)肾部分切除术：适用于结石在肾一极或结石所在肾盏有明显扩张、实质萎缩和有明显复发因素者。

(4)肾切除术：因结石导致肾结构严重破坏，功能丧失，或合并肾积脓，而对侧肾功能良好，可将患肾切除。

(5)输尿管切开取石术：适用于嵌顿较旧或其他的方法治疗无效的结石，手术路径需根据结石部位选定。

双侧上尿路同时存在结石约占患者 15%，其手术治疗原则：①双侧输尿管结石，应尽可能同时解除梗阻，可采用双侧输尿管镜碎石取石术，如不能成功，可行输尿管逆行插管或行经皮肾穿刺造瘘术，条件许可也可行经皮肾镜碎石取石术。②一侧肾结石，另一侧输尿管结石时，先处理输尿管结石。③双侧肾结石时，在尽可能保留肾的前提下，先处理容易取出且安全的一侧。若肾功能极差，梗阻严重，全身情况不良宜先行经皮肾造瘘。待患者情况改善后再处理结石。④孤立肾上尿路结石或双侧上尿路结石引起急性完全性梗阻无尿时，一旦诊断明确，只要患者全身情况许可，应及时施行手术。若病情严重不能耐受手术，亦应试行输尿管插管，通过结石后留置导管引流；不能通过结石时则改行经皮肾造瘘。所有这些措施目的是引流尿液，改善肾功能。待病情好转后再选择适当的治疗方法。

8.预防。尿路结石形成的影响因素很多，其发病率和复发率高，肾结石治疗 5 年内约 1/3 患者会复发。因而采用合适的预防措施有重要意义。

(1)大量饮水：以增加尿量，稀释尿中形成结石物质的浓度，减少晶体沉积。亦有利于结石排出。除日间多饮水外，每夜加饮水 1 次，保持夜间尿液呈稀释状态，可以减少晶体形成。成人 24h 尿量在 2000ml 以上，这对任何类型的结石患者都是一项很重要的预防措施。

(2)调节饮食：维持饮食营养的综合平衡，强调避免其中某一种营养成分的过度摄入。根据结石成分、代谢状态等调节食物构成，推荐吸收性高钙尿症患者摄入低钙饮食，不推荐其他含钙尿路结石患者进行限钙饮食，草酸盐结石的患者应限制浓茶、菠菜、番茄、芦笋、花生等摄入。高尿酸的患者应避免高嘌呤食物如动物内脏。经常检查尿 pH，预防尿酸和胱氨酸结石时尿 pH 保持在 6.5 以上。此外，还应限制钠盐、蛋白质的过量摄入，增加水果、蔬菜、粗粮及纤维素摄入。

(3)特殊性预防：在进行了完整的代谢状态检查后可采用以下预防方法。草酸盐结石患者可口服维生素 B，以减少草酸盐排出；口服氧化镁可增加尿中草酸溶解度。尿酸结石患者可口服别嘌醇和碳酸氢钠，以抑制结石形成。伴甲状旁腺功能亢进者，必须切除腺瘤或增生组织。有尿路梗阻、尿路异物、尿路感染或长期卧床等，应及时去除这些结石诱因。

第三节　下尿路结石

下尿路结石包括膀胱结石和尿道结石。原发性膀胱结石（primary vesical calculi）多发于男孩，与营养不良和低蛋白饮食有关，其发生率在我国已明显降低。继发性膀胱结石（secondary vesical calculi）常见于良性前列腺增生、膀胱憩室、神经源性膀胱、异物或肾、输尿管结石排入膀胱。尿道结石（urethral calculi）见于男性，绝大多数来自肾和膀胱。有尿道狭窄、尿道憩室及异物存在时亦可致尿道结石。多数尿道结石位于前尿道。

一、临床表现及诊断

1. 临床表现

膀胱结石的典型症状为排尿突然中断，疼痛放射至远端尿道及阴茎头部，伴排尿困难和膀胱刺激症状。小儿常用手搓拉阴茎，跑跳或改变排尿姿势后，能使疼痛缓解，继续排尿。尿道结石典型症状为排尿困难，点滴状排尿，伴尿痛，重者可发生急性尿潴留及会阴部剧痛。除典型症状外，下尿路结石常伴发血尿和感染。憩室内结石可仅表现为尿路感染。

2. 诊断与鉴别诊断

根据典型症状和影像学检查可做出诊断，但需注意引起结石的病因如 BPH、尿道狭窄等。前尿道结石可沿尿道扪及，后尿道结石经直肠指检可触及，较大的膀胱结石可经直肠-腹壁双合诊被扪及。常用辅助诊断方法：①超声检查，能发现膀胱及后尿道强光团及声影，还可同时发现膀胱憩室、良性前列腺增生等。②X 线检查能显示绝大多数结石，怀疑有尿路结石可能时，还需做泌尿系平片及排泄性尿路造影。③膀胱尿道镜检查，能直接见到结石，并可发现膀胱及尿道病变。

二、治疗方案及原则

1. 膀胱结石采用手术治疗，并应同时治疗病因。膀胱感染严重时，应用抗菌药物；若有排尿困难，则应先留置导尿，以利于引流尿液及控制感染。经尿道膀胱镜取石或碎石，大多数结石应用碎石钳机械碎石，并将碎石取出，适用于结石<2~3cm 者。较大的结石需采用超声、激光或气压弹道碎石。结石过大、过硬或膀胱憩室病变时，应施行耻骨上膀胱切开取石。

2. 耻骨上膀胱切开取石术为传统的开放手术方式。小儿及膀胱感染严重者，应先做耻骨上膀胱造瘘引流尿液，待感染控制后再行取石手术。

3. 尿道结石的治疗应根据结石的位置选择适当的方法，如结石位于尿道舟状窝，可向尿道内注入无菌液体石蜡，然后将结石推挤出尿道口，或用血管钳子经尿道口伸入将结石取出。前尿道结石采用阴茎根阻滞麻醉下，压迫结石近端尿道，阻止结石后退，注入无菌液体石蜡，再轻轻地向尿道远端推挤，钩取或钳出，取出有困难者可选择输尿管镜下碎石后取出。处理切忌粗暴，尽量不做尿道切开取石，以免尿道狭窄。后尿道结石可用尿道探条将结石轻轻地推入膀胱，再按膀胱结石处理。

第六章　泌尿、男性生殖系统肿瘤

泌尿、男性生殖系统各部位都可发生肿瘤，最常见是膀胱癌，其次是肾肿瘤。但是，前列腺癌在欧美国家最常见，在我国近年有明显上升趋势。我国几十年前常见的阴茎癌的发病率已明显下降。

中医认为因长期情志不舒、饮食不节、外伤造成气滞、血瘀、痰凝，日久脾肾两亏，脾虚不能摄血，肾虚则气化不利，水湿不行，瘀积成毒，久而结聚成块而发为本病。

第一节　肾肿瘤

肾肿瘤（renal tumor）是泌尿系统常见的肿瘤之一，多为恶性，且发病率正逐年上升。临床上常见的肾恶性肿瘤包括源自肾实质的肾细胞癌、肾母细胞瘤以及发生于肾盂肾盏的移行细胞乳头状肿瘤。肾细胞癌在成人恶性肿瘤中占 2%～3%，肾盂癌较少见。肾母细胞瘤是小儿最常见的恶性实体肿瘤。

一、肾细胞癌

肾细胞癌（renal cell carcinoma，RCC）又称肾腺癌，简称为肾癌，占肾恶性肿瘤的 85% 左右。引起肾癌的病因至今尚未明确，其发病可能与吸烟、肥胖、饮食、职业接触（如石棉、皮革等）、遗传因素（如 VHL 抑癌基因突变或缺失）等有关。各国或各地区的发病率不同，发达国家高于发展中国家，城市地区高于农村地区。

（一）病因病理

1. 肾癌常累及一侧肾，多单发，双侧先后或同时发病者占 2% 左右。瘤体多数为类似圆形的实性肿瘤，肿瘤的大小不等，介于 5～8cm 为多见，外有假包膜，切面以黄色为主，可有出血、坏死和钙化，少数呈囊状结构。

2. 肾癌的组织病理多种多样，透明细胞癌是其主要构成部分，占肾癌 70%～80%，主要由肾小管上皮细胞发生。透明细胞为圆形或多边形，胞质内含大量糖原、胆固醇酯和磷脂类物质，在切片制作过程中这些物质被溶质溶解，细胞质在镜下呈透明状。除透明细胞外，还可见有颗粒细胞和梭形细胞。

3. 约半数肾癌同时有两种细胞。以梭形细胞为主的肿瘤较少见，呈浸润性生长，具有很强的侵袭性及远处转移能力，预后差。其他病理类型有嗜色细胞癌或称乳头状肾细胞癌、嫌色细胞癌、肾集合管癌和未分类肾细胞癌。嫌色细胞癌源于集合管皮质部分，其预后较透明细胞癌好。

4. 肾癌局限在包膜内时恶性度较小，当肿瘤逐渐增大穿透假包膜后，除侵及肾周筋膜和邻近器官组织，向内侵及肾盂肾盏引起血尿外，还可直接扩展至肾静脉、下腔静脉形成癌栓，经血液和淋巴转移至肺、肝、骨、脑等。淋巴转移最先到肾蒂淋巴结。

（二）临床表现及诊断

1. 临床表现

肾癌高发年龄为 50～70 岁。男：女为 2：1。有 30%～50% 的肾癌缺乏早期临床表现，大多在健康体检或其他疾病检查时被发现。常见的临床表现有：

（1）血尿、疼痛和肿块：间歇性无痛肉眼血尿为常见症状，表明肿瘤已侵入肾盏、肾盂。疼痛常为腰部钝痛或隐痛，多由于肿瘤生长牵张肾包膜或侵犯腰肌、邻近器官所致；血块通过输尿管时可发生肾绞痛。肿瘤较大时在腹部或腰部易被触及。肉眼血尿、腰痛和腹部肿块的临床表现被称为肾癌的"三联症"，由于超声、CT 技术的普及，早期肾癌检出率提高，典型的"三联症"现在已经少见。多数患者仅出现上述症状的一项或两项，三项都出现者占 10% 左右，其中任何一项都是病变发展到较晚期的临床表现。

（2）副瘤综合征：常见有发热、高血压、血沉增快等。发热可能因肿瘤坏死、出血、毒性物质吸收引起。高血压可能因瘤体内动 – 静脉瘘或肿瘤压迫动脉及其分支，肾素分泌过多所致。其他表现有高钙血症、高血糖、红细胞增多症、肝功能异常、消瘦、贫血、体重减轻及恶病质等。同侧阴囊内可发现精索静脉曲张，平卧位不消失，提示肾静脉或下腔静脉内癌栓形成。20% 的肾癌患者可出现副瘤综合征（以往称肾外表现），容易与其他全身性疾病症状相混淆，应注意鉴别。

（3）转移症状：约有 30% 的患者因转移症状，如病理骨折、咳嗽、咯血、神经麻痹及转移部位出现疼痛等初次就诊，40%～50% 的患者在初次诊断后出现远处转移。

2. 诊断与鉴别诊断

肾癌临床表现多种多样，亦可全无症状。血尿、疼痛和肿块是肾癌的主要症状，出现其中任何一项或两项症状，即应考虑肾癌的可能。约有半数患者在体检时由超声或 CT 偶然发现，称之为偶发肾癌或无症状肾癌。有的较早就出现转移症状，诊断较为困难。肾癌术前诊断依赖于医学影像学检查结果，能提供最直接的诊断依据。

（1）超声：发现肾癌的敏感性高，在体检时，超声可以发现临床无症状，尿路造影无改变的早期肿瘤。超声常表现为不均质的中低回声实性肿块，体积小的肾癌有时表现为高回声，需结合 CT、MRI 诊断。超声能准确地区别肾肿块是囊性或是实质性的，是肾癌或是肾血管平滑肌脂肪瘤（良性）。

（2）X 线检查：尿路平片（KUB）可见肾外形增大，偶见肿瘤散在钙化。静脉尿路造影（IVU）可见肾盏肾盂因肿瘤挤压或侵犯，出现不规则变形、狭窄、拉长、移位或充盈缺损，甚至患肾不显影。超声、CT 不能确诊的肾癌做肾动脉造影检查可以显示肿瘤内有病理性新生血管、动 – 静脉瘘、造影剂池样聚集与包膜血管增多等。必要时注入肾上腺素，正常肾实质血管收缩而肿瘤内血管无反应。

（3）CT：对肾癌的确诊率高，能显示肿瘤部位、大小、有无累及邻近器官，是目前诊断肾癌最可靠的影像学方法。CT 表现为肾实质内不均质肿块，平扫 CT 值略低于或与肾实质相似，增强扫描后，肿瘤不如正常肾实质增强明显。但此时 CT 值数倍于平扫 CT 值。CT 也可区别其他肾实质病变如肾血管平滑肌脂肪瘤（良性）等。CT 增强血管造影及三维重建可以见到增粗、增多和紊乱的肿瘤血管，可替代传统的肾动脉造影。

（4）MRI：对肾癌诊断的准确性与 CT 相仿。T_1 加权像肾癌常表现为不均质的低信号或等信号；T_2 加权像则表现为高信号改变。在显示邻近器官有无受侵犯，肾静脉或下腔静脉内有无癌栓则优于 CT。

（三）治疗方案及原则

1. 西医治疗方案

根治性肾切除术（radical nephrectomy）是肾癌最主要的治疗方法。开放性手术切口通常经 11 肋间或经腹途径，须充分暴露，首先结扎肾蒂血管以减少出血和癌细胞的扩散。切除范围包括患肾、肾周脂肪及肾周筋膜、区域肿大淋巴结及髂血管分叉以上的输尿管。肾上极肿瘤和肿瘤已累及肾上腺时，需切除同侧肾上腺。肾静脉或下腔静脉内癌栓应同时取出。肿瘤体积较大，术前做肾动脉栓塞治疗，可减少术中出血。对孤立肾肾癌或双侧肾癌，可考虑做保留肾单位的肾部分切除术（partial nephrectomy），一般选择肿瘤位于肾上、下极或肾周边、单发，肿瘤最大径<4cm 的肾癌。近年来应用腹腔镜根治性肾切除术或腹腔镜肾部分切除术，具有创伤小、术后恢复快等优点。应用生物制剂干扰素 –α（IFN–α）、白细胞介素 –2（IL–2）等免疫治疗，对预防和治疗转移癌有一定疗效。肾癌具有多药物耐药基因，对放射治疗及化学治疗不敏感。分子靶向药物酪氨酸激酶抑制剂已应用于晚期肾癌（透明细胞型）的治疗，可提高治疗晚期肾癌的有效率，但存在相关毒副作用。

2. 中医治疗方案

（1）辨证治疗。

①脾肾两虚证。证候：尿血，腰痛，腰部肿块；纳差，恶心，呕吐，形体消瘦，倦怠乏力，面色不华；舌质淡，苔薄白，脉沉细无力。治法：健脾益肾，软坚散结。方药：四物汤合右归饮加减。

②肾阴亏虚证。证候：小便短赤带血，潮热盗汗，口燥咽干，腰膝酸软，腰痛，腰部肿块；舌质红，少苔，脉细数。治法：养阴清热凉血。方药：知柏地黄汤加减。

③湿热蕴结证。证候：腰痛，坠胀不适，尿血，低热，身沉困，饮食不佳，腰腹部肿块；舌体胖，苔白腻，脉滑数。治法：清热利湿，解毒化瘀。方药：八正散加减。

④瘀血内阻证。证候：面色晦暗，血尿频发，腰痛，腰腹部肿物日渐增大，肾区憋胀不适，口干舌燥；舌质紫暗或有瘀斑，舌苔薄黄，脉弦。治法：活血化瘀，理气散结。方药：桃红四物汤加减。

⑤气血两虚证。证候：久病体倦，疲乏无力，自汗，盗汗，面色无华，血尿时作，腰痛腹胀，贫血消瘦，行动气促，有时咳嗽伴有低热，口干而不欲饮；舌质红，脉细弱。治法：补益气血。方药：八珍汤加减。

本节其他肾肿瘤疾病的中医治疗方案可参考于此。

二、上尿路肿瘤

泌尿系统从肾盏、肾盂、输尿管、膀胱及后尿道均被覆移行上皮，其发生肿瘤的病因、病理及生物学行为相似。上尿路肿瘤为累及肾盏、肾盂至输尿管远端之间尿路的肿瘤新生物。肾盂肿瘤、输尿管肿瘤较膀胱肿瘤相对少见，约占尿路上皮肿瘤 5%，其中 90% 以上为移行上皮肿瘤。下段输尿管肿瘤较上段输尿管肿瘤更常见。致病危险因素主要是吸烟，而长期服用镇痛药、喝咖啡、应用环磷酰胺以及慢性感染、结石等都可能是致病危险因素。从事化学、石油和塑料等职业人员可能会增加上尿路肿瘤发生的危险性。

（一）病因病理

多数为移行细胞乳头状肿瘤，可单发或多发。肿瘤细胞分化和基底的浸润程度有很大差别。最常见低分级的乳头状尿路上皮癌。肿瘤沿肾盂黏膜上皮蔓延扩散，可逆行侵犯肾集合管，甚至浸润肾实质，亦可顺行侵及远端输尿管。肾盂、输尿管肌层较薄，早期可浸润肌层，而输尿管的外膜组织内含丰富的血管和淋巴管，故常有早期淋巴转移。鳞状细胞癌和腺癌罕见，其中鳞癌多与长期尿结石梗阻、感染等刺激有关。这类癌在肾盂的发病率高于输尿管，且发现时常已晚期。上尿路的尿路上皮癌扩散可直接浸润至肾实质或周围组织，经淋巴结转移至肾蒂、主动脉、下腔静脉、同侧储总血管和盆腔淋巴结，血行转移至全身多个部位，最常见是肝、肺和骨等。

（二）临床表现及诊断

1. 临床表现

发病年龄大多数为 50~70 岁。男女发病比例约 2：1。早期即可出现间歇无痛性肉眼血尿，偶可出现条形样血块，少数为显微镜下血尿。30%患者有腰部钝痛，由肿瘤逐渐发生的梗阻和肾积水所致。当血块堵塞输尿管时，可引起肾绞痛。15%患者就诊时无症状，由影像学检查偶然发现病灶后才被确诊。晚期可出现腰部或腹部肿物、消瘦、体重下降、贫血、下肢水肿及骨痛等转移症状。

2. 诊断与鉴别诊断

（1）肾盂、输尿管肿瘤体征常不明显，但通过仔细询问和分析病史，进行必要的各种检查，诊断并不困难。留取新鲜尿标本或逆行插管收集患侧肾盂尿及冲洗液行尿细胞学检查，可以发现癌细胞。静脉尿路造影是诊断上尿路病变的传统方法，它可发现上尿路某一部位的充盈缺损、梗阻或充盈不全，以及集合系统未显影，但需与肠气、凝血块、阴性结石与外部压迫等鉴别。

（2）超声造影、CT、MRI 检查对上尿路肿瘤的诊断及与其他疾病的鉴别诊断有很好的应用价值。CTU 对上尿路进行三维成像，其几乎等效于静脉尿路造影，其应用越来越普遍。膀胱尿道镜检查有时可见输尿管口喷血，发现同时存在的膀胱肿瘤。若进行逆行肾盂造影可进一步了解肾盂、输尿管充盈缺损改变的原因，输尿管镜可直接观察到肿瘤并可活检。但是，不是所有上尿路肿瘤怀疑患者都需要进行输尿管镜检查，应考虑此项检查是有创的操作，除非传统的放射影像学检查诊断尚存有疑虑时，或输尿管镜检查后可能即可在内镜下切除肿瘤，才做输尿管镜检查。

（三）治疗方案及原则

1. 标准的手术方法是切除患肾及全长输尿管，包括输尿管开口部位的膀胱壁。适用于体积较大、高级别的浸润性肿瘤；体积较大、多发或复发的无浸润的肾盂、近端输尿管肿瘤。通过开放性、腹腔镜或开放性与腹腔镜联合的方式进行手术。孤立肾或对侧肾功能已受损，肿瘤细胞分化良好、无浸润的带蒂乳头状肿瘤，可做局部切除。体积小、分化好的上尿路肿瘤也可通过内镜手术切除或激光切除。

2. 上尿路肿瘤病理分级分期差异大，手术方式选择多样，以及肿瘤多中心和易转移复发倾向，预后相差悬殊。上尿路的尿路上皮癌预后差，手术后 5 年生存率 30%~60%。定期随诊应注意，其余尿路上皮器官发生肿瘤的可能。有报道，发生上尿路恶性肿瘤后 5 年内膀胱癌发生率为 15%~75%。

第二节 膀胱肿瘤

膀胱肿瘤（tumor of the bladder）是泌尿系统最常见的肿瘤，绝大多数来自上皮组织，其中90%以上为移行上皮肿瘤。

一、病因病理

1. 病因

引起膀胱肿瘤的病因很多，与发病相关的危险因素有：

(1)长期接触某些致癌物质的职业人员，如染料、纺织、皮革、橡胶、塑料、油漆、印刷等，发生膀胱癌的危险性显著增加。现已肯定主要致癌物质是联苯胺、苯二胺、4-氨基双联苯等。潜伏期长，可达 30~50 年。对致癌物质的易感性个体差异极大。

(2)吸烟是最重要的致癌因素，约 1/3 膀胱癌与吸烟有关。吸烟者患膀胱癌的危险性是不吸烟者的 4 倍。吸烟致癌可能与香烟含有多种芳香胺的衍生物致癌物质有关。吸烟量越大，吸烟史越长，发生膀胱肿瘤的危险性也越大，并无性别差异。戒烟后膀胱癌的发病率会有所下降。

(3)膀胱慢性感染与异物长期刺激会增加发生膀胱癌的危险，如膀胱结石、膀胱憩室、埃及血吸虫病膀胱炎或留置导尿管等容易诱发膀胱癌，以鳞癌多见。

(4)其他：长期大量服镇痛药含非那西丁、食物中或由肠道菌作用产生的亚硝酸盐以及盆腔放射治疗等，均可能为膀胱癌的病因或诱因。研究资料显示，多数膀胱癌是由于癌基因的激活和抑癌基因的缺失等诱导形成，使移行上皮的基因组发生多处改变，导致细胞不能凋亡、无限增殖、DNA 复制错误，最后形成癌。

2. 病理

与肿瘤的组织类型、细胞分化程度、生长方式和浸润深度有关，其中细胞分化程度和浸润深度对预后的影响最大。

(1)组织类型：95%以上为上皮性肿瘤，其中尿路上皮移行细胞乳头状癌超过 90%，鳞癌和腺癌各占 2%~3%。近 1/3 的膀胱癌为多发性肿瘤。1%~5%为非上皮性肿瘤，多数为肉瘤如横纹肌肉瘤，可发生于任何年龄的患者，但多数为儿童。

(2)分化程度：1973 年，世界卫生组织（WHO）根据膀胱肿瘤细胞的分化程度将其分为乳头状瘤；尿路上皮癌Ⅰ级，分化良好；尿路上皮癌Ⅱ级，中度分化；尿路上皮癌Ⅲ级，分化不良。为了更好地反映肿瘤的危险倾向，2004 年，WHO 将膀胱等尿路上皮肿瘤分为乳头状瘤、乳头状低度恶性倾向的尿路上皮肿瘤、低级别乳头状尿路上皮癌和高级别乳头状尿路上皮癌。目前同时使用以上两种分级标准。

(3)生长方式：分为原位癌、乳头状癌及浸润性癌。原位癌局限在黏膜内，无乳头亦无浸润基底膜现象，但原位癌与肌层浸润性直接相关。移行细胞癌多为乳头状，高级别者常有浸润。鳞癌和腺癌为浸润性癌。不同生长方式可单独或同时存在。

(4)浸润深度：是肿瘤临床（T）和病理（P）分期的依据。根据癌浸润膀胱壁的深度（乳头状瘤除外），多采用 TNM 分期标准，分为：Tis 原位癌；Ta 无浸润的乳头状癌；T_1 浸润黏膜固有层；T_2浸润肌层，又分为T_{2a}浸润浅肌层（肌层内 1/2），T_{2b}浸润深肌层（肌层外 1/2）；T_3浸润膀胱周围脂肪组织，又分为T_{3a}显微镜下发现肿瘤侵犯膀胱周围组织，T_{3b}肉眼可见肿瘤侵犯膀胱周围组织；T_4浸润前列腺、子宫、阴道及盆壁等邻近器官。临床上习惯将 Tis、Ta 和 T_1 期肿瘤称为表浅性膀胱癌，即非肌层浸润性膀胱癌，而 T_2 以上则称为肌层浸润性膀胱癌。原位癌属于非肌层浸润性膀胱癌，但一般分化不良，向肌层浸润性进展，属于高度恶性的肿瘤。

（5）肿瘤的扩散：主要向膀胱壁内浸润，直至累及膀胱旁脂肪组织及邻近器官。淋巴转移是最主要的转移途径。主要转移到盆腔淋巴结，如闭孔、储内、髂外及髂总淋巴结群。浸润浅肌层者约 50%淋巴管内有癌细胞，浸润深肌层者几乎全部淋巴管内有癌细胞，浸润至膀胱周围者，多数已有远处淋巴结转移。血行转移多在晚期，主要转移至肝、肺、肾上腺和小肠等处。种植转移可见于腹部切口、尿路上皮、切除的前列腺窝和损伤的尿道口。高级别尿路上皮癌容易发生浸润和转移。

二、临床表现及诊断

1.临床表现

发病年龄大多数为 50～70 岁。男女发病比例约为 4∶1。

（1）血尿是膀胱癌最常见和最早出现的症状。约 85%的患者表现为间歇性肉眼血尿，可自行减轻或停止，易给患者造成"好转"或"治愈"的错觉而贻误治疗。然而，有时可仅为显微镜下血尿。出血量多少与肿瘤大小、数目及恶性程度并不一致。非上皮性肿瘤血尿一般较轻。

（2）尿频、尿急、尿痛亦是常见的症状，多为膀胱肿瘤的晚期表现，常因肿瘤坏死、溃疡或并发感染所致。少数广泛原位癌或浸润性癌起始即有膀胱刺激症状，预后不良。有时尿内混有"腐肉"样坏死组织排出；三角区及膀胱颈部肿瘤可梗阻膀胱出口，造成排尿困难，甚至尿潴留。

（3）浸润癌晚期，在下腹部耻骨上区可触及肿块，坚硬，排尿后不消退，广泛浸润盆腔或转移时，出现腰骶部疼痛，阻塞输尿管可致肾积水、肾功能不全，下肢水肿、贫血、体重下降、衰弱等症状。

（4）鳞癌和腺癌为浸润性癌，恶性度高，病程短，预后不良。鳞癌多数为结石或感染长期刺激所致。小儿横纹肌肉瘤常在症状出现前肿瘤体积已很大，造成排尿困难和尿潴留，有时尿中排出肿瘤组织碎屑。

2.诊断与鉴别诊断

中老年出现无痛性肉眼血尿，应首先想到泌尿系肿瘤的可能，尤以膀胱肿瘤多见。下列检查方法有助于确诊。

（1）尿液检查：在新鲜尿液中，易发现脱落的肿瘤细胞，故尿细胞学检查可作为血尿的初步筛选。然而，低级别肿瘤细胞不易与正常移行上皮细胞以及因炎症或结石引起的变异细胞鉴别。近年采用尿液检查端粒末端转移酶活性、膀胱肿瘤抗原（BTA）、核基质蛋白（NMP22，BLCA-4）以及原位荧光杂交（FISH）等有助于提高膀胱癌的检出率。

（2）影像学检查：超声，简便易行，能发现直径 0.5cm 以上的肿瘤，可作为患者的最初筛选。IVU 对较大的肿瘤可显示为充盈缺损，并可了解肾盂、输尿管有无肿瘤以及膀胱肿瘤对上尿路影响，如有患侧肾积水或肾显影不良，常提示肿瘤已侵及肌层。CT 和 MRI 多用于浸润性癌，可以发现肿瘤浸润膀胱壁深度、局部转移肿大的淋巴结以及内脏转移的情况。放射性核素检查可了解有无骨转移。

（3）膀胱镜检查：是易患膀胱癌年龄范围出现血尿患者的重要检查手段。可以直接观察到肿瘤所在部位、大小、数目、形态、有蒂或广基，初步估计基底部浸润程度等。膀胱肿瘤位于侧壁及后壁最多，其次为三角区和顶部，可单发亦可多中心发生。原位癌（Tis）局部黏膜呈红色点状改变，与充血的黏膜相似。表浅的乳头状癌（Ta、T_1）浅红色，蒂细长，肿瘤有绒毛状分支，似水草在水中漂荡。浸润性乳头状癌（T_2、T_3）深红色或褐色，草莓状或团块状，基底部较宽，附近黏膜充血、水肿、增厚，肿物活动性小。浸润性癌（T_3、T_4）局部隆起呈褐色结节团块状，表面常坏死形成溃疡，附有絮状物和钙盐沉着，广基，界限不清。检查中需注意肿瘤与输尿管口及膀胱颈的关系。还应注意有无膀胱憩室及憩室内有无肿瘤。发现异常部位应做活检，必要时可随机活检。

（4）膀胱双合诊：可了解肿瘤大小、浸润的范围、深度以及与盆壁的关系。检查时患者腹肌应放松，检查者动作应轻柔，以免引起肿瘤出血和转移。常用于术前对于肿瘤浸润范围和深度的评估。

三、治疗方案及原则

1. 西医治疗方案

（1）以手术治疗为主。根据肿瘤的临床分期、病理并结合患者全身状况，选择合适的手术方式。原则上 Ta、T_1 及局限的分化较好的 T_2 期肿瘤，可采用保留膀胱的手术。较大、多发、反复发作及分化不良的 T_2 期和 T_3 期肿瘤以及浸润性鳞癌和腺癌，应行膀胱全切除术。

①非肌层浸润性膀胱癌（Tis、Ta、T_1）：原位癌（Tis）位于膀胱黏膜层内，可单独存在或在膀胱癌旁。部分细胞分化良好，长期无发展，可行化疗药物或卡介苗（BCG）膀胱灌注治疗，同时应密切随诊。原位癌细胞分化不良，癌旁原位癌或已有浸润并出现明显膀胱刺激症状时，应及早行膀胱全切除术。Ta、T_1 期肿瘤，以经尿道膀胱肿瘤电切术（TURBT）为主要治疗方法。如无电切设备，可做膀胱开放手术。表浅肿瘤亦可用内镜激光或光动力学治疗。为预防肿瘤复发，术后 24h 内应行膀胱灌注化疗和维持膀胱灌注化疗。常用药物有丝裂霉素、多柔比星、羟喜树碱、表柔比星、吡柔比星及 BCG 等。所有药物均需要用生理盐水 50～60ml 稀释后膀胱内灌注。每周灌注 1 次，8 次后改为每月灌注 1 次，共 1～2 年。膀胱灌注化疗的主要不良反应是化学性膀胱炎。BCG 适合于高危非肌层浸润性膀胱癌的治疗，但不良反应如发热、膀胱刺激症状、出血性膀胱炎等发生率较高。

保留膀胱的各种手术治疗，约 50% 在 2 年内肿瘤可能复发，且常不在原来部位，实际上为新生肿瘤。10%～15% 的复发肿瘤恶性程度有增加趋势，对复发肿瘤治疗及时仍有可能治愈。因此，任何保留膀胱手术后的患者都应密切随诊，每 3 个月做 1 次膀胱镜检查，2 年无复发者，改为每半年 1 次。

②肌层浸润性膀胱癌（T_2、T_3、T_4 期）：与其低级别、局限的肿瘤可经尿道切除或行膀胱部分切除术。T_2 期低级别、单个局限，如患者不能耐受膀胱全切者可采用膀胱部分切除术。切除范围包括距离肿瘤缘 2cm 以内的全层膀胱壁，如肿瘤累及输尿管口，切除后需做输尿管膀胱吻合术。缝合切口前使用无菌蒸馏水浸泡冲洗，可减少切口肿瘤种植。根治性膀胱全切除术是肌层浸润性膀胱癌的标准治疗方法，除切除全膀胱、盆腔淋巴结外，男性还应包括前列腺和精囊

（必要时全尿道）；女性应包括尿道、子宫、宫颈、阴道前穹隆及卵巢等，同时行尿流改道。一般采用非可控性回肠膀胱术或结肠膀胱术等，对年轻患者选择可控性尿流改道术，可提高术后患者生活质量。年老体弱者可做输尿管皮肤造口术，手术简单，但输尿管口易发生狭窄。T_3期肌层浸润性癌膀胱全切术之前配合短程放射治疗，可以改善肿瘤的局部控制。化学治疗多用于有转移的晚期病例，作为术前新辅助治疗和术后辅助治疗，药物可选用：甲氨蝶呤（MTX）、长春碱（VLB）、多柔比星（ADM）、顺铂（DDP）等，有一定疗效，但药物毒性反应较大。腹腔镜和机器人辅助腹腔镜的技术已应用于膀胱全切除术，可以充分发挥微创手术的优势，在我国此技术应用尚未普及。

③T_4期肌层浸润性癌：常失去根治性手术机会，平均生存10个月，采用姑息性放射治疗或化学治疗可减轻症状，延长生存时间。

（2）预防。

对膀胱肿瘤发病目前尚缺乏有效的预防措施，但对密切接触致癌物质的职业人员应加强劳动保护，嗜烟者及早戒烟，可能防止或减少肿瘤的发生。对保留膀胱的手术后患者，膀胱灌注化疗药物及 BCG，可以预防或推迟肿瘤的复发。同时，进一步研究膀胱肿瘤的复发转移，开发预测和干预的手段，对膀胱肿瘤的防治十分重要。

2. 中医治疗方案

（1）病因病机。寒温不适、饮食不节、情志不畅、劳倦等致正气虚损，邪气乘虚而入，导致三焦气化功能失调，气滞、血瘀、痰凝成块而发为本病。病久耗伤气血，致气血两虚之证。

（2）辨证治疗。

①肝郁气滞证。证候：尿血，胁痛，口苦咽干，烦躁易怒；舌质红，苔薄黄，脉弦。治法：疏肝解郁，通利小便。方药：沉香散加减。

②湿热下注证。证候：尿血，尿频数，尿痛，小腹胀满，口渴不欲饮；舌质红，苔黄腻，脉滑数。治法：清热利湿，通利小便。方药：八正散加减。

③气血两虚证。证候：尿血，面色苍白，倦怠乏力，自汗，盗汗；舌质淡，苔薄白，脉沉细无力。治法：益气养血，通利小便。方药：四君子汤合四物汤加减。

第三节　前列腺肿瘤

前列腺癌（carcinoma of the prostale）是老年男性的常见疾病，不同国家和种族的发病率差别很大，在欧美发病率最高，目前在美国前列腺癌的发病率已经超过肺癌，成为第一位危害男性健康的肿瘤，在亚洲，前列腺癌的发病率最低，但是随着我国人均寿命的不断增长、饮食结构的改变及诊断技术的提高等，近年发病率呈升高的态势。

一、病因病理

1. 病因

前列腺癌的病因尚不清楚，可能与种族、遗传、环境、食物、吸烟、肥胖和性激素等有关。有家族史的发病率高，有家族发病倾向的，发病年龄也较轻。过多的动物脂肪摄入有可能促进前列腺癌的发展。研究显示，双氢睾酮在前列腺癌发生过程中发挥重要的作用。此外，某些基因的功能丢失或突变在前列腺癌的发病、进展及转移中得到实验证实。

2. 病理

前列腺癌 98% 为腺癌，起源于腺细胞，其他少见的有移行细胞癌、鳞癌，以及黏液腺癌、小细胞癌、导管腺癌等。前列腺的外周带是癌最常发生的部位，大多数为多病灶，易侵犯前列腺尖部。前列腺癌的分化程度差异极大，故组织结构异型性明显，表现为癌腺泡结构紊乱、核间变及浸润现象。癌腺泡形状各异，大小不一，细胞深染，核仁大而明显，染色质凝集，靠边，胞质含量较多。大多数前列腺癌的诊断主要是根据核间变做出。发生在前列腺外周带的高级别前列腺上皮内瘤（HGPIN），可能是前列腺癌的癌前期病变。

前列腺癌的组织学分级，是根据腺体分化程度和肿瘤的生长形式来评估其恶性程度，其中以 Gleason 分级系统应用最为普遍。采用 5 级 10 分制的分法，将肿瘤分成主要类型和次要类型，每个类型分为 5 级计 5 分，最后分级的评分为两者之和。Gleason 2 ~ 4 分属于分化良好癌，5 ~ 7 分属于中等分化癌，8 ~ 10 分为分化差或未分化癌。前列腺癌可经血行、淋巴扩散或直接侵及邻近器官（如精囊）。最常见的转移部位是淋巴结和骨骼，其他转移部位是肺、肝、膀胱和肾上腺等。

前列腺癌临床分期多采用 TNM 分期系统，分为 4 期。T_1 期分为 T_{1a} 期：偶发肿瘤体积 < 所切除组织体积的 5%，直肠指检正常；T_{1b} 期：偶发肿瘤体积 > 所切除组织体积的 5%，直肠指检正常；T_{1c} 期：单纯 PSA 升高，穿刺活检发现肿瘤，直肠指检及经直肠超声正常。T_2 期分为 T_{2a} 期：肿瘤局限于并 < 单叶的 1/2；T_{2b} 期：肿瘤局限于并 > 单叶的 1/2；T_{2c} 期：肿瘤侵犯两叶，但仍局限于前列腺内。T_3 期分为 T_{3a} 期：肿瘤侵犯并突破前列腺一叶或两叶包膜；T_{3b} 期：肿瘤侵犯精囊。T_4 期：肿瘤侵犯膀胱颈、尿道外括约肌、直肠、肛提肌和（或）盆壁。临床分期能够反映疾病的真实情况，为患者和医生提供有价值的信息，对治疗方案的选择进行指导。

前列腺癌大多数为雄激素依赖型，其发生和发展与雄激素关系密切，雄激素非依赖型前列腺癌只占少数。雄激素依赖型前列腺癌后期可发展为雄激素非依赖型前列腺癌。

二、临床表现及诊断

1. 临床表现

85% 的患者发病年龄超过 65 岁，高发年龄在 70 ~ 74 岁，而 50 岁以下的男性很少罹患此病。前列腺癌多数无明显临床症状，常在体检时直肠指检或检测血清 PSA 值升高被发现，也可在前列腺增生手术标本中发现。可以表现为下尿路梗阻症状，如尿频、尿急、尿流缓慢、尿流中断、排尿不尽，甚至尿潴留或尿失禁。血尿少见。前列腺癌出现远处转移时可以引起骨痛、脊髓压迫神经症状及病理性骨折。其他晚期症状有贫血、衰弱、下肢水肿、排便困难、少尿或无尿等。少数患者以转移症状就医而无明显前列腺癌原发症状。

2. 诊断与鉴别诊断

直肠指检、血清前列腺特异性抗原（prostate-specific antigen，PSA）测定和超声引导下前列腺穿刺活检是诊断前列腺癌的三个主要方法。直肠指检可以发现前列腺结节，质地坚硬。前列腺癌常伴血清 PSA 升高，有淋巴结转移或骨转移的，往往血清 PSA 水平增高显著。CT 对早期前列腺癌的诊断价值不大。MRI 对前列腺癌的诊断优于其他影像学方法，在 T_2 加权像上，高信号的前列腺外周带内出现低信号结节或弥漫性信号减低区，应考虑前列腺癌的可能。对 T_3 期与

T_4 期的肿瘤 CT 和 MRI 可以显示其侵及包膜外、精囊、膀胱颈以及盆腔肿大的淋巴结。有骨转移时，X 线平片可显示成骨性骨质破坏，IVU 可发现晚期前列腺癌浸润膀胱、压迫输尿管引起肾积水。全身核素骨显像和 MRI 可早期发现骨转移病灶。经直肠超声可以显示前列腺内低回声病灶及其大小与侵及范围。前列腺癌的确诊依靠经直肠超声引导下前列腺系统性穿刺活检，根据所获组织有无癌做出诊断。

三、治疗方案及原则

1. 西医治疗方案

应根据患者的年龄、全身状况、临床分期及病理分级等综合因素考虑。前列腺增生手术标本中偶然发现的局限性癌（T_{1a} 期），一般病灶小，细胞分化好可以不做处理，严密观察随诊。局限在前列腺包膜以内（T_{1b}、T_2 期）的癌可以行根治性前列腺切除术，也是治疗前列腺癌的最佳方法，但仅适于年龄较轻，能耐受手术的患者。目前，机器人辅助腹腔镜根治性前列腺切除术（robot assisted laparoscopic radical prostatectomy，RALP）已经在我国开展，手术指征、切除范围和步骤同开放手术，但能够明显减少术中出血，降低输血率，其疗效及相关手术经验还需要进一步积累。T_3、T_4 期前列腺癌以内分泌治疗为主，可行睾丸切除术，配合非类固醇类抗雄激素制剂如比卡鲁胺（bicalutamide）、氟硝丁酰胺（rtuiamide）等间歇治疗以提高生存率。每月皮下注射一次促黄体释放激素类似物（LHRH-A）缓释剂，如：醋酸戈舍瑞林（goserelinacetate）、醋酸亮丙瑞林（leuprorelinacetate）等，可以达到手术去睾的效果。雌激素可以通过负反馈抑制垂体分泌黄体生成激素（LH），阻止睾酮（T）产生，亦可达到去睾水平，但容易出现心血管副反应。磷酸雌二醇氮芥是激素和抗癌药结合物，主要代谢产物雌二醇和雌酮氮芥对前列腺具有特殊的亲和力，其作用一是通过雌激素的负反馈抑制雄激素的分泌，二是氮芥的直接细胞毒作用，故有助于控制晚期前列腺癌的进展。放射性核素粒子（如 ^{125}I）植入治疗主要适用于 T_2 期以内的前列腺癌，内放射疗效肯定，并发症少，微创而安全。外放射治疗对前列腺癌的局部控制有效，适用于局部有扩散的前列腺癌，尤其适用于内分泌治疗无效的患者。对内分泌治疗失败的患者也可行化学治疗，常用化疗药物有环磷酰胺（CTX）、氟尿嘧啶（5-FU）、多柔比星（ADM）、卡铂、长春碱（VLB）、VP-16 及紫杉醇（PTX）等，但总的效果并不理想。在前列腺癌的局部治疗中还包括冷冻治疗（CSAP）、高强度聚焦超声（HIFU）和组织内肿瘤射频消融（RITA）等。

前列腺癌是男性老年疾病，一般发展缓慢，病程较长，不主张对 75 岁以上，预测寿命低于 10 年的患者行根治性前列腺切除术，一方面高龄患者死亡多数与癌症无关，另一方面内分泌治疗和放射治疗对多数患者可望获得 5 年以上的生存率。

2. 中医治疗方案

（1）病因病机。前列腺癌的主要病因病机特点包括：前列腺癌属于恶性肿瘤，总病因涉及外邪、饮食、精神等因素，并与脏腑亏虚及年龄相关，主要病机要素为癌毒、痰瘀、失调与虚损。结合本病多发生于老年男性，年老体虚是根本原因之一，其临床特点是早期发病隐蔽，多数患者发现时已属晚期转移，分析应属于正气大虚导致病邪"长驱直进"。正如《内经》所云："正气存内，邪不可干；邪之所凑，其气必虚。"

（2）方药治疗。生黄芪、白花蛇舌草各 30g，西洋参（另煎）、龟板（先煎）、王不留行、茯苓各 15g，全蝎、白术、甘草各 10g。加减：脾气虚加山药、黄精各 15g，陈皮 5g；肾气虚加菟丝子、巴戟天、牛膝各 15g；气血两虚黄芪增至 60g，加枸杞子 15g、丹参 30g；阴虚火旺去白术、黄芪、茯苓，加女贞子、鳖甲（先煎）、牡丹皮、生地黄各 15g；阴虚痰热去黄芪、白术，加浙贝母 15g、天花粉 15g、黄芩 10g；血瘀加土鳖虫、水蛭各 10g，姜黄 15g；下焦湿热加车前草 15g、土茯苓 30g；骨转移疼痛，加蜈蚣 2 条，僵蚕、骨碎补各 15g。

第四节　阴茎癌

阴茎癌（carcinoma of the penis）在北美和欧洲较为少见，但在亚、非、拉等许多国家曾为男性最常见的恶性肿瘤。我国随着人民生活条件的改善和卫生保健水平的提高，阴茎癌的发病日趋减少。

一、病因病理

1.病因

阴茎癌绝大多数发生于有包茎或包皮过长的患者。部分民族在男婴出生数天后或幼年行包皮环切术，患阴茎癌者极少见，因此，阴茎癌被认为是包皮垢及炎症长期刺激所致。此外，一些恶性倾向的病变，如阴茎皮角、阴茎黏膜白斑、巨大尖锐湿疣等，亦可恶变发展为阴茎癌。目前认为，人乳头状病毒（HPV）、感染及吸烟可能是阴茎癌发生的重要因素，其他的危险因素有阴茎损伤、紫外线照射、干燥性龟头炎等。

2.病理

绝大多数是鳞状细胞癌，基底细胞癌和腺癌少见。凯拉增殖性红斑（Queyrat's erythroplasia）是原位癌。阴茎癌分为乳头型和结节型两种。癌从阴茎头或包皮内板发生。乳头型癌较常见，以向外生长为主，可穿破包皮，癌肿高低不平，常伴溃疡，有奇臭脓样分泌物，最后呈典型的菜花样，瘤体虽大，但可活动。结节型癌亦称浸润型癌，呈结节状，质较硬，亦可有溃疡，瘤体不大，向深部浸润可深入海绵体。由于尿道海绵体周围白膜坚韧，除晚期患者外，阴茎癌很少浸润至尿道引起排尿困难。阴茎癌主要通过淋巴转移，可转移至腹股沟、股部及髂淋巴结等处。还可经血行扩散，转移至肺、肝、骨、脑等，但较罕见。

二、临床表现及诊断

1.临床表现

发病多见于 40~60 岁有包茎或包皮过长的患者。肿瘤始于阴茎头、冠状沟或包皮内板。因在包皮内生长，且常常由小的病变逐渐侵犯至阴茎头部、体部和海绵体，早期不易发现。若包皮上翻暴露阴茎头部，早期可见到类丘疹、疣状红斑或经久不愈溃疡等病变。若包茎或包皮过紧不能显露阴茎头部，患者感觉包皮内刺痒、灼痛或触及包皮内硬块，并有血性分泌物或脓液自包皮口流出。随着病变发展，疼痛加剧，肿瘤突出包皮口或穿破包皮，晚期呈菜花样，表面坏死形成溃疡，渗出物恶臭。肿瘤继续发展可侵犯全部阴茎和尿道海绵体，可以造成尿潴留或尿瘘。体检时常可触及双侧腹股沟质地较硬、肿大的淋巴结。晚期肿瘤患者除腹股沟和盆腔淋巴结转移外，远处转移可达肺、肝和骨。

2. 诊断与鉴别诊断

阴茎癌诊断不困难，但延误诊断较为常见。

患者就医往往较晚，原因有尴尬、恐惧、无知以及本身的忽视等；医生在诊疗初期亦会有延误。40 岁以上有包茎或包皮过长，发生阴茎头部肿物或包皮阴茎头炎、慢性溃疡、湿疹等经久不愈，有恶臭分泌物者，应高度怀疑阴茎癌，与肿瘤不易鉴别时需做活组织检查。

肿瘤转移至腹股沟淋巴结肿大，质地常较硬、无压痛、较固定；感染所致常有触痛，不能鉴别时需行淋巴结活检。超声、CT 和 MRI 等检查有助于肿瘤的临床分期以及发现腹股沟、盆腔以及更远部位有无淋巴结转移。

三、治疗方案及原则

1. 西医治疗方案

（1）肿瘤较小局限在包皮者，可仅行包皮环切术。

（2）瘤体较大一般需行阴茎部分切除术，至少在癌肿缘近侧 2cm 以上切断阴茎；如残留阴茎较短影响站立排尿，可将阴茎全切除，尿道移位于会阴部。

（3）有淋巴结转移者应在原发病灶切除术后 2～6 周，感染控制后行两侧腹股沟淋巴结清除术。激光治疗适合于表浅小肿瘤及原位癌的治疗。

（4）年轻患者小而表浅的病变，有主张先行放射治疗，如失败再行手术。

（5）对大的浸润性恶性肿瘤放射治疗效果不理想，大剂量照射有可能引起尿道瘘、狭窄等。化学治疗用博来霉素（BLM）、顺铂（DDP）、甲氨蝶呤（MTX）、氟尿嘧啶（5-FU）等。对阴茎癌有一定疗效，但单纯化疗效果并不理想，常用于配合手术和放射治疗。

（6）预防：有包茎及包皮过长且反复感染的患者应及早行包皮环切术，特别是男性儿童。包皮过长易上翻暴露阴茎头者，应经常清洗，保持局部清洁。对癌前病变应给予适当治疗并密切随诊。其他的措施包括避免人乳头状病毒（HPV）感染、紫外线暴露以及控制吸烟。

2. 中医治疗方案

本病的治疗方案以西医为主，方药治疗可参考本章第一、二节。

第七章　泌尿、男性生殖系统的其他疾病

第一节　肾下垂

正常肾位置是肾门对着第 1、2 腰椎横突，右侧略低于左侧。立位时，肾可下降 2~5cm，约相当于一个椎体，超过此范围者，称为肾下垂（nephroptosis）。少数患者肾被腹膜包裹而肾蒂松弛，能在腹部较大范围移动，有的降到下腹部或盆腔，有的跨过中线到对侧腹部，此类肾下垂又称游走肾（floating kidney）。肾下垂和肾异位（renal ectopia）不同，患者的肾开始位于正常位置，有正常的血管供应，后来因向下移动造成肾下垂，而异位肾是先天性肾位置异常。根据肾下垂的临床表现，属中医学的腰痛、尿血等范畴。《金匮要略》所描述的"腰以下冷痛，腹重如带五千钱"的"肾着病"就与肾下垂的表现相似。

一、病因病理

1. 病因

正常肾位于腹膜后，脊柱两旁的浅窝中。肾依靠脂肪囊、肾筋膜、肾蒂血管和腹内压力维持正常的位置。如肾窝浅，肾周围脂肪减少，分娩后腹壁松弛使腹内压降低，都可以引起周围组织对肾的支持不力，使肾的移动幅度加大，从而造成肾下垂。

2. 病理

肾下垂使尿流不畅或肾血管扭转与牵拉时才会出现病理改变。输尿管扭曲，尿流受阻可引起肾盂积水、肾盂感染、肾结石等。肾移动过大可引起肾血管扭转，导致肾瘀血，甚至肾萎缩。肾下垂常伴有其他内脏下垂。

二、临床表现及诊断

1. 临床表现

多发生于 20~40 岁瘦高体型的女性，右侧多于左侧。患者症状的轻重与肾移动的幅度不完全一致。

腰痛是主要症状，呈钝痛或牵扯痛，久坐、久站或行走时加剧，平卧后消失。肾蒂血管或输尿管扭转时，可发生 Dietl 危象，表现为肾绞痛、恶心、呕吐、脉搏增快等症状。立位时可因肾蒂血管被牵拉，肾血流量减少而引起高血压。肾移动幅度大时，因肾受挤压而发生血尿；因输尿管扭曲导致肾积水或上尿路感染，可见尿频、尿急等膀胱刺激症状。肾移动过大时，对腹腔神经丛的牵拉常会引起消化不良、腹胀、嗳气、恶心、呕吐等消化道症状。部分患者精神较紧张，伴有失眠、眩晕、心悸、乏力等症状。

2. 诊断与鉴别诊断

(1)根据病史和临床表现，诊断并不困难。体检依次在平卧、侧卧及直立位时触诊肾，确定

肾的位置及移动度。超声在平卧位、立位时测量肾的位置，并做对比。静脉尿路造影先后在平卧位和立位摄片，了解肾盂的位置，如肾盂较正常下降超过一个椎体可诊断为肾下垂。

（2）鉴别诊断：①先天性异位肾，多位于下腹部或盆腔，位置固定，平卧后肾不能复位。②肾上极或肾外肿瘤，压迫推移使肾位置下降。超声、静脉尿路造影、CT 或 MRI 检查均可鉴别。

三、治疗方案及原则

1. 西医治疗方案

偶然被发现肾下垂，症状不明显者，一般不需要进行治疗。有腰痛、血尿者，应加强腹肌锻炼，增加营养，强壮身体，使用紧束弹性宽腰带或肾托。如症状较重，平卧或托肾后症状无明显好转，并有肾积水感染者，应施行肾悬吊固定术（nephropexy），但决定手术应慎重。

2. 中医治疗方案

（1）病因病机。先天不足、饮食不洁、劳累过度、生育过多、情志不舒等。病机关键为肾亏体虚，脾气不升，肝郁气滞，湿热蕴积。病位在肾，与脾、肝关系密切，病性为本虚及虚实夹杂。治疗以补肾益气为主。

（2）辨证治疗。

①中气不足证。证候：肾下垂与脾胃气虚，中气下陷关系密切。此类肾下垂患者临床可伴见少气懒言，体倦肢软，面色苍白，腹胀，恶心，纳呆，大便稀溏、久泻，脱肛，子宫下垂，小便频数，舌淡、苔白，脉虚软无力。治法：补中益气。方药：补中益气汤加减治疗。方中以黄芪、人参、白术、炙甘草健脾益气，以收补中益气之功；陈皮理气，当归补血；升麻、柴胡升举下陷清阳。全方合用，可使中气充实，升举有力，使下脱、下垂诸症可以自复其位。

②肾虚寒湿证。证候：腰酸腰痛，重着坠胀，腰部寒冷感，遇寒尤甚，尿频量少，舌淡、苔白薄腻，脉沉细或沉弦。此型多属于肾下垂并肾盂积水者。治法：散寒祛湿。方药：肾着汤，再加肉桂、当归温肾，枳实化气以助利湿，细辛祛寒而止痛。腰痛明显者，为肾虚较甚之表现，可加杜仲、巴戟天以加强补肾之功效。

第二节　精索静脉曲张

精索静脉曲张（varicocele）是指精索内蔓状静脉丛的异常伸长、扩张和迂曲。多见于青壮年，发病率占男性人群的 10%～15%。以左侧发病为多。通常认为精索静脉曲张会影响精子产生和精液质量，是引起男性不育症的病因之一，占 21%～41%。本病属中医学"筋瘤""筋疝"范畴。

一、病因病理

精索内静脉管壁的解剖特点使之容易发生回流障碍。其原因：左精索内静脉注入左肾静脉和右侧汇入下腔静脉的入口处有瓣膜防止逆流，如静脉瓣发育不全，静脉丛壁的平滑肌或弹力纤维薄弱，则导致精索内静脉曲张，通常称为原发性精索静脉曲张，左侧发病明显高于右侧。左精索内静脉呈直角注入左肾静脉，左肾静脉通过主动脉和肠系膜上动脉之间，以及左精索内静脉下段位于乙状结肠后面，这些解剖结构使左精索内静脉容易受压，并增加静脉回流阻力。

若腹膜后肿瘤、肾肿瘤压迫精索内静脉，癌栓栓塞肾静脉，使静脉回流受阻，可以引起继发性精索静脉曲张。

二、临床表现及诊断

1. 临床表现

(1)原发性精索静脉曲张如病变轻，一般多无症状，易被忽视，仅在体检时发现。

(2)症状严重时，主要表现为患侧阴囊胀大，有坠胀感、隐痛，步行或站立过久则症状加重，平卧休息后症状可缓解或消失。如卧位时静脉曲张不消失，则可能为继发性，应查明原因。

(3)精索静脉曲张可影响精子产生和精液质量，因为静脉扩张瘀血，局部温度升高，睾丸组织内蓄积，血内儿茶酚胺、皮质醇、前列腺素的浓度增加，影响睾丸的生精功能。双侧睾丸的静脉系统间有丰富的吻合支，也会使健侧的睾丸生精功能受到影响。男性不育的诸多因素中，精索静脉曲张是不可忽视的因素。

2. 诊断与鉴别诊断

(1)立位检查，可见患侧较健侧阴囊明显松弛下垂，严重者视诊和触诊时曲张的精索内静脉似蚯蚓团状。改平卧位后，曲张静脉随即缩小或消失。轻者局部体征不明显，可作 Valsalva 试验，即患者站立，嘱其用力屏气增加腹压，血液回流受阻，显现曲张静脉。

(2)多普勒超声检查、放射性核素阴囊显像等可以帮助明确诊断。如有不育者，应做精液分析检查。若平卧位后，曲张静脉仍不消失，应怀疑静脉曲张属继发性病变，须仔细检查同侧腰腹部，并做超声、静脉尿路造影或 CT、MRI 检查，明确本病是否为腹膜后肿瘤、肾肿瘤或其他病变压迫所致。

(3)临床上按精索静脉曲张的程度可分为三级：Ⅰ级触诊不明显，但 Valsalva 试验可显现曲张静脉；Ⅱ级外观无明显异常，触诊可及曲张的静脉；Ⅲ级曲张静脉如蚯蚓团状，视诊和触诊均明显。

三、治疗方案及原则

1. 西医治疗方案

(1)无症状或症状轻者，可仅用阴囊托带或穿紧身内裤。症状较重，伴有精子异常者，应行手术治疗，手术治疗后部分患者可以改善精液质量，恢复生育能力。

(2)目前认为，为避免因精索静脉曲张导致睾丸组织长期受损，对儿童期Ⅱ级精索静脉曲张患儿，应及早手术治疗。通常采用腹股沟切口，做高位结扎精索内静脉，并切除阴囊内部分扩张静脉。20 世纪 90 年代开始腹腔镜下进行精索内静脉高位结扎，手术创伤很小，疗效好，恢复快，而且可以在腹膜后内环上方高位结扎和切断精索内静脉，在双侧病变时同时结扎双侧静脉。

2. 中医治疗方案

(1)病因病机。肾藏精，精化气，肾气为人体生命活动的原动力。人体脏腑、经络等组织器官的形成、功能活动及精气血津液的化生、运行，无不赖肾气的激发和推动。先天禀赋不足，或后天久站久坐、跋涉远行、举重挑物、房事不节等劳损过度均可致肾气亏虚，气化推动无力，血液不能正常运行，停留络脉则成瘀血而致精索静脉曲张。

(2)辨证治疗。治疗方法以祛瘀温阳为主，另有祛瘀通络、行气祛瘀、祛瘀化痰等治疗方法，针对精索静脉曲张的个体差异，不仅局限于瘀，而是从虚、痰、湿等多方面入手，拓展了辨证思路，使治疗方法多样化。

方药可用血府逐瘀汤、少腹逐瘀汤、桂枝茯苓丸、二仙汤、柴胡疏肝散等。

第三节　鞘膜积液

鞘膜囊内积聚的液体增多而形成囊肿者，称为鞘膜积液（hydrocele），有睾丸鞘膜积液（testicular hydrocele）、精索鞘膜积液（funicular hydrocele）等。

睾丸鞘膜积液属中医学"水病"范畴。本病的记载最早见于《内经》，如《灵枢·刺节真邪》云："故饮食不节，喜怒不时，津液内溢，乃下留于睾血道不通，日大不休，俛仰不便，趋翔不能，此病荣然有水，不上不下。"明确指出了本病的主要临床表现和病因病机。"水病"病名首见于张从正《儒门事亲·疝本肝经宜通勿塞状十九》："水疝，其状肾囊肿痛，阴汗时出，或囊肿而状如水晶，或囊痒而搔出黄水，或少腹中按之作水声。"

一、病因病理

1. 在胚胎早期，睾丸位于腹膜后第 2～3 腰椎旁，以后逐渐下降，7～9 个月时睾丸经腹股沟管下降至阴囊。同时附着于睾丸的腹膜也下移而形成鞘状突。出生前后鞘状突大部分闭合，仅睾丸部分形成一鞘膜囊，其紧贴睾丸表面的称脏层，而靠近阴囊组织的称壁层。正常时鞘膜囊仅有少量浆液，当鞘膜的分泌与吸收功能失去平衡，如分泌过多或吸收过少，都可形成鞘膜积液。

2. 鞘状突在不同部位闭合不全，可形成各种类型的鞘膜积液。

（1）睾丸鞘膜积液：鞘状突闭合正常，但睾丸鞘膜囊内有较多积液，呈球形或卵圆形。由于睾丸、附睾被包裹，体检时睾丸不能触及。可分为原发性和继发性，前者原因不明，后者由炎症、外伤、肿瘤和丝虫病等引起，积液可为混浊、血性或乳糜状。

（2）精索鞘膜积液：鞘状突的两端闭合，而中间的精索鞘膜囊未闭合且有积液，积液与腹腔、睾丸鞘膜囊都不相通，又称精索囊肿。有一个或多个，呈椭圆形、梭形或哑铃形，沿精索而生长，其下方可扪及正常睾丸、附睾，若牵拉同侧睾丸，可见囊肿随之上下移动。

（3）睾丸、精索鞘膜积液（婴儿型）：出生前鞘状突在内环处闭合，而精索处未闭合，并与睾丸鞘膜囊连通。外观呈梨形，外环口虽受积液压迫而扩大，但与腹腔不相通。

（4）交通性鞘膜积液（先天性）：鞘状突完全未闭合，鞘膜囊的积液可经一小管与腹腔相通，又称先天性鞘膜积液。有时可有肠管或大网膜进入鞘膜囊，导致先天性腹股沟疝。

（5）有时睾丸鞘膜积液与精索鞘膜积液同时存在，但两者互不相通，并可并发疝或睾丸未降等异常。

二、临床表现及诊断

1. 临床表现

一侧鞘膜积液多见，表现为阴囊或腹股沟囊性肿块，呈慢性、无痛性逐渐增大。积液量少时无不适，积液量多时才感到阴囊下坠、胀痛和牵扯感。巨大睾丸鞘膜积液时，阴茎缩入包皮内，影响排尿、行走和劳动。

2. 诊断与鉴别诊断

（1）有典型的临床表现和病史者，诊断较为容易。睾丸鞘膜积液呈球形或卵圆形，表面光滑，有弹性和囊样感，无压痛，触不到睾丸和附睾。透光试验阳性，即在暗室内用黑色纸筒罩于阴囊，手电筒由阴囊肿物下方向上照时，积液有透光性。若积液为脓性、血性或乳糜性，则透光试验为阴性。

（2）超声呈液性暗区，有助于与睾丸肿瘤和腹股沟斜疝等鉴别。精索囊肿常位于腹股沟或睾丸上方，积液的鞘膜囊与睾丸有明显分界。睾丸、精索鞘膜积液时阴囊有梨形肿物，睾丸亦摸不清。交通性鞘膜积液，立位时阴囊肿大，卧位时积液流入腹腔，鞘膜囊缩小或消失，睾丸可触及。

（3）睾丸鞘膜积液应与睾丸肿瘤和腹股沟斜疝相鉴别，睾丸肿瘤为实质性肿块，质地坚硬，患侧睾丸有沉重感，掂量时如秤砣，透光试验呈阴性。腹股沟斜疝的肿大阴囊，有时可见肠型，闻及肠鸣音，平卧位时阴囊内容物可回纳，咳嗽时内环处有冲击感，透光试验亦呈阴性。

三、治疗方案及原则

1. 西医治疗方案

（1）成人的睾丸鞘膜积液，如积液量少，无任何症状，不需要手术治疗。积液最多，体积大伴明显的症状，应施行睾丸鞘膜翻转术。手术切除增大的壁层鞘膜，翻转切开缘并缝合。术中要仔细止血，术后注意引流、加压包扎，防止感染和血肿。精索囊肿需将鞘膜囊全部切除。交通性鞘膜积液应切断通道，在内环处高位结扎鞘状突。

（2）婴儿的鞘膜积液常可自行吸收消退，可不急于手术治疗。对于小儿鞘膜积液采用沿腹股沟方向做斜切口或下腹部做横切口，手术处理皮下各层，游离鞘状突至内环，结扎鞘状突，囊肿内积液经手术开窗或针头穿刺排除。

（3）继发性睾丸鞘膜积液，若为损伤性积血，使用止血药和抗生素，积血较多需手术取血块，严密止血。若乳糜状积液中找到微丝蚴者，口服乙胺嗪（海群生）治疗血丝虫感染，同样需施行睾丸鞘膜翻转术。

2. 中医治疗方案

（1）病因病机。肾为先天之本，主水，若禀赋不足，肾虚则气化失司，水湿内停。脾为后天之本，主运化，若饮食不节，脾失健运则水湿内生。肝主疏泄，调畅气机，若情志失常，则肝郁气滞，水道不利，气滞则水停。足厥阴肝经绕阴器而行，湿性趋下，循肝经下衍致水湿流注睾丸，凝滞而为"水病"。

（2）方药治疗。治疗当疏肝健脾，行气利水。故以四逆散疏肝理脾，合五苓散化气行水。方中重用白术健脾以运化水湿，重用白芍以敛肝柔肝，二药相伍以土中泄木，合茯苓、猪苓、泽泻、薏苡仁、车前子以利水渗湿，佐柴胡、枳实以理气解郁，桂枝以温阳化气而行水，桃仁以化瘀通络。全方补脾以运化水湿祛邪而不伤正气。临床又须根据湿从寒化、热化的不同，气滞、瘀阻的偏重，分别加减用药。综观本方实具疏导通利之功，治疗睾丸鞘膜积液，确有独特疗效。

第八章　肾上腺疾病的外科治疗

第一节　概　论

　　肾上腺位于双侧肾上极内侧，左侧呈新月形，右侧呈三角形，每侧重 4～6g，其组织学结构分为皮质和髓质两部分。皮质占 90%，由中胚层发育而来，按细胞排列，从外向内由球状带、束状带和网状带三层功能不同的细胞组成。

　　皮质分泌类固醇激素，其中球状带分泌盐皮质激素，主要是醛固酮，调节水盐代谢；束状带分泌糖皮质激素，主要是皮质醇，调节糖、蛋白质和脂肪代谢；网状带分泌性激素，主要是雄激素。髓质占 10%，来自神经外胚层，主要分泌肾上腺素、去甲肾上腺素和多巴胺。肾上腺各部分病变导致其分泌异常皆可引起不同的疾病，在外科治疗的肾上腺疾病中，以原发性醛固酮增多症、皮质醇症和儿茶酚胺症最为常见。转移性肾上腺癌也受到关注，它比原发性皮质癌更为多见，具有临床重要性。

　　肾上腺自身出现增生及肿瘤病变，与中医学"积聚""癥瘕"之腹内结块的描述相符，积聚之病名首见于《内经》，而在历代医籍的描述中亦称为癥瘕。积聚和癥瘕的病机为正气亏虚，脏腑失和，气滞、血瘀、痰浊蕴结于腹内而成。肾上腺增生、结节属体内有形之邪，其病程中存在邪正盛衰之差异，故在治法方面，《景岳全书·积聚》中提出了"总其要不过四法，曰攻曰消曰散曰补，四者而已"。而《医宗必读·积聚》则提出了初、中、末三期分治的治则，因初期正盛邪实，故可攻消；中期邪实正虚，可攻补兼施；后期正虚为主，故应扶正消积。

　　无功能性增生或腺瘤主要证素为血瘀、痰、湿证，气虚、脾虚、肾虚、气滞等；原发性醛固酮增多症主要证素为血瘀、痰、脾虚、气虚、肾虚；嗜铬细胞瘤主要证素为血瘀、痰、气虚、肝阳、肝风。库欣综合征主要证素为痰、血瘀、气虚、气滞；肾上腺功能减退症主要证素为脾虚、血瘀、湿。各肾上腺疾病的证素组合研究结果表明，肾上腺疾病临床以气虚、脾虚、肾虚、血瘀、痰、湿、气滞等多见。

第二节　原发性醛固酮增多症

　　原发性醛固酮增多症（primary hyper aldosteronism，PHA）简称原醛症，是由于肾上腺皮质球状带分泌过量的醛固酮所致，典型的表现为高血压、低血钾、高血钠、低血肾素、碱中毒及肌无力或周期性瘫痪。1953 年由 Conn 首次描述本病，故亦称 Conn 综合征。高血压患者中 PHA 占 0.5%～16%，而在顽固性高血压中占 17%～20%。

一、病因病理

　　1.肾上腺皮质腺瘤最常见，约占原醛症 80%，以单侧肾上腺单个肿瘤多见，多数直径<3cm。

因腺瘤发生在球状带，称醛固酮腺瘤（aldosterone-producing adenomas，APA），其醛固酮分泌不受肾素及血管紧张素的影响。

2. 单侧肾上腺皮质增生（unilateral adrenal hyperplasia，UNAH）少见，为单侧或以一侧肾上腺球状带结节状增生为主，其内分泌生化测定结果类似 APA，具有典型的 PHA 表现。

3. 双侧肾上腺皮质增生又称特发性醛固酮增多症（idiopathic hyper aldosteronism，IHA），为双侧球状带增生，临床症状多不典型。该型与垂体产生的醛固酮刺激因子有关，对血管紧张素敏感。站立位时，肾素活性和醛固酮分泌升高。

4. 分泌醛固酮的肾上腺皮质腺癌瘤体直径常 >3cm，包膜常被浸润，由于其癌细胞有时也分泌糖皮质激素和性激素，从而出现相应的临床表现。

5. 分泌醛固酮的异位肿瘤极罕见，仅见于少数肾癌和卵巢癌的报告。其癌细胞具有分泌醛固酮的功能，但对 ACTH 和血管紧张素无反应。

6. 家族性醛固酮综合征（familial hyperaldosteronism，FH）病因未明，一般有家族史，可出现高血醛固酮及类似 PHA 表现，测定血浆 17- 去氧皮质酮升高。

二、临床表现及诊断

1. 临床表现

30~50 岁多见，主要表现为高血压和低血钾。①高血压，几乎所有 PHA 患者均有高血压，以舒张压升高为主，一般降血压药物效果不佳。②肌无力，70% 患者呈持续性低血钾，30% 为间歇性，患者表现为肌无力，甚至周期性瘫痪，首先累及四肢，重者发生软瘫，并影响呼吸和吞咽。可出现低血钾心电图改变。③烦渴、多饮、多尿，以夜尿增多为主，主要是由肾浓缩功能下降引起。

2. 诊断与鉴别诊断

（1）辅助检查。临床常用的检查项目包括：

①实验室检查。由于体内分泌过多醛固酮、水钠潴留，肾排钾增多，体液容量过多，而抑制了肾素 - 血管紧张素系统等，引起机体一系列改变。

②特殊检查。螺内酯（安体舒通）试验：螺内酯为合成的醛固酮竞争性拮抗剂。常用量每次 80~100mg，3 次 /d，口服，连续 2~3 周，PHA 者血压下降，血钾上升，尿钾减少，肌无力改善，血钠下降，尿钠增多，CO_2 结合力恢复正常，尿 pH 变酸性。

诊断性试验：对于不典型者，为查明病因可做选择性诊断性试验。体位试验，IHA 者站立位时肾素和醛固酮分泌增高。钠钾平衡试验，仅适用于诊断有困难时。PHA 者在普食情况下呈钾负平衡，钠平衡；在低钠饮食情况下呈血钾升高，尿钠排出减少。FH 者服用地塞米松，每次 2mg，1 次 /d，3 周后患者血钾、血压、醛固酮分泌恢复正常，则可确诊。

③定位检查。超声：常用于筛查，但难以发现直径<1cm 的肾上腺肿瘤。CT：腺瘤多为低密度或等密度，强化不明显，对直径>1cm 的 APA 检出率在 90% 以上。腺癌直径一般>3cm，边缘不清楚，有浸润表现。多排螺旋 CT 薄层扫描，对于发现直径<1cm 肿瘤及增生有重要意义。UNAH 为单侧或以一侧肾上腺增大为主，呈结节状改变。IHA 为双侧肾上腺增大。MRI：空间分辨率低于 CT，不作为常规应用。

（2）诊断。根据患者的高血压、肌无力、烦渴、多饮等典型临床表现及低血钾、碱中毒、血和尿醛固酮含量增高，CT 显示肾上腺形态异常，诊断 PHA 一般不困难。

但是，有部分患者症状不典型，如血钾正常，仅有高血压症状，可选择多排螺旋 CT 薄层扫描肾上腺检查。有高血压和肾上腺腺瘤或结节状增生等变化应高度怀疑本病。另外，反复多次查血钾、血醛固酮以及相关的特殊检查可以更加明确诊断。

三、治疗方案及原则

1. 西医治疗方案

（1）手术治疗：APA 首选将瘤体或与同侧肾上腺切除，可治愈；UNAH 行一侧肾上腺切除或次全切除有一定疗效；分泌醛固酮的肾上腺皮质腺癌及异位肿瘤，应做肿瘤根治术；UNHA 行肾上腺手术往往效果不佳，可选用药物治疗。近年来，随着腹腔镜技术的发展与完善，APA、UNAH 等可首选腹腔镜手术。

术前准备：为减少手术的危险性，术前需控制高血压、纠正低血钾、碱中毒等。①螺内酯（安体舒通）：120～480mg/d，服药 2～4 周后，血压和血钾可恢复正常。症状控制后，剂量逐渐减少至 20mg，3 次 /d。②氯胺唯咪（阿米洛利）：是长效强效保钾利尿剂，常用每次 5mg，3 次 /d，口服。③氨苯蝶啶：是潴钾利尿药，作用于远曲肾小管，抑制钠重吸收。用量 50～100mg，3 次 /d，口服。④其他药物：如血管紧张素转换酶抑制剂卡托普利或雷米普利，以及钙离子通道阻滞剂硝苯地平等，常与保钾利尿剂或螺内酯联合应用，血钾和血压可很快恢复正常。另外，术前适量补钾及低钠高钾饮食。

（2）药物治疗：适合于进行术前准备及 IHA、不能切除的分泌醛固酮的肾上腺皮质腺癌、拒绝手术或有手术禁忌证和糖皮质激素可控制的 PHA 等。常用的药物有螺内酯、阿米洛利、氨苯蝶啶等，其他辅助药物有卡托普利、依那普利和硝苯地平。FH 者，需终生服用地塞米松，不应手术。

2. 中医治疗方案

（1）病因病机。本病患者多属于肝阳上亢、肝肾阴虚，实性病性证素以阳亢为主，虚性病性证素以阴虚为主。而本研究结果却显示原醛症在实性病性证素中以痰为多，在虚性病性证素中以气虚多见。

（2）方药治疗。在治疗上宜采用化痰利湿、益气养阴的方法。可运用《医学衷中参西录》中的建瓴汤加减以对症治疗。建瓴汤主要包括：生山药、生赭石、生地黄、怀牛膝、柏子仁等。

第三节　皮质醇症

皮质醇症是机体长期在过量糖皮质激素的作用下，出现的一系列相关临床症状和体征的综合征，也称为库欣综合征（Cushing's syndrome，CS）。

一、病因病理

根据导致 CS 原因的不同，分为 ACTH 依赖性和非依赖性两大类。

1. ACTH 依赖性 CS（corticotropin-dependent Cushing's syndrome）。是由体内 ACTH 含量增高引起双侧肾上腺皮质束状带增生，从而导致其分泌过量的皮质醇所致。

①Cushing 病：占 CS 的 70%～80%，是由垂体瘤或下丘脑－垂体功能紊乱导致腺垂体分泌过多的 ACTH 引起。

②异位 ACTH 综合征（ectopic ACTH syndrome）：占 CS 的 15%，是由某些疾病如肺癌、胰腺癌、胸腺癌、支气管腺瘤或嗜铬细胞癌等异位分泌过多的 ACTH 所致。

2. ACTH 非依赖性 CS（corticotropin-independent Cushing's syndrome）。

①肾上腺皮质腺瘤或腺癌：是由该肿瘤直接分泌大量皮质醇所致，占 CS 的 15%。因血中皮质醇增高，反馈抑制垂体分泌 ACTH，使无病变的肾上腺皮质功能减退。

②肾上腺皮质结节状增生（nodular adrenal cortical hyperplasia）或腺瘤样增生：少数 CS 患者双侧肾上腺束状带呈结节状或腺瘤样增生，可自主分泌皮质醇，而血中 ACTH 不高，是一种特殊类型的 CS，形成机制尚不明。

③医源性 CS：是由于长期使用糖皮质激素或 ACTH 所致。

二、临床表现及诊断

1. 临床表现

多见于 15～30 岁的女性。典型的临床表现有：①向心性肥胖，满月脸，水牛背，悬垂腹，颈短，四肢肌萎缩。②皮肤菲薄，下腹壁、大腿内侧、腋下皮肤可见紫纹，可见痤疮和多毛。③高血压，部分患者轻度或中度高血压。④性腺功能紊乱，性欲减退，女性月经不调，甚至闭经。⑤其他症状，如骨质疏松症引起腰背痛及易发生病理性骨折；精神症状，如失眠、记忆力减退、注意力分散等。

2. 诊断与鉴别诊断

（1）实验室检查。

①血浆游离皮质醇测定：8:00、16:00 和 24:00 三个时间点分别抽血测定，血浆皮质醇多增高且昼夜分泌节律消失。

②血浆 ACTH 测定：对病因鉴别有参考意义。如持续 ACTH>3.3pmol/L，提示为 ACTH 依赖性 CS；如 2 次 ACTH 浓度<1.1pmol/L，则提示为 ACTH 非依赖性 CS。

③尿游离皮质醇及其代谢产物测定：24h 尿游离皮质醇含量升高或测定 24h 尿 17- 酮类固醇（17-KS）和尿 17- 羟皮质类固醇（17-OHCS）含量升高。

④血糖及尿糖测定：部分患者血糖和尿糖升高，也有患者血钾降低。

（2）试验检查。

①小剂量地塞米松试验：23:30～24:00 口服地塞米松 1mg，服药日晨及次日晨 8:00 抽血，测定血浆游离皮质醇。测定值较对照值下降超过 50%，是单纯性肥胖症和正常人的表现，而试验后血皮质醇下降不明显，则为 CS。

②大剂量地塞米松试验：23:30～24:00 顿服地塞米松 8mg，服药日晨及次日晨 8:00 抽血，测定血浆游离皮质醇。测定值较对照值下降超过 50%，提示为 Cushing 病，而肾上腺皮质束状带病变或异位 ACTH 综合征试验后血皮质醇下降不明显。

（3）定位检查。

①超声：直径>10cm 的肾上腺肿瘤检出率达 90% 以上。

②CT：诊断正确率达 99% 以上，腺瘤直径一般>2cm。肾上腺皮质腺瘤 CT 值可高于醛固酮瘤。

③MRI：Cushing 病应做蝶靴冠状薄层扫描，可发现垂体增生、微腺瘤、腺瘤，效果优于 CT。MRI 对肾上腺查查并不优于 CT。

（4）诊断。

根据患者典型的临床表现，应先进行肾上腺超声筛查，若发现肾上腺肿瘤，则做 CT 进一步明确诊断。当怀疑 Cushing 病时还应做垂体 MRI 检查。也应考虑到异位 ACTH 综合征的可能。不同方法的皮质醇、ACTH 测定及相关试验检查则有助于完善 CS 的诊断。

三、治疗方案及原则

1. 西医治疗方案

（1）手术治疗。

①Cushing 病：病变在垂体或下丘脑，由神经外科应用手术显微镜经鼻经蝶窦切除垂体瘤。

②肾上腺皮质腺瘤或腺癌：采用腹腔镜肾上腺腺瘤切除术或连同患侧肾上腺全部切除。由于该肿瘤自主分泌大量皮质醇，反馈抑制了垂体分泌 ACTH，使对侧肾上腺皮质功能减退，术前、术中及术后应补充皮质激素，以防肾上腺危象发生。术前 12h 和 2h，肌注醋酸可的松 100mg，术中用氢化可的松 100 ~ 200mg 静滴，术后继续补充皮质激素。

③肾上腺皮质结节状增生：按束状带腺瘤治疗原则处理。若为双侧性，尽可能保留肉眼观察无异常的肾上腺组织。

④异位 ACTH 综合征：应手术切除原发肿瘤。若无法确定肿瘤部位或不能切除时，可做双侧肾上腺全切除或仅留部分肾上腺，以减轻症状。

（2）药物治疗。可作为 CS 术后复发及无法切除的肾上腺皮质癌等的辅助治疗措施，包括皮质醇合成抑制剂和直接作用于下丘脑－垂体的药物。①密妥坦：直接作用于肾上腺皮质，抑制皮质醇合成，对肿瘤组织有一定破坏作用，适用于肾上腺皮质癌。常用量 6 ~ 10g/d，分 3 ~ 4 次口服。②氨鲁米特：阻断胆固醇向孕烯醇酮的转变，抑制肾上腺素及甲状腺素的合成。常用量 0.75 ~ 1.0g/d，分 3 ~ 4 次口服。部分患者用药后可出现皮质功能低下。

2. 中医治疗方案

（1）病因病机。形体属阴，功能为阳；合成物质属阴，分解代谢为阳。《素问·天元纪大论》曰："形在盛衰，谓五行之治，各有太过不及也。"根据物象盛衰的道理，机体由于外来激素的"加强"作用，导致气化的"太过"，从而使五行"偏颇"。《素问·六微旨大论》曰："亢则害，承乃制。制则生化，外列盛衰；害则病乱，生化大病。""亢则害，害则病乱"的证候，从五行生克关系看，本病早期表现为水不涵木，毋不顾子，由肾及肝，使之相生关系逆乱，乃至出现阴虚阳亢征象。由于五行生克关系长期逆乱，最终导致脾肾亏损，因而临床出现肝肾阴虚和脾肾阳虚两类证候。

（2）方药治疗。六味地黄丸，原专治小儿先天表虚及男女肾阴不足、虚火上炎的证候。后世医家广泛用于肝肾阴虚引起的证候。方中熟地补肾水，泽泻泄肾浊；山茱萸温涩补肝，丹皮清泄肝火；山药补益脾元，茯苓健脾渗湿。本方为通补开合之剂，有对抗长期使用糖皮质激素引起的肾上腺和胸腺功能减退，甚至于有对抗腺体萎缩的作用，即有扶正固本，维护丘脑－垂体-肾上腺轴内分泌器官及其功能的作用。

第九章　男性功能障碍与不育

第一节　概　论

一、男性生殖器官的解剖

男性生殖器官分为内生殖器和外生殖器。内生殖器包括生殖腺、输精管道和附属性腺。生殖腺为睾丸，是产生精子的场所，也是分泌男性性激素的内分泌器官。输精管道包括附睾、输精管、射精管以及与排尿共用的尿道。附属性腺包括精囊腺、前列腺和尿道球腺等。外生殖器包括阴茎和阴囊，阴茎为男性外生殖器的主体，位于耻骨之前阴囊的上方；阴囊居于阴茎根部与外阴之间，内藏睾丸、附睾和精索的一部分。

二、男性生殖器官的生理

男性生殖生理活动包括精子发生、精子成熟及精子排出。广义地说还包括精子在女性生殖道内的变化，如精子穿过宫颈黏液、精子的获能，直至受精、卵裂与着床，这一系列活动均在神经内分泌腺的控制调节下进行。整个男性生殖活动是一个有规律、有顺序而且协调的生理过程，阻碍或干扰其中的任何一个环节均可能影响正常的生育能力。

男性生殖生理活动有其不同于女性的几个特点：女性每月只排卵一次，有明显周期性，而男性一旦发育成熟，睾丸就有条不紊地持续产生精子；女性排卵数量少，按每个月排出一个成熟卵子计算，一生中排出 400 多个卵子，而男性却每日可能产生 10^8 个以上精子；女性到绝经期后一般不再排卵，已失去生育能力，而男性生育能力年龄明显比女性长，睾丸衰退是渐进性过程，到 70 岁甚至 80 岁以上还可有正常性功能并具有生育能力。男性的性功能相对地说是一个更为主动而复杂的神经反射活动，精神与心理因素起着相当重要的作用。这些特点造成研究男性节育技术的特殊困难，长期以来，对男性的性功能、精子发生、精子成熟、精子排放与精子获能、受精等环节未能充分了解其生理机制。直到近 20 年来，随着基础学科的迅速发展和男性生殖生理的深入研究，男性性功能及男性不育症的诊治，才取得突破性的进展。

男科学（andrology）是一门专门研究男性的学科，其主要研究范畴包括男性生殖系统结构与功能、男性生殖生理与病理、男性不育与节育、男性性功能障碍、男性生殖系统疾病以及性传播疾病等。其中男性性功能障碍和男性不育与节育明显影响患者及配偶双方身心健康、家庭和睦。本章重点介绍男性性功能障碍和男性不育。

三、相关中医理论

阳痿是指成年男子性交时阴茎痿软不举，或举而不坚，或坚而不久，无法进行正常性生活的病证。西医学中各种功能性及器质性疾病造成的男子阴茎勃起功能障碍等属于本病范畴，可参照本病辨证论治。

春秋战国时期,《灵枢·邪气脏腑病形》称阳痿为"阴痿"。《素问·痿论》称为"宗筋弛纵"和"筋痿",认为虚劳和邪热是导致阳痿的主要原因,且与肝关系密切。如《素问·五常政大论》曰:"气大衰而不起不用。"《灵枢·经筋》曰:"热则筋弛纵不收,阴痿不用。"《素问·痿论》曰:"思想无穷,所愿不得,意淫于外,入房太甚,宗筋弛纵,发为筋痿。"

隋唐宋时期,医家多从劳伤、肾虚立论,治疗上多以温肾壮阳为主。如隋·巢元方《诸病源候论·虚劳阴痿候》认为:"劳伤于肾,肾虚不能荣于阴器,故痿弱也。"唐·孙思邈《备急千金要方》《外台秘要》等书中记载了蛇床子、肉苁蓉、巴戟天、菟丝子、续断等常用药物。《重订严氏济生方·虚损论治》曰:"五劳七伤,真阳衰惫,阳事不举。"

明清医家对阳痿的病因病机和辨治方法不断丰富。如明·周之干《慎斋遗书》中首次提出了"邛日痿"病名,主张用逍遥散合白蒺藜丸治疗肝气郁结所致的阳痿。明·王纶《明医杂着》曰:"男子阳痿不起,古方多云命门火衰,精气虚冷,固有之矣。然亦有郁火甚而致痿者。""若因肝经湿热而患者,用龙胆泻肝汤以清肝火,导湿热。若因肝经燥热而患者,用六味丸以滋肾水,养肝血而自安。"提出郁火致痿,倡导从肝经湿热和燥热辨治。《景岳全书·阳痿》指出:"亦有湿热炽盛,以致宗筋弛纵。"清·沈金鳌《杂病源流犀烛·前阴后阴源流》提出了肝郁致阳痿说。明·陈士铎《辨证录》主张从心论治阳痿,创治莲芯清火汤、起阴汤、宣志汤、启阳娱心丹、救阳汤等方,善用莲子、远志、柏子仁、石菖蒲、酸枣仁、茯神等药。清·韩善徵《阳痿论》以虚实论阳痿,反对滥用燥烈温补。

第二节　男性勃起功能障碍

正常男性性功能包括性欲(libido)、性兴奋、阴茎勃起(erection)、性交、射精和性欲高潮等过程。这一过程是正常的心理、神经、内分泌系统、血管系统及正常生殖系统等参与下完成的一个极为复杂的过程,其中主要受到大脑控制和支配。根据临床表现可分为:①性欲改变;②勃起障碍(erectile dysfunction,ED);③射精障碍,包括早泄、不射精和逆行射精等。最常见的男性性功能障碍是勃起障碍和早泄。

勃起功能障碍(ED)是指持续或反复不能达到或维持足够阴茎勃起以完成满意性生活。按病因可分为心理性、器质性和混合性 ED 三类,其中混合性 ED 多见。器质性 ED 又可分为血管性(含动脉性、静脉性和混合性)、神经性、内分泌性和解剖结构性等。

一、流行病学

40~70 岁男性半数以上患有不同程度的 ED,完全不能勃起者达 10%;与 ED 相关的危险因子与下列因素有关:①年龄增长;②躯体疾病,包括心血管病、高血压、糖尿病、肝肾功能不全、高脂血症、肥胖、内分泌疾病、神经疾病、泌尿生殖系疾病等;③精神心理因素;④用药主要包括利尿剂、降压药、心脏病用药、安定药、抗抑郁药、激素类药、细胞毒类药、抗胆碱药等;⑤不良生活方式,包括吸烟、酗酒及过度劳累等;⑥外伤、手术及其他医源因素。80%以上的 ED 都有一定的器质性病因存在。

二、阴茎勃起有关的解剖主理和生理机制

阴茎勃起受到下丘脑性中枢调控和勃起的外周调控,阴茎勃起的基础是阴茎动脉的扩张和

阴茎海绵体小梁的舒张，当动脉和小梁内平滑肌收缩时，阴茎处于松弛状态，反之，则阴茎勃起。研究表明，一氧化氮（NO）– 环磷酸鸟苷（cGMP）信号通路在阴茎的勃起过程中起主要作用。性刺激过程中，阴茎海绵体内的神经元和血管内皮细胞内的 NO 释放，NO 激活海绵体平滑肌细胞内的鸟苷酸环化酶，导致 5- 三磷酸鸟苷（GTP）转变成 cGMP，cGMP 可激活蛋白酶 G 使钙离子内流减少，使得海绵体内平滑肌松弛，血液流入海绵窦而引起勃起。5 型磷酸二酯酶（PDE5）可分解 cGMP 变为无活性磷酸鸟苷（GMP），使平滑肌细胞内 Ca^{2+} 增加，平滑肌收缩导致阴茎疲软。阴茎勃起的发生分为启动、充盈及维持三期。启动期：当心理、神经、内分泌的刺激活动通过自主神经传出冲动，使阴茎血管和海绵体小梁平滑肌松弛，启动勃起；充盈期：平滑肌松弛使海绵体动脉和螺旋动脉扩张，海绵窦内血流增加，窦状隙成为扩张和血液滞留状态；维持期：随着窦状隙的膨胀，海绵体小梁对白膜压力增加，从而压迫白膜下静脉，使窦状隙内血流受阻，海绵体内压力增高，结果使阴茎坚挺勃起。

阴茎勃起消退是随着射精过程出现交感神经的兴奋，使螺旋动脉和海绵体平滑肌的张力增加，使动脉血流减少，随着海绵体内压力下降，小梁对白膜下静脉压力也松解，静脉回流增加，阴茎疲软。腰髓部脊髓内有射精中枢，射精中枢的兴奋性在正常情况下较勃起中枢为低，性交时勃起中枢的刺激经一定积累后，引起射精中枢的兴奋而出现射精，在有节律的射精动作出现的同时达到情欲高潮。射精后，性的兴奋急剧消退，阴茎逐渐松弛疲软。

此外，RhoA/Rho 激酶信号通路、cAMP 信号通路、H_2S 信号通路、钾离子通道以及血管活性肠肽、降钙素基因相关肽、前列腺素、内皮素等也参与阴茎海绵体平滑肌的收缩和舒张。

三、诊断与鉴别诊断

1. 全面了解性生活史、既往病史及心理社会史对 ED 首诊很重要，通过国际勃起功能评分表（International Index of Erectile Function，IIEF-5）（表 4）询问患者过去 6 个月有关性活动的 5 个问题。根据回答结果判断 ED 的严重程度，总分 25 分，重度：1~7 分；中度：8~11 分；轻到中度：12~16 分；轻度：17~21 分；正常：22~25 分。

表 4　男性勃起功能问卷（请根据过去 6 个月中情况评估）

评分标准	0 分	1 分	2 分	3 分	4 分	5 分	得分
对获得勃起和维持勃起的自信程度如何？	无	很低	低	中等	高	很高	
受到性刺激而有阴茎勃起时，有多少次能够插入阴道？	无性活动	几乎没有或完全没有	少数几次（远少于一半时候）	有时(约一半时候)	大多数时候（远多于一半时候）	几乎总是或总是	
性交时，有多少次能在进入阴道后维持勃起状态？	没有尝试性交	几乎没有或完全没有	少数几次（远少于一半时候）	有时（约一半时候）	大多数时候（远多于一半时候）	几乎总是或总是	
性交时，维持阴茎勃起直至性交完成，有多大困难？	没有尝试性交	困难极大	困难很大	困难	有点困难	不困难	
性交时，有多少次感到满足？	没有尝试性交	几乎没有或完全没有	少数几次（远少于一半时候）	有时（约一半时候）	大多数时候（远多于一半时候）	几乎总是或总是	

总分：

2.夜间阴茎勃起试验（NPT）对区分心理性和器质性ED有帮助。为进一步查明器质性的病因，可进行阴茎海绵体注射血管活性药物试验、血管系统检查（如彩色双功能超声检查、海绵体测压造影等）、勃起神经检测（包括阴茎生物阈值、球海绵体反射潜伏期和神经传导速度测定等）检查，可做出动脉性、静脉性和肌性等病因学的诊断。海绵体活检已被采用来评价海绵体结构与功能。

四、治疗方案及原则

1.西医治疗方案

（1）矫正引起ED的有关因素，包括：①改变不良生活方式和社会心理因素；②性技巧和性知识咨询；③改变引起ED的有关药物；④对引起ED的有关器质性疾病进行治疗，如雄激素缺乏者，可用雄激素补充治疗。

（2）针对ED的直接治疗，包括：①性心理治疗，如性心理疗法或夫妇间行为治疗等。②口服药物，西地那非（Sildenafil）、他达拉非（Tadalafil）、伐地那非（Vardenafil）均是一种选择性5型磷酸二酯酶抑制剂，临床应用有效，但禁忌与硝酸酯类药物合用，否则会发生严重低血压。酚妥拉明是一种 α 肾上腺素能受体阻断剂，对性中枢和外周均有作用，适用于轻、中度ED。③局部治疗，前列腺素EI（PGEI）是一种阴茎海绵体注射血管活性药物，疗效可达80%以上，但因有创、疼痛，异常勃起以及长期使用后阴茎局部形成瘢痕而少用。比法尔是一种局部外用PGEI乳膏，经尿道给药，疗效可达75%，不良反应有局部疼痛和低血压。真空缩窄装置是通过负压将血液吸入阴茎，然后用橡皮圈束于阴茎根部阻滞血液回流，维持阴茎勃起，缺点是使用麻烦，并有阴茎疼痛、麻木、青紫、射精障碍等。④手术治疗包括血管手术和阴茎假体植入术，只有在其他治疗方法均无效的情况下才被采用。

2.中医治疗方案

（1）病因病机。多因劳累、忧虑、惊恐、损伤或湿热等因素导致宗筋失养而弛纵、痿弱不用，以致临房不举、举而不坚、坚而不久，不能完成正常的房事。

①命门火衰：多因房事不节，恣情纵欲；或因频繁手淫，肾精日渐亏耗，阴阳俱损；或因素体虚弱，元阳不足而致命门火衰，精气虚冷，阳事渐衰，终成阳痿。

②心脾两虚：劳倦忧思，损及心脾，以致气血两虚，渐成阳痿。或因禀赋虚弱，或久病体虚，或病后失充，以致心脾不足，气血两虚，形神俱弱，渐致性欲减退，宗筋日渐痿弱，终致阳痿。

③肝气郁结：情志不遂、郁思、多愁善感或居家失和等所致气郁气结，日久伤肝，肝主筋，而阴器为宗筋之汇，故肝失于条达疏泄，肝脉不畅则宗筋失养，以致阳事不兴。

④气滞血瘀：多因阴部外伤或下腹、外阴手术所致创伤，导致局部气血瘀阻，或伤及经脉导致脉络不畅，或久病生瘀，或年老体弱、败精阻络，等等，导致宗筋失于充养，渐致痿弱废用。

⑤惊恐伤肾：多因同房之时突发变故，卒受惊恐；或初次性交，恐惧不能；或非婚同房，顾虑重重；或因偶有不举则疑虑丛生，恐惧再败；等等，均可导致气机紊乱，肾中精气受损而卒发痿软。

⑥脾肾两虚：多因先天禀赋不足或后天失养，致体质虚弱；或因房劳太过，气精两伤；或因久病劳倦，中阳不足，气血两虚，久病及肾；或因年老体弱，脾肾两虚，导致宗筋失温、失

养、失润、失固，终致阳痿。

⑦阴虚火旺：多素体阴虚；或相火偏盛，恣情纵欲，房事过频，致肾精匮乏，阴虚火旺，终致阳痿。

⑧下焦湿热：嗜食肥甘醇酒，内伤脾胃，运化失常，湿热内生；或外感湿热之邪，内阻中焦，郁蒸肝胆，伤及宗筋而弛纵不收，发为阳痿。

(2)辨证治疗。

①命门火衰证。证候：多见于房事不节或年老体虚者。症见阳事不举，精薄清冷；头晕耳鸣，面色㿠白，精神萎靡，腰膝酸软，畏寒肢冷；舌淡苔白，脉沉细。治法：温补下元，益肾兴阳。方药：右归丸加减。阳虚滑精者，加补骨脂；腹痛不止者，加吴茱萸。

②心脾两虚证。证候：多见于脑力劳动者。症见阳事不举，精神不振，夜寐不安，胃纳不佳，面色不华；舌质淡，苔薄腻，脉细。治法：健脾养心，益气养血。方药：归脾汤加减。腹胀者，去黄芪，加炒槟榔；脾虚便溏者，加莲子、山药；气虚下陷者，加升麻、柴胡。

③肝气郁结证。证候：多见于性格内向或心理类型不稳定者。症见阳痿不举，情绪抑郁，或烦躁易怒，胸脘不适，胁肋胀闷；舌红，苔薄或薄黄，脉弦。治法：疏肝解郁，通络兴阳。方药：逍遥散加减。

④气滞血瘀证。证候：多有阴部外伤及阴部或下腹部手术病史。症见勃起不坚，或不能勃起，或虽有勃起但旋即痿软；外阴、下腹部时发疼痛，痛处固定；舌质紫暗或有瘀斑、瘀点，脉涩。治法：理气活血，祛瘀充阳。方药：血府逐瘀汤加减。

⑤惊恐伤肾证。证候：多见于行房时受惊吓者。症见阳痿不振，举而不刚，胆怯多疑，心悸遗精，寐不安宁；苔薄腻，脉弦细。治法：安神宁志，益肾起痿。方药：定志丸合大补元煎加减。恐则气下者，加升麻、柴胡；夜寐不宁者，加黄连、莲子心；督脉空虚而腰膝酸软者，加狗脊、续断。

⑥脾肾两虚证。证候：多见于肥胖而体质较虚者。症见阴茎痿软，勃起无力，甚至不能勃起，性欲淡漠，神疲乏力，少气懒言，头晕耳鸣，动则汗出，腰膝酸软，纳少腹胀，大便溏薄，小便清长；舌淡胖或有齿痕，苔薄白，脉沉弱。治法：健脾益肾，补气振阳。方药：鹿角胶丸。

⑦阴虚火旺证。证候：多见于青壮年患者。症见阴茎有勃起，但举而不坚，夜寐不实，多梦滑精，五心烦热，腰膝酸软，潮热盗汗，头晕耳鸣，口渴喜饮；舌红少苔或苔薄黄，脉细数。治法：滋阴降火，益肾填精。方药：大补阴丸加减。失眠多梦者，加丹参、酸枣仁；滑精者，加沙苑子、莲须；肝火较盛者，加栀子、生牡蛎。

⑧下焦湿热证。证候：多见于嗜食醇甘肥腻或伴有泌尿生殖系统感染者。症见阴茎痿软，阴囊潮湿、臊臭，下肢酸困，小便黄赤；苔黄腻，脉濡数。治法：清化湿热，益肾助阳。方药：龙胆泻肝汤加减。

第三节　男性不育症

夫妇同居一年以上，未采用任何避孕措施，由于男方因素造成女方不孕者，称为男性不育。男性不育症不是一种独立的疾病，而是由某一种或多种疾病与因素造成的结果。

一、病因病理

任何影响精子发生、成熟、排出、获能或受精的因素都可导致男性不育，病因分类如下。①先天性原因：如睾丸发育异常、隐睾、先天性输精管缺如等。②后天性泌尿生殖系统异常：如睾丸扭转、睾丸外伤、睾丸肿瘤、睾丸炎等，造成睾丸萎缩，出现精液异常。③泌尿生殖道感染：如附睾炎、前列腺炎、精囊炎等。过多的白细胞产物如活性氧可直接损害精子膜；生殖道感染可引起输精管道梗阻，表现为无精子症。④阴囊温度升高：如精索静脉曲张可引起阴囊局部温度升高影响生育功能，另外，精索静脉曲张还可能与静脉压升高导致睾丸灌流不足、肾源性毒性物质反流等因素有关。⑤内分泌异常：主要与下丘脑–垂体–睾丸性腺轴功能紊乱有关，如 Kallmann 综合征、腺垂体功能不全、高催乳素血症、甲状腺功能亢进或减退等。⑥遗传性异常：如 Klinefelter 综合征、Y 染色体缺陷、纤毛不动综合征等。⑦免疫性不育：输精管结扎术、输精管吻合术和睾丸活检等后，"血睾屏障"和精子免疫抑制机制遭到破坏，从而导致免疫性不育。⑧全身性因素：如系统性疾病、酗酒、吸毒、环境因素、营养不良等。⑨医源性因素：主要由药物或手术治疗引起的精液异常，如大剂量糖皮质激素、免疫抑制剂、睾丸活检和隐睾手术等，还包括化疗和放疗。⑩生活因素：如肥胖、吸烟、药物滥用等。⑪特发性原因：占 40%～50%。

此外，勃起功能障碍、不射精、逆行射精等均可造成不育。

二、诊断与鉴别诊断

1. 病史

全面了解家族史、生育史、性生活史和其他对生育可能造成影响的因素。①性生活史可初步了解是否存在性功能障碍造成的不育。②既往病史应详细了解患者的既往生育史、生长发育与过去疾病史等，重点询问与生育相关的疾病或因素，包括生殖器官感染、外伤、手术史、内分泌疾病史、影响睾丸生精功能、性功能和附属性腺功能的疾病和因素、对生育有影响的药物应用和生活习惯如酗酒、吸烟、穿紧身裤，以及环境与职业等。

2. 体检

①全身检查：重点应注意体型及第二性征。②生殖器官的检查：重点注意有无生殖器官畸形，睾丸的位置、质地、大小，附睾、输精管有无结节或缺如，阴囊内有无精索静脉曲张、鞘膜积液等。③直肠指检：注意前列腺大小、质地、有无结节、结石，怀疑前列腺炎者应做前列腺按摩液检查。

3. 实验室检查

（1）精液分析是评价男性生育力的重要依据。精液采集与分析和质量控制必须参照《WHO 人类精液及精子–宫颈黏液相互作用实验室检验手册》标准进行（见表 5）。

根据上述参考值范围：①无精液症是指射精时无精液射出（或逆行射精）。②无精子症是指射出的精液中无精子。③少精子症是指精子密度小于 15×10^6/ml。④弱精子症是指向前运动的精子小于 32%。⑤畸形精子症是指形态正常的精子小于 4%。其中少精子症、弱精子症、畸形精子症三者可单独、两者或三者同时出现，称少弱精子症或少弱畸形精子症。

表5　WHO精液分析参考值范围（2010年，第5版）

指标	考值范围
量	1.5ml（1.4~1.7ml）
精子总数	39×10^6［$(33{\sim}46)\times10^6$］
精子密度	15×10^6/ml［$(12{\sim}16)\times10^6$/ml］
运动精子百分率	40%（38%~42%）
向前运动精子百分率	32%（31%~34%）
存活率	58%（55%~63%）
精子形态学（正常形态）	4%（3%~4%）
pH	$\geqslant7.2$
液化	<60min
过氧化酶阳性白细胞数	$<1\times10^6$/ml
圆形细胞	$\leqslant5\times10^6$/ml
MAR试验	<50%精子被黏附于颗粒上
免疫珠试验	<50%活动精子附着免疫珠
精浆锌	$\geqslant2.4\mu$mol/次射精
精浆果精	$\geqslant13\mu$mol/次射精
精浆中性葡萄糖苷酶	$\geqslant20$mU/次射精

（2）选择性检查。①抗精子抗体检查，其指征包括性交后试验差，精子活力低下并有凝集现象等，可通过免疫珠试验或混合抗球蛋白反应等试验诊断免疫性不育。②精液的生化检查，用以判断附属性腺分泌功能，测定精浆果糖、中性葡萄糖苷酶等指标，可辅助鉴别梗阻性无精子症和非梗阻性无精子症。③男性生殖系统细菌学和脱落细胞学检查，用以判断生殖系统感染和睾丸生精小管功能。④内分泌检查，许多内分泌疾病可以影响睾丸功能而引起不育。⑤免疫学检查，人精子的自身免疫和同种免疫都可以引起不育。⑥遗传学检查，对于无精子症、严重少精子症、具有不育家族史的患者，可进行染色体核型分析、Y染色体微缺失筛查等。⑦影像学检查，输精管精囊造影和尿道造影用以检查输精管道通畅性，但随着精浆生化检查的开展，目前较少使用。而头颅MRI检查用以排除垂体肿瘤和颅内占位性病变。

（3）特殊检查。①睾丸活检术：能直接判断精子发生的功能或精子发生障碍的程度。②精子功能试验：排出体外精子进入女性生殖器官与卵子结合受精，有关的精子功能。③性交后试验：了解精子与宫颈黏液间的相互作用。④性功能检查。

三、治疗方案及原则

1.西医治疗方案

（1）不育夫妇双方共同参与诊断与治疗。在男方进行治疗前也应对女方检查生育力。根据

WHO多中心临床研究，男方生育力低下者约26%配偶也同时存在生育问题。

（2）预防性治疗。为了防止以后引起男性不育应注意以下几点：①预防性传播性疾病；②睾丸下降不完全者，应在幼儿期做出相应处理；③安全的环境，避免对睾丸有害因子及化学物品的接触；④对采用有损睾丸功能的治疗者，包括某些药物如肿瘤化疗等，在用药前将患者的精液贮存于人类精子库。

（3）非手术治疗。①特异性治疗：病因诊断相当明确，治疗方法针对性强，则可采用特异性治疗，如用促性腺激素治疗促性腺激素低下的性腺功能低下症。②半特异性治疗：对病因、病理、发病机制尚未阐明，治疗措施只解决部分发病环节，如感染不育和免疫不育治疗等。③非特异性治疗：由于病因不明，如特发性少精症采用的经验性治疗和传统医学治疗等。

（4）手术治疗。①提高睾丸精子发生的手术，如精索内静脉高位结扎术和睾丸固定术。②解除输精管道的梗阻。③解除其他致使精液不能正常进入女性生殖道的手术，如尿道下裂手术等。④其他全身疾病引起男性不育的手术，如垂体瘤手术和甲状腺疾病手术等。

（5）人类辅助生殖技术。不通过性交而采用医疗手段使不孕不育夫妇受孕的方法称人类辅助生殖技术，该技术主要有四方面。①丈夫精液人工授精（artificial insemination with husband's semen，AIH）：精子体外处理后，收集质量好的精子做宫腔内人工授精（IUI），主要用于宫颈因素引起不育，男性主要用于免疫不育，成功率为8%～10%。②体外授精胚胎移植技术（in vitro ferlilizaiion-embryo transfer，IVF-ET）：每周期成功率达30%以上，主要用于女性输卵管损坏、梗阻的不育治疗。③卵胞质内精子注射（intracytoplasmic sperm injection，ICSI）：主要用于严重少精、死精以及梗阻性无精子症患者。此项技术可达70%左右成功授精；每次移植2个胚胎，怀孕率达35%～50%。供者精液人工授精（artificial insemination with donor's semen，AID）：男性不育经各种方法治疗无效而其配偶生育力正常者，为了生育目的可采用供者精液人工授精。

2. 中医治疗方案

（1）病因病机。中医学认为，不育症与肾、心、肝、脾等脏有关，而其中与肾脏关系最为密切。大多由于精少、精弱、死精、无精、精稠、阳痿及不射精等所引起。

①肾气虚弱：若禀赋不足，肾气虚弱，命门火衰，可致阳痿不举，甚至阳气内虚，无力射出精液；病久伤阴，精血耗散，则精少精弱；元阴不足，阴虚火旺，相火偏亢，精热黏稠不化，均可导致不育。

②肝郁气滞：情志不舒，郁怒伤肝，肝气郁结，疏泄无权，可致宗筋痿而不举，或气郁化火，肝火亢盛，灼伤肾水，肝木失养，宗筋拘急，精窍之道被阻，亦可影响生育。

③湿热下注：素嗜肥甘滋腻、辛辣炙煿之品，损伤脾胃，脾失健运，痰湿内生，郁久化热，阻遏命门之火，可致阳痿、死精等而造成不育。

④气血两虚：思虑过度、劳倦伤心而致心气不足，心血亏耗；大病久病之后，元气大伤，气血两虚，血虚不能化生精液而精少精弱，甚或无精，亦可引起不育。

（2）辨证治疗。

①肾阳虚衰证。证候：性欲减退，阳痿早泄，精子数少、成活率低、活动力弱，或射精无力；伴腰酸腿软，疲乏无力，小便清长。舌质淡，苔薄白，脉沉细。治法：温补肾阳，益肾填精。方药：金匮肾气丸合五子衍宗丸或羊睾丸汤加减。

②肾阴不足证。证候：遗精滑泄，精液量少，精子数少，精子活动力弱或精液黏稠不化，

畸形精子较多；头晕耳鸣，手足心热。舌质红，少苔，脉沉细。治法：滋补肾阴，益精养血。方药：左归丸合五子衍宗丸加减。若阴虚火旺者，宜滋阴降火，用知柏地黄汤加减。

③肝郁气滞证。证候：性欲低下，阳痿不举，或性交时不能射精，精子稀少、活力下降；精神抑郁，两胁胀痛，嗳气反酸。舌质暗，苔薄，脉弦细。治法：舒肝解郁，温肾益精。方药：柴胡疏肝散合五子衍宗丸加减。

④湿热下注证。证候：阳事不兴或勃起不坚，精子数少或死精子较多；小腹急满，小便短赤。舌苔薄黄，脉弦滑。治法：清热利湿。方药：程氏萆薢分清饮加减。

⑤气血两虚证。证候：性欲减退，阳事不兴，或精子数少、成活率低、活动力弱；神疲倦怠，面色无华。舌质淡，苔薄白，脉沉细无力。治法：补益气血。方药：十全大补汤加减。

⑥除辨证论治外，还可根据精液检查情况"辨精用药"，如精子成活率低、活动力差者，加淫羊藿、巴戟天、菟丝子、生黄芪；死精、畸形精子多者，加土茯苓、七叶一枝花；精液中有脓细胞者，加蒲公英、红藤、黄柏；精液不液化而呈团块状者，加泽泻、牡丹皮、麦冬、当归、生地黄。

主要参考文献

[1] 陈孝平，汪建平.外科学 [M].北京：人民卫生出版社，2013.

[2] 陈红风.中医外科学 [M].北京：中国中医药出版社，2016.

[3] 何清湖.中西医结合外科学 [M].北京：中国中医药出版社，2016.

[4] 柏茂树，黄杰，沈红梅，等.放射性食管炎中医研究进展 [J].中国实验方剂学杂志，2011，17（20）：293-296.

[5] 王希胜.膈肌痉挛的中医辨治 [J].黑龙江中医药，2009，38（02）：36-37.

[6] 叶承锋.血府逐瘀汤加味治疗肋软骨炎 156 例临床观察 [J].海峡药学，2011，23（04）：109-110.

[7] 冯志清，张才柱，曹国平，等.中西医结合治疗慢性脓胸 80 例 [J].中国中西医结合外科杂志，2012，18（03）：285-286.

[8] 孙海霞.中医辨证治疗慢性支气管炎肺气肿 126 例临床疗效观察 [J].医学信息（中旬刊），2010，5（05）：1306-1307.

[9] 孔晨虹.中医治疗支气管扩张的临床疗效观察 [J].中国医药指南，2012，10（20）：575-576.

[10] 国钰妍，佀庆帅，亢秀红，等.李国勤治疗肺脓肿经验 [J].中医杂志，2014，55（09）：795-797.

[11] 胡正国，庞德湘.中医治疗肺癌的研究进展 [J].广西中医药大学学报，2015，18（02）：84-86.

[12] 刘树梅.中医治疗肺结核病临床观察 [J].光明中医，2010，25（08）：1391-1392.

[13] 龚惠玲，李文梅，尹丽梅.六君子汤联合阿苯达唑治疗包虫病疗效观察 [J].卫生职业教育，2014，32（05）：139-140.

[14] 周强，朱春洋，张声生.贲门失弛缓症的中医认识和治疗 [J].中华中医药杂志，2018，33（10）：4451-4453.

[15] 袁超.健胃消嗝饮预防食管早癌内镜下黏膜剥离术后食管狭窄的疗效初探 [D].苏州：苏州大学，2020.

[16] 李明.中医辨证治疗膈上憩室 1 例 [J].内蒙古中医药，2013，32（17）：19.

[17] 陈金林.重症肺心病并发电解质紊乱 75 例中医证型分析 [J].现代医药卫生，2010，26（04）：567-568.

[18] 景凤英，国福云.补中益气汤加味治疗肠结核临床研究 [J].陕西中医，2019，40（04）：496-498.

[19] 付岚岚，陶树贵.秦学贤主任医师治疗急性肠系膜血管阻塞性疾病的经验 [A].// 中

华中医药学会.中华中医药学会周围血管病分会第五届学术大会暨黑龙江省中医周围血管病 2013 年学术讨论会学术论文集 [C].中华中医药学会，2013：3.

[20] 田凌云，张萍，张承军，等.中西医结合治疗细菌性肝脓肿疗效观察 [J].现代中西医结合杂志，2012，21（32）：3583-3584.

[21] 胡陵静，王怀碧，张国铎.原发性肝癌的中医治疗现状 [J].中国中医急症，2013，22（02）：273-275.

[22] 刘鲁明.胰腺癌的中医病因病机与辨病论治 [J].中西医结合学报，2008，6（12）：1297-1299.

[23] 张娟，王鹏，刘鲁明.胰腺癌中医证候分析 [J].中华中医药杂志，2012，27（03）：579-581.

[24] 贾玉森，陈小均，张志杰，等.中医药治疗肾盂积水临床研究概况 [J].中医杂志，2014，55（05）：436-440.

[25] 张秋霞，汤水福.中医治疗肾下垂的思路与方法 [J].新中医，2004，33（11）：69.

[26] 蒋平，王少锋，王祖龙.中医药治疗精索静脉曲张的方药使用规律 [J].河南中医，2008，33（10）：86-87.

[27] 鲁以明.四逆散合五苓散加减治疗睾丸鞘膜积液 98 例 [J].光明中医，2014，29（01）：63-64.

[28] 张小强.中医分型论治肾性高血压 [J].实用中医内科杂志，2012，26（12）：48-49.

[29] 宋薇，赵玲，温建炫，等.肾上腺疾病中医证候回顾性研究 [J].广州中医药大学学报，2013，30（04）：458-462.

后 记

新中国成立以来，中西医结合事业取得令人瞩目的成就，不仅促进了医学长足发展，也提高了各种疾病的治疗效果。在2003年抗击非典期间，中西医结合疗法就取得了明显效果。在新冠肺炎疫情防控期间，中西医结合治疗再次发挥作用。但也要看到，目前中医药治疗疾病的基础与临床实证研究尚显不足，对其作用机理的独特性挖掘有待深入。这些问题在一定程度上反映了加强中西医结合、促进中西医优势互补的迫切性。

中医药既是中华文明的重要载体，又在人民健康事业中发挥独特作用。习近平总书记在多个场合都对中医药给予了高度评价，在国内外推广中医药。习近平总书记在全国卫生与健康大会时所强调："要着力推动中医药振兴发展，坚持中西医并重，推动中医药和西医药相互补充、协调发展，努力实现中医药健康养生文化的创造性转化、创新性发展。"本书编者团队积极探索外科常见疾病的中西医结合治疗，将传统医学精华与现代西医治疗技术有机结合，提升了外科常见疾病的治疗效果，更好地满足了人民群众日益发展的卫生需求。

中西医结合事业的发展任重而道远，编者团队在自身临床经验的基础上总结了部分外科常见疾病的中西医结合治疗方案，但仍然有许多空白与缺漏亟待完善，敬请广大读者提出宝贵的意见和建议。